神经外科疾病
全病程管理

◎ 刘 庆 唐运姣 袁 健 主编

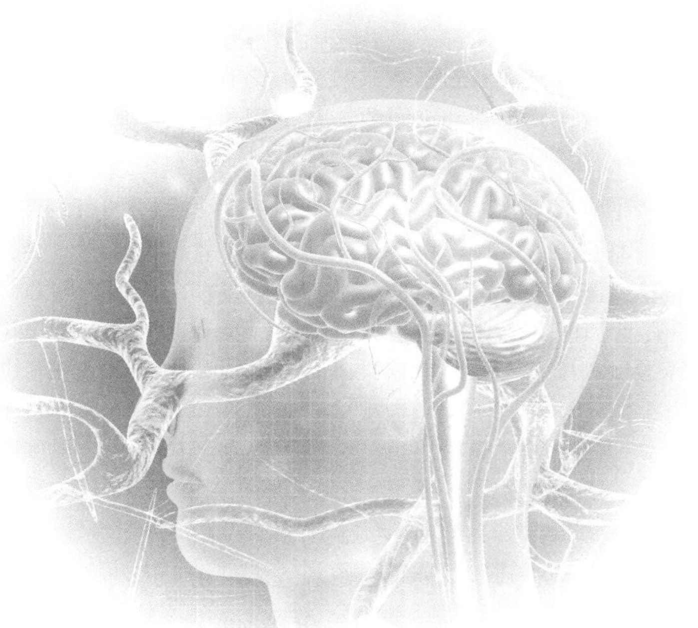

Full Course Management of Neurosurgical Diseases

化学工业出版社
·北京·

内容简介

全病程管理是传统医疗与互联网医疗的融合，也是未来DRG/DIP付费或者按人头包干付费等支付改革机制下必要的解决方案。本书是中南大学湘雅医院在全病程管理领域8年探索的经验总结，主要介绍全病程管理的理念、25种神经外科疾病的全病程管理路径等。基于神经外科术后加速康复（Enhanced Recovery After Surgery，ERAS）理念，系统地介绍了神经外科疾病院前、院中、院后ERAS实践，具有很强的实用性和可操作性。本书力求推动中国个案管理方法在医疗领域的广泛应用，帮助医疗机构在新的支付体系下开启新的价值医疗和整合式医疗服务体系。

本书适合神经外科医生、护理人员，以及相关的个案管理师、社工、营养师、康复师、药师、管理人员阅读参考。

图书在版编目（CIP）数据

神经外科疾病全病程管理/刘庆，唐运姣，袁健主编．—北京：化学工业出版社，2022.9

ISBN 978-7-122-41623-0

Ⅰ．①神… Ⅱ．①刘…②唐…③袁… Ⅲ．①神经外科学-疾病-诊疗 Ⅳ．①R651

中国版本图书馆CIP数据核字（2022）第097300号

责任编辑：戴小玲　　文字编辑：白华霞
责任校对：边　涛　　装帧设计：张　辉

出版发行：化学工业出版社（北京市东城区青年湖南街13号　邮政编码100011）
印　　装：河北京平诚乾印刷有限公司
787mm×1092mm　1/16　印张23¼　字数585千字　2022年9月北京第1版第1次印刷

购书咨询：010-64518888　　售后服务：010-64518899
网　　址：http://www.cip.com.cn
凡购买本书，如有缺损质量问题，本社销售中心负责调换。

定　　价：118.00元

编写人员名单

主　编　刘　庆　唐运姣　袁　健

副主编　王滨琳　陈　华　唐云红　陈咏华　陶子荣　袁　叶

编　者　（排名不分先后）

陈　华　陈咏华　陈风华　戴思斯　胡　婷
贺菊红　刘　访　刘力萌　李　芬　李　超
刘　庆　孟　潇　莫　娅　彭　刚　沈丽莉
孙　玲　唐运姣　唐丕君　唐云红　王滨琳
王　媛　肖　珂　徐德保　杨顺顺　阳　旭
袁　健　朱　艳　张　怡　张　榴　赵　杰
陶子荣　袁　叶　刘亚峰　焦　烨

主　审　袁贤瑞　姜维喜

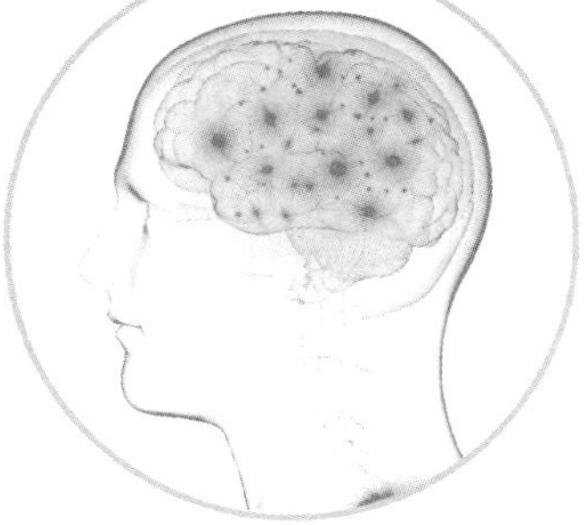

前 言

随着神经外科医疗技术的飞速发展，加速康复外科（Enhanced Recovery After Surgery，ERAS）的理念和治疗康复模式越来越受到神经外科医护人员的重视。通过综合应用多学科管理方法，整合一系列具有循证医学的证据，有效、合理、适度地改良常规手术治疗流程，降低手术应激反应，减少手术并发症，促进术后恢复，已逐步成为神经外科疾病处理的关键。由于神经外科疾病生理解剖复杂、往往具有某些独特的临床症状和围手术期管理难点，患者手术后完全康复需要较长时间。临床路径为患者实施医院内治疗与护理提供了标准与依据，而院后管理却不尽人意。为患者建立科学化、流程化以及贯穿院前、院中、院后的全病程闭环管理模式已经引起神经外科医护人员重视。为此，我们撰写了《神经外科疾病全病程管理》一书，旨在为神经外科疾病实施全病程管理提供学习与借鉴。

本书重点介绍 25 种神经外科常见疾病全病程管理内容及其路径。主要内容包括患者院前预住院管理；入院后病史采集及专科体查、手术管理（手术前准备，手术体位管理及切口设计，术中意外情况处理，术后监护及并发症处理）、护理风险管理；出院后管理，全病程落实神经外科 ERAS 措施。每种疾病后附简明的全病程管理路径表，帮助神经外科医务人员更加准确地理解全病程管理路径的每一个具体操作流程，并能正确运用，真正起到规范医护行为、提高医疗服务质量的作用。

本书由中南大学湘雅医院神经外科医护团队结合 ERAS 临床实践经验，并参考大量的国内外文献编写而成，本书对神经外科临床教学和科研均具有较大的参考价值，可为广大神经外科同仁临床开展全病程管理实践提供借鉴。本书适合神经外科医生、护理人员，以及相关的个案管理师、社工、营养师、康复师、药师、管理人员阅读参考。

衷心希望此书的出版能促进我国神经外科 ERAS 的推进与发展。由于编者水平有限，书中难免存在不足之处，期待广大神经外科同仁的建议和指教。

编者

2022 年 6 月

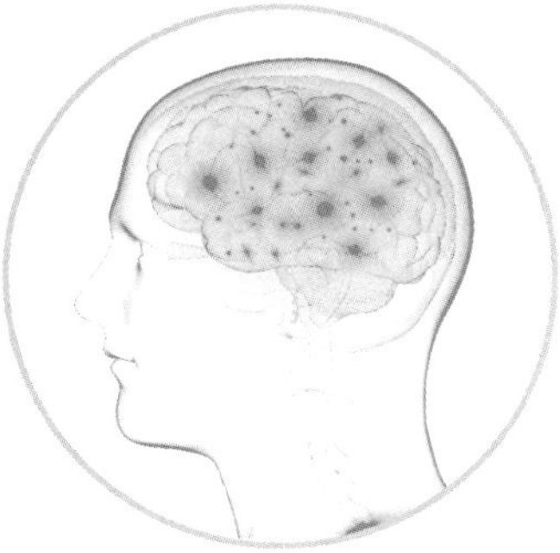

目 录

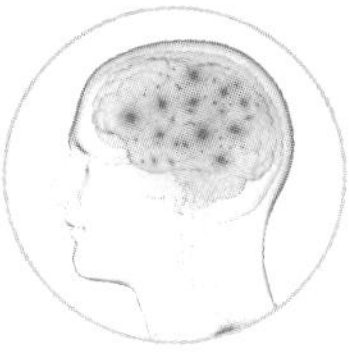

·第一章·

概　述

第一节　全病程管理概述

一、概念

全病程管理（Health Care Case Management，HCCM）是以跨区域、跨团队（医生、护士、个案管理师、社工、营养师、康复师、药师、心理咨询师、管理人员）全程协作管理方式，运用“互联网＋”信息技术构建全病程管理系统，通过“线上＋线下”“院内＋院外”的模式，由个案管理师全程介入跟进，建立贯穿院前、院中、院后为患者提供连续性、整合照护的全程闭环管理模式。

二、目的

（1）神经外科疾病部位深，颅内病变与神经、血管间解剖关系复杂，手术难度大，死、残发生率高，一直是神经外科领域的难题。手术切除病变是治疗的重要手段，随着医学技术的飞速发展及医疗水平的提升，手术效果越来越好。但手术后神经功能恢复需要一段时间，如何有效减少患者术后并发症，使其尽早恢复正常社会功能，专业的术后指导及复诊是关键。通过全病程管理，将线上、线下服务相结合，及时对患者院后康复过程中所发生的情况针对性地指导与处理，同时便捷复诊，省时、省力、省心，可最大限度地帮助患者早期康复。

（2）建立双向转诊全信息化通道，实施分级诊疗，实现全人群、全生命周期的慢性病健康管理；利用“互联网＋医疗健康”，做好优质病种管理及收集完整随访数据；提升各级医院运营管理效率；建立良好的医、患友好生态体系。

（3）实现两个统一：线上、线下服务连续统一；院内、院外诊疗方案统一。完成三个对接：各类医务人员和患者全方位对接；医院服务全流程对接患者；上下级医院之间转诊和专病管理对接。

三、服务内涵

（1）双向转诊促进了分级诊疗的落地实施　为保证病情稳定患者顺利转至基层延续治疗、护理，医护团队和个案管理师通过 HCCM 系统实施院后转诊、随访和照护。患者在上级医院治疗相对稳定后，按医师医嘱出院，由病室护士、个案管理师共同制订出院准备计划，通过 HCCM 系统做到“床对床”转诊，连续治疗方案。

（2）远程健康管理及出院患者“家门口康复”　以“线上＋线下”“院内＋院外”方式开展的“个案管理＋全病程照护”的远程健康管理服务，给予用药、康复、饮食营养指导，从而提高患者就医依从性，可有效提高疾病治愈率。

（3）全病程个案管理体系促进了个案管理标准化、规范化发展 以“全人全程、全周期疾病管理”的理念贯穿“个案管理+全病程照护”的服务模式开展个案管理，通过个案管理实践，积极探索个案管理标准化路径，完成单病种院后管理路径和单病种作业指导，拟定标准的个案管理工作流程。

第二节 院前预住院

预住院：医院针对疾病诊断明确、病情相对稳定、符合住院手术指征的择期手术患者，办理预期住院手续，在正式入院前 2 天内完成术前检验、检查等项目后，安排患者正式住院。预住院期间（正式入院前 2 天内）的检验、检查费用以及与此相关所产生的必要诊疗费用纳入住院费用进行医保结算。预住院期间不收取床位费、护理费及医生诊查费等费用。预住院期间的时间不纳入住院日，由院前准备中心统筹安排床位并协助患者完善院前检查。

2019 年 9 月，中南大学湘雅医院预住院方案获得湖南省医疗保障局同意，将预住院相关检验、检查等费用纳入医保结算试点的批复，由院前准备中心协助患者在门诊完善相关检验、检查，以便患者正式入院病区后能尽快接受治疗。预住院方案适用于湖南省城镇职工、城乡居民基本医疗保险的参保患者。

第三节 神经外科术后加速康复

一、神经外科术后加速康复外科概述

神经外科术后加速康复外科（enhanced recovery after surgery，ERAS）在围手术期通过综合应用多学科管理方法，整合一系列具有循证医学证据的优化措施，通过有效、合理、适度地改良常规手术治疗流程，降低颅脑手术应激反应，减少手术并发症和手术风险，加快术后恢复，缩短住院时间，减少住院费用，提高患者的生命质量。神经外科 ERAS 护理是指在神经外科传统护理的基础上进行 ERAS 理念的优化，在神经外科临床护理中体现专科特色和人文关怀，以缓解手术应激，预防神经外科手术并发症，促进患者术后早期康复。其核心是尽量减轻术中机体的应激反应，阻断传入神经对应激信号的传导，减轻患者心理及机体的损伤，预防并发症发生。神经外科 ERAS 强调“预防重于治疗”。

二、神经外科 ERAS 开展的必要性

ERAS 理念最早由丹麦外科医生 Kehlet 提出，黎介寿院士于 2007 年将 ERAS 理念引入中国。近 20 年来，ERAS 理念得到广泛应用，相关国际权威组织发布了各种手术的 ERAS 临床指南，但对于神经外科 ERAS 开展报道极少。2019 年，国家卫生健康委办公厅发出《国家卫生健康委办公厅关于开展加速康复外科试点工作的通知》，制定《加速康复外科试点工作方案（2019—2020 年）》，指导各地科学建立并推广加速康复外科诊疗模式，进一步优化外科诊疗方案，提高外科诊疗效果和医疗服务效率，保障医疗质量和安全。2021 年，湖南省卫健委决定将神经外科纳入到 ERAS 试点专科，由中南大学湘雅医院牵头，组建“湖南省加速康复外科试点工作指导与评价专家组（神经外科）”，以点带面，逐步推广加速康复外科诊疗模式，提高诊疗效果和医疗服务效率，提升医疗资源利用率，改善患者就医体

验，进一步增强人民群众获得感。随着医护模式及医疗保险付费模式的改革及优质护理服务的深入开展，已有大量临床实践证明：ERAS 可提升医疗、护理质量，改善患者的健康结局。

目前，神经外科 ERAS 的研究应用仍在起步阶段，神经外科疾病各种类的处理原则存在较大差异，在具体临床实践过程中需秉持“安全第一”的基本原则，结合患者的病情、手术方式、医院及团队的实际情况，为患者定制个体化的 ERAS 实施方案，以提高患者围手术期管理的质量和效率，避免简单、机械地套用 ERAS 方案。既要遵循循证医学证据，也要尊重患者的客观实际。特别强调：临床实践中不可一概而论，更不可机械、教条地简单化理解 ERAS 理念及各种优化措施。践行 ERAS 仍需坚持个体化原则，以使患者最大获益。

最近 10 年，在世界范围内，ERAS 在头颈肿瘤手术领域的应用十分有限，其中的影响因素是多方面的，主要原因为：头颈肿瘤患者具有某些独特的临床症状和围手术期管理特点。因此，建立独立的 ERAS 管理体系与实践流程十分必要。一份来自 England 的头颈肿瘤手术 ERAS 实践证据推荐如表 1-3-1 所列。

表 1-3-1 头颈肿瘤手术 ERAS 实践证据推荐

评估项目	证据水平	推荐强度
入院教育——手术前教育	低	强
围手术期营养调整——营养评估与管理	高	强
静脉血栓风险评估和预防治疗的必要性	高	强
术前抗焦虑治疗	高	强
术中避免低体温	高	强
推荐目标化液体管理	中	强
术后镇痛——减少吗啡类使用	高	强
术后 24h 下床活动	中	强
术后尽早拔除尿管	高	强
术后肺部护理，避免呼吸系统并发症	高	强

参考目前国内外神经外科 ERAS 研究的最新结果，以及《中国加速康复外科围手术期管理专家共识（2016）》和《中国神经外科术后加速康复外科（ERAS）专家共识》，下面重点讲述神经外科术后加速康复的实践方案。

1. 神经外科术前 ERAS 实践方案

手术前对患者进行详细的评估，以准确预测手术风险。常规的心、肺、肝、肾等脏器功能评估是基础，神经外科患者更重要的是医护一体化术前手术风险及耐受性评估。包括：围手术期气道风险评估、营养风险筛查、心理状态评估、深静脉血栓评估、恶心及呕吐（PONV）评估、手术压力性损伤风险评估、ADL 功能状态评估、跌倒风险评估及疼痛评估等，根据患者术前身体状态及评分值实施个性化护理干预措施及健康教育。

（1）健康教育　术前宣教是保证神经外科 ERAS 顺利实施的重要因素。通过评估患者的全身情况，给予患者个性化宣教。宣教方式包括护士口头讲解、床旁演示、颅脑解剖教具演示、3D 打印模型展示、科室展板展示、病友座谈会、ERAS 手术成功案例的同伴教育、观看视频、利用多媒体等多种形式，主要向患者及家属介绍围手术期疾病的相关治疗方法、手术的详细信息、护理措施及流程，重点讲解 ERAS 各种优化措施的具体实施方法以及 ERAS 康复计划。详细内容包括：术前营养、心理疏导、禁食禁饮时间、手术配合及注意事项等。术前宣教从院前候床准备开始，直至手术前持续进行，并确保信息被患者及家属充分理解并接受。

（2）气道风险评估及管理　详见第四章第一节。术前肺功能评估可预测手术效果及术后并发症，有助于选择手术类型和手术范围。必要时可行心肺运动试验，有助于识别高危患者，同时可作为制订患者运动负荷量的依据。

肺康复锻炼：可从门诊开始针对手术患者宣教，指导患者术前戒烟（至少 2 周）；制订呼吸锻炼计划，通过指导患者进行有效咳嗽、体位引流、胸背部拍击等方法，帮助患者保持呼吸道通畅，及时清除呼吸道分泌物。

药物治疗：临床常用气道管理药物主要包括抗菌药物、糖皮质激素、支气管扩张剂和黏液溶解剂等，给药方式包括静脉、口服和雾化吸入等。

通过术前气道肺部干预措施的实施，可有效减少术后肺部并发症的发生。

（3）营养状况评估及管理　神经外科 ERAS 应用由多学科多部门相互分工协作完成，营养评估由营养科医生来完成，并根据患者术前营养状况，给予个性化营养指导，保证术后快速康复。术前血糖＞16.6mmol/L 的患者，应请内分泌科医生会诊后，进行血糖系统调节，予以糖尿病饮食。术前存在营养不良的患者，需加强营养供给，指导进食高热量、高蛋白、高维生素营养丰富的饮食并给予口服营养制剂，以达到目标摄入量。必要时，静脉补充脂肪乳、氨基酸。

（4）心理状态评估　心理咨询师采用焦虑、抑郁量表等对患者进行心理评估；护士重视患者心理护理，使用通俗易懂的语言主动对患者进行安慰。对于存在焦虑、抑郁等症状的患者应进行心理疏导，可通过介绍成功病例和成熟医疗技术减轻患者对手术的担忧，采取减轻疼痛的有效方法与措施，帮助患者消除对疼痛的顾虑。

保证患者的睡眠质量，必要时在手术前一晚睡前使用镇静药物。

（5）术前禁食、禁饮管理　在麻醉医生的指导下，缩短术前禁食、禁饮时间。无胃肠道动力障碍的患者术前 6～8h 禁食固体饮食，术前 2～4h 禁饮。推荐患者术前口服含碳水化合物的饮品，通常是在术前 2h 饮用≤400mL 含 12.5％碳水化合物的饮品（如脉动饮料），以缓解饥饿、口渴、焦虑情绪，缓解高分解代谢，降低术后胰岛素抵抗和高血糖的发生率。神经外科患者因手术间多，接台手术快，术前禁食、禁饮方案见表 1-3-2。

表 1-3-2　术前禁食、禁饮方案

第一、二台手术	第三、四台手术	第五、六台手术
禁食：术前一晚 0：00	禁食：术前一晚 0：00	禁食：06：00 早餐之后
0：00～03：00 喝脉动饮料 250mL	0：00～03：00 喝脉动饮料 250mL	06：00～09：00 喝脉动饮料 250mL
禁饮：03：00 之后	03：00～06：00 喝牛奶 250mL	09：00～12：00 喝脉动饮料 250mL
—	06：00～09：00 喝脉动饮料 250mL	禁饮：12：00 之后
—	禁饮：09：00 之后	

指导患者术前适当运动以增加肠蠕动，促进排便，保持大便畅通。术前 2 天未排便者，使用开塞露通便。

（6）皮肤准备　目前，常规的神经外科开颅手术，患者术前 1 天充分清洗头部，仍将患者头发全部剃光，备皮时表皮留有伤痕的概率增大，容易增加较深皮肤层细菌的定植。神经外科 ERAS 要求：患者在术前 1 日洗澡，头部皮肤准备选择局部剃发（使用电动备皮器或化学脱毛剂，不使用刮刀），将切口处两侧 2cm 范围的头发剃净，用温水清洗其余头发，然后用 0.5％醋酸氯己定溶液浸泡头发，再电吹风吹干，并将切口两边头发分组梳理成小辫，使头发齐整以免手术中进入术野。术区皮肤进行碘伏消毒，佩戴一次性无菌帽。局部剃发既可降低感染概率，又可满足患者对外观形象的要求。经鼻腔蝶窦肿瘤切除手术，术前应充分进行鼻腔清洁准备及滴注抗炎药物。

（7）床上大、小便训练 术前指导患者进行床上大、小便训练尤为重要。由于条件反射养成的原因，一般人不习惯在床上排尿、排便。患者术后容易出现排尿、排便困难，引发不适，增加焦虑感，甚至造成尿潴留，诱发高血压和颅内高压，增加并发症风险。床上练习排尿时，使用专用便器，平卧或半卧于床上，通过让患者听流水声，或按摩、热敷患者下腹部诱导其排尿。练习排便时，将大便器放在患者臀下，嘱患者使用腹部肌肉力量进行排便。术前进行反复训练，可减少术后尿潴留、便秘的发生。

（8）癫痫评估与管理 术前详细询问患者有无癫痫病史。额叶、颞叶病变患者指导其完成24h动态脑电图监测。术前存在癫痫病史的患者，准确记录患者癫痫发作时的特征性表现及持续时间，督促其按时、按量服用抗癫痫药物。术后严格按照《颅脑疾病手术后抗癫痫药物应用专家共识》，从麻醉药物停用时即开始规范给予抗癫痫药物治疗，以有效预防癫痫的发生及降低癫痫持续状态的概率。

（9）血栓的风险评估与管理 神经外科患者术后深静脉血栓（deep venous thrombosis，DVT）的发生率可高达30%，致死性肺栓塞的发生率近1%。可用Caprini血栓风险评估量表（见第四章第六节）进行深静脉血栓风险评估，以及抽血进行D-二聚体检测等。在排除预防性干预禁忌的情况下，根据风险评估等级给予患者相应不同等级的VTE预防措施，如多饮水、多活动、穿弹力袜、间歇性充气泵压迫治疗等机械性方法，以降低术后VTE的发生率。

（10）疼痛评估与管理 神经外科ERAS实践流程中，术前疼痛评估发挥着重要的作用，评估的目的是为了明确疼痛的原因、疼痛的性质、部位及伴随症状，了解患者疼痛的生理及心理变化，便于对疼痛进行针对性的提前干预。疼痛评估采用视觉模拟评分法、数字等级评定量表、语言等级评定量表等对患者疼痛强度进行分级。4分以上给予脱水药物或阶梯镇痛措施，提高患者的舒适感。术前镇痛可有效减少患者应激，减轻焦虑情绪。

（11）恶心、呕吐的评估与管理 术后恶心呕吐（postoperative nausea and vomiting，PONV）是患者手术后最常见症状，在神经外科手术中PONV的发生率为47%～70%。PONV不仅会增加患者的不适感，而且可能引发包括颅内出血、误吸肺炎、水电解质紊乱、营养不足、切口裂开等更为严重的后果，延长患者住院时间和增加医疗费用。

术前推荐采用成人PONV简易风险评分量表及恶心呕吐视觉模拟评分快速识别PONV中的高危人群。PONV的危险因素包括：患者因素、麻醉因素、手术因素等。女性、非吸烟者、有PONV史或晕动病史者术后呕吐发生率高；此外，发生PONV的因素还包括吸入麻醉药和氧化亚氮（N_2O）、肌松拮抗剂；另外，合并容量不足、低血压、手术时间大于6h亦可增加PONV发生的风险。降低PONV发生率的具体做法是：在术前采用成人PONV简易风险评分表进行PONV风险评估，评分≥3分时，直接给予预防性防呕吐治疗。除了上述措施外，与手术相关的措施还有：①麻醉药物的选择，尽可能减少使用容易引发呕吐的麻醉药物和镇痛药物，采用阿片类镇痛药物；②采取局麻加全麻方式，减少全麻药量；③术中减少出血，维持充足容量；④倡导微创手术理念，重视术区静脉保护，减少术后发生脑水肿的风险；⑤尽可能缩短麻醉手术时间。

（12）压力性损伤的风险评估与管理 术前依据压力性损伤风险评估表（Braden评分）评估患者术中、术后压力性损伤发生的风险，并根据不同等级给予不同的预防性保护措施及健康宣教指导。

2. 神经外科 ERAS 的术中管理措施

（1）术前用药　术前避免给予长效镇静药物及抗胆碱药物，如必须镇静，可谨慎给予短效镇静药物。术前给予抗酸药物治疗，以减少术后应激性溃疡；抗癫痫药物应持续使用至手术前；切皮前 30min 使用抗生素一次，手术时间大于 4h，术中追加 1 剂抗生素。

（2）优化麻醉方案　采用全身麻醉＋区域神经阻滞麻醉，联合术中神经电生理监测，持续监护心率、心电图、有创动脉压、血氧饱和度、体温等指标。麻醉深度监测，心功能及肌肉松弛度监测，必要时行动脉血气分析，是术中麻醉药维持的重要监测指标。术中麻醉维持以使用短效药物为主，如丙泊酚和瑞芬太尼。术中唤醒麻醉技术目前常应用于功能区肿瘤的切除。患者与麻醉医生之间术前充分和谐沟通、术中患者取舒适且呼吸道通畅的体位、采取适当的头皮神经阻滞麻醉及密切团队配合是唤醒麻醉技术成功的关键因素。

（3）液体治疗方案　ERAS 倡导目标导向液体治疗（target directed fluid therapy，GDFT）的理念及措施来指导术中液体治疗，维持血容量在相对正常低值水平，同时又要保证足够的脑灌注。GDFT 根据围手术期不断变化的液体需求量进行个体化补液，优化患者围手术期血流动力学，可预防围手术期患者潜在的循环容量不足或过量，降低术后并发症和病死率。WHO 颁布的预防手术部位感染的指南中指出，术中使用 GDFT 可以降低手术部位感染的发生率。如果患者没有血容量不足的证据，可适当使用血管活性药维持血流动力学稳定。

对于出血量较大的患者，应注意动态监测血红蛋白和血细胞比容（红细胞压积），并及时进行成分输血。对于出血量巨大的患者，注意动态监测凝血状态，及时补充红细胞、血浆、冷沉淀和血小板，配合输注晶体液和胶体液。术前或术中可给予凝血药物。

（4）术中循环管理　脑血管疾病患者，如动脉闭塞、动脉狭窄、烟雾病、动脉瘤等，应加强有创血压的监测，严格监控无创血压，避免发生因灌注量过低导致脑缺血。近红外光谱脑灌注实时监测等新技术可有效监测脑组织的灌注情况，有助于制订个体化的血压调控目标。

（5）肺保护性通气策略　采用低潮气量，适度的过度通气。当潮气量为 6～8mL/kg，呼吸频率为 12～15 次/min，呼气末正压［PEEP，为 $5cmH_2O$（$1cmH_2O=0.098kPa$）］，氧合指数（FiO_2）＜60%，可有效保护肺功能。

（6）术中体温管理　因为神经外科手术时间较长，术中盐水冲洗术野或体温中枢周围区域，患者易发生低体温。低体温可导致凝血机制障碍、伤口愈合时间延长、感染等并发症的发生；低体温在复温过程中易形成应激，损伤白细胞和凝血功能，增加心血管系统的负担等。因此，术中保暖措施的实施显得尤为重要。患者进入手术室前 30min 将室温调整至 22～23℃，提前 10min 用加温设备对手术床及棉被加温，术中持续使用加温设备维持患者正常体温，根据术中温度监测及时调整加温设备的温度。保证静脉输注的液体符合患者生理需要，对于输血患者，必要时用静脉输血加温器对血液进行加温，伤口冲洗液在加温柜中加温后使用。术中持续监测患者的体温，维持生理体温大于 36℃。

（7）预防性使用抗生素　预防性使用抗生素有助于降低择期手术后感染的发生率。抗生素应在手术即将开始时用药（麻醉后或切开皮肤前），如使用半衰期短于 2h 的抗生素，同时手术时间长于 4h，应在 3～4h 后重复给药一次。

（8）微创手术　微创手术是神经外科 ERAS 的核心。微创神经外科理念是以最小创伤的操作，最大限度地保护和恢复脑神经功能，解除疾病的影响，缩短患者的住院时间和康复周期，降低医疗费用，使患者术后尽早康复。

微创手术理念包含：选择合适的手术体位和手术入路；设计合理的手术切口；局部备皮；使用局部麻醉药物；减少手术出血；术中操作轻柔；优化切口缝合方式；避免常规留置引流管等措施。

（9）术中预防下肢静脉血栓　术中尽量避免下肢穿刺，提高一次穿刺成功率。对大量出血患者及时输血增加其有效血容量。在不影响手术操作的前提下，使用间歇式充气压力仪对患者下肢进行间歇式按摩，或巡回护士每隔 30min 由小腿向大腿方向为患者进行下肢肌肉按摩。

（10）术中皮肤及肢体神经保护　神经外科手术操作精细、时间长，患者长时间处于麻醉状态下，对患者皮肤、神经的保护是快速康复理念的要求之一。根据术前“手术患者压伤风险评估表”判断风险等级，有利于手术室护士了解患者发生压力性损伤的风险，提前做好皮肤及肢体神经损伤的预防，对手术体位可能导致的局部皮肤受压部位使用减压贴保护。根据术中、术后“手术患者压伤风险评估表”判断风险等级，有利于手术室护士与病房护士的交接，使病房护士了解患者术中情况，进一步做好术后皮肤及肢体神经损伤的预防，体现了压力性损伤预防的连续性。

3. 神经外科 ERAS 的术后管理及措施

（1）心理评估与干预　术后对患者进行焦虑、抑郁、认知功能状态评估，根据患者的个性化状态，为患者提供医护一体化的心理疏导及认知功能训练。让患者及家属加入加速康复中来，促进患者早日康复。

（2）液体管理　术前缩短禁食、禁饮时间，术中减少出血，术后早期饮水、进食等措施的实施，减少了血容量不足带来的风险。同时，术后早期进食、饮水也极大地减少了输液量。在限制液体的基础上，严密监测血容量和尿量，根据患者具体情况及各项生理指标变化制订补液计划。

ERAS 理念认为：患者手术结束后至术后第 1 天每日补液量为 2000mL 左右，从术后第 2 天逐渐减少补液量，静脉补液量控制在 1000mL 左右。同时，鼓励患者早期进食，补充身体需要的能量，保障胃肠道功能的正常运行。术后第 3 天即可停止输液。患者有特殊情况（如存在颅内感染）除外。

（3）营养补充　早期进食不仅是单纯的经肠补充营养，更重要的是可以维护肠黏膜正常功能，同时也是 ERAS 康复计划中一个重要的环节。进食前先对患者进行胃肠功能及吞咽功能评定，若患者肠蠕动恢复，能听见肠鸣音，吞咽功能正常，应尽早开始正常食物摄入或肠内营养。

患者麻醉清醒后可饮清水和液体，术后 6h 无特殊情况可考虑进食清流质。术后 12～24h 由流质饮食转为半流质饮食，摄入量可根据胃肠道的耐受情况逐渐增加。

对于预计不能经口进食的患者或者经口进食不能满足 60%总能量和蛋白质需求的患者，例如手术或病变影响后组脑神经功能，造成患者出现吞咽功能障碍、饮水呛咳，建议在术后 24h 内给予留置胃肠营养管，同时给予补充肠外营养，并进行吞咽功能锻炼；可能影响肠道蠕动的手术患者，如各类腹腔分流、胸段以上的髓内肿瘤等手术患者，其进食时间及食物类型应根据患者的实际情况适当调整，同时避免进食产气食物（如牛奶、红薯）等。

（4）血糖管理　术后血糖过高会影响手术伤口的愈合，延缓患者术后的整体恢复。目前建议将患者术中和术后血糖控制在 140～180mg/dL（7.8～10.0mmol/L）较为合适。

（5）体位的管理　全麻患者麻醉清醒后即抬高床头 15°～30°，以利于静脉回流，达到减轻脑水肿，降低颅内压的目的。患者取自主体位（有脑脊液漏、去骨瓣减压、巨大脑干肿瘤、留置脑室外引流管患者除外)。

(6) 癫痫管理 神经外科ERAS应严格按照《颅脑疾病手术后抗癫痫药物应用的专家共识》筛选癫痫发作高风险手术,预防性给予抗癫痫药物。麻醉药物停止后即刻给予抗癫痫治疗,首先应用静脉泵持续泵入抗癫痫药物,恢复胃肠道进食后,改为口服抗癫痫制剂,在更换药物过程中应有12~24h的时间重叠,注意药物过量及中毒问题,必要时进行血药浓度监测。

(7) 疼痛管理 有文献报道,开颅术后24h内,有55%以上的患者经历中至重度疼痛。如疼痛得不到缓解不仅增加患者的痛苦,而且会增加应激反应和术后并发症发生率。

神经外科围手术期疼痛原因较复杂,主要包括:中枢性疼痛;手术切口相关性疼痛;术后颅内压增高,血性脑脊液刺激及脑脊液丢失造成低颅压头痛。提倡建立由麻醉医生、外科医师、护理与药剂人员组成的术后急性疼痛管理团队,对患者进行规范化疼痛综合评定,根据疼痛评分,采取镇痛措施(预防性镇痛和多模式镇痛相结合),提高患者的舒适度和满意度。

(8) 深静脉血栓预防 根据动态的Caprini血栓风险评估及分级,及早提供VTE预防至关重要。对于低危风险患者采取多饮水、多活动等基本预防措施;中危风险患者在基本预防的基础上使用物理预防措施,包括使用间歇充气加压泵和加压弹力袜;高危风险患者在无高出血风险的情况下,采取基本预防、物理预防措施,并推荐使用药物预防。

(9) 气道管理 呼吸道感染是神经外科手术后常见并发症之一。其危险因素包括:年龄、吸烟、肥胖、基础疾病、气管定植菌、气道高反应性、肺功能、手术时间、体液失衡等。对于神经外科患者,"医生重点关注患者颅内压,护士重点关注患者呼吸道"。呼吸道管理是影响患者康复的关键因素,也是衡量护理工作质量的重要指标。

① 对清醒患者 应监测呼吸频率、节律、血氧饱和度情况;术后训练患者尽早进行深呼吸及有效咳嗽,协助患者体位引流、翻身拍背、振动排痰,指导患者呼吸锻炼,使患者保持呼吸道通畅;落实口鼻腔清洁、手卫生、消毒隔离、感控措施;鼓励患者术后早期下床活动;药物雾化吸入;对于合并气道高危因素的患者,给予药物康复治疗(抗生素、祛痰药、平喘类药物等)、物理康复训练(爬楼训练、使用呼吸训练器等)及心理康复干预。

② 对意识障碍患者 评估患者意识、生命体征变化;观察有无舌根后坠、喉头水肿、气道黏膜损伤出血,对痰液黏稠度分级,听诊肺部情况;执行体位管理(侧卧位或半坐卧位);保持呼吸道通畅,气道湿化,机械辅助排痰,吸痰,必要时纤维支气管镜灌洗,气管插管或气管切开;实施规范化口腔护理,防止口腔分泌物流入气道;吞咽困难患者留置胃管;气管切开和机械通气患者,合理实施机械通气策略,控制机械通气时间,掌握撤机原则,避免呼吸机相关性肺炎的发生,评估误吸风险,预防窒息;意识清醒后,遵循清醒患者气道管理方法。临床常用气道管理药物同术前气道管理。

(10) 预防应激性黏膜病变 应激性黏膜病变(stress-related mucosal disease,SRMD)通常是指机体在严重创伤、复杂手术、危重疾病等严重应激状态下发生的急性消化道黏膜糜烂、溃疡、出血等病变,严重者可导致消化道穿孔。神经外科围手术期患者普遍存在较强的应激因子(颅脑损伤、脑卒中、复杂颅脑手术等),在原发病或相关危险因素出现的2周内发生上消化道出血(可为隐性或显性出血)时应高度怀疑SRMD。

SRMD预防措施的核心是减轻围手术期的应激反应,包括损伤控制、微侵袭技术和药物干预等综合措施应用。预防措施包括:缩短术前禁食、禁饮时间;术后早期进食;微创手术,减少创伤及出血量,缩短手术时间;术中保温,全麻加局麻,减少应激;液体平衡,维持灌注；质子泵抑制剂（如艾司奥美拉唑、奥美拉唑等）和 H_2 受体阻滞剂（如法莫替丁等）的预防用药，控制胃内 pH≥4。

一旦发生 SRMD 出血，应积极治疗原发病，立即采取各种措施控制出血：输血、补液，维持患者的血流动力学稳定；迅速提高胃内 pH 值（pH≥6），以促进血小板聚集和防止血栓溶解；推荐使用质子泵抑制剂，视情况可联合应用生长抑素类药物和止血药物；如病情许可，建议立即行消化道内镜检查并施行内镜下止血治疗，若仍不能有效控制者，建议行介入或手术治疗；在出血停止后，继续应用抑酸药物和黏膜保护剂。密切观察患者生命体征尤其是血压的变化，观察患者大便的颜色变化。

（11）恶心、呕吐管理　PONV 的治疗原则是提前预测高危人群，尽早联合用药，并做好气道保护。一旦发生 PONV，需立即清除口腔及气道内的呕吐物或分泌物，保持气道通畅，防止呕吐物误吸造成吸入性肺炎；必要时需紧急进行气管插管，清除气道内的呕吐物，甚至需进行肺灌洗治疗，并给予吸氧、解痉平喘、抗感染等治疗。患者发生呕吐后，需及时检查神经功能状况，密切监测血气及胸肺部影像，维持患者的呼吸和循环稳定。

（12）管道管理（消化道、呼吸道、尿道等）

① 管道管理原则　选择性应用各类导管，尽量减少使用或尽早拔除，有助于降低感染等并发症的发生，而且可减少使用管道对患者术后活动、心理和情绪造成的影响。

② 管道管理建议

a. 手术完成后建议患者回到病房前即拔除气管插管，以缓解患者及亲属的紧张情绪。

b. 麻醉清醒后 6h 即可拔除导尿管，留置尿管的时间不应超过 24h，尽早拔除尿管可减轻患者尿路刺激引起的疼痛和烦躁，减少泌尿系统感染的风险。

c. 对于外周静脉留置针、中心静脉导管、动脉导管等各类血管内导管，应每日进行评估，定期更换敷料，尽早拔除。

d. 神经外科手术后不推荐常规使用鼻胃管及胃肠减压器，仅在发生胃排空延迟、无法自主进食、吞咽功能障碍时选择性使用，建议应用洼田饮水试验进行留置鼻胃管等必要性的评估。

e. 术区引流管留置是导致术后颅内感染的相关因素，还可影响患者术后早期下床活动，延长住院时间。推荐在术中彻底止血后，仅在手术创面存在再出血、术后梗阻性脑积水、硬膜下积液、切口愈合不良等高风险时才个体化地留置术区引流管。同时，对于所留置的引流管，建议每日评估、加强护理，尽量在短时间内（建议术后小于 48h）拔除，以免增加术后颅内感染的风险。

f. 实施脑脊液外引流术（脑室外引流术和/或腰大池外引流术）时，应严密监测患者的意识、瞳孔、神经功能障碍的程度；记录引流液的性状、引流量和引流速度；观察引流管的状况，避免发生堵管或脱管、过度引流等风险。脑脊液外引流术的持续时间为 7～10d，一般不超过 2 周，在达到引流目的后，应尽早拔除，以降低感染的风险。

（13）神经康复治疗　术后早期下床活动可促进身体功能恢复，有效预防肺部感染、压力性损伤和下肢深静脉血栓形成。术后康复的最佳措施是早期下床活动：患者麻醉清醒后，经医护人员评估，即可进行早期床上活动，如下肢屈曲、踝泵运动、抬臀、翻身等肢体功能锻炼，以提高患者的机体耐受性。术后第 1 天，由医护人员评估后指导患者做床上端坐、床旁坐起、床旁站立活动，可协助患者下床活动。根据患者的自身状况逐渐增加活动量，并制订量化目标，在活动期间由医护人员或家属全程陪护，以保证患者的安全。早期康复治疗需要充分宣教、适当镇痛以及早期拔除各类引流管等多项措施的协同管理，同时更需要患者的积极配合。

4. 神经外科 ERAS 院后管理

（1）出院标准　患者出院的基本标准包括：恢复固体饮食；无需液体治疗；口服镇痛药物可良好止痛；伤口愈合良好，无感染迹象；器官功能状态良好，可自由活动。应特别强调，缩短住院时间及早期出院并非是 ERAS 的最终目的，应结合患者的病情及术后恢复情况，制订个体化的出院标准。

（2）家居康复计划　责任护士评估患者身体、情绪、认知、心理和社会支持状态，由个案管理师组织主管医生、营养师、康复师、药师根据病情共同制订患者居家康复计划，包括患者活动与休息、饮食营养、药物服用方法及注意事项、疼痛管理、康复锻炼、伤口照护、并发症预防及异常情况处理等。

（3）院后随访　针对 ERAS 患者应加强出院后的随访和监测，包括用药、饮食、康复监测与指导、VTE 回访、疼痛评估、伤口护理、出院后并发症的监测等内容。出院患者术后 1～3 个月应至门诊复查，包括伤口的愈合状况评估、家居康复锻炼的指导，医生对患者病理学检查结果解读及后续治疗计划制订，需重点关注出院后出现的并发症及预防再次住院事件发生。术后 4～12 个月，重点评价家居康复的效果，对患者身体、心理恢复情况及社会适应能力进行评估。

第四节　全病程管理服务内容

神经外科疾病全病程管理以 ERAS 理念为依据，以“预防重于治疗”为目标，将 ERAS 理念深度融入院前预住院、院中诊治、院后随访监测等全流程管理过程中。

一、院前服务

做好患者入院前准备工作，将患者合理安排入院，全面掌握患者的实际病情，制订出合理的全病程服务管理方案。

二、院中服务

加强对患者院中规范化和系统化的服务管理：

① 加强医生、护士、患者沟通，对患者进行心理支持，了解患者的心理状态以及精神状态，加强对患者的心理引导和鼓励，消除患者的负面消极情绪，增强患者临床治疗自信心；

② 加强对患者的认知支持，了解患者内心的想法，为患者讲解疾病相关知识，促进患者对自身疾病的认知，消除患者内心的恐惧；

③ 加强对患者的行为支持，为患者制订科学合理的日常饮食和行为方案，避免患者服用刺激性食物，确保患者睡眠时间充足，提高患者的日常生活质量。

三、院后服务

加强对患者的出院准备计划实施，做好一系列出院前准备工作和交接工作。加强对患者的院后跟踪随访和严密监测，指导患者或家属实施针对性的护理。行电话随访，监督患者家属做好家庭护理工作，督促患者按时到医院复查。

四、具体服务项目

（1）为患者建立专属个性化健康档案　加入 HCCM 服务后，科室医护会在 HCCM 系统上制订患者专属健康档案。档案包含诊疗情况、随访记录等内容，便于医生追踪分析患者后续的康复情况。

（2）神经外科医护专家团队预约在线咨询　患者在 HCCM 在线平台中输入“转人工”，可预约医生咨询服务，HCCM 个案管理师在 24h 内将为患者预约医护团队进行远程解答。

（3）个案管理师定期随访　个案管理师定期对患者进行追踪随访，以了解患者目前的康复情况及相关数据。

（4）HCCM 咨询服务　患者在 HCCM 在线平台输入“转人工”，即可接通 HCCM 在线个案管理师进行就诊、预约挂号、疾病、护理、康复、营养、运动及心理等门诊复诊管理服务，患者可享受便捷、快速的复诊检查与随访体验。

（5）HCCM 平台在线课堂知识推送　包含在线直播、健康推文和健康视频等不同模式，可根据患者病情推送个性化疾病相关知识。

五、院后管理周期及内容

根据患者病种、手术方式、术后恢复情况可安排不同的院后管理周期，具体内容如下。

1. 院后管理周期 1 个月

（1）1 次复诊管理服务。神经外科医护团队 1 对 1 图文/语音在线预诊，挂号、开检查单、检查检验预约、快捷抽血，预约面诊（看检查结果，开药）。

（2）1 次神经外科主管医护团队 1 对 1 图文/音频线上咨询（需预约），可提供线上评估复诊结果的服务（化验单/影像学检查）。

（3）1 次神经外科个案管理师出院前健康及复诊指导、1 次出院后电话追踪随访，回答患者专科疾病常见问题；评估患者病情，对危急值进行提醒和指导；根据随访结果，完善患者的健康档案。

（4）HCCM 平台在线健康咨询服务，不限次（线上个案管理师），可提供神经外科专科疾病、营养、运动、康复、就诊指导、预约挂号等咨询服务。

（5）神经外科专科疾病在线健康课堂知识推送（直播、推文、视频），包含专科疾病宣教、用药指导、呼吸机使用指导。

2. 院后管理周期 3 个月

（1）1 次复诊管理服务。神经外科主管医护团队 1 对 1 图文/语音在线预诊，挂号、开检查单、检查检验预约、快捷抽血，预约面诊（看检查结果，开药）。

（2）3 次神经外科主管医护团队 1 对 1 图文/音频线上咨询（需预约），可提供线上评估复诊结果的服务（化验单/影像学检查）。

（3）3 次 神经外科个案管理师出院前健康及复诊指导，3 次出院后电话追踪随访，回答患者专科疾病常见问题；评估患者病情，对危急值进行提醒和指导；根据随访结果，完善患者的健康档案。

（4）HCCM 平台在线健康咨询服务，不限次（线上个案管理师），可提供疾病、营养、运动、康复、就诊指导、预约挂号等咨询服务。

（5）神经外科专科疾病在线健康课堂知识推送（直播、推文、视频），包含专科疾病宣教、用药指导、呼吸机使用指导。

3. 院后管理周期 6 个月

（1）2 次复诊管理服务。神经外科主管医护团队 1 对 1 图文/语音在线预诊，挂号、开检查单、检查检验预约、快捷抽血，预约面诊（看检查结果，开药）。

（2）4 次神经外科主管医护团队 1 对 1 图文/音频线上咨询（需预约），可提供线上评估复诊结果的服务（化验单/影像学检查）。

（3）神经外科个案管理师出院前健康及复诊指导、4 次出院后电话追踪随访，回答患者专科疾病常见问题；评估患者病情，对危急值进行提醒和指导；根据随访结果，完善患者的健康档案。

（4）HCCM 平台在线健康咨询服务，不限次（线上个案管理师），可提供疾病、营养、运动、康复、就诊指导、预约挂号等咨询服务。

（5）神经外科专科疾病在线健康课堂知识推送（直播、推文、视频），包含疾病宣教、用药指导、呼吸机使用指导。

4. 院后管理周期 12 个月

（1）4 次复诊管理服务。神经外科医护团队 1 对 1 图文/语音在线预诊，挂号、开检查单、检查检验预约、快捷抽血，预约面诊（看检查结果，开药）。

（2）6 次神经外科主管医护团队 1 对 1 图文/音频线上咨询（需预约），可提供线上评估复诊结果的服务（化验单/影像学检查）。

（3）神经外科个案管理师出院前健康及复诊指导、6 次出院后电话追踪随访，回答患者专科疾病常见问题；评估患者病情，对危急值进行提醒和指导；根据随访结果，完善患者的健康档案。

（4）HCCM 平台在线健康咨询服务，不限次（线上个案管理师），可提供疾病、营养、运动、康复、就诊指导、预约挂号等咨询服务。

（5）神经外科专科疾病在线健康课堂知识推送（直播、推文、视频），包含疾病宣教、用药指导、呼吸机使用指导。

第五节 全病程管理 MDT 团队及其职责

一、组织构架

（1）组长 亚专科科主任。

（2）副组长 科室护士长。

（3）组员 各医疗组主治医生、责任护士、个案管理师、社工、营养师、康复师、药师、管理人员、麻醉师、手术室护士等。

二、人员职责

1. 组长职责

（1）召开科室医疗组会议，讨论科室纳入全病程管理模式的病种。

（2）制订专科各个病种的全病程管理模式、随访时间、频次、内容等。

（3）与医院职能管理部门及病友服务中心领导沟通，落实专科病种的分级诊疗。

（4）每 3 个月召开一次小组会议，了解全病程管理中存在的问题，并组织讨论分析、制订整改措施，定期进行效果评价。

2. 副组长职责

（1）在组长的指导下，制订科室全病程管理工作计划和总结。

（2）负责对全科医护人员进行全病程管理相关知识培训及方法实施指导。

（3）负责对专科疾病全病程管理质量管理体系进行修订。

（4）负责对本科室专科疾病全病程管理质量进行有效性监控。

（5）负责对本科室专科疾病全病程管理原始数据进行统计、分析、整改。

（6）每月向组长汇报本科室专科疾病全病程管理质量督查存在的问题，组织团队成员进行原因分析并制订有效的改进措施。

（7）定期进行效果评价，并每月在医护晨会上进行全病程管理质量讲评。

3. 个案管理师职责

（1）负责科室单病种个案管理工作的开展，评估患者出院照护需求及提供照护信息，依据患者病情做好出院准备，提供全病程管理相关服务，包括转诊下级医院、居家随访、远程健康管理等。

（2）熟悉全病程管理应用工具系统，负责所在科室双向转诊工作的落实，并对出院患者及转诊下级医院患者的治疗照护、居家照护、远程健康照护等信息进行追踪随访，借由全病程管理应用工具系统建立患者出院后连续完整的照护数据。

（3）加强个案管理专业知识学习，定期参加全病程管理专项培训。

（4）负责收集整理科室双向转诊、远程健康管理相关数据，每月上报病友服务中心。

4. 营养师职责

（1）评价患者营养状况，为患者制订营养计划；按年龄、职业、地区分类，并根据不同患者的营养要求和特点，分析各类人群的饮食倾向，遵循各地区的饮食习惯，对患者进行膳食设计，制订各种营养调理方案。

（2）根据专科患者病情完成日常的营养咨询和配餐工作，对不同患者进行饮食指导，包括营养素含量、口味特点、适宜人群或不适宜人群等详细信息。

（3）学习营养基础及食品卫生知识，做好营养知识的科普工作。

（4）对于治疗饮食，应对厨师制作过程进行监督，负责餐前检查，严格检查执行营养膳食的质量标准及正确的烹调方法，确保食品安全、卫生等。

5. 康复师职责

（1）掌握患者病情，完成患者身体功能评估，根据患者病情评估结果，制订康复计划，完成康复治疗工作。

（2）严格遵守操作规程，执行治疗处方，观察患者病情及治疗反应。

（3）负责对患者进行康复常识的宣传工作，介绍各项康复方法的治疗作用及注意事项。

6. 药师职责

（1）深入临床一线工作，直接参与临床用药监控，促进药物合理应用和保护患者用药安全。

（2）参与临床查房且开展药学查房，对重点患者实施药学监护和建立药历，实施持续药学监护的过程。

（3）对患者实施用药咨询与指导。

7. 心理咨询师职责

（1）对患者的心理成长、人格发展、智力、社会化、婚姻生活事件等进行全面评估。

（2）从患者及家属等信息源获得患者的心理问题、心理障碍等资料。

（3）根据心理发展史和心理生理测查的结果，在心理咨询中发现患者精神障碍或躯体疾病时及时请求会诊或转诊其他专科。

（4）对患者进行心理指导。

8. 社工职责

（1）负责对有需求的全病程管理患者开展评估与个案工作。

（2）负责对有需求的全病程管理患者开展心理矫治、心理评估及个案小组工作。

（3）对特殊的全病程管理个案进行回访，并书面报告相关情况。

（4）完成交办的其他工作任务。

第六节 全病程管理流程

一、全病程院后管理患者收案流程

用患者或患者共同生活人的手机操作：

第一步：手机扫描二维码，并关注“ HCCM 平台”公众号。

第二步：在 HCCM 平台上选择院后管理周期（如半年）。

第三步：点击确认。

第四步：填写患者姓名、地址以及患者或患者共同生活人的手机号码。

第五步：提交患者信息。

第六步：点击“完成”。

第七步：协助患者或患者共同生活人正确填写“全病程管理收案登记本”（注意：登录 HCCM 平台的手机号码必须是患者或患者共同生活人的，需要患者或患者共同生活人亲笔签名，患者本人的诊疗卡必须预存 1～3 次的复诊挂号费）。

第八步：用患者或患者共同生活人的手机将“收案登记表”拍照并发送至 HCCM 平台，再单独发送“转人工”三个字，即收案成功。

第九步：填写“入院评估表”及“照护需求表”，见表 1-6-1、表 1-6-2。

表 1-6-1 患者入院评估表

入院患者评估表	
一、一般资料	
入院时间：	入科时间：
入院方式：□步行 □扶助 □轮椅 □平车 □背送 □抱送 □其他________	
入院陪送：□家人 □朋友 □其他________	
入院诊断：________	
二、健康评估	
既往病史：□无 □住院 1. 时间______ 住院天数(天)______ 医院________	
2. 时间______ 住院天数(天)______ 医院________	
3. 时间______ 住院天数(天)______ 医院________	

续表

入院患者评估表
□手术 1. 时间______　手术名称______
2. 时间______　手术名称______
3. 时间______　手术名称______
□所患疾病名称　1. ______
2. ______
3. ______
过敏史：□无　□有　过敏药物：______过敏食物：______其他：______
饮食习惯：□规律　□不规律（□饮食不定时　□经常不吃早餐　□经常夜宵　□经常暴饮暴食　□经常少餐　□其他______）
嗜好：□烟　□酒□　其他______
睡眠：□正常　□入睡困难　□易醒　□药物______□其他______
大便：□正常　□便秘　□腹泻　□造瘘　□血便　□陶土便　□失禁　□其他______
小便：□正常　□尿失禁　□尿潴留　□外引流　□其他______
自理能力：□自理　□轻度依赖　□中度依赖　□重度依赖
肢体活动：□自如　□障碍______　□瘫痪______
管道情况：□无　□有______
生命体征：体温______℃　脉搏______次/min　呼吸______次/min　血压______ mmHg
意识状态：□清醒　□嗜睡　□意识模糊　□昏睡　□昏迷
皮肤完整性：□完整　□不完整（□压力性损伤部位______□伤口部位______□其他______）
压力性损伤评估：□轻度危险　□中度危险　□重度危险
跌倒/坠床评估：□轻度危险　□中度危险　□重度危险
疼痛评估：□无痛　□轻度　□中度　□重度
视力：右眼：□正常　□异常______　□其他______；左眼：□正常　□异常______□其他______
听力：左耳：□正常　□异常______；右耳：□正常　□异常______
情绪：□正常　□悲伤　□焦虑　□孤独　□恐惧　□兴奋　□其他______
备注：______

表 1-6-2　患者照护需求评估表

照护需求评估表		
主要照护者		□子　□女　□夫　□妻　□父　□母　□陪护　□其他____
疾病诊断		
管道种类		□无　□鼻胃管，起讫日期：______（日历）　□导尿管，起讫日期：______（日历） □气切管，起讫日期：______（日历）
		□引流管，部位：______起讫日期：______（日历） □其他 ______　起讫日期：______（日历）
身心状况	意识状态	□清醒　□模糊　□嗜睡　□昏迷　□谵妄　□简易智能 MMSE 分数
	情绪	□平静　□焦虑　□忧愁　□冷漠　□激动　□哭闹可安抚　□哭闹不可安抚　□无法评估　□其他____
	沟通	□能理解　□不能理解　□失语　□无法评估　□其他____
	视力	□清晰　□近视　□远视　□重影　□视野缺损　□视物模糊　□失明　□无法评估　□其他____
	听力	□正常　□重听　□失聪　□无法评估　□其他____
	呼吸	□自呼　□鼻管道　□氧气面罩　□气管导管　□呼吸器　□其他____
	睡眠	□良好　□偶尔失眠　□经常失眠　□多梦　□易惊醒　□其他____
	进食方式	□由口进食（饮食形态：□普食　□软食　□流质/半流质）□管饲　□静脉营养　□其他____
	面部表情	□正常　□鼻唇沟变浅（□左　□右）□嘴角歪斜（□左　□右）□额纹消失　□闭眼障碍（□左　□右） □其他____

续表

照护需求评估表		
身心状况	皮肤完整性	1. 皮肤：□完整 □不完整
		2. 不完整 伤口：①部位：____；大小(长宽深,cm)：____×____×____；类型：____、____。②部位：____；大小(长宽深,cm)：____×____×____；类型：____、____ 压力性损伤：①部位：____；大小(长宽深,cm)：____×____×____；分级：____(1. Ⅰ期；2. Ⅱ期；3. Ⅲ期；4. Ⅳ期；5. 深部组织损伤；6. 不明确分期)。②部位：____；大小(长宽深,cm)：____×____×____；分级：____(1. Ⅰ期；2. Ⅱ期；3. Ⅲ期；4. Ⅳ期；5. 深部组织损伤；6. 不明确分期) 其他：①部位：____；大小(长宽深,cm)：____×____×____；类型：____、____。②部位：____；大小(长宽深,cm)：____×____×____；类型：____、____
系统评估(神经系统)	昏迷量表(Glasgow Coma Scale)	睁眼 E(eye openning)：○4 自动睁眼 ○3 呼叫睁眼 ○2 刺痛睁眼 ○1 不能睁眼 ○0 闭眼
		运动反应 M(mortor response)：○6 按指示运动 ○5 对疼痛能定位 ○4 对疼痛能逃避 ○3 刺激后双上肢屈曲 ○2 刺激后四肢强直 ○1 对刺激无反应
		语言回答 V (Verbal response) ：○5 回答切题 ○4 答非所问 ○3 用词错乱 ○2 只能发音 ○1 不能发音 ○T 气管切开/气管插管 ○A 失语
	瞳孔反应	瞳孔大小(size)： 左 ____ mm，右 ____ mm；对光反应(light reflex)：○有 ○无
	四肢肌力(Muscle power)	左上肢(left upper limb)：○5 正常 ○4 能抗轻微阻力 ○3 不能抗阻力 ○2 不能抗重力 ○1 无关节活动 ○0 无肌肉收缩 ○缺损
		右上肢(right upper limb)：○5 正常 ○4 能抗轻微阻力 ○3 不能抗阻力 ○2 不能抗重力 ○1 无关节活动 ○0 无肌肉收缩 ○缺损
		左下肢(left lower limb)：○5 正常 ○4 能抗轻微阻力 ○3 不能抗阻力 ○2 不能抗重力 ○1 无关节活动 ○0 无肌肉收缩 ○缺损
		右下肢(right lower limb)：○5 正常 ○4 能抗轻微阻力 ○3 不能抗阻力 ○2 不能抗重力 ○1 无关节活动 ○0 无肌肉收缩 ○缺损
	平衡功能障碍(dysfunction of equilibration)：○无 ○有(○静态平衡失衡 ○动态平衡失衡 ○反应性平衡失衡)	
	感觉功能(sensory function)：○正常 ○异常(说明如后)○感觉过敏 ○感觉减退 ○感觉缺失	
需协助项目	疾病相关：□伤口照护 □管路照护 □疾病知识 □服药指导 □医疗设备相关__________ □操作技术宣教__________ □其他____	
	生活相关：□进食 □移位 □个人卫生 □如厕 □洗澡 □走路 □上下楼梯 □穿脱衣服 □大便失禁 □小便失禁 □紧急处置 □其他____	
服务需求	○转诊他院 ○居家随访照护○ 远程健康管理 ○居家自护 ○其他____	
异动说明	____ ____ ____	职称：____ 记录者：____ 记录日期：____

二、全病程院后健康管理建档流程

在内网“全病程分级诊疗管理平台”建立患者健康管理档案：

第一步：打开“全病程管理”，即 HCCM 系统。

第二步：登录“HCCM”，在内网“全病程分级诊疗管理平台”建立患者健康管理档案。

第三步：点击“个案处理”。

第四步：点击“病友照护总表”。

第五步：在“患者姓名”栏输入患者姓名，在“出院状态”栏选择“ALL”，再点击“查询”。

第六步：双击患者信息。

第七步：点开“照护需求评估单”，评估患者目前“身心状况”→在“服务需求”选择

“远程健康管理”→签名（职称、记录人、日期）→点击保存。

第八步：在“服务名称”中输入“神经外科全病程管理 ** 组”，选择患者院后管理的周期，输入管理的开始及结束时间，再点击“保存”。

第九步：确定操作成功。

第十步：登记“全病程管理患者随访登记本”。

三、门诊复诊管理流程

（1）预约服务/上传资料　接近复诊日期，HCCM 个案管理师将主动致电患者预约医生在线评估时间；患者或患者家属需上传相关在线评估的资料。

（2）评估开单　医生在预约时间登录 HCCM 平台智能客服，进行在线评估。符合远程开检查单的患者，直接开具检查检验单（前期还需要给患者在复诊日期加个号）。

（3）预约检查　HCCM 平台工作人员将检查单拍照发送给患者完成线上缴费；并领取检查单到各检查科室预约检查。

（4）通知患者/来院就诊　HCCM 平台个案管理师短信通知患者检查日期及复诊日期；患者在预约日期来院检查就诊。

四、咨询服务流程

（1）预约咨询时间　医生在 HCCM 平台接受咨询申请。医生告知患者上线时间，或者 24h 之内在空余时间上线回复个案。

（2）开始咨询服务　登录 HCCM 平台智能客服，找到目标个案，查看其问题及资料；回复个案问题。

（3）结束咨询服务　回答患者问题后，如若患者没有新的问题，医生可手动结束对话；对话时间过长时，HCCM 平台客服可提醒患者服务即将结束，医生可在适当时间手动结束对话。

（4）转接咨询服务（备注项）　如果个案咨询与疾病无相关的问题，可将个案转接回 HCCM 平台个案管理师团队。咨询服务的优点见表 1-6-3。

表 1-6-3　全病程咨询与普通线上咨询的区别

全病程咨询	普通线上咨询
5～15min 有人工响应	36～72h 内，等医生空闲时回复
优先问机器人，再由个案管理师接待，优先提供完整主诉，提高咨询效率	什么问题都问，重要检查都不全，一来二去一个问诊断断续续，可能一天都解决不了具体问题
24h 医生团队提供回复	36～72h 医生未回复，耽误病情
个案管理师＋医护团队管理患者	自己管，自己整理，管理精力有限
患者后续情况有追踪汇总	无反馈、追踪

五、免门诊床位申请流程

（1）个案管理师依个案计划性住院时程提醒个案返院治疗。随访过程中个案病情变化经医生评估需返院治疗者，可由个案管理师按照免门诊住院申请流程安排住院（需提前 3～7 天申请）。

（2）个案管理师在全病程分级诊疗系统（HCCM）填写《转住院申请表》。

（3）医生登录全病程分级诊疗系统（HCCM）查看个案资料，评估患者，符合住院标准的个案，医生在 HCCM 系统中同意接受个案并填写建议入院时间、费用、病情轻重缓急程度。

（4）院前准备中心按照《转住院申请表》的内容电话或短信通知患者入院日期及入院前准备事项。

（5）患者于入院当日去门诊全病程管理窗口找个案管理师领取纸本住院证，并至住院部办理入院登记手续。

六、全病程管理双向转诊流程

1. 上转服务

（1）合作转诊机构登录全病程管理系统→转门诊申请→提交患者资料→审核就诊资料是否完整→预约挂号→来院就诊→提交住院证→医院院前准备中心→安排床位→患者入院→入院评估，进行相关治疗或手术。

（2）合作转诊机构登录全病程管理系统→点击“转诊服务-远程会诊服务申请”或“转诊服务-转住院服务申请”→提交患者资料→审核就诊资料是否完整→确定会诊时间→医生会诊需转诊住院→提交住院证→医院院前准备中心→安排床位→患者入院→入院评估，进行相关治疗或手术。

2. 下转服务

（1）住院患者下转→医生填写出院小结（含转诊需求与目的）→护士填写患者照护需求评估表→个案管理师填写转诊目的→选择转诊机构→转诊机构完成系统收案流程→做好转诊准备→患者转院→转诊流程结束。

（2）门诊患者下转→门诊医生选择转诊→填写转诊的目的→选择转诊目标医院→转诊机构完成系统收案流程→做好转诊准备→患者转院→转诊流程结束。

（徐德保　张　怡　莫　娅　袁　叶　陶子荣）

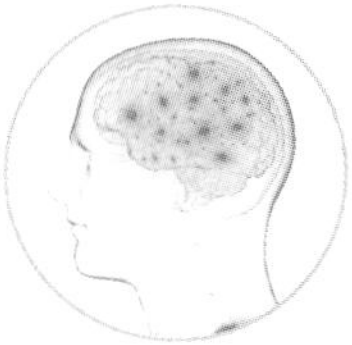

·第二章·
神经外科疾病病史采集与专科体查

第一节　病史采集与神经系统体格检查

一、病史采集

1. 主诉（chief complaint）

主诉是患者就诊的主要原因，即患病过程中感受最痛苦的症状，也是现病史的高度概括。

描述力求言简意赅，通常不超过20个汉字，包括患病症状和持续时间。

2. 现病史（history of present illness)

现病史是以主诉为中心展开的患病过程描述，一般包括主要症状出现的时间、起病特点、具体表现和发展过程，以及伴随症状的发生时间、临床表现和发展经过（也包括曾经就医的诊治经过）。现病史的描述顺序是按患病症状出现时间的先后依次记录的，这有助于医生判断原发病灶的部位以及起病特征和进展过程，可为定性诊断提供线索。主要内容包括：主要症状发生的时间，发病形式，可能的病因或诱因；主要症状的部位、范围、性质、严重程度；伴随症状的特点及相互关系；症状发生和演变的过程；症状加重或缓解的因素；病程发展情况，如稳定、缓解或进行性加重；既往治疗经过、方法、效果；病程中的一般情况（饮食、二便、睡眠、体重、精神状态）。

3. 既往史（history of past illness)

既往史指患者既往的健康状况和曾患过的疾病、外伤、手术、预防接种、过敏史等。记录主要的症状和体征、治疗经过、并发症和后遗症等。通常为了不遗漏对既往发生疾病的了解，采用系统回顾的方式，但围绕本次病症有侧重点的询问相关疾病则是事半功倍的方法。例如，当病人被怀疑患有脑血管疾病时，则更应重视询问既往血压、血脂和血糖的状况。如患有多种疾病，按其发病的时间先后顺序记录，为避免遗漏，可按各系统（呼吸系统、循环系统、消化系统、泌尿生殖系统、造血系统、神经系统、骨骼肌肉系统）疾病进行询问。对儿童患者还要注意询问有无先天性疾病；了解患儿的生长和发育情况、个人嗜好、有无中毒等病史，这对患者的诊断和鉴别诊断有重要作用。

4. 个人史（personal history）

患者独具个性的生活方式也是某些疾病发生的重要原因。例如：不良的烟酒嗜好，对某种药物的依赖性服用，生活与工作的特定环境，甚至患者的个性特征，以及某些疾病分布与流行所特有的地域特征。

5. 婚育史与月经史（marital history & menstrual history）

对女性患者还应补充询问月经与孕育情况，即月经的初潮时间、来潮时间、出血量及月经周期和规律性等；已婚者的妊娠与分娩次数，以及有无流产等。

6. 家族史（family history）

询问家族成员中有无患同样疾病的。神经系统疾病中有不少系遗传性疾病，如进行性肌营养不良症；但也有些神经系统疾病（如偏头痛）并非遗传性疾病，却具有明显的家族遗传基因的传递特征，故了解家族成员相关疾病的患病情况是诊断中必不可少的环节。

二、神经系统体格检查

（1）体格检查目的　神经系统医护查体是获得医护诊断重要客观证据的手段，也是神经科医生、护士的一项基本功，因此需要医护人员熟练地掌握。

（2）体格检查的用物　一般工具：体温计、血压计、听诊器、棉签、圆头针、手电筒、压舌板、叩诊锤、检眼镜（俗称眼底镜）、音叉、皮尺、视力表。特殊工具：嗅觉检测瓶（薄荷水、松节油、香水和汽油等）、味觉检测瓶（糖、盐、醋酸、奎宁等）、失语检查箱（梳子、牙刷、火柴、刀、钥匙、各种颜色、木块、图画本）。

（3）体格检查的方法　神经系统检查所获得的体征是诊断疾病的重要临床依据。检查顺序一般为先查精神和认知，然后是头部和脑神经（包括头皮上的触诊、叩诊和听诊）、颈部、四肢运动和反射及各种感觉机能，最后查步态及小脑功能（如指鼻、Romberg 征等）。

（4）体格检查注意事项　体检者要稳重、端庄，应修剪指甲，接触患者的手应保持清洁、干燥、温暖，避免引起患者不舒适的感觉。要保持环境安静，光线要适宜，光线太暗或太亮都不利于观察。注意为患者保暖，对不必要暴露的部位应予以适当遮挡。要注意患者的表情、适应能力和耐力，适时停止或给予安慰和鼓励。查体要完整，手法要正确。

（一）一般检查

1. 生命体征

（1）体温升高常见于继发感染、下丘脑或脑干受损（因影响体温调节中枢功能而引起中枢性发热，临床特点为持续高热而无寒战，四肢不热不出汗）、严重的高颈髓段病变（因躯干和肢体的汗腺分泌和散热功能受到损害而发热）；体温升高还可由躁动或抽搐引起。体温下降或不升，为呼吸衰竭、循环衰竭、下丘脑严重病变或临终的表现。

（2）脉搏缓慢有力见于颅内压增高。脉速通常见于继发性发热、脑疝晚期失代偿、脑实质及脑干出血、癫痫发作、缺氧和中枢性及周围性呼吸循环衰竭患者。

（3）呼吸节律不齐，如潮式呼吸、叹息样双吸气或呼吸暂停，常为昏迷末期或脑干受损时中枢性呼吸衰竭的一种表现。呼吸深而慢，同时伴有脉搏缓慢有力及血压增高者，为颅内压增高的表现。呼吸表浅无力或不能，见于颈髓病变和急性感染性多发性神经根神经炎等引起的膈神经和肋间神经麻痹。重症肌无力危象和多发性肌炎等亦可引起呼吸肌瘫痪。此外，黏痰坠积、呕吐物阻塞、深昏迷患者舌后坠、继发性肺部感染、肺不张、肺水肿等均可引起呼吸困难，临床上要注意鉴别。

（4）血压增高见于病前原有高血压、颅内压增高及脑疝前期的代偿期；下降则多为周围循环衰竭、严重酸中毒、脑干或下丘脑受损、脑疝末期的失代偿期、脑出血伴大量胃出血，以及静脉给予降压药后（如静脉泵入硝普钠后）。

2. 意识状态

通过对患者问诊和交谈，初步了解患者的思维、反应、情感、计算力及定向力等。从而判断患者的意识状态。若患者存在意识障碍，要进行昏迷的程度、肢体运动功能、脑干反射的检查。意识障碍是指人对外界环境刺激缺乏反应的一种精神状态。任何病因引起的大脑皮质、皮质下结构、脑干网状上行激活系统等部位的损害或功能抑制，均可导致意识障碍。常用嗜睡、昏睡、浅昏迷、中度昏迷、深昏迷来描述意识障碍的程度。特殊意识障碍包括去皮质综合征、无动性缄默症、闭锁综合征、持久性植物状态。临床上应用格拉斯哥（Glasgow）意识障碍量表评定患者的意识状态。

3. 记忆、言语、思维、情感

（1）记忆　询问患者生活史中的往事，如参加工作的时间等评估远期记忆；询问患者何时来医院、当日的早餐内容等判断近期记忆；了解记忆的保持力，可告诉患者一个电话号码或地址，请他记住，3～5min后再请他说出。

（2）思维　通过交谈注意患者思维的清晰性、连贯性和逻辑性。判断有无联想障碍，思考内容是否现实，有无妄想、幻觉以及自大的想法。判断反应是否迟钝，语句是否经常中断。判断有无反复说一件事的现象或对不同的话题以相同的方式回答。

（3）情感　观察患者的表情、动作、语调。注意有无情绪高涨、欣快、情绪低落、恐惧与焦虑、情绪淡漠、情绪不稳、情感倒错和易受激惹等。

（4）智能　是患者运用以往积累的知识和经验以获得新知识及解决新问题的能力。

（5）言语　用口语令患者做一些动作观察其理解能力；语言表达能力可通过注意患者说话是否自在、正确，是否有丰富的词汇，有无错句等进行判断，还可令患者重复检查者的言语；理解文字能力，用书面文字命令患者做某些动作、拿某种东西等；书写能力，让患者自动书写，注意写得是否利落或有困难，造句是否正确。

（二）脑神经功能检查

1. 嗅神经

嘱患者闭目，检查者用手按压患者一侧鼻孔，用挥发性物质（例如香水、薄荷等）轮流置于患者鼻孔前，嘱其说出具体气味。注意不能应用酒精、醋酸、氨水等，因其可刺激三叉神经末梢而影响嗅神经检查。一侧或双侧嗅觉丧失多因鼻腔局部病变引起。

2. 视神经

主要检查视力、视野和眼底。

（1）视力　对视力0.1以下者可测定多远距离能辨认检查者的指数或手动。视力严重减退时，用手电筒检查，如光感消失说明完全失明。检查时，注意白内障等影响视力的眼部病变。

（2）视野　患者背光与检查者（相距60cm）面对面坐，嘱患者正视前方，眼球不动。查左眼时，患者用右手遮其右眼，注视检查者的右眼，检查者分别从上内、下内、上外、下外的周围向中央移动，直到患者能见到指动为止，用相同的方法检查另一侧。视野的变化分为视野缺损和盲点。

（3）眼底　患者背光而坐，眼球视正前方勿动。检查右眼时，检查者站在患者右侧，以右手持检眼镜，并用右眼观察眼底；左侧反之。正常眼底的视盘呈卵圆形或圆形，边缘清楚，色淡红。颞侧较鼻侧稍淡，中央凹陷，色较淡白，称生理凹陷。有时于该凹陷中可见筛孔。注意视盘有无充血、苍白、水肿，血管的粗细、弯曲度及管径之间的比例。

视交叉前方的病变可引起单眼全盲，视交叉处病变可引起双颞侧偏盲，视交叉外侧或双外侧病变可引起一侧或双鼻侧偏盲。视束病变可引起双眼对侧视野的偏盲，视辐射病变可引起对侧象限盲。

3. 眼球运动神经（动眼神经、滑车神经、展神经）

（1）看外观　眼裂有无增宽或变窄，上眼睑有无下垂，眼球有无突出或内陷，眼球有无斜视、同向偏斜。

（2）眼球运动　让患者头部不移动，两眼注视检查者的手指并随之向某个方向转动。注意患者眼球转动的幅度，以及有无眼球震颤、复视、眼肌麻痹等。

（3）查瞳孔　看大小，观察两侧瞳孔的大小是否相等、是否为圆形及对光反应的灵敏度。瞳孔正常为3～4mm，小于2mm为瞳孔缩小，大于5mm为瞳孔散大。对光反应，嘱患者注视前方，以手电筒垂直照射瞳孔，检查左侧瞳孔要遮盖右眼；反之亦然。正常时感光的瞳孔缩小，称直接对光反应；未直接感光的瞳孔也缩小，称间接对光反应。患者平视远处，然后再注视放在眼前中线数厘米处的物体，此时两眼内聚、瞳孔缩小，称调节反射。

一侧或两侧瞳孔大小不等、异常、对光反应迟钝或消失，都是重要的异常体征。当动眼神经麻痹时，患者出现上睑下垂，有外斜视、复视、瞳孔散大、对光反应及调节反射消失等症状，眼球不能向上，向内、向下也受到很大限制。滑车神经麻痹时患者患眼向下、向外运动减弱，复视。内斜视，眼球不向外侧转动，复视，为展神经麻痹。当合并麻痹时，眼球固定于中间，各方向运动均不能，瞳孔散大，对光反应及调节反射消失。动眼神经、滑车神经和展神经损伤可引起眼肌麻痹、复视、瞳孔大小及反射异常。

4. 三叉神经

（1）面部感觉　用针、棉签以及盛有冷、热水的玻璃管等试之痛觉、温度觉、触觉。

（2）咀嚼肌群的运动　观察咀嚼肌、颞肌有无萎缩、松弛，双手分别触摸两侧咀嚼肌、颞肌，让患者做咀嚼及咬牙动作，注意两侧肌张力和收缩力是否相等。再嘱患者张口，以上、下门齿纵裂为标准，如下颌偏向一侧，则为该侧翼肌麻痹。如咀嚼肌瘫痪，张口时下颌向病侧偏斜。

（3）角膜反射　患者向一侧注视，用捻成细束的棉絮轻触其角膜，由外向内，不让患者见之。同侧的称为直接角膜反射，对侧的称为间接角膜反射。角膜反射消失见于偏瘫、深昏迷患者。

5. 面神经

（1）外观　观察病侧额纹是否变浅，眼裂是否增宽，鼻唇沟是否变浅，口角是否变低，口是否向健侧歪斜。

（2）运动　让患者做皱额、闭眼、吹哨、露齿、鼓腮动作，比较两侧是否一致。

（3）味觉　让患者伸舌，检查者以棉签蘸少许试液（醋、盐、糖等），轻擦舌前部，如有味觉可以手指预定符号表示，不能伸舌和讲话。先试可疑一侧再试健侧。每种味觉试验完毕时需用温水漱口，一般舌尖对甜、咸味最敏感，舌后边对酸味最敏感。

一侧周围性面神经麻痹：患侧鼻唇沟变浅，口角下垂，额纹变浅或消失，眼裂变大，口角偏向健侧。不能做吹哨、露齿、皱额、皱眉、闭眼、鼓颊等动作。

中枢性面神经麻痹：对侧睚部以下面肌瘫痪，面额肌及眼轮匝肌不瘫痪。

关于周围性和中枢性面神经麻痹，前者常比后者重，表现为面部表情肌瘫痪使表情动作丧失；后者为病灶对侧下面部瘫痪（鼻唇沟平坦和口角下垂），额支无损（由于两侧供应之故），故皱额、皱眉和闭眼动作皆无障碍，对侧面部随意动作虽消失，但哭笑等动作仍保存。

6. 前庭蜗神经

（1）蜗神经　用表音、音叉或捻手指的声音，由远至近逐渐接近患者耳旁，至听到声音测其距离，再同另一侧比较，并和检查者比较。准确资料可用电测听计检查。蜗神经受损可产生耳鸣和耳聋。

① 音叉试验：把音叉放于患者乳突及耳旁，试验骨导及气导的时间。正常为气导时间＞骨导时间，传导性聋时骨导时间＞气导时间，神经性聋时气导时间＞骨导时间，但二者时间均缩短。混合性聋时骨导时间＞气导时间，二者时间缩短。

② 韦伯试验：把音叉放于头顶中间，比较哪一侧耳的音响强，神经性聋时偏向健侧，传导性聋时偏向患侧。

（2）前庭神经　由五官科配合做外耳道冷、热水灌注试验或旋转试验。前庭功能障碍表现为眩晕、呕吐、平衡失调、眼球震颤等。

7. 舌咽神经、迷走神经

（1）运动　嘱患者张口，观察其软腭及悬雍垂的位置。嘱患者发“啊”音，观察悬雍垂的位置。注意患者发音是否低哑或带鼻音，饮水是否呛咳，咳嗽是否有力。

（2）感觉　用棉签或压舌板轻触软腭或咽后壁，了解有无感觉。

（3）咽反射　用压舌板轻触左侧及右侧咽后壁，观察患者有无作呕反应。

舌咽神经、迷走神经损伤时，患者会出现声音嘶哑、吞咽困难、咽部感觉丧失、咽反射消失等症状。一侧麻痹时可见瘫痪一侧软腭的腭弓较低，悬雍垂向健侧偏；发“啊”音时健侧咽后壁及软腭上抬正常，患侧受限，悬雍垂偏向健侧；患侧咽部感觉丧失，咽反射消失。舌咽神经和迷走神经单独损害而无长束受损体征，提示脑干外神经根病变。一侧皮质延髓束损害不引起舌咽及迷走神经麻痹症状，因二者的神经核接受双侧支配，双侧皮质延髓束损害才引起症状，称假性延髓麻痹。

8. 副神经

（1）胸锁乳突肌　头转向对侧时，检查者一手放于对侧下颌做抵抗动作，试其肌力，另一手检查本侧胸锁乳突肌的饱满程度及坚实度，再试另一侧。

（2）斜方肌　嘱患者耸肩，检查者用两手压患者肩部，麻痹侧耸肩力量弱。

周围性麻痹出现患侧肩下垂，胸锁乳突肌和斜方肌萎缩，转颈（向对侧）和耸肩（同侧）乏力。副神经受两侧皮质延髓束的支配，故一侧皮质延髓束损害不出现症状。

9. 舌下神经

嘱患者伸舌，观察方向。一侧舌下神经麻痹，伸舌时舌尖偏向患侧；两侧麻痹，则伸舌受限或不能。周围性舌下神经麻痹时，舌肌显著萎缩；中枢性舌下神经损害引起对侧中枢性舌下神经麻痹，舌肌无萎缩。

（三）感觉系统检查

检查感觉系统时要在患者处于意识清楚状态时进行。检查前，让患者了解检查的方法和意义，使其充分合作。检查时，耐心细致，多次复查核实，着重左、右侧和远、近端部分的对比，一般从感觉障碍区逐步查至健康部位。检查时，要充分暴露检查部位，故注意保持室内温度适宜，防止患者受凉感冒。

1. 浅感觉

包括痛觉、温度觉、触觉。查触觉用棉花束轻触皮肤或黏膜。查痛觉用大头针轻刺皮肤。查温度觉用装热水（40～45℃）与冷水（5～10℃）的试管。如触觉、痛觉无改变，一般可不做温度觉的检查。

2. 深感觉

（1）运动觉　嘱患者闭目，轻夹患者的手指和足趾，上下移动5°左右，由患者说出具体的移动方向。如感觉不清楚可加大活动幅度，或再试较大的关节。

（2）位置觉　患者闭目，检查者将其肢体放于某一位置，嘱患者说出所放的位置，或用另一肢体模仿。

（3）震动觉　将震动着的音叉柄置于患者骨突起处，如手指、足趾、内外膝盖、髂嵴、肋骨、胸骨、锁骨、桡尺茎突、鹰嘴等处，询问有无感觉，并注意感受时间，两侧对比。

3. 复合感觉（皮质感觉）

（1）形体觉　闭眼抚摸物体后辨别是何物件，可用熟悉的物件如钥匙、火柴盒、硬币等。

（2）触觉定位觉　用棉签或手指轻触患者皮肤后，由患者指出刺激部位。

（3）两点辨别觉　用两脚规交替地以一脚或两脚触皮肤，让患者报“1”或“2”，并缩短脚间距离至最小辨别能力。身体辨别能力不一，指尖2～8mm，手背2～3cm，上臂、大腿6～7cm。

（四）运动系统检查

（1）姿势和步态　观察患者行走时有无姿势及步态异常。

（2）肌营养　注意肌肉的外形及其体积，检查有无萎缩、肥大及其分布，检查时应作两侧相同部位的对比。

（3）肌张力　检查方法为确诊肌肉的硬度，及根据关节被动运动时的阻力来判断。

（4）肌力　以关节为中心检查肌群的伸、屈力量，外展、内收、旋前、旋后等功能。方法：让被检查者做肢体关节部分的伸屈动作。检查者从相反的方向测试被检查者对阻力的克服力量。肌力及肌张力分级详见“第六章第一节肢体功能评估”。

（五）反射检查

人体感受到刺激做出反应的过程称为反射。反射活动的基础结构单位称为反射弧。反射弧由感受器、传入神经元、联络神经元（中枢神经）、传出神经和效应器五个基本部分组成。

1. 浅反射

刺激皮肤、角膜、黏膜引起的肌肉急速收缩反应。如腹壁反射、提睾反射、跖反射和肛门反射等减弱或消失。

2. 深反射

叩击肌腱反射，如肱二头肌反射、肱三头肌反射、桡反射、膝反射、踝反射和阵挛减弱或消失。

3. 病理反射

因中枢神经病变损伤出现的异常反射。

（1）锥体束征

① 霍夫曼征（Hoffmann's sign）　又称弹指反射。检查者以右手食指、中指夹住患者中指中节，使腕略背曲、指半屈，以拇指向下迅速弹刮患者的中指指甲，反应为拇指及其他各指呈屈曲动作。如检查者用手指从下面弹击患者的中间三指指尖能引起各指的屈曲反应时，称 Tromner 征。

② 巴宾斯基征（Babinski's sign）　用钝头竹签由后向前轻划足底外侧至小趾根部，再转向拇趾侧掌关节处。正常反应为各趾向跖面屈曲，若拇趾背伸，其余 4 趾呈扇形展开，为锥体束受损的体征，见于脑出血、脑肿瘤等（见图 2-1-1）。

③ 查多克征（Chaddock's sign）　用竹签由后向前轻划外踝后下方。

④ 奥本海姆征（Oppenheim's sign）　用拇指、食指两指沿患者胫骨前缘两侧自上而下加压推移。

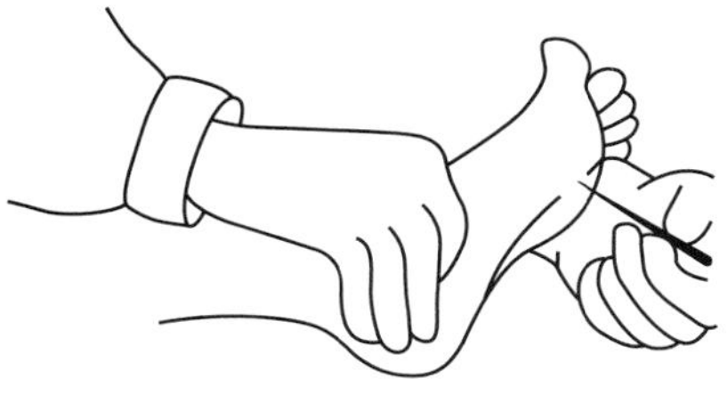

图 2-1-1　巴宾斯基征

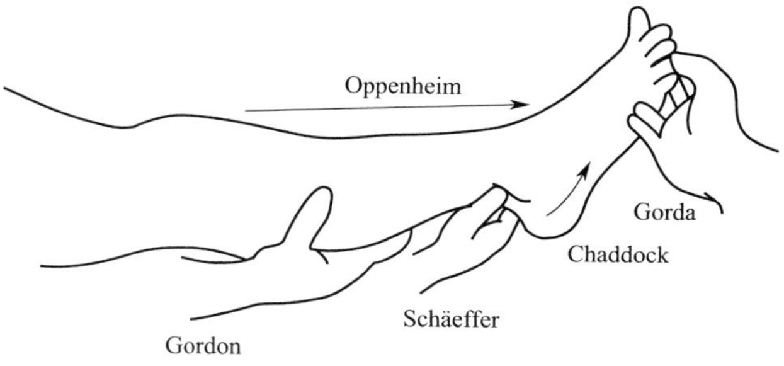

图 2-1-2　各种病理征

⑤ 戈登征（Gordon's sign）　用手挤压腓肠肌（见图 2-1-2）。

⑥ 阵挛（clonus）　是腱反射亢进的一种表现，在锥体束损害时出现，是肌腱受到牵伸而发生的有节律的肌肉收缩，常见的有髌阵挛和踝阵挛。

a. 髌阵挛　患者仰卧，伸展下肢，检查者以拇指、食指两指按于髌骨上缘突然向下方推动并维持向下的推力，髌骨即发生一连串有节律的上下颤动。

b. 踝阵挛　患者仰卧，检查者左手轻托起腘窝，右手握足前端突然向背屈曲，并抵住不使向跖侧屈曲，即出现踝关节的节律性伸屈动作。

（2）脑膜刺激征

① 颈强直　嘱患者仰卧，用手轻托患者的枕部并被动前屈，如下颏不能触及胸骨柄且有阻力时，提示有颈强直。颈强直的程度可用下颏与胸骨柄间的距离（如横指）来表示。

② 克尼格征（Kernig's sign）　患者仰卧，托起其一侧大腿，使髋、膝关节各屈曲成直角，随后一手固定其膝关节，另一手握住足跟，将小腿缓缓抬起，伸膝关节，若膝部伸直困难且其大、小腿间夹角伸不到 135°时就出现抵抗，并伴有大腿后侧及腘窝部疼痛为阳性。见图 2-1-3。

③ 布鲁津斯基征（Brudzinski's sign）　患者仰卧，双下肢自然伸直，使其颈前屈时发生双侧髋、膝关节屈曲为阳性（见图 2-1-4）。

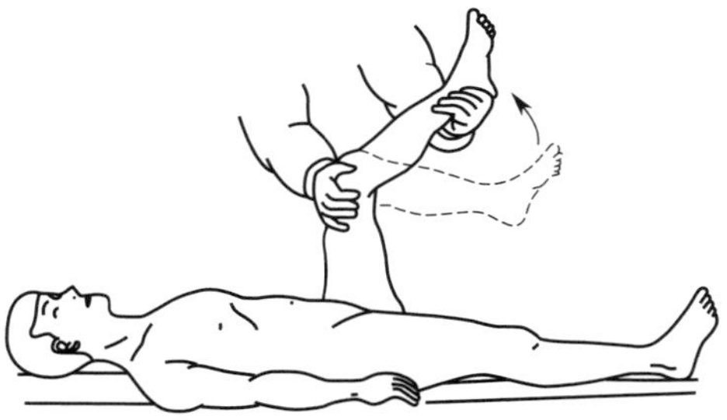

图 2-1-3　克尼格征

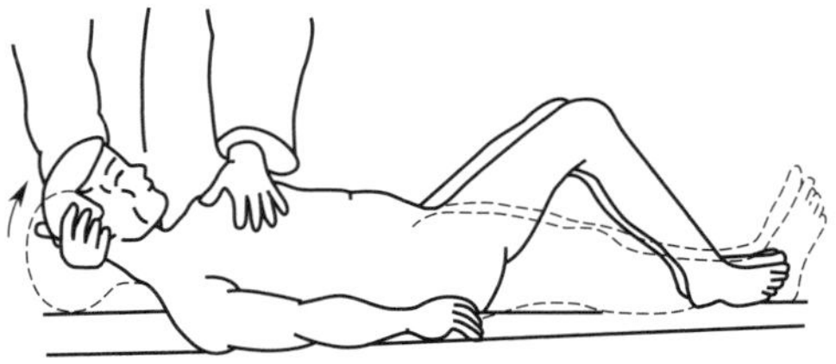

图 2-1-4　布鲁津斯基征

第二节　实验室检查

一、血液检查

（一）临床应用

（1）了解血糖、血脂及凝血机制情况，对脑血管病的病因诊断有一定的帮助。

（2）了解血常规情况，如白细胞、红细胞、血小板、嗜酸性粒细胞百分比及嗜伊红细胞计数，对脑血管病、脑寄生虫病及颅内感染（或感染性疾病）的病因学追查均有一定价值。

（3）血清肌酶学检查（如碱性磷酸酶、乳酸脱氢酶）对肌肉疾病有诊断意义。

（4）血钾检查对周期性瘫痪有诊断价值，血清铜蓝蛋白检查对肝豆状核变性有诊断价值。

（5）血电解质及肝、肾功能等检查可帮助了解患者全身情况。

（二）正常参考值

常见检查项目正常参考值见表 2-2-1。

表 2-2-1　常见检验项目正常参考值

项目	正常参考值
空腹血糖	3.9～6.1mmol/L
糖化血红蛋白	4.0%～6.0%
餐后 2h 血糖	7.8～11mmol/L
血清三酰甘油(TG)	0.80～1.74mmol/L
血清总胆固醇(TC)	1.53～3.49mmol/L
碱性磷酸酶(CPK)	比色法 8～60U/L
乳酸脱氢酶(LDH)	190～310 金氏单位(1 金氏单位=7.14U/L)
凝血全套(PT+APTT)	APPT>对照组(30～40s)3s 为异常 PT>对照组(11～14s)3s 为异常 PT>对照组 5s 为明显异常 TT>对照组(16～18s)3s 为异常
血清铜蓝蛋白	150～600mg/L

（三）护理配合

（1）肝功能、血脂应空腹采血。

（2）血常规与凝血常规需要准备特定的采血管子。

（3）酶学检查应及时送检。

二、脑脊液检查

（一）临床应用

（1）脑脊液压力的测定可帮助了解颅内压的情况。颅内压力高，见于脑水肿、颅内占位性病变、感染、急性脑卒中、静脉窦血栓形成。颅内压力低，见于低颅压、脱水、脑脊液漏、蛛网膜下隙梗阻。

（2）脑脊液化验（常规、生化、细胞学、免疫学等）对中枢神经系统炎性病变、脑肿瘤、脊髓病变、吉兰-巴雷综合征等诊断有重要意义。

（3）脑脊液的性质可鉴别是否为出血性或缺血性脑血管病。

（二）脑脊液采集流程

一般行腰椎穿刺术采集脑脊液，特殊情况也可行脑室穿刺术采集。

（1）安置体位：患者侧卧，背部靠近床沿，头部垫枕。患者头部最好在术者左侧。头颈部稍向下俯屈，双腿尽量弯曲紧靠腹部，使脊背弯成弓形、椎间隙增大，便于穿刺。

（2）选择穿刺点：连接双侧髂前上嵴连线，与脊柱中线相交处为腰 4 棘突处。上为腰 3～4 椎间隙，稍下为腰 4～5 椎间隙。以上两处为穿刺点。

（3）常规消毒穿刺部位皮肤。

（4）打开无菌包，医生戴无菌手套，铺上消毒孔巾。

（5）给予 2%利多卡因 1～2mL 在穿刺点做皮内、皮下浸润麻醉，将针头刺入韧带后在向外抽出的同时注入麻药。

（6）当医生进针时护士协助患者保持上述正确体位，防止乱动，以免发生断针、软组织损伤及手术视野被污染。

（7）医生左手固定穿刺点周围皮肤，右手持针，将针的斜面朝上刺入皮下，方向垂直于脊平面，缓慢刺入 4～6cm 时可感受一定阻力，当阻力突然降低时提示已进入蛛网膜下腔，将针芯拔出，如见脑脊液滴出，应立即将针芯插回。

（8）医生接紧测压管后护士让患者将两腿慢慢伸直，嘱患者全身放松，伸直，自然侧卧。

（9）护士协助医生测压，脑脊液在测压管内上升到一定水平时出现液面随呼吸轻微波动，此时的读值即为患者的脑脊液压力数值。

（10）测压时的注意事项。①压力明显增高，则针芯不应完全拔出，使脑脊液缓慢滴出，以防脑疝形成；②脑压不高，拔出针芯放出脑脊液 3～5mL 以备检查；③怀疑椎管梗阻，协助术者做脑脊液动力学检查。

（11）脑脊液动力学检查方法。测量脑脊液初压后，用手分别压迫患者左、右侧颈静脉，然后同时压迫双侧颈静脉共 15s，此时脑回心的血流受阻，致颅内压上升，测压管水柱上升。若椎管内无梗阻，压双侧颈静脉时测压管水柱立即上升 1 倍，松压后于 20s 内降至正常；如压双侧颈静脉时测压管水柱不升为椎管完全梗阻，如升降均缓慢为不全梗阻。

（12）医生放液及测压完毕后将腰穿针芯插入，拔出穿刺针，穿刺点消毒后盖上无菌纱布，用胶布固定。

（13）清理用物后，将脑脊液标本送检。

（三）正常参考值

1. 外观

正常脑脊液为无色透明水样液体。

2. 压力

正常成人：0.7～2.0kPa（70～200mmH_2O）。

3. 脑脊液细胞学检查

（1）细胞总数　脑室内（0～5）×10^6/L，腰池（5～10）×10^6/L。

（2）分类　淋巴细胞60%～80%；可见单核细胞、软脑膜和蛛网膜细胞、室管膜细胞和脉络膜细胞。

4. 脑脊液生化检查

（1）蛋白　脑室内为50～150mg/L，脑池为100～250mg/L，腰池为200～400mg/L。

（2）糖　一般为正常血糖的60%～70%，即2.5～4.4mmol/L。

（3）氯化物　120～130mmol/L。

5. 脑脊液特殊检查

（1）细菌学　正常人脑脊液涂片、培养及动物接种等均无致病菌。

（2）蛋白电泳　正常γ球蛋白约7%，α_1球蛋白约4%，α_2球蛋白约8%，β球蛋白12%。

（3）免疫学　IgG定量测定时IgG合成率≤3.3mg/d，IgG浓度≤80mg/L，IgG指数≤0.58。

（四）护理配合

（1）操作前，评估有无腰穿禁忌证，如穿刺部位感染、脑脊液漏、脑疝、休克、腰椎骨折等。

（2）操作过程中，注意观察神志、脉搏、呼吸、瞳孔等变化，注意有无剧烈头痛、呕吐等症状。压力过高时，放液不可太快，防止颅内压力骤降引起脑疝。

（3）操作后，根据放脑脊液量的多少，指导患者去枕平卧时间，常规为1～2h，并嘱多饮水，防止腰穿后低颅压性头痛。颅内压较高者不宜多饮水，严格卧床的同时密切观察意识、瞳孔及生命体征变化，以及早发现脑疝的前驱症状，如意识障碍、剧烈头痛、频繁呕吐、呼吸加深、血压上升、体温升高等。

（4）脑脊液标本及时送检，以免影响检查结果。

三、活组织检查

1. 神经活检

（1）临床应用　在人的活体上切取病变外周神经的部分组织，经过特定处理和染色，在光学显微镜或电子显微镜下观察，可以了解外周神经组织微细结构的改变情况，如外周神经的数目、体积、形态及髓鞘的变化，可以用来明确周围神经病变性质和病变程度。

（2）取材流程

① 身体虚弱者、全身出血倾向者、取材部位有炎症或感染病灶者禁忌。

② 术前告知活检的必要性及手术过程，备皮。

③ 准备用物，包括活检包、无菌手套、消毒剂、固定液、麻醉剂等。

④ 多选择解剖部位恒定、易于寻找的非重要功能部位的少数浅表神经，如腓肠神经。在2%利多卡因局麻下切开皮肤2～3cm，钝性分离，取神经1cm放在固定液中。

⑤ 伤口缝合后用纱布覆盖。

（3）护理配合

① 伤口部位保持干燥，观察伤口有无红肿及皮下出血。3天后伤口换药，观察伤口有无渗血、肿胀、疼痛。10～14天拆线。

② 抬高患肢以减轻术后疼痛，3天内尽量减少活动，以免牵拉跟腱部位造成出血，延长伤口愈合时间。

③ 根据医嘱给予抗生素，预防感染。

④ 注意观察有无足背外侧区感觉麻木等功能障碍。

2. 肌肉活检

（1）临床应用　在人的活体上切取病变部位肌肉，经过各种病理染色方法处理，在光学显微镜或电子显微镜下观察结果，以帮助了解所检肌肉是否出现异常；进一步明确某些肌肉疾病的病变性质，鉴别神经源性肌萎缩和肌源性损害；并为各种遗传性、炎症性、先天性、代谢性肌肉疾病的诊断与鉴别诊断提供有利依据。

（2）取材流程

① 术前告知活检的必要性及手术过程，备皮。

② 准备用物，包括活检包、无菌手套、消毒剂、固定液、麻醉剂等。

③ 取材部位选择有病变的肌肉，但不能选择严重萎缩的部位。在2%利多卡因局麻下切开皮肤10cm左右，钝性分离，取肌肉0.5cm×0.5cm×1cm。

④ 将取出的标本连同肌肉钳或结扎线一起浸入固定液，待完全固定好后再松开肌肉钳或结扎线。

⑤ 伤口缝合后用纱布覆盖。

（3）护理配合

① 伤口部位保持干燥，观察伤口有无红肿及皮下出血。3天后伤口换药，观察伤口有无渗血、肿胀、疼痛。10～14天拆线。

② 抬高患肢以减轻术后疼痛，下肢手术者3天内尽量减少活动，以免牵拉跟腱部位造成出血，延长伤口愈合时间。

③ 根据医嘱给予抗生素，预防感染。

3. 脑组织活检

（1）临床应用　采用颅骨环钻钻孔后切开脑膜，然后锥形切取脑组织；或先用小颅骨钻钻孔，然后可穿刺采取脑标本；脑深部病变通常通过开颅手术切取标本或在CT、MRI的立体定向引导下穿刺活检。主要可用于疑为亚急性硬化性全脑炎、脂质沉积病、脑白质营养不良、阿尔茨海默病、脑寄生虫病及性质不明的颅内占位性病变的诊断。

（2）取材流程

① 颅骨锥孔脑活检术　用颅骨锥钻透颅骨，将脑活检针通过骨孔置入脑部病变组织中。接以空针自浅入深地吸出脑灰质和白质，总量一般为1.5mL。此法简便易行，可在床边进行，适用于体弱不宜手术者，但因锥孔较小不能探查脑组织，脑针置入方向也较受限。

② 颅骨钻孔脑活检术　经头皮小切口用颅骨钻钻通颅骨，通过较大的骨孔对脑膜、脑

实质进行探查，并取材活检。

③ 颅骨翻瓣开窗活检术　根据颅内病变的位置选择适当的头皮切口，除去颅骨骨瓣，通过骨窗检查硬脑膜和脑表面。根据肉眼所见或指触有异常处，将脑活检针刺入病变组织取材。本法可充分暴露颅内结构，在直视下活检，但损伤较大。

④ 立体定向脑活检术　通过立体定向仪的三维坐标确定颅内病变的空间位置，将脑活检针或活检钳送至病变部位取材。本法损伤小，取材部位准确。目前借助于立体定向仪，在颅脑 CT 扫描的监测下，可使活检取材更为准确可靠，脑干的局灶病变也可试行。

（3）护理配合

① 严密观察患者神志、瞳孔及生命体征的变化，警惕颅内出血。

② 取材部位皮肤保持清洁、干燥，防止感染。

③ 术后卧床休息 6～12h，以促进患者身体恢复。

④ 出现头痛、呕吐等情况立即通知医生，并备齐抢救用物。

第三节　仪器辅助检查

一、电子计算机断层扫描

电子计算机断层扫描（computerized tomography，CT）是以电子计算机数字成像技术与 X 线断层扫描技术相结合的一项医学影像技术。其扫描检查方便、迅速、安全，密度分辨率明显优于传统 X 线图像，早期可发现较小病变，对中枢神经系统疾病有重要的诊断价值。目前临床常用的有 16 排螺旋 CT、64 排螺旋 CT 等。

（一）临床应用

对于神经系统疾病，CT 扫描主要用于脑出血、脑梗死、脑肿瘤、脑积水、脑萎缩以及某些椎管内疾病的诊断。特殊情况下，还可用碘造影剂增强组织显影，以明确诊断。

（1）脑血管疾病　CT 扫描是脑出血和蛛网膜下腔出血的首选检查，可诊断早期脑出血。脑内血肿的 CT 表现和病程有关。新鲜血肿为边缘清楚、密度均匀的高密度病灶，血肿周围可有低密度水肿带；约 1 周后，高密度灶向心性缩小，周边低密度带增宽；约 4 周后变成低密度灶。脑梗死为低密度病灶，低密度病灶的分布与血管供应区分布一致。继发出血时可见高、低密度混杂。

（2）颅内感染　常需做增强扫描。脑炎在 CT 上表现为界限不清的低密度影或不均匀混合密度影；脑脓肿呈环状薄壁强化；结核球及其他感染性肉芽肿表现为小的结节状强化灶；结核性脑膜炎可因颅底脑池增厚而呈片状强化。

（3）颅内肿瘤　CT 对颅内肿瘤诊断的主要根据：①肿瘤的特异发病部位，如垂体瘤位于鞍内，听神经瘤位于脑桥小脑角，脑膜瘤位于硬脑膜附近等；②病变的特征包括囊变、坏死、钙化等，病灶数目和灶周水肿的大小也是判断病灶性质的依据；③增强后的病变形态是最重要的诊断依据。但某些特殊类型颅内肿瘤的诊断通常需要结合其他检查手段。

（4）颅脑损伤　CT 可发现颅内血肿和脑挫伤，骨窗可发现颅骨骨折。

（5）脑变性疾病　脑变性疾病早期 CT 显示不明显，晚期可表现为不同部位的萎缩：大脑、小脑、脑干、局限性皮质或基底核萎缩。

（6）脊髓、脊柱疾病　常规 CT 扫描即能显示脊柱、椎管和椎间盘病变，对于诊断椎间盘突出、椎管狭窄比较可靠。CT平扫和增强还可用于脊髓肿瘤的诊断，但准确性不及MRI。

（二）护理配合

（1）耐心向患者解释，消除紧张心理，使其配合检查。

（2）告知患者检查前去除身上所有金属物品，如钥匙、硬币、眼镜、打火机、活动义齿、发卡、手机、手表、金银首饰等。

（3）需增强扫描的患者应详细询问患者是否有过敏史。行碘显影剂造影者，过敏试验阴性方可接受检查；阳性反应及高危、高龄者宜选用非离子型造影剂。

（4）需增强扫描患者应预先建立静脉通路。

（5）防止注射增强剂时恶心、呕吐致胃内容物反流引起误吸或窒息。

（6）儿童或检查不配合的患者，遵医嘱应用镇静剂，以免患者活动产生伪影，使CT图像难于诊断。

（7）制订完善的应急抢救预案，备齐抢救物品与器械，以应对误吸、突发病情变化等意外情况发生。

（8）检查时指导患者身心放松、配合检查，昏迷患者予以摆好检查体位。

（9）检查完毕，指导患者在检查室观察30min，无副反应后方可离开；住院患者可在医务人员陪同下返回病区观察；指导增强扫描患者多饮水以加速造影剂的排泄。

二、磁共振成像

磁共振成像（MRI）是利用原子核在磁场内共振所产生信号经重建成像的一种成像技术，由于它能改变正常组织与病变组织间的信号差别，可用于神经系统病变和病变内部结构的显示，为进一步定性诊断提供更多信息。

（一）临床应用

与CT比较，MRI有如下优势：可提供冠状位、矢状位和横位三维图像，图像清晰度高，对人体无放射性损害，不出现颅骨伪影，可清楚地显示脑干及颅后窝病变等。MRI主要用于脑梗死、脑炎、脑肿瘤、颅脑先天发育畸形和颅脑外伤等的诊断；同时，MRI图像对脑灰质与脑白质可产生明显的对比度，常用于脱髓鞘疾病、脑白质病变及脑变性疾病的诊断；对脊髓病变（如脊髓肿瘤、脊髓空洞症、椎间盘脱出、脊椎转移瘤和脓肿等）的诊断有更明显的优势。但MRI检查急性颅脑损伤、颅骨骨折、急性出血性病变和钙化灶等不如CT。

（二）护理配合

（1）检查前向患者介绍检查的经过，减少患者的恐惧心理。

（2）凡做过脑动脉瘤夹闭、装有心脏起搏器、术后体内留有金属异物的患者需由医生明确材质后方可做此检查。严重驼背、特重特胖及不合作患者不宜做此检查。

（3）检查时应嘱患者固定不动，必要时可遵医嘱于检查前给予患者适量镇静药。

（4）需做增强的患者，提前备好静脉留置针，家属陪同。

（5）检查前必须除去手表、硬币、手机、磁卡、发卡、眼镜、项链、耳环、活动义齿。胸部检查的女性患者需脱掉胸罩、带子母扣的衣服；腰骶、盆腔检查者需脱掉带金属钩的裙裤，带有避孕环的女性患者需要到妇产科取出后再进行检查。

三、数字减影血管造影

数字减影血管造影（DSA）是一项通过计算机进行辅助成像的X线血管造影技术，为诊断脑血管病的“金标准”。

（一）临床应用

1. 适应证

（1）颅内外血管性病变，例如动脉狭窄、侧支循环评估、动脉瘤、动静脉畸形、颅内静脉系统血栓形成等。

（2）自发性脑内血肿或蛛网膜下腔出血病因检查。

（3）观察颅内占位性病变的血供与邻近血管的关系及某些肿瘤的定性。

2. 禁忌证

（1）有造影剂、麻醉剂严重过敏者。

（2）严重高血压，舒张压＞110mmHg（1mmHg＝0.133kPa）。

（3）严重肝、肾、肺功能损害；近期内有心肌梗死和严重心肌疾病，心力衰竭及心律失常者。

（4）严重出血倾向或出血性疾病者。

3. 血管性病变DSA表现

（1）颅内动脉瘤　DSA可清楚地显示动脉瘤的形状和发生的部位。其形态可分为三种，即囊性动脉瘤、梭形动脉瘤和夹层动脉瘤。造影可发现瘤体周围脑动脉粗细不均，呈痉挛状态。巨大动脉瘤伴血栓形成时，可见瘤体内充盈缺损。

（2）脑动静脉畸形　动静脉畸形的供应动脉可为单一增粗的动脉，也可见多支动脉供血。供应动脉常扩张迂曲，而病变周围的脑动脉可因“盗血”现象而显影很差。

（3）颅内外动脉狭窄　DSA可清楚地显示其狭窄的部位、程度以及有无溃疡形成。动脉狭窄或闭塞多发生在颈内动脉起始部，可见动脉迂曲，管腔不规则狭窄。出现溃疡时，可见狭窄区有龛影形成。DSA能准确地评估侧支循环情况，可以用来很好地预测卒中患者的病情进展及预后情况。

（4）静脉窦血栓形成　经动脉顺行性造影，不仅能显示各静脉窦的充盈形态、病变静脉窦闭塞程度，还能通过造影剂测定静脉窦显影时间，一般超过6s为静脉窦显影延迟。

（5）DSA对动脉夹层的诊断　DSA是诊断颈动脉夹层的可靠手段，最常见的表现是线样征（指从颈动脉窦以远开始逐渐变细，通常为偏心且不规则）。还有“珍珠”征（指管腔局灶性狭窄，远端扩张为夹层动脉瘤），“火焰”征，管腔内血栓形成，血管“串珠样”狭窄（通常提示存在肌纤维营养不良或其他血管病）。DSA诊断夹层有一定的局限性，有时需要结合血管壁高分辨磁共振等影像手段明确诊断。

（二）护理配合

1. 检查前注意事项

（1）应与患者或家属说明造影目的、注意事项和造影过程中可能发生的并发症，并让患者或家属签字。

（2）儿童和烦躁不安的患者应遵医嘱给予镇静剂。

（3）完善各种化验检查，如肝肾功能、出凝血时间、凝血酶原时间等。出血性疾病患者、凝血障碍患者、碘过敏者禁忌检查。

(4) 检查穿刺部位，清洁穿刺部位的皮肤，按外科术前要求准备皮肤并洗澡更换衣服。

(5) 检查双侧足背动脉搏动，测量小腿周径并记录，以便术后观察对比。

(6) 检查前 4h 禁食、禁水。

(7) 建立静脉通道，以利于治疗和麻醉。

(8) 备好药品和物品。

2. 检查后注意事项

(1) 平卧 8h，卧床 24h，卧床期间需加强生活护理。

(2) 多饮水，以促进造影剂排泄。

(3) 密切观察患者的生命体征变化，发现病情变化及时报告医生。

(4) 股动脉造影后要在 2h 内每 15min 观察一次双侧足背动脉搏动及肢体温度、颜色，注意穿刺部位有无出血和血肿，并详细记录。

(5) 股动脉造影后穿刺点用沙袋加压 6～8h，24h 后拆除加压绷带。

(6) 股动脉造影后避免增加腹压动作，如咳嗽及呕吐时协助按压穿刺伤口，以免穿刺点出血。

(7) 脊髓动脉造影后患者应适当抬高头部，取头高足低位，防止碘油进入颅内。

(8) 脊髓碘油造影后观察肢体活动及膀胱功能。

(9) 注意造影剂过敏反应，如颜面及全身皮肤潮红，荨麻疹，恶心呕吐，寒战，呼吸困难，血压降低，心、肾功能衰竭甚至死亡。预防：①认真询问患者是否有过敏史，进行碘过敏试验；②对存在高危险因素而又必须行脑血管造影者，应于术前、术中给予抗组胺药并建议使用非离子型造影剂；③做好过敏救治的准备工作。

四、经颅多普勒超声

经颅多普勒超声（transcranial Doppler，TCD）是利用超声反射的频移信号组成的灰阶频谱来提供脑血管系统的血流动力学资料的技术。经颅多普勒超声使用同一个探头作为超声波的发射器和接收器，显示的信号来自血细胞（主要是红细胞）反射的微弱信号，检测出来的频率变化是由血细胞的位置移动所引起的。因此，根据经颅多普勒超声的频移值可计算脑血流速度。其他分析指标还有多普勒超声频谱形态、脉动指数和监听器中血流形成的音响特征等。

（一）临床应用

用于诊断颅内血管狭窄和闭塞、脑血管痉挛、脑血管畸形和颅内动脉瘤等，也用于术中或重症患者的脑血流监测。选用 2MHz 脉冲式多普勒（PW）探头探测颅内血管，选用 4MHz 连续多普勒（CW）探头探测颈部血管。通常放在颅骨较薄、对声波衰减较小的颞部、枕大孔和眼眶等部位测量，当声波抵达血管时可反射出红细胞流动的信号，经过计算机分析反射与接收超声波频率之间的变化量，可判断血液流动速度、血液流动形式、血管弹性和血管管腔情况，也可间接判断颅内压情况。

(1) 颞窗　受检者取仰卧位，经颞窗可检测到双侧半球大脑中动脉、大脑前动脉和大脑后动脉，颈内动脉终末段或颈内动脉 C1 段，以及基底动脉 BA 末端。

(2) 枕窗　受检者取坐位，低头，将探头置于枕大孔处，经枕窗可检测基底动脉、椎动脉和小脑后下动脉。

（3）眶窗　受检者取仰卧位，两眼闭合，将探头置对应于眶上裂和视神经孔的部位，经眶窗可检测眼动脉和颈内动脉。

（二）护理配合

（1）告知患者检查目的、程序，以取得合作。

（2）检查前3天内禁服收缩或扩张血管的药物，不宜停药者应注明药物名称及剂量。

（3）检查前1天禁烟、酒及刺激性食物，洗净头发，忌用头油，保证充足睡眠。

（4）检查当日不宜空腹。

（5）检查前去除头部发夹等金属饰物，并嘱患者全身放松。

五、脑电图

脑部自发性电活动经头皮或颅内深部电极采集后，输入电子放大器，记录显示出来即为脑电图（electroencephalography，EEG）。EEG是反映脑功能活动的客观指征。

（一）临床应用

（1）方法　EEG监测使用国际10～20导联系统，电极从8个至16个不等，以16导联居多，电极数量根据不同目的而定，将电极置于头皮上，单、双极导联，在觉醒、安静和闭目状态下进行记录。每次描记至少30min。在记录最平稳时段，给予声音刺激（耳边呼唤）或疼痛刺激（按压甲床）。

（2）应用　EEG检查可发现脑部的弥漫或局限损害。对颅内感染、颅内肿瘤、代谢性脑病以及脑血管疾病等有一定的诊断价值，特别是对癫痫的诊断有重要价值。50%以上的癫痫患者即使在发作间歇期也可出现阵发性异常脑电活动，如棘波、尖波、棘慢复合波和尖慢复合波等，称痫性放电。EEG还用于颅内压增高和脑功能判断与预后监测。

（二）护理配合

（1）检查前24h停服镇静剂、兴奋剂及其他作用于神经系统的特殊药物，不宜停药者应告之服用的药名和剂量。

（2）检查前1天洗头，忌用头油。

（3）应在饭后3h内检查，空腹或不能进食者可口服些食糖。

（4）婴幼儿及躁动不合作者遵医嘱用药，使患者处于中度睡眠状态。

六、诱发电位

诱发电位（evoked potential，EPs）是指外加特定的刺激作用于机体，引起中枢神经系统产生可检测的电位变化。按刺激形式和传递刺激信息的通路不同，可分为视觉诱发电位（visual evoked potential，VEP）、听觉诱发电位（auditory evoked potential，AEP）、体感诱发电位（somatosensory evoked potential，SEP）和运动诱发电位（motor evoked potential，MEP）；按诱发电位的产生部位，可分为脑诱发电位和脊髓诱发电位。诱发电位与刺激信号的恒定时锁关系通过电子计算机的特殊处理，可把这种有规律的诱发电位从背景脑波中取出来加以分析和计算。当某一感觉通路和中枢在某一水平发生病变或功能障碍时，诱发电位的相应部分就会出现潜伏期、波幅和波形等改变。

（一）临床应用

1. 方法

受试者仰卧于床上，闭目，放松，安静不动。对烦躁不安、意识障碍、不能配合者，可给予镇静剂使之安静。

（1）体感诱发电位 选上肢腕部正中神经、下肢踝部胫神经为刺激点，以脉冲电流刺激，刺激强度为10～20mA，频率1Hz。

（2）脑干听觉诱发电位 将记录电极置于颅顶（Cz点），接地电极用盘形电极置于前额正中（Fpz点），参考电极置于声刺激同侧的耳垂或乳突。酒精棉球脱脂后安放电极。通过耳机输出的Click短声分别进行单耳刺激，对侧耳以白色噪声掩蔽。短声刺激强度为阈上75dB，频率5Hz。

（3）视觉诱发电位 通常采用电视屏幕上显示的黑白棋盘方格图形翻转为刺激方式。患者距电视屏幕100cm，令患者遮蔽一眼，以另一眼注视屏幕中心的“十”字标志，双眼分别测试。

（4）运动诱发电位 将刺激线圈分别安放在头皮运动手区或C7棘突间进行刺激，用一对表面电极记录手大鱼际拇短展肌的诱发肌电位，测量各个电位的起始潜伏期，刺激头与颈两个电位的潜伏期，差值代表中枢运动传导时间。

2. 应用

（1）VEP 用于视觉通路病变（如视神经病变、球后视神经病变、视交叉病变等），常用于多发性硬化。

（2）AEP 了解听觉通路传导损害，鉴别有无听觉受损，及受损为周围性或中枢性损害，常用于多发性硬化、听神经瘤、各种脑干病变及眩晕。

（3）SEP 用于周围神经、中枢神经系统感觉传导系统的各种疾病，帮助确定感觉障碍为器质性或功能性。常用于周围神经炎、外伤、脊髓及脑损伤等。

（4）诱发电位 常用于多发性硬化和脊髓病变的辅助诊断、视觉和听觉的客观评价、缺血缺氧性脑病的预后判断，以及作为脑死亡的判断指标之一。

（二）护理配合

（1）告知患者检查目的、程序，以消除紧张情绪，取得合作。
（2）脑干诱发电位在隔音室进行，要求相对安静，应密切配合。

七、视频脑电图

视频脑电图（V-EEG）借助电子放大技术，通过计算机描记脑部自发性生物电位，同时结合视频技术监测患者的临床表现，以研究大脑功能有无障碍。V-EEG是将脑部自发性电活动经头皮或颅内深部电极采集后，输入电子放大器记录显示出来，以评估大脑功能状态的一种无创性监测方法。脑电图上的波形显示出脑细胞群自发而又有节律的电活动，由振幅、周期、位相等特征组成。脑电是皮质锥体细胞顶树突产生的树突电位和突触后电位的总和。

（一）临床应用

1. 方法

（1）检查前嘱患者洗头，洗后不要涂头油及各种头发营养素。目的是去除头皮上的油脂，以减少皮质和电极之间的阻抗。

（2）患者取坐位，头抬起，双眼向前方平视。用95%酒精擦拭拟安装电极的部位，进一步减少电极阻抗。

（3）安装电极时使用国际电极放置法（10～20电极放置法）。

2. 应用

（1）定位诊断　对癫痫诊断及致痫灶定位的帮助最大，对颅内占位性病变（肿瘤、脓肿、血肿）的定位诊断，对脑炎、脑血管疾病及睡眠障碍、肝性脑病的早期诊断也有一定的诊断价值。

（2）脑功能的评价　用于脑血管疾病、脑外伤、脑损伤的评定，还用于大脑弥漫性病变（脱髓鞘病）的脑功能评价、代谢性脑病的脑功能评价、手术及麻醉监测、药物监测、昏迷及脑死亡评分。

（二）护理配合

详见下文“长时间脑电监测”。

八、长时间脑电监测

长时间脑电监测即24h脑电图，是指患者在24h正常活动下进行的脑电监测，它允许患者在正常的环境中从事一些日常活动，同时进行心电图（ECG）的记录，最好用于1天之内发作较多并有特征性脑电图变化的患者。

（一）临床应用

详见本节“视频脑电图”。

（二）护理配合

1. 检查前注意事项

（1）检查前3天停服一切对脑电影响大的药物，并在医生指导下减药或停用抗癫痫药物。但对长期服药的患者来说，停药可能导致癫痫发作，甚至可致癫痫持续性状态的出现。因此，不能停药的应在申请单上注明药物名称、剂量、用药情况等。

（2）检查前1天要洗头，不能用头油及护发素（女性患者的头发最好不要过肩，否则有可能会影响检查结果）。安放电极时还需要用95%酒精或丙酮擦净头皮，使电极与头皮有良好的接触。

（3）检查前1天晚上少睡觉或不睡觉（至少后夜不睡觉）。

（4）检查当天不要空腹（要求吃饱吃好）。

（5）做好卫生宣教。详细讲解此项检查的重要性（特别是停药后患者可出现癫痫发作），以及检查中的注意事项，取得患者的合作。对于不合作的患者，应详细向患者家属讲解检查中的注意事项。

（6）检查时穿衣服要适度（不宜过冷或过热）。检查时需要患者和衣睡觉，不能盖被子，否则会影响检查效果。如果穿着过少、天冷致肌肉收缩，可产生肌电伪差。不要穿毛衣或人造纤维类衣服，可造成静电干扰。穿衣过多过热易造成脑电极浅漂动和电极滑脱，影响分析。

（7）当日早晨不能空腹，要正常进食。血糖过低可影响脑电图的结果。

（8）调整受检查者的精神状态。如在检查过程中精神紧张、焦虑不安、思考问题时，可使 α 波减少或消失，β 波增多。精神紧张可使汗腺分泌增多和肌肉收缩而致伪差增多。有报道约有 1/3 的患者伴有精神症状，特别是颅内电极埋置术后更是心存顾虑，因此要做好心理疏导和临床观察。

（9）对于不合作的小儿、精神病患者，可在检查前给予适量的镇静剂，常用 10%水合氯醛口服或灌肠。检查前还需排空小便。

2. 检查中注意事项

（1）每个电极安放处都必须用 95%酒精认真擦拭，并且必须在酒精挥发后才能安装。电极表面必须干燥。

（2）检查过程中要注意观察患者的每项活动，每隔 1h 记录 1 次。观察患者的内容包括：闭目静坐，卧床，散步，吃饭，看电视，读书，大小便，睡眠及其他活动。记录时要写明时间、患者的活动状态等。

（3）检查过程中，特别要向患者问清有无头痛、恶心、抽搐发作及其他不适症状等。

（4）检查过程中若有癫痫发作应及时呼唤患者姓名，了解其意识状况并通知医生，保护好患者，避免发生意外，同时详细记录癫痫发作的起始时间、持续时间、抽搐开始部位，以及扩展抽搐后有无肢体瘫痪、意识改变、瞳孔改变、大小便失禁等。对发作中尚清醒的患者，要向其询问姓名、简单的计算及刚才发生的事情，以鉴别是复杂的部分性发作，还是简单的部分性发作。

（5）遇到癫痫发作的患者，首先要保证其呼吸道通畅，防止舌咬伤，防止坠床及受伤。若持续发作，应据医嘱进行抗惊厥处理和吸氧等。

（6）患者在发作过程中照顾者不得靠近患者，以免影响摄像效果。

（7）患者每次入睡前嘱其闭目静坐，同时深呼吸平静心神，以免异常脑电波干扰。

（8）检查过程中避免牵拉电极线，倘若有电极脱落应及时按原部位粘牢。

（9）保证室内温度适宜。温度过高，患者出汗，头皮上电极易脱落；温度过低，在安放电极时粘胶不易干，粘不牢。

九、肌电图

肌电图（electromyography，EMG）是利用电子仪器记录神经、肌肉生物电活动的一项检查。通过肌电图仪的放大器将肌肉的电活动显示在阴极射线示波器上，再用照相装置将图像拍摄下来，或用热笔在记录纸上记录下来。

（一）临床应用

（1）方法　检查时将观察共轴针电极插入肌肉，或将片状电极放置于肌肉表面的皮肤上。测定周围神经传导速度，以及脊髓前角、周围神经、神经肌肉接头和肌肉的功能状态。

（2）应用　常用于检测脊髓、神经根病变和肌源性疾病。

（二）护理配合

（1）告知检查过程及检查中可能出现的反应，如针刺相应区域皮肤时可有不同程度痛感，应鼓励患者做好心理准备，配合检查。

（2）严重高血压、心脏病患者检查中如有不适，应立即停止检查，给予处理。

十、颅内压监测

颅内压（intracranial pressure，ICP）是指颅腔内容物对颅腔壁的压力。颅腔内容物包括脑组织、脑脊液和血液。正常颅内压为5～15mmHg（0.7～2.0kPa）。颅内压持续超过15mmHg（>2.0kPa）即为颅内压增高。颅内压监测分为有创性和无创性两类。其原理是：压力传感器与脑室内、硬膜下或硬膜外导管相连，或直接置入脑实质、硬膜下或硬膜外间隙，所测得压力转换成电信号并输入处理器，通过显示器和记录装置描记成压力曲线和参考值。

（一）临床应用

1. 方法

根据传感器放置位置不同，可将颅内压监测分为脑室内、硬膜下、硬膜外和脑实质内测压。脑室内测压适用于脑室梗死或需要反复放脑脊液的患者，硬膜下测压适用于开颅术后的患者，硬膜外和脑实质测压适用于需长时间监测的患者。以下主要介绍脑室内测压的方法。

（1）操作前剃头，头皮用肥皂和清水洗净。

（2）患者取仰卧位，定位（右侧脑室前角）并常规消毒穿刺处皮肤，范围要大。

（3）给予2%利多卡因进行局麻。

（4）选右侧脑室前角进行穿刺，于发际后2cm、中线旁2.5cm处为钻孔点，以粗2～2.5mm的三棱钻钻孔，穿刺方向垂直于双外耳道连线，穿刺时动作应平稳而缓慢，并注意阻力的改变。到达脑室的深度为4～6cm。

（5）置入内径1～1.5mm的导管，将导管的颅外端与传感器及监测仪相连。固定传感器，并保持室间孔水平。

2. 应用

用于急性重症颅脑外伤、颅脑手术后、高血压脑出血、蛛网膜下腔出血、大面积脑梗死、严重感染、缺氧、中毒等原因导致的脑病和脑积水。

（二）护理配合

1. 操作前注意事项

（1）评估患者的文化水平、合作程度、是否曾做过脑室穿刺术，了解患者的病情和身心状况。

（2）介绍手术目的，向患者说明脑室穿刺术中的一些注意事项，消除其思想顾虑。

2. 操作中注意事项

密切观察患者的意识状态、呼吸、脉搏和血压，以及肢体有无抽搐等情况。

3. 操作后注意事项

（1）头枕无菌小巾，每日更换。

（2）患者安静，减少头部的活动，对意识不清、躁动不安、有精神症状和小儿患者，应特别注意防止患者拔除引流管而发生意外，必要时遵医嘱用约束带加以固定。

（3）严密观察患者的意识状态、瞳孔、体温、脉搏、呼吸和血压变化。

（4）保持头部伤口干燥，如有浸湿应查明原因，如有引流管脱出应及时通知医生进行处理。

(5) 保持引流管通畅，不可扭曲、折叠和压迫，如有不畅应寻找原因，通知医生及时处理。通过观察引流液面的波动情况来判断是否通畅：若引流管通畅，可发现管内的脑脊液液面随患者的呼吸上下波动且脑脊液从管内流入引流袋内；如引流管内液面波动不明显时，可嘱患者咳嗽或按压其双侧颈静脉，使颅内压力暂时增高，液面即可上升，解除压迫，液面下降，证明引流通畅。

(6) 引流管头皮穿刺处应用缝线固定 1～2 针，并用纱布固定好，外套弹力网罩防止其脱出。

(7) 引流管一旦脱出，切忌将管插回脑室内，应立即用无菌敷料覆盖创口，并立即通知医生处理。

十一、脑组织氧监测

脑组织氧合状态是反映脑组织血流动力学、脑氧传递和脑氧代谢的综合指标。脑组织氧监测是继颅内压监测、颅内温度监测之后第三大有创神经监测手段，包括动脉血氧饱和度监测技术、颈内静脉血氧饱和度监测技术、近红外线光谱技术和脑组织氧分压监测技术。以下主要介绍颈内静脉血氧饱和度监测技术。临床常用颈内静脉血氧饱和度（jugularvein oxygen saturation，$SjvO_2$）代表脑静脉血氧饱和度。

（一）临床应用

临床常应用于脑梗死、颅内静脉窦血栓、脑外伤、颅脑手术、低温体外循环等的监测。$SjvO_2$ 正常值波动在 54%～75%，大于 75%提示脑氧供或脑血流量增多，小于 50%提示脑氧供或脑血流量相对减少，小于 40%提示全脑缺血缺氧。

（二）护理配合

(1) 术中密切观察患者情况，如有咳嗽、气促，注意有无气胸。有异常立即报告医生，并遵医嘱采取措施。

(2) 置管误入动脉应协助医生按压穿刺点，防止血肿。

(3) 穿刺点要保持干燥，每周 2 次穿刺点培养及换药，如培养出致病菌立即给予拔除，并做管头培养。

(4) 颈内静脉采血测定 $SjvO_2$ 时，抽血速度不易过快，应以 4mL/min 为宜，以免影响数值准确性。

（袁　健　唐运姣　彭　刚）

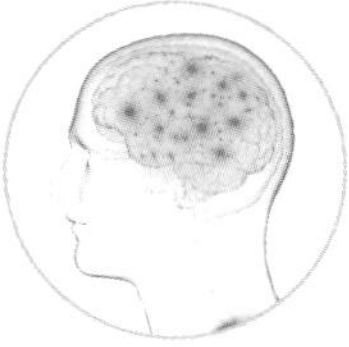

·第三章·

神经外科疾病手术管理

第一节　神经外科手术前准备

神经外科手术前准备主要包括三方面内容。

① 通过神经系统查体和神经影像学检查，明确病变的定位和定性诊断。

②了解患者的心、肺、肾等器官及全身功能情况，全面评价患者的身体状况；同时治疗如高血压、糖尿病等基础疾病，保证患者能耐受手术，促进术后加速康复。

③ 与患者及家属交代手术目的、必要性、治疗方案的选择、预后、治疗过程中可能发生的意外情况及处理方案，增进医患双方互相了解和信任。

一、明确诊断

CT 和 MRI 术前都能协助医生做出比较准确的定位和定性诊断；CTA、MRA 及 DSA 检查可以提示颅内病变血管相关信息，并有利于确定诊断及提供手术处理病变的有效信息。

二、手术前评估与治疗

术前 ASA 生理状态分级、Karnofsky 评分（KPS）、Charlson 共病评分、改良 Rankin 量表以及水肿评分（SKALE），可帮助医生了解患者各系统功能状态，为手术治疗提供依据，可帮助患者预测术后可能发生的并发症，提前做好预防。尤其是 KPS 评分在预测手术相关结果方面具有极强的相关性。KPS 评分和 ASA 生理状态分级可以预测颅内肿瘤患者的早期（30 天）预后。

（一）主要脏器功能评估

术前除需要了解患者是否具有神经外科的颅内压增高等危险因素外，还要对患者的心、肺、肾、代谢、凝血功能进行评估（见表 3-1-1），应与麻醉科医师共同商定，必要时申请相关科室 MDT 协助处理。

表 3-1-1　全身各系统评估及危险因素治疗

全身各系统	危险因素治疗措施
心血管系统	控制高血压，纠正低血压及心律失常
呼吸系统	肺功能试验、胸部 X 线检查评估合并疾病
内分泌系统	治疗糖尿病，评价垂体功能，准备类固醇激素
血液系统	血小板及凝血功能障碍、贫血评估
胃肠道系统	营养支持利于康复
泌尿生殖系统	治疗泌尿系统感染，尿潴留时留置导尿管

续表

全身各系统	危险因素治疗措施
肾脏	肾脏功能不全时需要透析
水电解	代谢平衡,电解质控制
感染	确定感染源,应用抗生素

（二）疾病对身体其他系统功能作用影响评估

神经外科疾病可引起患者其他系统的生理功能紊乱，在麻醉及手术过程中导致出现不良反应，术前应给予对症治疗。

（1）颅脑肿瘤引起颅内压增高伴有呕吐症状，降颅内压治疗时，使用甘露醇等脱水剂，可造成患者脱水、低血压甚至体内水、电解质紊乱。

（2）应用激素治疗脑肿瘤引起脑水肿，使患者体内血容量增加，可引起高血压、血糖升高。

（3）脑膜瘤变性的组织可释放促凝血酶原，将引发高凝状态，血管内栓塞及深静脉血栓的发生率很高。DIC及血小板减少症常见于脑转移瘤的患者。对上述患者凝血功能的检查十分必要。

（4）垂体腺瘤患者手术前存在内分泌功能障碍。甲状腺功能低下使药物代谢减慢，降低心室对低氧的耐受力，可导致水电解质紊乱，如低血钠、低血糖和低体温。垂体腺瘤分泌的生长激素增多促使生理功能改变，可导致高血压、巨人症和肢端肥大的人体形态变化。这些内分泌功能障碍增加麻醉及手术的危险性。

（5）动脉瘤破裂蛛网膜下腔出血可以造成心电图ST段改变。脊髓肿瘤可能造成尿潴留、泌尿系统感染以及皮肤压力性损伤等。

（三）药物治疗

神经外科手术前药物治疗见表3-1-2。

表3-1-2　神经外科手术前药物治疗

药物治疗种类	治疗原则
围术期预防感染	麻醉前应用一个剂量抗生素,整个手术过程维持有效血药浓度直到缝闭切口(有感染或伤口污染除外)
类固醇激素使用	对减轻脊髓损伤、脑肿瘤所致的水肿及颅内压增高有帮助;首次地塞米松10～20mg,每6h 4～6mg维持(成人)
高渗溶液	甘露醇1g/kg治疗颅内高压;3%氯化钠盐水治疗持续性低钠血症
抗高血压药物	预防术后出血以及治疗蛛网膜下腔出血
抗惊厥药物	有癫痫病史或发生癫痫后给予,且应保持有效的血药浓度

（四）动脉栓塞

术前对巨大动静脉畸形和富含血管的肿瘤（实性血管网状细胞瘤，血供丰富脑膜瘤）供血动脉栓塞进行治疗，栓塞后1周内行开颅手术，可减少肿瘤术中出血，但一些巨大的肿瘤或动静脉畸形，栓塞后反而有可能造成病灶内出血和脑水肿，出现急性颅内压增高，需要区别对待。

三、签署手术知情同意书

神经外科手术都是高风险的治疗，尽管近年手术技术不断提高，手术后死亡率和致残率都已降至很低，但术后仍会发生各类并发症。神经外科医师需重视患者及其家属的意愿，将患者所患疾病的有关知识和手术相关问题解释清楚。患者可以自主选择和拒绝对疾病的治疗，患者对自身所患疾病，无论何时做出哪种选择，医师都应尊重患者的意愿。手术知情同意书为保护患者权益的法律文件。其包含两个概念：第一，患者有对手术的知情权，患者主动收集与自己疾病有关的信息，医务人员也应将这些信息主动告知患者；第二，患者和家属有权在获得真实、充分的信息基础上自主选择治疗方法、医疗机构、施治医师等。在此知情基础上，患者或其家属签署书面手术知情同意书，证明医师得到了患者或其家属同意或授权，可为患者实施手术治疗。知情同意书的签署通常在完成对患者病情的评价后进行。

（一）与手术相关的知情同意书

与手术相关的知情同意书包括手术知情同意书、麻醉知情同意书和输血知情同意书。除麻醉知情同意书应由麻醉科医师与患者进行签署外，其他由神经外科医师负责处理，医师和家属（患者）双方签字，由手术者亲自负责。

（二）手术知情同意书的签署过程

除急诊手术外，手术知情同意书的签署需待全部检查完备，对患者病情有了初步评价后进行。签署时间可由医师提出，组织多学科团队，请需要知情的家属到场一起交谈。签署知情同意书是医师和患者之间的事务，只有需要监护的患儿、临床病危和意识不清的患者，方可由患者的监护人（父母、子女、配偶）代替患者完成签署。我国由于习俗问题，医师往往与患者家属交代病情和手术，而不是直接向患者本人交代，特别是手术风险大、效果差的疾患或恶性肿瘤。

医师应根据家属（患者）对疾病的理解程度、文化水平、接受能力、肿瘤的性质和手术预后，有针对性地交代病情。手术知情同意书的签署可分为 4 个步骤。

1. 向患者（家属）说明患者患病情况

应在相关神经外科检查（如 CT、MRI、DSA）和患者主要脏器功能实验室检查齐备后进行。病情交代应包括对颅脑肿瘤的部位和性质、患者的全身健康情况、病情的严重程度做出判断；并说明不治疗将可能导致的结果和有突然发生脑疝的可能。

2. 列举治疗该疾病可采取的治疗方法

把适用于患者治疗的各种真实可信的方法全部向患者（家属）讲清，并说明各种治疗方案的利弊。对不同的治疗方法，医师应客观、实事求是介绍，对自己不十分精通的领域，可建议去咨询其他专科医师。在介绍的过程中，医师切忌诱导患者接受某种治疗，夸大某种治疗的疗效。医师可提出自己对某种治疗的建议，但决定选择哪种治疗的权力在患者（家属）。

3. 说明手术目的和手术风险

患者（家属）同意采用手术治疗后，医师可进一步介绍手术治疗的目的，列举手术治疗的成功经验，增强患者（家属）战胜疾病的信心。另外，在交谈中，医师应充分了解患者（家属）对疾病治疗效果的期盼和具体要求。医师应评价患者耐受手术的身体条件等，向患者及家属交代手术潜在的危险，包括：①外科手术共有的危险性，如麻醉意外、伤口感染、大出血和输血反应等；②神经外科手术特有的危险性，如神经系统功能丧失、脑水肿、脑膜炎等；③相关危险因素，包括既往存在的疾病，如糖尿病、慢性阻塞性肺疾病、高血压等。医患双方都不希望出现的手术效果：患者长期昏迷、痴呆、癫痫、脑神经损伤、偏瘫失语等，甚至术后死亡。医师在交代上述各种意外的同时，还必须介绍对可能发生的意外准备采取的预防措施和处理方法，以减轻患者（家属）对手术治疗的担心。

4. 解答患者（家属）的问题

医师说明手术相关情况后，应细心负责解答患者和家属的各种疑问，直至他们得到满意的解答并同意手术方可签字。交流时医师的语言要通俗易懂，要视谈话对象的文化程度、地域风俗、接受能力反复讲明。如患者和家属对手术犹豫不决，在病情允许的情况下，可待其进一步理解并协商后或由个案管理师协助理解手术方案后签字。手术知情同意书应包括患者姓名、术前诊断、手术方法、术中及术后可能发生的问题、签字日期，由主刀医师和患者（家属）分别签字。签字书应放在病历中妥善保管。由患者委托的签字人，应注明与患者的关系，并有委托书。

第二节　神经外科手术体位和头位

正确的体位和头位摆放可以使开颅手术得到良好的显露，让手术者在最舒适的姿势下进行操作，这也是保证手术安全高效的重要前提；还可以减少局部出血，杜绝非手术操作并发症（如压力性损伤、臂丛神经损伤、气体栓塞等）的发生。

一、手术体位摆放的注意事项

（1）头高脚低的体位。有利于头部静脉回流，减少出血。头部具体抬高的高度视术区局部情况而定，以矢状窦附近的手术为例，应以靠近矢状窦的大脑上静脉管壁局部随呼吸出现交替性充盈和塌陷为宜；如果头位进一步抬高，一旦矢状窦破裂则可能形成空气栓塞。

（2）将患者牢固地固定于手术床。若术中有较大范围调整手术床，患者的身体也不会发生相对于手术床的位置移动，可防止患者肢体滑落，保证患者安全。

（3）保持患者呼吸和循环功能稳定。呼吸阻力的提高会造成脑静脉回流受阻，增加术区出血。如俯卧位，也不能增加呼吸阻力。

（4）侧卧位时要避免臂丛神经受压。

（5）保持患者与床面的接触部位均匀受力，在体表骨质隆起部位的表面（如骶尾骨、髂嵴等处）贴减压贴，避免形成压力性损伤。

（6）尽量避免下肢穿刺输液，患者穿防血栓弹力袜，防止深静脉血栓形成。

二、手术头位摆放的要求

（1）使手术得到良好的显露。

（2）尽量减少对脑组织的牵拉，使脑组织依重力下垂而自然显露。

（3）让手术者在最舒适的姿势下进行操作，以保证操作的准确性，减轻疲劳，提高手术效率。

（4）手术操作的动作轨迹要符合人体工程学原理。上肢保持自然屈曲，尽量避免在过伸位置下操作。

床头托板＋头圈：术中可以根据手术显露和操作的需要来随时旋转或者屈伸头部的位置，适合于无需导航的大多数手术。如脑外伤、脑出血等急诊手术和大多数颅内肿瘤切除、动脉瘤夹闭和脑神经血管减压等常规手术。床头托板＋头圈不占据手术床头下方的空间，便于手术者以最舒适的坐姿进行手术。

头架：适合需要导航或者需要特殊头位和要求（如术中唤醒手术）的手术。

头托：通过连接装置安装在手术床头部，既不能像床头托板＋头圈一样使用灵活，也不能像头架一样固定不动，并无特别优势。

三、仰卧位

仰卧位是患者躯体向上平卧于手术床上，将两侧上臂用巾单平行固定于躯干两侧，是最常用的手术体位。适合翼点入路、额下入路、额部纵裂入路、岩前入路等手术。如果使用床头托板＋头圈，要让患者肩部的上缘越过床头托板与床体之间的连接处，头顶部尽量与床头托板的上缘平齐。术中可根据手术需要，通过床头托板高度调节杆来调整头部的位置和倾斜度。

四、侧卧位

侧卧位是将躯干的冠状面垂直固定于手术床面的位置。常用于颞下入路、乙状窦后入路、远外侧入路以及枕下正中入路等手术。

以使用床头托板＋头圈为例，全麻后将患者置于左侧或右侧卧位，在床头托板与患者头部之间放置头部垫圈。将患者位于下方的肩部和上臂放置于床头托板与床体之间的间隙内。放置腋垫，在腋垫与腋窝之间要留有一拳大小的间隙。用骨盆固定器从前、后方牢固固定骨盆。将位于上方的下肢放置于膝垫之上。调整手术床的高度和倾斜度，用肩带将位于上方的肩部向下方牵拉并用手术薄膜巾固定。将上方的上肢放于躯干侧方，手部用手术薄膜巾固定于同侧臀部，保持躯干垂直于手术床面。如果使用头托或者头架，可以通过调节手术床的方法来实现头部的上下移动和左右旋转。乙状窦后入路显微血管减压术过程中，一旦打开硬膜释放脑脊液，将面部向同侧旋转，小脑依重力作用自动垂落，可以实现无牵拉手术，从而避免因牵拉造成的听力损害。在乙状窦后入路切除桥小脑角区肿瘤过程中，通过左右旋转头部来应对外侧和内侧肿瘤的切除；通过上下调整头部高度来应对下方（枕大孔区方向）和上方（幕孔区方向）肿瘤的切除，使手术者操作的轨迹始终处于最佳位置，从而提高手术的安全性和效率。

五、俯卧位

俯卧位是患者躯体前面向下平卧于手术床上，胸部与手术床之间放置胸垫，腹部悬空，两侧上臂用巾单平行固定于躯干两侧。适合枕下正中入路、脊髓后正中入路、后部纵裂入路特别是双侧后部纵裂入路等手术。俯卧位摆放的关键是患者胸骨柄要超过床体上缘；胸垫不要太长但要有足够的厚度，置于胸廓正下方；患者下颌与胸骨之间要留有适当的间隙，这样才能获得充分的屈颈，保证枕下中线部的显露；防止下颌与床体上缘接触形成压力性损伤；腹部下方要悬空，保证低阻力的腹式呼吸，避免压迫下腔静脉；双侧髂嵴粘贴减压垫，骨盆下放置硅胶软垫，将男性生殖器移向下方，导尿管从两股中间穿出；膝关节下方垫硅胶软垫，踝关节上抬，如果没有硅胶软垫，可以用棉垫替代；头部尽量采用头架固定，以提供最大的屈颈和显露，防止头部随呼吸移动；如果采用床头托板＋头圈固定，要使用硅胶头圈，防止眼球过度受压；调整好胸垫的受力位置，保证头部不会随呼吸移动。对颅颈部关节不稳定、延髓受压的患者，颈部屈曲要适度，过度屈曲有可能加重对延髓伤害。

六、坐位

坐位的摆放需要特殊的固定支架，并具有静脉气栓发生的可能，有时还需要经食管超声的协助，手术者常常需要双臂过伸进行操作，临床上应用较少。适用于某些幕下小脑上入路、乙状窦后入路、枕下正中入路等手术，特别适合松果体区病变。

仰卧位、侧卧位、俯卧位是三种最基本的体位。临床工作可以将这些体位进行灵活的变换和组合，以适合所在手术室的条件、手术医师的习惯和患者的具体情况，让手术者在舒适的姿势下进行手术，提高手术的安全性和效率。

第三节　神经外科手术切口设计

手术切口要根据颅内病变的部位、性质不同合理选择。手术切口设计是否合理关系手术成败，准确定位病变是选择手术切口的前提，应最短径路接近病变，最小损伤去除病变，需要避开大脑功能区，不能轻易开放和穿过颅内特殊的重要解剖结构，以保证手术安全，改善患者预后。目前临床上主要借助 CT、MRI、术前应用弥散张量成像（diffusion tensor imaging，DTI）、虚拟现实技术（virtual Reality，VR）和功能磁共振成像（functional magnetic resonance imaging，fMRI）等来定位颅内病变。

一、手术切口设计原则

(1) 切口尽量藏在发际内、不影响患者美观。

(2) 暴露充分，对脑组织损伤小，最优路径到达肿瘤。

(3) 充分利用脑组织自然下垂，尽量利用颅前窝、颅中窝底、纵裂等正常解剖间隙进入，暴露病变的部位。

(4) 避开脑重要功能区和神经纤维束。

二、手术切口设计步骤

第一步：确定病灶在颅内位置。

应用神经导航确定病灶部位，尚未具备神经导航设备时，确定病灶在颅内位置的方法是在 CT 及 MRI 影像上，先确定某些解剖标志（如外耳道、耳上后缘、枕外隆凸、冠状缝、人字缝以及大脑深部的室间孔、侧脑室小脑幕等）为参照物，计算病变部位与这些主要参照物的距离。或患者在 MRI 检查时，在头皮上放一个或几个标记物（marker）作为参照标志，尽量使标志靠近病变在头颅投影区，可使皮瓣设计既小又精确。

第二步：设计手术切口。

根据肿瘤的部位考虑手术切口时，应注意肿瘤与岛盖（opercula）、优势半球的缘上回、中央回、距状裂（alearine）及岛叶间的关系。手术切口尽量避开基底节、脑干、侧裂等这些重要部位。选择病变距皮质最近的部位切口，允许暴露范围最大，脑组织损伤最小。

第三步：选择切口部位和头皮切口设计画线。

依据颅内肿瘤的定位诊断，确定切口部位后，即可设计手术切口。画切口前，术者应再次核对患者的 CT、MRI 片，确认体位和切口侧无误。确定切口前，先标出这些投影作为参照，可以根据脑血管造影、CT、MRI 以及 X 线片，在患者头部做以下标记。

基底线：通过眶下缘及外耳道上缘。

耳后线：经乳突垂直于基底线。

髁突线：经下颌骨髁突垂直于基底线。

上矢状线：连接眉间与枕外隆凸之间的头部正中线，K为中点；是上矢状窦的头皮投影，枕部稍偏右侧。

中央沟线：是中央沟在头颅的投影，为耳后线与上矢状线交点、髁突线与侧裂线的交点两点连线。

侧裂线：眼外眦与上矢状窦线后3/4点连线，为大脑外侧裂投影。

上项线：乳突与枕外隆凸边线，是横窦的头皮投影线。

冠状缝：自眉间沿矢状窦向后13cm处（成人）。

角回：位于耳上，优势半球的语言中枢。

翼点：颧弓上4cm、额骨额突后3cm。

以上这些解剖标志投影可供设计切口时参考。确定头皮切口大小取决于切口部位，应考虑肿瘤的大小、性质、深度、切除肿瘤的方法。头皮切口应大于肿瘤，尤其是对准备完整全切除的脑膜瘤，切口过小会造成肿瘤暴露和止血困难，甚至硬膜伪足的处理。头皮切口可呈曲线形、马蹄形、S形、直线形。

三、大脑表浅病变开颅手术切口设计

（1）发际内病变最直接的径路，手术切口设计考虑骨板开放范围覆盖住脑病变大小，切口线可以是马蹄形、弧形、直线形或S形。如果脑功能区表浅的病变，术前已经出现功能障碍，无法避开脑功能区，手术切口设计可以覆盖功能区。如果脑功能区较深部病变，可以选择侧方入路，从功能不太严重影响生活质量的脑钩回进入。

（2）发际外病变以前额病变最为影响术后美观，所以对这一范围内手术可采取选择性半冠或全冠手术切口，或者额横纹小切口，或者眉弓入路切口，后面两种切口都要求美容缝合。

四、小脑表浅病变开颅手术切口设计

选择正对病变的后正中或旁正中纵行手术切口即可，切口长度根据病变大小稍作调整，切口上极在上项线上1～2cm。如病变在小脑外侧，可选择乙状窦后切口。

五、脑深部和脑室病变开颅手术切口设计

1. 大脑深部病变

避开重要功能区和神经纤维束，以尽可能短的径路，优先选择额下和颞下手术切口。如病变在中线和大脑镰关系密切，也可选择非优势半球侧（可能是对侧）入路设计手术切口，或中线纵行直切口经胼胝体、穹隆间入路。

2. 侧脑室和三脑室病变

侧脑室病变选在经额角、颞角或三角区入路设计手术切口。三脑室病变，选择经中线纵行直切口经胼胝体、穹隆间入路。

3. 小脑深部病变

以后正中入路为主，因小脑的供血动脉大都源自椎基底动脉系统，首先要考虑控制病变供血。

4. 第四脑室病变

常规选择后正中切口，从第四脑室下方顶部进入切除病变部位。

六、颅底病变开颅手术切口设计

1. 颅前窝底

根据病变位置，选择同侧的半冠状或冠状切口，也可选择额外侧切口。如病变穿经大脑镰呈双侧生长趋势，可选择右侧（非优势半球侧）冠状或半冠状切口，如术前影像提示肿瘤病变和颅底或额部硬膜粘连甚至融为一体，可考虑冠切双额开颅。内镜下可选择经筛窦前颅底进入。

2. 鞍区病变

根据病变位置不同，手术切口选择有不同。如病变在蝶骨平台或在双侧视交叉间的第一间隙为主，选择半冠切口右额下或右额外侧入路。如病变在视交叉和颈内动脉之间的第二间隙或在颈内动脉外侧的第三间隙，选择额外侧或翼点切口。

3. 颅中窝底

选择颞下切口或眶颧入路切口。内镜下可经同侧上颌窦和侧颅底入路。

4. 岩斜区

选择颞下或乙状窦前入路切口。

5. 颅后窝病变

颅后窝病变包括斜坡区病变、桥小脑角区病变、颈静脉孔区病变，选择乙状窦前或后切口，适度调整切口长度和方向。

七、脑干手术开颅手术切口设计

1. 中脑病变

侧方或腹侧病变，选择颞下切口，经小脑幕入路。背侧或松果体区病变，选择后正中幕上、下联合入路，如患者可采取坐位，幕下入路即可。

2. 脑桥病变

腹侧和侧方病变，选择颞下切口，经小脑幕入路。侧方和背侧病变，可考虑脑桥小脑角切口和入路。

3. 延髓病变

选择远外侧、后正中或乳突后下的改良远外侧反“C”形切口。

第四节　神经外科手术中意外的原因及处理

为避免神经外科手术中意外情况发生，需要在术前全面地考虑手术中可能出现的异常情况，并做出预防对策；一旦手术中发生意外情况，应及时做出正确判断，果断决策和迅速处置，以避免不良预后。了解开颅手术过程中的意外情况产生的原因和处置方法，是神经外科医生需要掌握的基本功。

一、颅内病变定位偏差

（1）手术前应充分讨论，结合病史、神经系统体征和影像学资料，仔细确定脑组织、血管、颅骨、硬脑膜和病变的解剖关系，决定手术切口。在手术室内画线标头皮切口时应再次核对。

（2）最好能以本单位的影像学资料为依据手术，依据外单位影像学资料进行开颅手术时更须警惕。

（3）应该根据病变性质合理估计影像学资料采集时间，一般生长缓慢的颅内病变不应超过 3 个月，生长迅速的颅内病变不应超过 1 个月。如果患者出现新的临床表现，必须重新复查 CT 或 MRI，以避免误判病情。

（4）手术前，手术医生、手术护士和麻醉师应该有固定的沟通方式，明确手术部位、手术特点、手术预期时间和可能出现的意外情况，使手术团队了解手术基本情况。

（5）术中实时影像的应用更加有利于术中病变切除过程中的控制和发现意外情况原因。

二、病变定性诊断困难与错误

根据手术前的病史、神经系统功能缺损和影像学资料，颅内病变定性诊断符合率有所提高，但是仍有不能确定或与术前诊断不符合的病例：①肿瘤很小或肿瘤切除困难，使手术中获取病变标本困难；②病变的定性诊断与手术前估计不同。

由于病理学医师没有足够的临床资料和手术所见，病理标本选取存在问题，导致无法做出精确的诊断。为避免上述问题发生，神经外科医师应该认真地在申请单上填写患者手术前的详细临床资料和手术所见。必要时，神经外科医师与神经病理医师当面交流，提供更多的信息。当冷冻结果不能确定时，应该和病理科医师讨论协商，是否进一步手术切除病变，以减少与病理诊断有关的意外情况发生。

三、开颅手术中严重出血

为避免此类出血和控制术中出血，手术前医师应预见到手术中可能会发生的情况。对每一例颅脑手术，都应该给患者建立良好血管通路和液体（血液）支持，以备术中严重出血时使用。术中发生严重出血时，必须保证患者足够的血容量。另外，手术中发生重要血管意外破裂出血，医师首先需要镇静，谨防在慌乱中夹闭正常血管，甚至造成新的血管破裂出血。对不同的血管严重出血处理原则如下。

1. 大动脉意外破裂出血

幕上开颅手术中，特别是一些颅底肿瘤，出血有可能来自颈内动脉、大脑中动脉及前动脉等动脉意外破裂。此时，需尽快暴露并阻断该动脉的近端。采用临时动脉瘤夹阻断血管，不会造成血管内膜损伤。

2. 静脉窦破裂出血

在开颅过程中或切除病变过程中静脉窦可能损伤。手术前设计好手术切口，确定手术暴露的范围并清楚周围的解剖结构，按照规范方法开颅，可防止静脉窦意外破裂出血。虽然静脉窦出血可以很汹涌，但静脉压低，有时可以通过改变头位减少出血，以便准确发现出血部位。手术中硬脑膜静脉窦意外破裂出血，最简单的处理办法是用棉条直接压迫静脉窦破口。然后，去除可疑出血部位周围颅骨，便于暴露出血位置，从而有效止血。大多数幕上静脉窦不能结扎。在一些情况下，鞍旁的静脉窦、矢状窦的前 1/3 以及小脑幕缘的静脉窦可以考虑急性结扎，或手术前有脑血管造影证实静脉窦已缓慢闭塞则将其结扎没有风险，横窦和直窦不能结扎。

3. 硬脑膜剥离出血

悬吊硬脑膜，硬脑膜外的出血使硬脑膜从颅骨内板上逐渐剥离；或手术过程中切除颅内病变、放出脑脊液过快，颅内压迅速降低所致，个别情况还可能形成硬脑膜外血肿。有效的办法是设法恢复硬脑膜和颅骨紧密贴附。

4. 切除富含血管的病变出血

切除富含血管的血管母细胞瘤或脑巨大动静脉畸形时出血较多，特别是当手术前定性诊断有误，准备不够充分时。手术处理富含血管的病变，必须注意遵循一条原则，即争取整体切除病变，从病变边界周围的蛛网膜或正常脑组织分离。这样便于处理病变周边的小血管，同时也能较为方便地辨认病变的供血动脉。切除病变时，如果一旦进入病变内部，就会出现难以控制的大出血。这时应该迅速寻找病灶周边相对正常的脑组织，然后进行分离。有时需要快速切除病灶，但是快速切除病灶要冒一定风险，在此过程中受到很多因素的制约，如医师临床经验和手术基本功、病变的位置和类型，以及患者的全身状态（血压、心功能）等，要认真权衡利弊。

5. 凝血功能障碍

见本章第五节。

四、颅内压增高

开颅手术尚未结束，患者缓慢或者突然出现颅内压增高，表现为手术野空间缩小，脑组织肿胀甚至急性脑膨出，使手术无法继续进行。术前患者颅内压高，可导致术中出现脑膨出。

因此，若患者术前存在颅内高压，可采取措施减低颅压，如给予脱水、脑脊液引流等治疗，以控制升高的颅内压。在麻醉前用药和麻醉诱导阶段，避免使用使颅内压增高的药物。周边有脑水肿的颅内恶性肿瘤，术前应用激素可有助于减轻脑水肿，控制颅内高压，待药物发挥作用后再进行开颅手术；因脑室系统梗死，例如第三脑室或侧脑室内肿瘤，患者合并脑室旁水肿，切除肿瘤前可以先行脑脊液转流手术，以保证手术中颅内压不至于过高。

如果手术中出现没有预见到的颅内压增高，首先要想到的是产生这种情况的各种可能性，从而寻找进一步处置的措施。例如，在患者开颅翻开骨瓣时，突然出现颅内压力增高，应该考虑是否存在患者体位摆放过程中，患者头位不当或颈静脉局部压迫，或者患者血液中二氧化碳水平过高等问题。手术开始前和手术中出现颅内压增高，需考虑是否因过量补液使静脉压力升高而致。通气压力增加过高，有可能造成气胸或其他一些胸部疾患。使用甘露醇等利尿剂降低颅内压的同时，也可能因脱水后脑组织移位，从而导致颅内出血，造成颅内压比手术前还高。

如果是因为颅内出血造成颅内压增高，应首先探查手术区域。对于在脑内、肿瘤内或者囊肿内的出血，应迅速清除血肿和/或切除肿瘤。手术区域未发现血肿，应该警惕开颅部位对侧的出血，此时可以采用术中影像学检查，如术中超声确定有无远隔部位血肿及其他异常。若无术中影像检查手段，可关颅后立即行头部 CT 扫描，明确颅内情况，予以相应处置。

五、急性非手术区硬脑膜外血肿

急性非手术区硬脑膜外血肿属少见的颅脑手术并发症，发生在手术进行中或结束后数小时内。术野周边或远隔部位的硬脑膜外血肿，表现为术中急性脑膨出，术后苏醒延迟，甚至昏迷、脑疝，如果不能及时发现处理，将危及患者生命。

1. 临床表现

① 硬脑膜张力高，剪开硬脑膜困难。

② 剪开硬脑膜后脑膨出明显，高于骨窗边缘，经脱水、过度换气无改善。

③ 剪开硬脑膜时脑表面张力尚正常，但术中进行性脑膨出。

④ 切除肿瘤后，脑膨出缓解不明显，有些甚至逐渐加重。

⑤ 可有双侧瞳孔不等大等脑疝症状。

2. 共同特点

① 中青年患者，年龄15～45岁。本年龄段患者与儿童和老年人相比，硬脑膜与颅骨粘连不紧密，容易发生剥离移位。

② 患者术前大多数有高颅压症状，如肿瘤巨大、脑水肿严重或存在脑积水者。

③ 开颅骨瓣为中、大型，最大径6～10cm。

④ 颅内压增高患者手术前未经降颅压治疗，术中骤然掀开骨瓣。

3. 发生原因

患者高颅压、大骨瓣开颅时，在掀开骨瓣刹那，颅脑内外压力发生骤然变化，压力高的脑组织连带硬脑膜向压力低的骨窗方向移动，中青年患者硬脑膜与颅骨粘连不紧密，移位较大时，硬脑膜与颅骨之间的小血管断裂出血，由于开颅后颅内外压力差，血肿逐渐增大，硬脑膜不断剥离，形成硬脑膜外血肿，在较粗的脑膜动脉或静脉窦剥离断裂情况下，血肿可以迅速增加。颅内压增高、硬脑膜与颅骨粘连不紧，骤然减压使硬脑膜和脑组织较大移位造成血管断裂出血，是形成血肿的条件。

其他可能原因如下：

① 开颅时，四周未妥善悬吊硬脑膜，减压后硬脑膜塌陷或悬吊牵拉硬脑膜造成硬脑膜剥离、血管断裂形成血肿。骨缘附近止血不满意，压迫止血造成出血流入硬脑膜外，均可能导致术野周边硬脑膜外血肿。

② 头架使用时用力不当或选择位置不当，头架钉刺破颅骨内板或造成颅骨内板骨折，血管断裂出血，形成血肿。急性非手术区硬脑膜外血肿可以发生在术野周边，也可以发生在手术区域远隔部位，以往归咎于头架放置不当，头架钉刺破颅骨所致。

4. 预防

对于颅压高的患者术前应予以脱水治疗；术中切头皮时给予甘露醇降压；合理选择骨瓣大小，采用微创小骨瓣使脑膜脑组织无移位空间，可减少本并发症；囊性肿瘤应先钻孔穿刺，缓慢放出囊液后，再锯开骨瓣；脑积水患者术前应穿刺侧脑室并缓慢放出脑脊液，使压力均匀缓慢降低后再开颅。

术中发生无法解释的急性脑膨出，除了应探查术野周边有无硬脑膜下血肿外，还应注意骨窗四周硬脑膜有无塌陷变软，并查看瞳孔大小，必要时立即行急诊CT检查，及时发现和清除血肿，避免延误病情。对于术中虽然有脑膨出但并不严重，或经脱水、内减压缓解者也不能放松警惕，一旦术后苏醒迟缓，出现颅内压增高症状，甚至昏迷、脑疝，应立即复查CT。

第五节　神经外科手术后监护

由于各种麻醉药物的残存作用、手术创伤、失血失液及其他治疗用药的影响，患者的主要生理功能尚未完全恢复，手术后容易发生各种术后并发症。不同的肿瘤类型、不同的手术部位，患者在麻醉复苏后会出现不同的临床表现，需要得到严密监护，以及时发现问题，给予正确有效的处理，最大限度地保护患者的神经功能，改善其预后。

一、监护内容

（1）常规监测　心电图、无创血压、脉搏、血氧饱和度、体温、输液量、尿量、引流量。

（2）特殊监测　瞳孔、中心静脉压、有创血压监测、血常规、电解质监测、血气分析、呼气末CO_2监测、CT检查、脑电双频谱指数（BIS）监测。

（3）神经系统功能监测　颅内压、神经电生理、经颅多普勒超声等监测。

二、常见并发症与处理

（1）呼吸系统并发症　神经外科手术麻醉常使患者呼吸功能受到不同原因和不同程度的影响。呼吸功能障碍主要有脑神经功能不全、气道保护性反射异常、气道机械性梗阻和中枢性呼吸肌无力。脑神经在吞咽和气道保护中的作用见表3-5-1。

表3-5-1　脑神经在吞咽和气道保护中的作用

脑神经	在吞咽和气道保护中的作用
三叉神经（Ⅴ）	咀嚼肌，正常下颌活动
面神经（Ⅶ）	口腔感觉
舌咽神经（Ⅸ）	触发吞咽反射
迷走神经（Ⅹ）	声带运动和感觉，声带与咽的协调，颈部食管的运动
舌下神经（Ⅻ）	舌的运动

① 舌后坠引起上呼吸道梗阻　常见原因是全麻和/或神经肌肉阻滞恢复不完全，气道本身及外部肌肉张力降低和不协调。主要发生在麻醉较深、肢端肥大症的垂体腺瘤和寰枕畸形的患者。解决方法是托下颌、放置口咽或鼻咽通气道、给予麻醉拮抗药物，如仍不能缓解可行气管插管或气管切开术。

② 血液、分泌物或呕吐物堵塞气道　垂体腺瘤经口鼻蝶或经单鼻孔入路手术、颅底手术、额窦开放手术等术野的血液，口腔内分泌物，以及术后呕吐物均可流至患者的口咽部造成气道堵塞。解决方法是掌握拔管时机，待患者吞咽、咳嗽等保护性反射消失及意识清醒后拔管。

③ 喉痉挛　多由术前长期大量吸烟、上呼吸道感染、吸痰或放置口咽通气道诱发。轻度喉痉挛通常在解除局部刺激，头后仰，去除口咽放置物，加压吸氧后会自行缓解。严重者需注射肌松剂及插管。

④ 气道水肿　神经外科手术气管内插管时间长，术中输液输血多，头低位或俯卧位手术，特别是小儿和肥胖患者、插管困难反复操作的患者尤易发生。解决方法是纯氧吸入，雾化吸入肾上腺素，如效果不佳应考虑再次插管。

⑤ 低氧血症　原因有通气和换气功能不全，通气血流比例（V/Q）失调。低氧血症的肺外因素包括：过度通气减低颅内压；低碳酸血症可减少静脉回流和回心血量，增加肺内分流；低血容量或心肌抑制导致的低心排量可造成低氧血症。神经外科颅底或脑干部位手术、脑外伤等手术，可能影响呼吸中枢，术后呼吸变化，发生低氧血症。神经外科患者麻醉恢复期意识状态恶化时首先应保护好气道，甚至行经口或经鼻气管内插管，因为神志不清导致气道梗阻性低氧血症和误吸风险增加。颈部手术包括颈动脉内膜剥脱术及颈椎的脊髓脊柱手术，术后要更加关注呼吸道。

（2）循环系统并发症　血压过高或过低均会影响神经功能预后。根据患者术前状况以及手术情况与医师讨论确定目标血压范围。既要避免血压过高造成术后脑出血或高灌注综合征，又要避免血压过低造成脑组织灌注不足。如患者术后高血压无颅内高压，可积极控制血压以减少脑肿胀和脑出血；如患者存在颅内高压，降血压要慎重。低血压发生的原因大多是低血容量以及颈髓或高位胸髓损伤后的神经源性休克。前者可以进行容量补充，后者可以进行谨慎的液体治疗并应用血管活性药物。

（3）术后恶心、呕吐　神经外科因手术时间长，部分患者术前存在颅内高压，术后恶心、呕吐的发生率较高。发生原因：手术操作使脑组织出现水肿及血液循环导致颅内压增高引起呕吐；脑室肿瘤手术时冲洗液或血液对脑干呕吐中枢刺激，手术牵拉脑干等情况患者术后易发生恶心呕吐。为了减少拔管所致的呛咳反应，通常在麻醉较深时拔除气管导管，此时气道的保护性弱，恶心呕吐使患者误吸的风险增加。

三、不同手术部位监护

（一）颅脑创伤手术后监护

（1）首先应注意建立和维持气道通畅、充分通气和循环支持，进行神经功能检查和GCS评分。

（2）低氧血症发生可能与并发气道损伤、肺损伤、误吸、饮酒及其他药物引起的呼吸抑制等因素有关，应维持机械通气供氧。

（3）及时处理低血压，低血压患者应视病情给予补液输血。颅脑创伤患者输入液体种类（晶体液或胶体液）依然存在争议。维持血浆渗透压，生理盐水是理想的液体，葡萄糖可加重损伤应避免使用，患者存在贫血应予输血。

（4）损伤的脑组织可能因低氧血症和低血压引起继发损伤。一旦发现颅内高压对治疗无反应时，应立即行CT检查，根据CT检查结果制订手术方案。

（二）幕上肿瘤手术后监护

（1）头部抬高15°～30°，有利于静脉回流，降低颅内压。

（2）重点监测颅内压升高程度、肿瘤大小和部位以及脑水肿的程度。

（3）应用甘露醇有利于减轻脑肿胀，颅内肿瘤瘤周水肿明显的使用糖皮质激素可减轻脑水肿，改善颅内高压症状。

（4）根据术中出血量以及患者的心肺功能，常规选用动脉压有创监测。

（三）颅内动脉瘤手术后监护

动脉瘤再出血是动脉瘤破裂最严重的并发症之一。应用降压药和镇静药控制血压的升高，同时避免发生低血压，加重缺血性脑损伤。维持血压在正常水平高限，避免脑血管痉挛。

（四）动静脉畸形手术后监护

术后血压调整是关键。大多数患者，维持脑灌注压（CPP）在60～70mmHg，常用的抗高血压药物包括β受体阻滞药（艾司洛尔、美托洛尔）、钙通道阻滞剂（尼卡地平和尼莫地平）、直接动脉扩张药（肼苯达嗪）。必要时用硝普钠降低难治性高血压，以降低灌注压突破综合征和脑内出血的危险。

（五）垂体腺瘤手术后监护

（1）经鼻蝶手术后防止血液、分泌物或呕吐物堵塞气道。

（2）垂体腺瘤术后表现为多尿、血浆渗透压增高及高钠血症，尿渗比重通常低于1.005。

（3）治疗应用低渗液体，液体量大约为尿量的2/3，也可以选用0.5%的氯化钠盐水。

（六）颅后窝手术后监护

（1）最为常见的是高血压和心动过缓，也可以见到低血压合并心动过缓或心动过速，应严密监测循环指标及心电图变化，血流动力紊乱表明脑干受到牵拉。

（2）颅后窝手术可损伤各对脑神经，第Ⅴ对脑神经损伤时角膜感觉缺失，应注意预防角膜干燥；第Ⅸ、Ⅹ、Ⅺ对脑神经损伤，应重点考虑支配气道运动及感觉神经损伤，口咽和喉部感觉传入神经功能缺失以及口咽及声门运动肌肉控制失调可导致患者误吸。舌下神经损伤后不能伸舌同样增加了气道管理难度。

（3）麻醉降低对气道的保护作用容易引起气道阻塞。麻醉苏醒后应慎重选择拔管时机，依据颅后窝水肿的程度以及脑神经损伤的客观评估结果而定。

（七）脊髓损伤手术后监护

脊髓损伤对于心血管系统的影响取决于损伤的水平。

（1）脊髓损伤水平低于T6时，由于静脉回流减少及血管扩张产生的低血压是最严重的后果。

（2）脊髓休克通常发生在T6水平以上的横贯性损伤，临床表现为运动感觉功能完全丧失及自主神经功能不全。交感神经功能的丧失使动静脉张力减低，静脉回流减少，伴随心排血量减低，导致血压下降。心脏交感神经纤维（T1～T4）的中断导致心脏收缩性减低和心动过缓，心率的恢复通常需要3～5周的时间。脊髓休克患者的低血容量应及时恢复。

（3）对于高位脊髓损伤的患者，应注意防止过度灌注血容量引起肺水肿及心功能失代偿现象。急性脊髓损伤患者会出现肺水肿。损伤时神经源性肺水肿是由于强烈的交感神经冲动发放。由于心肌收缩力减低和过度输液还会出现心源性肺水肿。

（4）70%的颈部和上胸段脊髓损伤的患者发生肺炎，肺炎还可以发生在损伤初期由于胃内容物反流误吸。

（5）脊髓损伤患者可以出现外伤导致血胸、肺挫伤、气胸和肋骨骨折，这些损伤可能导致延长机械通气而撤机困难。

（八）介入治疗手术后监护

介入神经放射治疗手术后监护包括患者制动、监测血压和CO_2分压、抗凝及并发症的治疗（表3-5-2）。脑动脉血栓形成或远端血管栓塞是神经放射介入治疗严重的并发症，需进行神经系统评估，同时调整血压。

表 3-5-2 介入神经放射治疗及主要监护要点

手术		监护要点
血管畸形栓塞治疗	颅内动静脉畸形(AVM)	控制性降压,术后正常,灌注压突破
	硬脑膜 AVM	控制性高碳酸血症
	颅外 AVM	控制性高碳酸血症
	脑动脉瘤	动脉瘤破裂,控制血压
闭塞性脑血管病球囊扩张血管成形术		脑缺血,控制性高血压合并冠心病
继发于动脉瘤 SAH 的脑血管痉挛的球囊血管成形术		脑缺血,控制血压
大动脉瘤及颅底肿瘤的颈动脉闭塞治疗		脑缺血,控制血压

第六节 神经外科手术临床处理流程

一、手术前准备

(1) 复习患者病史、症状、体征和辅助检查。

(2) 术前讨论,手术切口及入路的确定。

(3) 手术知情同意书。

(4) 安排手术时间。

(5) 备血。

(6) 其他术前准备。

二、手术中准备

(1) 选择手术中需要的影像学资料。

(2) 同麻醉医师及护士核对患者、侧位、切口。

(3) 神经导航手术计划(选择应用)。

(4) 糖皮质激素(选择应用)。

(5) 抗癫痫药(选择应用)。

(6) 预防应用抗生素。

(7) 向麻醉医师告知可能出现的术中情况。

(8) 插导尿管。

(9) 开放(深)静脉通路。

(10) 监护仪(麻醉监护仪、神经电生理和血管监护仪)。

(11) 手术中可能用到的特殊器械有超声吸引器、神经导航、神经内镜、C 形臂 X 线机等外科器械。

(12) 头皮术野准备(备皮,消毒)。

(13) 设计切口及确认皮瓣位置、范围(可在进入手术室前完成)。

(14) 患者体位:头架固定头部,避免压迫身体突出部位。

(15) 铺巾。

(16) 医务人员尽量避免与血液接触。

(17) 遵守手术室制度(不得喧哗,限定参观人数等)。

三、外科切除

(1) 手术入路。

（2）切除范围。
（3）避免并发症。

四、手术后注意事项

1. 早期（48h 内）注意事项

（1）生命体征及神经系统体征变化状况。
（2）手术部位出血。
（3）脑肿胀及程度，评价颅内高压情况。
（4）神经功能缺陷。
（5）与患者家属交流。

2. 晚期（48h 后）注意事项

（1）脑积水。
（2）感染。
（3）静脉炎和肺栓塞。
（4）伤口愈合。
（5）与患者家属交流。

第七节　神经外科手术常见并发症

神经外科手术并发症多发生在手术后 7 日内，手术结束至 48h 为早期并发症（表 3-7-1），48h 以后为晚期并发症。有些术后并发症较轻，可治愈；而有些并发症严重，甚至可造成患者死亡。常见并发症包括颅内压增高、颅内出血、感染、脑积水、脑脊液漏、脑缺血、凝血功能障碍和代谢紊乱等。

表 3-7-1　神经外科手术后早期并发症

并发症	处理
蛛网膜下腔/脑室内出血	蛛网膜下腔脑脊液引流
蛛网膜下腔出血后血管痉挛	维持血容量和脑灌注压
手术部位脑脊液漏	检查手术切口，补充缝合；脑脊液引流，要求恰当的体位
呼吸功能不全	严重时气管内插管，呼吸机辅助呼吸
癫痫发作	排除出血刺激大脑皮质，抗癫痫治疗
低血压	检查血红蛋白后补充液体或输血

一、颅内压增高

开颅手术后颅内压增高使脑灌注压降低，严重时影响脑代谢，一旦发生脑疝，将危及患者生命，因此需及时发现和处理术后颅内压增高。

1. 发生原因

（1）二氧化碳潴留　拔除气管插管后，由于麻醉药、麻醉性镇痛药和肌松药等可能抑制中枢性或外周性呼吸功能，可能发生通气不足，导致血二氧化碳分压升高，引起脑血管扩张、颅内压升高。患者表现为意识淡漠、反应迟钝。纠正方法是立即进行过度换气。当血二氧化碳分压低于 20mmHg 时，脑血管收缩后颅内压降低。预防：拔除气管插管后，如果患者术前呼吸功能差，或合并肺部感染应监测血气指标，需及时纠正。

过度换气降低颅内压的效果，取决于脑血管对二氧化碳浓度的反应。脑损伤和脑血管病变，血管反应性降低，此时单纯过度换气并不能降低颅内压，需同时应用脱水剂和糖皮质激素。

（2）术后血肿　开颅术后血肿是术后颅内压升高常见原因，出血多发生在术后几小时到几天。因出血量或出血部位不同出现不同临床表现，包括意识障碍、瘫痪、瞳孔变化等。预防：手术后严密观察病情变化，应及时行头部 CT 扫描。颅内血肿较大或已经造成颅内压过高时应及时手术清除。

（3）静脉回流受阻　静脉回流受阻也会引起颅内压升高：如阻断 Labbé 静脉后颞叶脑组织肿胀，甚至发生淤血性脑梗死，严重时可形成颞叶钩回疝；术中或术后患者头位不当或颈静脉局部压迫，影响静脉回流；心肺功能不良或充血性心力衰竭使静脉回流不畅，也可发生脑水肿。预防：中心静脉压监测或放置 Swan-Ganz 导管，有助于及时发现静脉回流障碍，防止脑水肿的发生。

（4）发热　患者发热，脑血流和脑代谢都会增加，颅内压亦会随之升高。如颅内同时存在积气，升高的体温使积气体积膨胀，会加剧颅内压增高。预防：术后早期患者高热，应及时明确发热原因，采取积极措施降低体温。

（5）脑积水　局部脑室扩大和交通性脑积水都会使颅内压升高。预防：术后头部 CT 和 MRI 检查可明确诊断脑积水原因，为治疗提供依据。

（6）脑水肿　脑水肿与手术中脑组织暴露时间长、牵拉脑组织、损伤脑动脉、静脉回流不畅等有关。脑水肿多发生于术后 2～3 天，一般要持续 1 周。年轻患者手术后脑水肿发生较早，术后当天即可出现。单纯局限性脑水肿经脱水和糖皮质激素治疗可好转。广泛脑水肿或合并脑出血、患者意识恶化、保守治疗无效时应去骨瓣减压。

（7）脑血管自动调节功能障碍　脑血管处于麻痹状态，随血压升高被动扩张，颅内血容量增多，颅内压升高。这种异常多见于脑外伤、巨大动静脉畸形及血二氧化碳蓄积。颈动脉内膜剥脱术暂时阻断颈动脉血流，当血流恢复后，脑组织可能发生反应性充血，出现脑过度灌注综合征，引起脑肿胀甚至脑出血。

2. 预防

开颅术后颅内压增高的临床表现与一般颅内压高无差异，但由于患者术后短时间内仍受麻醉药物的影响，临床判断术后早期颅内压增高有一定困难。颅内压监测（ICP monitoring）可客观反映出颅内压变化，有助于及时发现颅内压升高。

二、血肿

血肿是颅脑手术后严重并发症。颅内可代偿空间有限，20～30mL 血肿即可造成病情恶化，发现或处理不及时对患者术后康复极为不利，甚至危及患者生命。

1. 发生原因

（1）术中止血不彻底　这是发生术后颅内血肿最常见的原因。神经外科手术止血比较困难，病灶切除后止血不彻底，肿瘤部分切除，肿瘤残面出血，动静脉畸形有残存等，都会造成硬脑膜下或脑内血肿。慢性硬脑膜下血肿穿刺引流和颅内压监测装置也会引发脑内血肿。

（2）脑静脉血回流受阻　术中过度牵拉脑组织，损伤主要静脉，如颞下入路损伤 Labbé 静脉，术后脑组织发生淤血性坏死。这种血肿多发生于脑内，同时伴有脑挫伤。

（3）头皮颞肌止血不彻底或颅骨板障渗血　关颅过程中血液流入骨瓣下、硬脑膜悬吊不确实、硬脑膜剥离等都可能造成术后硬脑膜外血肿。因此在开关颅过程中应严格止血，妥当悬吊硬脑膜，注意防止硬脑膜的过度剥离。板障渗血处用骨蜡封堵。

（4）皮质引流静脉断裂　多发生于术前伴有颅压增高患者，如切除颅后窝肿瘤后脑脊液梗阻解除、颅内压骤然下降，幕上脑组织塌陷，皮质引流静脉断裂，出现远隔手术区部位血肿。为防止此类情况发生，术中注意放脑脊液时不宜过快，量不宜过多。

（5）凝血功能异常、脑动脉硬化、糖尿病均可使术中止血困难，易发生术后血肿　患者术前肝功能异常，手术前长期服用阿司匹林等抗凝血药物，刚接受完化疗的患者免疫功能和骨髓功能受到抑制，都可能影响患者的凝血功能，容易发生术后血肿。患者术中发生弥散性血管内凝血（disseminated intravascular coagulation，DIC）可导致脑内多发性出血，止血困难。血生化检验，血纤维蛋白原减少，纤维蛋白降解产物增多。手术中大量输血发生溶血反应，也可以导致凝血功能障碍。患者合并高血压和动脉硬化，也是术中止血困难的重要原因。对于各种可能影响凝血功能的合并症，术前应给予适当治疗。

（6）手术中止血方法不当　如过分依赖止血药物，可能造成手术后血肿。

2. 临床表现

开颅术后血肿可以发生在头皮帽状腱膜下、硬脑膜外、硬脑膜下和脑内。开颅手术后血肿多发生在手术后 3 天内，个别病例可发生在手术后 1 周，如颅内大动脉（颈内动脉）破裂应用生物胶修补。早期术后幕上血肿表现为手术结束后患者迟迟不醒；或术后患者已清醒，继之意识逐渐变差；肢体运动障碍，病理征阳性。颅后窝术后血肿病情变化快，患者可能突然呼吸停止。

3. 不同部位术后血肿处理

（1）帽状腱膜下血肿　术中仔细止血，帽状腱膜下血肿多可以预防。肌肉血管和头皮主要动脉（如眶上、颞浅、枕动脉）出血是帽状腱膜下出血的主要来源。为彻底止血，头皮应双层缝合，帽状腱膜缝合针距为 1cm，头皮或皮下缝合可防止皮缘渗血。少量出血帽状腱膜下血肿可吸收，出血量较多时可穿刺抽出积血然后加压包扎。手术后如敷料无渗血，24h 内可不更换敷料，以保证头皮止血效果，避免伤口污染。

（2）硬脑膜外血肿　开颅时骨瓣边缘应用骨蜡止血，沿骨窗四周悬吊硬脑膜是防止发生硬脑膜外血肿的可靠措施，如果开颅时不及时悬吊硬脑膜，手术过程中出血会流入硬脑膜外形成血肿，减少硬脑膜受压现象。

（3）硬脑膜下/脑内血肿　肿瘤切除后关闭硬脑膜前止血不彻底，血肿位于硬脑膜下和脑内肿瘤残腔；术中主要静脉损伤或牵拉脑组织过重，脑组织挫伤较重，血肿多在硬脑膜下和/或脑内；脑积水患者经侧脑室-腹腔分流术后，或伴脑积水的颅后窝肿瘤切除后，脑脊液引流过度，脑组织塌陷移位，大脑皮质桥静脉断裂，可发生远隔部位硬脑膜下血肿，表现为术中脑急性膨出，需立即探查术野，如未见异常迅速关颅后行 CT 检查。术后颅内血肿量较大（幕上血肿 30mL，幕下血肿 10mL），占位效应明显，需立即手术清除血肿。术后少量硬脑膜下血肿，患者无临床症状，可严密观察，血肿可自行吸收。

（4）脑室内血肿　脑室内手术止血较脑表面止血困难，脑室内止血尽量采用电凝和止血纱布。脑室内手术术后可放置引流管。脑室内出血会造成脑脊液循环受阻或脑脊液吸收障碍，形成术后脑积水。

4. 预防

（1）手术前检查患者心血管功能和凝血功能，术前评价时应详细询问病史，要求血小板计数、凝血酶原时间和部分凝血活酶时间等指标正常。如患者凝血功能异常应及时纠正。

（2）针对不同组织采用正确止血方法，每一步手术操作都应彻底止血后再继续进行下一步操作。

（3）严格执行开、关颅技术操作规范，正确应用止血材料。

（4）病灶切除后仔细止血，使用生理盐水冲洗术野，对任何微小的出血（形如“冒烟”）都应寻找来源，认真处理，直到冲洗生理盐水清澈。

（5）关闭硬脑膜前应用生理盐水将硬脑膜下间隙充满，置换出颅内积气。

（6）血压控制。关颅时应将患者血压恢复接近患者术前血压水平。

（7）注意释放脑脊液速度。施行脑积水分液术或伴脑积水颅后窝肿瘤切除术，不要快速放出脑脊液。侧脑室-腹腔分流术采用压力适当分流管。颅后窝开颅术后严格缝合硬脑膜，防止脑液外溢。

（8）术后运送患者时应小心搬动患者头部，避免头部强烈震动。

三、气颅

开颅手术打开硬脑膜和蛛网膜后空气进入颅腔，关闭硬脑膜后蛛网膜下腔和硬脑膜下腔集聚一定量气体，称为气颅（pneumocephalus）。

1. 发生原因

开颅术后气颅可见于幕上和幕下开颅手术患者，采用坐位手术时更多见。缝合硬脑膜时术野中气体置换不充分，术中额窦、乳突气房开放，以及术后脑脊液漏，都可能导致出现颅内积气。

2. 临床表现

通常开颅手术后 CT 检查会显示颅内少量积气，很少造成脑移位，几天后气体可自行吸收，一般不会加重病情。但术后颅内积气过多，患者术后发热或合并脑水肿，会促进颅内压增高。颅内积气达到一定量时可引起占位效应，患者出现临床症状，称为张力性气颅，患者表现为淡漠和麻醉苏醒缓慢。CT 表现为术野低密度区可合并少量出血，脑中线移位或脑室受压。出现张力性气颅可钻孔穿刺将气体释放出来。

3. 预防

为减少术后颅内积气，缝合硬脑膜时应由低位到高位，缝合硬脑膜前最后一针打结时，用生理盐水填满硬脑膜下腔以充分置换出积气。出现张力性气颅，穿刺释放颅内积气，无效时应开颅放出积气重新缝合硬脑膜，并修补开放额窦和乳突气房。

四、感染

开颅术后感染分为直接感染和间接感染。直接与手术相关的感染有头皮切口感染、脑膜炎、脑脓肿等神经系统感染。另外，开颅手术后还可发生呼吸系统、泌尿系统感染，以神经系统感染最严重，可能发生在术后 30 天内；体内有植入物（如分流管、人工颅骨）的，甚至术后 1 年内仍可能发生感染。

（一）与开颅手术相关感染

1. 切口感染

发生于头皮和帽状腱膜。帽状腱膜缝合不良、皮下缝线残端过长、遗留头皮缝线未拆等，是造成伤口感染最常见的原因。手术后去骨瓣减压、硬脑膜缝合不严（经岩骨入路）、脑脊液外溢，是造成伤口感染的重要诱因。枕下中线入路，特别在儿童枕骨隆凸处头皮较薄，如帽状腱膜缝合不良也易发生伤口感染。伤口感染早期症状多不明显，数日后头皮红肿，患者发热，外周血常规白细胞增高。可做伤口分泌物细菌培养，选用适当抗生素。如伤口经久不愈，拍头部平片或CT骨窗扫描，确定是否存在颅骨骨髓炎。若为骨髓炎应及时去除骨瓣，伤口会很快愈合。

2. 细菌性脑膜炎

细菌性脑膜炎与手术室环境、无菌手术技术紧密相关。病原菌可来自皮肤、手术器械、植入异物（如脑室分流管或手术区引流管）。开颅时鼻窦和乳突气房开放，潜伏细菌可能成为感染源。术后化脓性脑膜炎多发生在术后3天，患者突然高热，颈强直，精神淡漠，脑脊液白细胞数增多，氯化物、糖定量降低，蛋白质含量增高。脑脊液应行细菌培养，针对细菌对抗生素敏感程度，选用透过血-脑屏障能力较强的抗生素控制颅内感染。定时腰椎穿刺放出炎性脑脊液，脑室炎可行脑室外引流，引流出感染脑脊液。颅内存在异物（分流管）时，化脓性脑膜炎治疗极为困难，必要时应去除。急性化脓性脑膜炎治疗不及时或细菌对抗生素耐药、慢性脑膜炎治疗困难。因此预防化脓性脑膜炎发生尤为重要，方法是：改进手术室无菌环境，手术室应有层流净化空气系统，使术野区域几乎无尘埃，减少手术间空气中细菌，可有效减少颅内感染；严格无菌手术操作；为预防术后化脓性脑膜炎，无菌手术可采用通过血-脑屏障好的抗生素（如头孢曲松类），于手术前半小时快速静脉滴注，整个手术过程可保证高血药浓度，手术超过4h，可再补充一次剂量，患者术后不再使用抗生素；术中尽量减少暴露范围，提倡微骨窗入路，缩短手术时间；关颅前用生理盐水反复冲洗术野；尽量不放置引流管（条），如放置引流管，术后也应尽早拔除；严密缝合硬脑膜、帽状腱膜，防止脑脊液漏。

3. 硬脑膜外积脓

硬脑膜外积脓局限于硬脑膜外腔，多伴游离骨瓣骨髓炎。如硬脑膜缝合不严，感染可能向硬脑膜下扩散。患者表现为局部炎症和体温升高。开颅手术后切口长期不愈合者，需拍头部X线片，以排除颅骨骨髓炎。CT检查可见硬脑膜外有占位征象。硬脑膜外积脓妨碍骨瓣愈合，除应用抗生素治疗外，必要时需去除骨瓣，清除硬脑膜外积脓，刮除炎性肉芽组织，彻底清创。

4. 开颅术后脑脓肿

多与脑室引流管和硬脑膜下引流管的放置时间较长有关。患者表现为发热、癫痫，怀疑脑脓肿时应及时行CT或MRI检查。确诊为脑脓肿的可进行抗感染治疗，待脓肿局限后或伴有颅内压增高时手术切除脓肿。

5. 无菌性脑膜炎

无菌性（或称非细菌性）脑膜炎，在各种开颅术后均可发生，头痛、颈抵抗、恶心和呕吐及精神状态改变等与细菌性脑膜炎无区别。无菌性脑膜炎脑脊液白细胞计数较低，发病机制尚不清楚，多数人认为是由于非细菌性物质（如血液或肿瘤内容物）对脑膜造成了刺激。无菌性脑膜炎康复过程差异很大，有些患者需很长时间，抗生素对缩短病程帮助不大，采用激素治疗病情可以得到缓解。

（二）肺部感染

肺炎是开颅术后常见的严重并发症。麻醉诱导时患者误吸、术后患者意识不清、后组脑神经麻痹、长期卧床等都是造成肺炎的重要诱因。术前伴有慢性阻塞性肺疾病的患者术后更易发生肺部感染。术后肺炎影响患者气体交换，造成缺氧，继而加重脑水肿。为降低术后肺炎的发生率，应注意以下几点：术后拔除气管插管时应彻底吸除口腔和气管内分泌物，防止误吸；伴有后组脑神经损伤，咳嗽反射差、吞咽发呛者应注意吸痰；患者意识差应及早行气管切开；术后病情允许让患者采取半卧位；鼓励患者早日下床活动。发生肺炎后应进行痰培养，使用敏感抗生素。定时雾化吸入和翻身叩背是治疗肺炎的重要辅助措施。

（三）泌尿系感染

慢性泌尿系感染是术后泌尿系感染的主要诱因，术前应彻底控制。发生泌尿系感染后，除全身应用抗生素外，还可进行膀胱冲洗。

（四）败血症

身体各部位感染均可导致败血症，静脉和动脉插管维持时间过长亦可诱发败血症。长期保留在患者体内的静脉通道（周围性或中心性），必须定期更换导管。一旦出现不明原因发热应考虑拔除导管，拔除导管尖端行细菌培养对判断感染原因有帮助。

五、脑脊液漏

1. 发生原因

开颅术后脑脊液漏是指脑脊液通过硬脑膜漏口流入筋膜下间隙的过程，容易发生切口和脑膜感染。严密缝合硬脑膜是预防脑脊液漏的关键。开颅时额窦开放未能用骨蜡封闭好、硬脑膜缝合不严密，会发生脑脊液鼻漏。桥小脑角手术时乳突气房开放，脑脊液可沿耳咽管流至鼻腔，出现脑脊液鼻漏。脑脊液耳漏，只有鼓膜破裂时脑脊液才会从外耳道流出。预防脑脊液漏的方法是以骨蜡封闭乳突气房和额窦，严密修补硬脑膜。开颅去骨瓣减压术后，颅内压仍高会出现脑脊液自伤口外漏，此时单纯补缝头皮漏口处或应用静脉脱水剂是不够的，腰椎穿刺置管持续脑脊液引流，有利于切口愈合。

2. 诊断

鼻孔流出的脑脊液糖定量检查在 1.9mmol/L（35mg/dL）以上者有助于脑脊液鼻漏的诊断。高分辨率三维 CT 成像技术行颅底重建可明确漏口部位。CT 脑池造影可发现脑脊液的漏口。

3. 治疗

腰椎穿刺置管持续脑脊液引流，保持头高位，可有效减少脑脊液渗漏，促进漏口愈合。术后脑脊液漏合并脑膜炎时应给予抗感染治疗。伤口渗出脑脊液，则需重新严密缝合伤口。脑脊液丢失过多会引起低颅压，应注意补充液体。如反复引流数日渗漏未减轻，则需手术修补漏口。漏口修补办法：原切口开颅探查，用蜡重新封闭乳突气房或额窦，严格修补并缝合脑膜。

六、脑梗死

脑梗死分为全脑梗死和局灶性脑梗死。

1. 发生原因

（1）老年人脑动脉硬化、脑侧支循环功能较差、动脉硬化血管内栓子脱落，均可引发术后缺血性脑梗死。

（2）术前1个月内短暂性脑缺血发作（TIA）发作2次以上者，提示患者血流动力学状态不稳定。术前低血压（BP＜最高血压的85%）、高碳酸血症（$PaCO_2$＞45mmHg）、低碳酸血症（$PaCO_2$＜35mmHg）、血细胞比容的减少、贫血等，都是诱发缺血性脑梗死的危险因素。

（3）控制性低血压、脑血流降低也会发生术后脑梗死。

（4）术中脑压板应用不当会造成局灶性脑梗死。牵拉脑组织时间过长，受压脑动脉闭塞，局部脑血流量降低，从而引发脑缺血。CT检查可见脑组织点片状出血和脑水肿。

（5）术中损伤主要脑动脉及其穿支。肿瘤分离和切除过程中，损伤肿瘤周围动脉穿支或止血不当，伤及主要脑动脉（如大脑中动脉分支），是造成术后脑梗死的重要原因。颅后窝手术损伤椎-基底动脉的终末支，导致小脑或脑干梗死，术后将出现严重脑干梗死综合征。小脑梗死后脑水肿压迫脑干，术后病情会急剧恶化，多见于听神经瘤手术。及时行脑室穿刺脑脊液引流，必要时开颅切除坏死液化脑组织，可挽救部分患者生命。手术切除额、颞叶胶质瘤时，大脑中动脉可能被肿瘤包裹，造成大脑中动脉或分支误伤，手术后可出现基底核或内囊脑梗死。切除蝶骨嵴或鞍区脑膜瘤，肿瘤与颈内动脉、大脑前动脉、大脑中动脉相邻，操作不注意会伤及。颅内压明显升高，脑灌注压不能随之升高使脑灌注不足，会发生广泛性脑梗死，CT显示大面积低密度病变，药物治疗无效时应去骨瓣减压。大脑前动脉和大脑中动脉及其分支受损后会出现相应部位脑梗死。

（6）术中损伤重要静脉。重要脑静脉损伤可由其他侧支静脉代偿，侧支静脉代偿不足时，可因血细胞渗出引起脑水肿和脑内出血，最终出现出血性脑梗死。出血性脑梗死部位和程度与引流静脉引流范围及侧支静脉多少有关。术中短时间内大量脑脊液流失，脑组织移位使引流静脉扭曲，也可造成出血性脑梗死。影响侧裂静脉，如经翼点入路夹闭动脉瘤、额颞部胶质瘤切除术等手术，手术后会发生脑水肿，患者出现偏瘫（失语），甚至意识障碍。幕上脑膜瘤切除手术时损伤中央静脉，手术后也会发生严重脑水肿。颅后窝静脉系统侧支循环较丰富，因静脉移位梗阻引起脑梗死发生率较低。通畅的横窦被阻断，术中可出现小脑肿胀和小脑膨出，应立即切除小脑外1/3，避免脑干急性受压，造成严重后果。

（7）其他术中患者颈静脉被压使静脉回流不通，患者心功能不全，女性患者口服避孕药和产褥期血液高凝状态等，都是造成开颅术后脑梗死的原因。

2. 诊断

术后脑梗死多发生在术后2～3天。患者意识恍惚，严重者可昏迷，出现肢体运动障碍，伴有颅内压增高时甚至可能发生脑疝。头部CT检查与术前相比，出现新的低密度病灶。

3. 预防

（1）麻醉　术中维持正常血压，输入适当的液体，维持正常血气，纠正贫血等，都是预防脑梗死发生的重要措施。

（2）手术操作应注意事项　摆放患者体位时应稍抬高头部，防止颈静脉受压，保证脑静脉回流通畅。正确使用脑压板，间断运用脑压板可以预防发生术后局部脑梗死。术者要随时注意脑压板位置，尽量减少脑压板压迫。应用腰椎穿刺持续引流，放出蛛网膜下腔脑脊液，使脑充分回缩，得到尽可能大的手术操作空间，避免过度牵拉脑组织。血管保护，有边界肿瘤（如脑膜瘤和神经纤维瘤）与正常血管、神经之间有一层蛛网膜相隔，切除肿瘤时尽量保护蛛网膜的完整，可使神经、血管得以保护。在切除鞍区、蝶骨嵴肿瘤时，小心保护颈内动脉及其分支。切除边界不清胶质瘤时，需注意肿瘤包裹的重要动脉，注意避免伤及大脑中动脉、大脑前动脉。超声吸引器的使用，应保持在肿瘤内切除肿瘤，穿破肿瘤壁即有损伤肿瘤周围血管、神经的可能。术后处理，开颅术后可采用晶体液和胶体液，以维持较高血容量，增加脑血流，使脑血管处于扩张状态。同时与升压措施相结合，可以解除血管痉挛。升压和扩容治疗时，用漂浮导管监测心排血量，根据 Starling 曲线评价患者心肌收缩能力。脑梗死发生后再应用预防药物疗效多不明显。

4. 治疗

（1）药物治疗　经确诊为术后脑梗死，应立即给予溶栓、保护脑细胞、脱水治疗。

① 脱水治疗　CT 见有大面积脑水肿时，可静脉滴注甘露醇（0.5～1.0g/kg）和糖皮质激素以减轻脑水肿。

② 溶栓治疗　主要脑动脉及其主要分支引起的轻度到中度缺血性脑梗死，在急性期可进行溶栓治疗。动脉内注溶栓剂（如尿激酶）可使血管再通，但有导致脑出血的可能。

③ 保护脑细胞　脑保护剂巴比妥类药物对预防和治疗脑缺血发作有一定作用，常规应用苯巴比妥和硫喷妥钠。

（2）手术治疗　术后出现大脑半球缺血性梗死，占位效应明显，或经保守治疗颅内压增高无法控制，可以行去骨瓣减压术。小脑梗死后恶性水肿可行枕下去骨瓣减压。如有出血性脑梗死，需清除血肿和液化坏死脑组织。

七、脑积水

早期发生脑积水提示脑室系统梗阻未得到解决或出血阻塞脑室系统，患者表现为头痛、呕吐、精神淡漠、反应迟钝或尿失禁。晚期脑积水多因脑室系统肿瘤复发或继发性蛛网膜炎致脑脊液吸收障碍。头部 CT 或 MRI 可明确诊断。开颅术后脑积水可分为四种类型：

1. 交通性脑积水

交通性脑积水因手术时，血液流入蛛网膜下腔或脑室内，影响蛛网膜颗粒对脑脊液的吸收所致。患者表现为淡漠、反应迟钝、二便失禁等症状。CT 检查可见脑室系统均匀扩大。应用脑室外引流系统检测颅内压，根据颅内压调节引流阈值，脑室内压高于此值时脑脊液引流管。脑脊液引流管量较少时可以间断闭管，最后拔除脑室引流管。如脑室引流管放置 1 周仍无法拔除，应考虑行分流手术。

2. 局限性脑积水

局限性脑积水因室间孔及其邻近部位手术时造成室间孔或导水管阻塞所致。患者表现为颅内压升高症状。CT 或 MRI 检查可见一侧或双侧侧脑室扩大。治疗方法：患侧脑室穿刺引流，引流可保留 1 周。如拔除引流后颅内压增高症状未缓解，应行侧脑室-腹腔分流手术。

3. 假性脑膜膨出

由于开颅手术时硬脑膜未严密缝合或行去骨瓣减压术，脑脊液溢出至骨瓣下、骨瓣外或帽状腱膜下间隙，可造成头皮下积液。患者表现为术后颅内压未缓解，脑组织“疝”出等。CT 检查可见皮下囊肿，经头皮穿刺抽出脑脊液，蛋白质含量通常较高。伴有脑积水时应先予以解决，待颅内压力正常后再行硬脑膜修补术。

4. 硬脑膜下积液

手术后脑组织与硬脑膜之间可聚积脑脊液，称为硬脑膜下积液或硬脑膜下水瘤，CT 扫描可确诊。手术后硬脑膜下积液常见于脑室极度扩大，分流手术时采用的分流管不适合。有时手术中脑室开放，脑脊液蓄积在硬脑膜下形成硬脑膜下积液。如积液尚未引起脑中线结构移位，可不予特殊处理，CT 随访待其自行吸收；如脑中线结构发生移位，患者出现神经系统症状，应行穿刺引流。

八、癫痫

开颅术后患者可出现癫痫发作，称为术后癫痫。大脑半球脑膜瘤、胶质瘤、鞍区肿瘤、颅后窝髓母细胞瘤等最常见，患者术前虽未发生过癫痫，术后癫痫的发生率也较高，称为潜在癫痫。

1. 发生原因

发生癫痫原因与手术操作有关（如未缝合硬脑膜、明胶海绵止血、行脑室引流或脑室-腹腔分流术后），术后早期酸中毒和低钠血症也可诱发癫痫。术后几个月发生迟发癫痫则与幕上脑出血、脑膜炎和脑积水有关。癫痫大发作会引起脑缺氧、术后血肿等并发症，不利于患者早期康复。

2. 预防

术前有癫痫病史患者，术后应继续抗癫痫药物治疗。麻醉药物可抑制癫痫发生，但因手术当日禁食，患者已漏服抗癫痫药，术中应静脉滴注抗癫痫药物，术后继续给予适量抗癫痫药，以维持有效血药浓度。一般认为对潜在癫痫患者，尤其是凸面脑膜瘤、出血性动脉瘤，即便无癫痫病史，术前 1 周也应给予抗癫痫药物预防性治疗。尽量避免不必要的抗癫痫药物更换或同时使用两种药物。定期测定血药浓度，检查肝功能和血常规，如发现异常应及时调整抗癫痫药物。避免突然停药。如服药期间出现癫痫发作，应首先检查血药浓度是否在有效范围，若未达到中毒剂量仍可适当增加服用剂量，或在医师指导下更换抗癫痫药物。术前有癫痫发作，术后应使用抗癫痫药物至少 1 年，若无癫痫发作可逐渐停药。术前存在潜在性癫痫患者，开颅术后低钠血症、酸中毒会促进癫痫发生。维持水电解质平衡、预防高热和感染、术中精细操作和尽量减少破坏脑组织可减少术后癫痫发生。

九、凝血功能异常

手术创伤可促使受损组织和血小板释放凝血酶原激酶和血管收缩因子，促进凝血。手术时间长、术中输血较多、组织损伤严重，血液呈高凝状态，可诱发 DIC。高凝状态、酸中毒和失血使凝血时间缩短，可能诱发深静脉血栓和肺动脉栓塞。有报告称，经超声波检查证实的深静脉血栓占神经外科手术患者的 19%～50%，2.3%神经外科患者临床表现有深静脉血栓，其中 1.8%发生肺栓塞。肺栓塞死亡率为 9%～50%。

1. 下肢静脉血栓和肺栓塞处理

开颅术后患者血液处于高凝状态，加之患者卧床、活动少等因素，下肢深静脉易形成血栓，老年患者发生率更高。患者表现为不明原因发热，下肢压痛和肿胀。下肢血栓脱落会造成肺栓塞，严重者可危及生命。肺栓塞典型症状为呼吸困难、剧烈胸痛、胸膜摩擦音、心电显示右心室高电压、低血压、心动过缓、低氧血症等。

下肢深静脉血栓形成是开颅术后常见并发症，血栓形成过程不易发觉，多发生在术后1周。可疑下肢静脉血栓应及时进行多普勒超声或静脉造影检查以明确诊断。一旦发现下肢深静脉血栓形成，患者应绝对卧床、禁止活动，直到临床证明血栓已经消融。出现下肢静脉血栓可选用低分子肝素（速避凝）治疗或在下腔静脉内安置滤器，以防肺栓塞发生。手术时间长更易发生深静脉血栓，患者在术中或术后卧床时，使用间歇性腓肠肌泵，可有效地预防术后深静脉血栓形成。术后患者可穿着弹力袜，尽早下床活动，瘫痪肢体可被动运动。

2. 其他疾病对凝血功能的影响

显微神经外科手术已很少需要大量输血。若术中输血量超过2000mL，可能影响患者凝血功能。肝脏疾病、消耗性凝血疾病、血小板功能障碍、第Ⅴ和Ⅷ凝血因子缺乏、术前应用双香豆素或阿司匹林等，都可造成术中止血困难。饮食摄入不足、胆道梗阻、吸收障碍、不适当应用抗生素使菌群失调等可引起维生素K缺乏，而凝血酶原以及凝血因子Ⅶ、Ⅸ、Ⅹ的合成均需维生素K参与。合并严重肝脏疾病的患者，除凝血因子Ⅷ外各凝血因子均减少，还可能存在低纤维蛋白原血症。肝脏疾病合并凝血功能异常者，应补给新鲜冻干血浆和维生素K。双香豆素有拮抗维生素K的作用，可抑制凝血因子Ⅱ、Ⅶ、Ⅹ、Ⅺ激活。停止应用双香豆素，并给予维生素K后，凝血功能可以在6～12h内逐渐恢复正常，如同时给予新鲜血浆可迅速纠正凝血异常。

十、其他并发症

1. 皮质盲

皮质盲多见于大脑后动脉损伤或脑血管痉挛，也见于脑积水分流手术。患者术后皮质盲表现为双目失明，部分病例可逐渐改善。

2. 静脉空气栓塞

坐位行颅后窝手术时，如静脉窦损伤破口处进入空气，可形成空气栓塞。栓子阻塞肺动脉，患者呼吸困难，全身青紫，呼吸道有血性分泌物，右心衰竭，可迅速死亡。采取坐位手术时应特别小心，避免损伤静脉窦及大脑静脉。一旦损伤应及时用明胶海绵压迫并缝合封闭破口，同时控制大幅度呼吸动作，患者取右侧卧可延缓空气进入肺动脉减轻症状。

3. 压力性损伤

坐位手术时患者体重主要落在臀部，手术时间长，可能出现压力性损伤，腓总神经受到体位性牵拉或直接压迫也容易受损。坐位手术时颈部过屈可能损伤颈髓，或因解剖变异血管受压，出现不完全四肢瘫。坐位手术时因颈静脉回流不畅，面部及颈周围组织可出现水肿和肿胀，术后需要延期拔除气管插管。

4. 小脑性缄默症

儿童颅后窝肿瘤，如体积较大的小脑髓母细胞瘤、囊性小脑星形细胞瘤和室管膜瘤手术切除后，出现罕见完全性语言丧失，称小脑性缄默症。多见于2～11岁儿童，无明显性别差异。小脑性缄默症的典型表现：手术清醒后言语正常，18～72h后患者逐渐变得缄默；意识水平不受影响，语言理解正常，患者可用一种非言语方式与他人沟通；与术前状态相比没有新的脑干、脑神经或小脑功能障碍，无颅内高压症状。这种缄默可持续4天至12周。小脑性缄默症的解剖学基础或生理学机制尚不清楚，尚没有预防和治疗方法。

（刘 庆 袁 健 唐运姣）

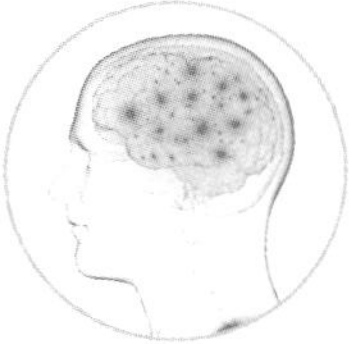

· 第四章 ·

神经外科疾病护理风险管理

护理风险指患者在护理过程中可能出现的不安全事件。护理安全既是现代护理学的重要内涵，也是护理服务过程中“质量、安全、效益”的组成部分。而加强重点环节、重点部位、重点时段、重点人群的护理安全风险识别与管理，是提高护理质量、提升护理效能的重要保障。护理安全风险贯穿于病情观察、护理处置、配合抢救等护理活动的各个环节。对护理工作中潜在的护理风险进行分析预测，并采取相应措施来预防护理风险，可降低护理风险事件发生率。

第一节　神经外科患者气道风险管理

一、气道风险评估

气道风险评估见表 4-1-1。

表 4-1-1　神经外科患者气道风险评估

1. 一般情况评分
以下各项分别记 1 分： □年龄≥75 岁 □吸烟史(吸烟指数≥800 年支;或吸烟指数≥400 年支且年龄≥45 岁;或吸烟指数≥200 年支且年龄≥60 岁 □肥胖(体重指数 BMI≥28kg/m^2)
2. 健康状况评分
以下各项分别记 1 分： □术前 6 个月内曾行胸部放射性治疗 □术前 1 个月内行化学治疗 □心功能不全(NYHA 心功能分级Ⅲ级及以上) □肝功能不全(Child-Pugh B 级及以上) □肾功能不全(CKD 4 期及以上或者血肌酐>450μmol/L) □脑卒中病史或脑功能障碍(误吸、肺炎高风险) □ECOG 评分≥2 分 □血栓 Caprini 评分高风险 □糖尿病 □中重度贫血

续表

3. 呼吸专项评分
以下各项分别记 2 分： □中重度阻塞性睡眠呼吸暂停(中重度打鼾)① □上呼吸道畸形或狭窄 □哮喘或者气道高反应性(AHR)② □咳嗽、咳痰病史(支气管扩张、慢性支气管炎、肺埃沉着病等) □慢性阻塞性肺疾病或肺间质性纤维化 □肺功能评估：中度以上肺功能障碍(FEV_1%小于 60%预计值)或六分钟步行试验≤425m □呼吸衰竭(氧合指数≤300mmHg)
①中重度阻塞性睡眠呼吸暂停：呼吸暂停低通气指数大于 15 次/h，最低血氧饱和度<85%；中重度打鼾：鼾声响亮程度大于普通人说话的声音或者以致同一房间的人无法入睡。 ②符合以下 4 项中的一项则诊断为气道高反应性：a. 长期服用激素或抗过敏药物；b. 支气管舒张试验阳性；c. 登楼试验前后呼气峰值流量(PEF)下降>15%；d. 心肺运动试验(CPET)过程中出现干啰音或动脉血氧饱和度(SpO_2)下降>15%。

表 4-1-1 中涉及的心/肝/肾衰分级（表 4-1-2～表 4-1-4）、ECOG 评分（表 4-1-5）、OSA 分度（表 4-1-6）、打鼾程度评价（表 4-1-7）等内容介绍如下。

美国纽约心脏病学会（NYHA）心功能分级：

Ⅰ级：心脏病患者日常活动量不受限制，一般活动不引起乏力、呼吸困难等心力衰竭症状。

Ⅱ级：心脏病患者体力活动轻度受限，休息时无自觉症状，一般活动下可出现心力衰竭症状。

Ⅲ级：心脏病患者体力活动明显受限，低于平时一般活动即引起心力衰竭症状。

表 4-1-2 肝功能 Child-Pugh 评分

观测指标	分数/分		
	1	2	3
肝性脑病(期)	无	Ⅰ～Ⅱ	Ⅲ～Ⅳ
腹腔积液	无	少	多
胆红素/(μmol/L)	<34	34～51	>51
清蛋白/(g/L)	>35	28～35	<28
PT/s	<4	4～6	>6

表 4-1-3 肝功能 Child-Pugh 分级

分级/级	评分/分	1～2 年存活率/%
A	5～6	85～100
B	7～9	60～80
C	10～15	35～45

表 4-1-4 美国肾脏病基金会的慢性肾脏病预后质量倡议（K/DOQI）慢性肾脏病分期及建议

分期	特征	肾小球滤过率(GFR)/[mL/(min·1.73m²)]	防治目标及措施
1	GFR 正常或升高	≥90	CKD 病因诊治，缓解症状；保护肾功能，延缓 CKD 进展
2	GFR 轻度降低	60～89	评估、延缓 CKD 进展；降低 CVD 风险
3a	GFR 轻到中度降低	45～59	延缓 CKD 进展，评估、治疗并发症
3b	GFR 中到重度降低	30～44	
4	GFR 重度降低	15～29	综合治疗；肾脏替代治疗准备
5	终末期肾脏病(ESRD)	<15 或透析	适时肾脏替代治疗

Ⅳ级：心脏病患者不能从事任何体力活动，休息状态下也存在心力衰竭症状，活动后加重。

表 4-1-5 体力状况 ECOG 评分标准 Zubrod-ECOG-WHO（ZPS，5 分法）

级别	体力状态
0	活动能力完全正常，与起病前活动能力无任何差异
1	能自由走动及从事轻体力活动，包括一般家务或办公室工作，但不能从事较重的体力活动
2	能自由走动及生活自理，但已丧失工作能力，日间不少于一半时间可以起床活动
3	生活仅能部分自理，日间一半以上时间卧床或坐轮椅
4	卧床不起，生活不能自理
5	死亡

表 4-1-6 成人阻塞性睡眠呼吸暂停（OSA）病情分度

程度	呼吸暂停低通气指数/（次/h）	最低血氧饱和度/%
轻度	5～15	85～90
中度	＞15～30	80～85
重度	＞30	＜80

表 4-1-7 打鼾程度评价

程度	评价标准
轻度打鼾	较正常人呼吸声音粗重
中度打鼾	鼾声响亮程度大于普通人说话声音
重度打鼾	鼾声响亮以致同一房间的人无法入睡

表 4-1-1 中各项累计得分：

0～4 分，低危组——肺部并发症低风险：常规进行术前心理辅导；术前、术后按需进行药物气道管理；术后常规进行物理及心理康复，预防肺部并发症。

5～9 分，中危组——肺部并发症中风险：完善支气管舒张试验、心肺功能试验（CPET）、呼气峰流速（PEF）等，进一步评估肺功能及排痰能力，必要时重新进行手术风险评分；术前、术后常规使用药物进行气道管理预防并发症；手术尽量减少创伤，缩短麻醉时间，进行有效镇痛；术后常规进行物理及心理康复。

10 分及以上，高危组——肺部并发症高风险：术前、术后强化药物气道管理，严格气道管理；术中尽量减少创伤，严格液体管理及麻醉管理；术后强化物理和心理康复，严格进行疼痛管理。

二、 ERAS 气道管理优化方案

ERAS 气道管理优化方案见表 4-1-8。

表 4-1-8 ERAS 气道管理优化方案

阶段	ERAS 气道方案	具体内容
术前	贫血	诊断与治疗
	营养	筛查和营养支持
	气道管理	优化气道、肺部状况
	运动	保持足够运动量
	心理	按需进行心理干预
	术前会诊	详细评估患者情况，进行风险分析
	教育	告知 ERAS 措施，和患者一起努力
	禁食	尽量减少禁食时间，术前 2h 可以饮水

续表

阶段	ERAS气道方案	具体内容
术中	通气	保护性肺通气
	液体管理	避免液体输入过多
	气道管理	如可能,在手术室拔管
	镇痛	多模式联合镇痛,考虑局部镇痛
	监测	高危患者进行中央静脉/动脉插管
	术式	尽量微创,减少单肺通气时间
术后	引流管	降低拔管指征
	气道管理	缓解术后气道症状
	自主饮食	以尽早自主饮食为目标
	活动	尽早开始活动

1. 呼吸道护理具体措施

（1）严密监测患者呼吸频率、节律、血氧饱和度情况，评估患者意识变化、生命体征。

（2）评估有无舌根后坠、喉头水肿、气道黏膜损伤出血，进行痰液黏稠度分级，听诊肺部情况。

（3）指导患者正确咳嗽、咳痰的方法，落实翻身、拍背排痰，给予药物雾化吸入治疗，保持呼吸道通畅；气道湿化，机械辅助排痰，吸痰，必要时支纤镜灌洗，气管插管或气管切开。

（4）对于合并气道高危因素的患者，进行药物康复治疗（抗生素、祛痰药、平喘类药物等）、物理康复（爬楼训练、使用呼吸训练器等）及心理康复干预。

（5）做好体位管理（侧卧位或半坐卧位），落实口腔护理，防止口腔分泌物流入气道，进行误吸风险评估，预防窒息。

2. 清醒患者气道管理方法

（1）缩唇呼吸　经鼻腔吸气，呼气时将嘴缩紧，如吹口哨样，在4～6s内将气体缓慢呼出。每次进行10组，2次/天。目的：支气管在呼气时过早塌陷，从而减少肺内残气量，改善呼气功能。

（2）咳嗽训练　深吸气后短暂闭气，以使气体在肺内得到最大分布，最后用力咳嗽，将痰液运行至上呼吸道后排出，每次15min，每日一次。目的：排除吸入的异物并保持肺部清洁。

（3）腹式呼吸　取前倾依靠位，呼吸时腹部放松，经鼻腔缓慢而深深地吸气，呼气时收缩嘴唇以缓慢将气体吹出，使呼气时间最大限度延长，同时双手逐渐向腹部加压，收缩腹部肌肉以增加腹腔内压力，促进横膈上抬，尽可能呼出气体。呼吸频率：5～8次/min；训练时间：5min，每日三次。目的：提高动脉血氧饱和度，提高呼吸效率。

（4）吹气球训练　患者身体放松，保持舒适自然体位，用鼻腔深吸气，吸气完成时停顿两秒左右，缓慢呼气时将嘴唇收缩为吹口哨样，使气体通过缩窄嘴唇，保证吸气时间约为与呼气的一半，每次训练时间约为10min。

（5）扣背　患者侧卧位或在他人的协助下取坐卧位，叩击者两手手指弯曲并拢，指掌侧呈杯状，以手腕力量，从肺底自下而上、由内向外、迅速而有节奏地叩击胸壁，震动气道。每侧叩击1～3min，每分钟120～180次，叩击时发出一种空而深的拍击音。每次进行10组，2次/天。

（6）呼吸吞咽训练　训练过程：“呼气初→吞咽→呼吸暂停→呼气”或者“吸气终→吞

咽→呼吸暂停→呼气”。每个流程 10s，时间大约 5min。训练呼吸与吞咽可预防误吸。

（7）爬楼梯训练　弯腰，屈膝，抬高脚步，两臂自然摆动，尽可能不抓扶手。每秒钟爬一级，爬 4～5 层楼，每次练习往返 2～3 趟，每趟之间可稍事休息一下，开始阶段每次练 5min 左右。待身体适应后，可以加快速度，每秒钟两级，并增加往返趟数，练习时间可增加至 10min 左右。对有严重心肺疾患的人，严禁参加这一运动。锻炼前应先活动腰、膝和踝关节，以不感到明显的紧张和吃力为度。

三、神经外科患者气道管理的难点

（1）神经外科患者气道面临多重问题　气道症状发生率高，如咳嗽、咳痰（18.5%～32%），声音嘶哑（50.1%），气道干燥（70.5%），气短（10%），咽痛（14.5%）等，即使在非气管插管患者中气道症状发生率也达到 3.3%～17.5% 。呼吸道并发症多，如基础肺部疾病恶化，阻塞性睡眠呼吸暂停综合征，支气管痉挛，通气时间延长，肺不张，急性呼吸窘迫，肺部并发症，呼吸衰竭等。

（2）呼吸道护理管理任务重　落实患者呼吸道管理的每项措施需要耗费护士大量工作精力，而临床护士治疗工作量大，基础护理任务重，很难做到规范化落实气道管理，也很难通过指导家属达到与护士同质化的护理。

（3）肺部感染早期诊断困难，对患者的术后康复产生巨大影响　目前，没有明确的气道评估指南针对肺部感染，肺部感染临床表现和肺部影像学均缺乏特异性，而微生物培养需要 2～3 天，早期诊断困难，导致抗生素应用延迟。严重的肺部感染与患者病死率密切相关，国外文献显示神经外科重症患者肺炎发生率在 30%以上，国内资料显示神经重症患者医院获得性肺炎（HAP）的发生率为 11.7%～30.9%，病死率为 10.4%～35.3%，占 ICU 所有感染患者的 25%，占医院感染的 48.3%；30 天内病死率高达 1%～30%，住院时间延长 13～17 天。

（4）神经外科患者气道问题受多方面因素影响　如术前患者身体状况，术中麻醉管理，术后保持气道通畅等。ERAS 气道管理理念采用具有循证依据的一系列措施，优化围手术期气道管理，减少手术患者气道应激反应，减轻疼痛，减少肺部的并发症。ERAS 理念提倡“预防重于治疗”集束化气道预防措施，为临床提供了气道管理的依据。

第二节　神经外科患者早期病情预警管理

一、早期病情预警评估

早期病情预警评估见表 4-2-1、表 4-2-2。

表 4-2-1　早期病情预警评估

早期病情预警评分							
生理指标	3 分	2 分	1 分	0 分	1 分	2 分	3 分
呼吸/(次/min)	≤8	—	9～11	12～20	—	21～24	≥25
血氧饱和度/%	≤91	92～93	94～95	≥96	—	—	—
是否吸氧	—	是	—	否	—	—	—
体温/℃	≤35.0	—	35.1～36	36.1～38	38.1～39	≥39.1	—
收缩压/mmHg	≤90	91～100	101～110	111～219	—	—	≥220
脉搏/(次/min)	≤40	—	41～50	51～90	91～110	111～130	≥131
意识水平(AVPU)	—	—	—	A	—	—	A,P,U

注：0～4 分为低危，5～6 分或任意一单项达 3 分为中危，≥7 分为高危。

表 4-2-2　改良病情早期预警评估

改良病情早期预警评分				
项目	0 分	1 分	2 分	3 分
收缩压/mmHg	101～199	81～100	≥200 或 71～80	≤70
心率/(次/min)	51～100	45～50 或 101～110	≤40 或 111～129	≥130
呼吸/(次/min)	9～14	15～20	21～29 或<9	≥30
体温/℃	36.6～37.4	≥37.5	<35 或>38.5	
意识状态	清楚	对声音有反应	对疼痛有反应	无反应

（1）评估时段　入院时；病情变化时（如高热、头晕、恶心呕吐、胸闷、咯血、过敏、神志改变等）；手术后回病房、ICU 转回病房、平产返回病房即刻；特殊检查或治疗（内镜、腰穿、胸穿、胸腔闭式引流、血透、DSA、输血等）回病房；下病重或病危时。

（2）评估频次　病重患者每天至少评估 1 次；病危患者每班至少评估 1 次；病情恶化患者（如分值由正常变为不正常，或者增高）每班至少评估 1 次，直至恢复正常。

二、神经外科病情预警处理措施

（1）预警分值单项 0～1 分，总分 0～3 分　按神经外科护理常规护理；必要时向医生汇报，获取指示；密切关注患者病情动态。

（2）预警分值单项 2 分，总分 4～5 分　呼叫医生，通知医生现场查看；调整护理级别为一级护理，启动每小时生命体征监测；按照医生指示，积极处理患者病情。

（3）预警分值单项 3 分或总分 6～7 分　呼叫医生，通知医生现场查看；启动每 30min 生命体征监测，医嘱下病重；密切观察患者病情变化并及时做好处理。

（4）预警分值总分≥8 分　呼叫医生，通知医生现场查看；启动每 15min 生命体征监测，医嘱下病危；必要时备抢救车，床旁监护，做好抢救准备。必要时，转 ICU 继续治疗。

三、神经外科早期病情预警评分应用中的难点

神经外科病情预警评估由体温、收缩压、心率、呼吸、意识水平（AVPU）等指标构成。通过对相关的每一项生理参数进行观察并赋值，即给予一个分数，并将所有参数评分相加得到一个总的评分。通过判断是否达到或超过了事先所定的触发值，来早期识别普通病区中潜在的危重患者，从而启动或调整相应的医疗护理处置预案，为低年资护士预见性判断患者病情，主动处理病情提供了依据。其在应用中存在以下难点。

（1）颅内出血是神经外科患者最常见、最危险的并发症。对于护士来说，早期发现患者颅内出血的先兆，及时报告医生处理，可避免病情恶化，最大限度地降低致残率、病死率。早期病情预警评分，要求护士具有敏锐的评判性思维、扎实的专科基础知识及良好的沟通表达能力，而目前专科护士可能对颅内出血患者瞳孔的变化反应更加迅速，而缺乏对基础生命体征变化处理的敏感性，“没有突然发生的病情变化，只有病情变化被突然发现”，因此临床上护士很难说出患者病情变化的起始点。

（2）病情预警评分适用于所有年龄≥16 周岁急症患者的初步评估以及住院期间的连续监测，也推荐用于急重症患者的院前评估，如救护车、社区医院等可以更好地就病情的严重程度与接收医院进行沟通交流。病情预警评估对儿童及妊娠妇女不适用，对患有长期慢性疾病［如慢性阻塞性肺疾病（COPD）］的患者，其敏感度可能也会降低。特别是病情变化时、下病重或病危时要完善患者生命体征的评估。

（3）病情早期预警评估工具是临床护士提供的病情观察参考及辅助工具，不能作为一个

完全的、唯一的工具来进行病情判断。临床护士在评估判断病情时应结合患者专科的情况来进行综合判断及处置。如患者出现瞳孔改变、血氧饱和度下降、头部引流液颜色及量改变、尿崩、电解质紊乱、颅内感染、肢体肌力及肌张力改变、失语、脑脊液漏、癫痫发作等危急重症未纳入病情早期预警评分的管理系统。

第三节　神经外科患者误吸风险管理

一、神经外科患者误吸风险评估

神经外科患者误吸风险评估见表 4-3-1。

表 4-3-1　神经外科患者误吸风险评估

危险因素	分值		
	0 分	1 分	2 分
意识状态(GLS 评分)	＞12	9～12	＜9
年龄/岁	＜60	60～75	＞75
吞咽功能	Ⅰ～Ⅱ	Ⅲ	Ⅳ～Ⅴ或伴血氧饱和度下降＞2%
人工气道	无	气管切开或气管插管	机械通气
鼻饲患者胃内残留量/mL	＜100	100～200	＞200
呕吐	无	偶尔呕吐	频繁呕吐
进食后伴随症状	无	以下症状，每项 1 分：①咳嗽；②哮鸣音；③声音嘶哑，气过水声；④流涎；⑤口中有残存的食物；⑥发绀(又称紫绀)；⑦恶心；⑧口中有营养液的气味	

二、神经外科患者误吸高危因素

1. 患者因素

（1）意识障碍　如昏睡、昏迷。

（2）吞咽咳嗽障碍　如气管插管，气管切开，后组脑神经受损。

（3）呼吸功能障碍　如呃逆、呼吸异常，呼吸肌麻痹（高位脊髓损害、急性脊髓灰质炎、重症肌无力、急性感染性多发性神经根神经炎及低血钾麻痹症等）。

2. 外部因素（治疗因素）

（1）呼吸道梗阻　全麻插管、药物过敏引起喉头水肿或舌根后坠，未及时清理呼吸道内的痰液、血液、呕吐物等。

（2）药物因素　患者使用地西泮（安定）、哌替啶（杜冷丁）、吗啡等呼吸抑制剂。

（3）留置胃管　胃管异位、管饲方法、胃潴留、患者体位、吸痰、翻身、拍背等护理操作致食物反流。

三、神经外科患者误吸“四位一体”防控措施

1. 评估

使用神经外科误吸高危因素评估表，患者评分为 2 分（≥2 分列入误吸高危，见表 4-3-1）。

2. 预警

护士站电子显示屏动态显示患者误吸风险，责任护士人人知晓。科室建立该患者误吸预警档案。同时，在患者床旁挂“预防误吸”的预警标识，禁止在没有护士的指导下进食。

3. 预防

喂食前，抬高床头 30°～45°或取坐位；必要时，用 X 线确定胃管位置，评估胃潴留量；缓慢注食，避免注入空气，观察患者有无呛咳、呼吸困难、恶心呕吐等情况。鼻饲时，监测血氧饱和度，如血氧饱和度在进食过程中下降>2%，则可能存在误吸。鼻饲后 60min 不放低床头，防止发生呕吐及返流。

4. 康复

（1）指导吞咽功能训练　演示吞咽功能操并发放健康教育单。第一节：吞咽肌群按摩（按摩患侧面部，按摩患侧颈部，手指敲击唇周，牙刷刺激面部）。第二节：吞咽肌群运动（吹口哨，鼓腮，吹吸管，放松下颌发音）。第三节：舌肌运动（舌部水平运动，舌部侧方运动，舌部前伸运动，舌部后缩运动 ）。第四节：头部运动（ 左旋转运动，右旋转运动，低头运动，后仰运动）。每个动作两个 8 拍，共 8 个 8 拍。

（2）指导经口进食训练　第一步：暴发性咳嗽，即病人先做好深吸气使声带关闭，随之胸腹肌骤然收缩，随之一声将气流冲出的咳嗽方法；第二步：抬高床头大于 30°或取坐位；第三步：选择合适的食物形态，进食时取头前倾位，少说话，缓慢进食，少食多餐；第四步：进食后漱口，保持口腔清洁。

四、神经外科患者误吸预防难点

隐性误吸是预防的难点。隐性误吸是指食物、唾液、分泌物、呕吐物进入真声带水平以下，而患者未引起咳嗽、呛咳或试图排出这些物质的反应。由“Linden”等最初提出。隐性误吸的发生与患者吞咽功能障碍及咳嗽反射减弱密切相关。神经外科患者手术后常表现为Ⅸ～Ⅺ受累症状（声音嘶哑、饮水呛咳、吞咽困难），容易使口腔、咽喉部分泌物、食物、呕吐物吸入气道而发生误吸。如护理不当可引起肺部感染，严重者可引起窒息，甚至死亡。吞咽造影及纤维喉镜是确认隐性误吸的“金标准”，“四位一体”隐性误吸防控措施，是神经外科在传统护理基础上结合 ERAS 理念的优化，该措施在神经外科临床护理中更具专科性及个性化，可有效减少患者误吸发生，提高患者术后生活质量。

第四节　神经外科患者压力性损伤风险管理

一、神经外科患者压力性损伤风险评估

神经外科患者压力性损伤风险评估见表 4-4-1。

表 4-4-1　患者压力性损伤风险评估（Braden 评分表）

评估标准			分数/分
感知能力	完全受限	对疼痛刺激无反应	1
	非常受限	对疼痛刺激有反应但不能用语言表达，只表现为呻吟、烦躁不安	2
	轻微受限	对指令性语言有反应，但不能总是用语言表达不适，或部分肢体感受疼痛能力或不适能力受损	3
	无损害	对指令性语言有反应，无感觉受损	4
潮湿度	持续潮湿	每次移动或翻动患者时总是看到皮肤被分泌物、尿液浸湿	1
	非常潮湿	床单、被子频繁受潮，至少每班更换一次	2
	偶尔潮湿	皮肤偶尔潮湿，床单约每日更换一次	3
	罕见潮湿	皮肤通常是干的，床单按常规时间更换	4

续表

评估标准			分数/分
活动能力	卧床不起	被限制在床上	1
	能坐轮椅	不能步行活动，必须借助椅子或轮椅活动	2
	扶助行走	白天偶尔步行，但距离非常短	3
	活动自如	能自主活动，经常步行	4
移动能力	完全受限	患者在他人帮助下方能改变体位	1
	重度受限	偶尔能轻微改变身体或四肢的位置，但不能独立改变体位	2
	轻度受限	能轻微改变身体或四肢位置，可经常移动且独立进行	3
	不受限	可独立进行随意体位的改变	4
营养摄取能力	非常差	从未吃过完整一餐，或禁食和/或进无渣流质饮食	1
	可能不足	每餐很少吃完，偶尔加餐或少量流质饮食或管饲饮食	2
	充足	每餐大部分能吃完，但会常常加餐；不能经口进食患者能通过鼻饲或静脉营养补充大部分营养	3
	良好	三餐基本正常	4
摩擦力及剪切力	存在问题	需要协助才能移动患者，移动患者时皮肤与床单表面没有完全分开，患者坐床上或椅子上经常会向下滑动	1
	潜在问题	很费力地移动患者，大部分时间能保持良好的体位，偶尔有向下滑动	2
	不存在问题	在床单上或椅子里能独立移动，并保持良好的体位	3

注：1. 患者在入院、病情变化、更改护理级别后、术前、术中、术后、发生跌倒、活动能力受限时及出院时应进行结构化风险评估及皮肤评估，每次护士交接班时也应进行皮肤评估。

2. 总分 6～23 分，得分越低，发生压力性损伤的危险性越高。18 分是临界值，15～18 分提示轻度危险，13～14 分提示中度危险，10～12 分提示高度危险，9 分以下提示极度危险。

二、神经外科压力性损伤高危风险患者

（1）意识障碍。卧床时间大于 72h 的患者。

（2）肢体活动障碍。一侧肢体偏瘫或全瘫，四肢肌张力高的患者。

（3）BMI 指数＞28 的肥胖患者。

（4）脑脊液漏需要绝对卧床休息的患者。

（5）去骨瓣减压、留置脑室外引流管，患者需处于特殊体位的患者。

（6）水电解质失衡，精神差，表情淡漠的患者。

（7）长期服用激素患者，鞍区肿瘤伴甲亢患者。

（8）下肢深静脉血栓，需要抬高肢体或者肢体制动的患者。

（9）颅内恶性肿瘤晚期，恶变质患者。

（10）中枢性高热出汗多或使用亚低温治疗的患者。

三、神经外科患者压力性损伤预防措施

（1）科室根据医院《压力性损伤护理规范与制度》制订有针对性的专科压力性损伤护理规范与制度，并进行考核，人人过关。

（2）科室设有接受过医院专业培训，且取得医院考核合格的伤口联络员，对本科室护理人员进行相关培训并考核，每年 2 次。

（3）科室护士长、主管医生、责任护士知晓科室内极高危/高危/压力性损伤患者全身及局部风险因素及动态信息并进行交接班，对于极高危/高危/压力性损伤患者标识清楚、医嘱规范，签署有《压力性损伤高风险知情同意书》，并按照《压力性损伤高危预警及压力性损

伤报告制度》分层上报，动态观察患者病情变化。

（4）科室院内压力性损伤发生率纳入护理质量看板管理，科室有年度压力性损伤信息汇总与分析记录，并进行质量持续改进。

（5）体位变换和早期活动。根据患者活动、移动水平及独立变换体位的能力，考虑患者的皮肤和组织耐受度、总体医疗状况、总体治疗目标、舒适与疼痛，制订个性化时刻表安排体位变换和早期活动。

（6）根据移动和活动受限的程度，对控制微环境和降低剪切力的需求，患者的体型和体重，现有压力性损伤的数量、严重程度和位置，新发压力性损伤的风险及医疗资源，正确选择和使用支撑面。

（7）关注医疗器具和黏膜压力性损伤，正确选择医疗器具，定期转动或重置医疗器具和（或）患者体位，并对器具下方皮肤、黏膜定期检查，必要时使用预防性敷料。

（8）患者卧位符合预防压力性损伤原则且舒适，床单位整洁干燥；皮肤清洁，正确使用预防性敷料，对极高危/高危/压力性损伤患者和/或家属进行有效的健康教育。

（9）正确实施极高危/高危/压力性损伤患者个性化压力性损伤预防措施，对有压力性损伤的患者进行全面的初始评估并记录，分期正确。至少每周再评估 1 次并记录。

（10）对有压力性损伤的患者，进行全面的疼痛评估并记录。

四、神经外科患者压力性损伤管理难点

（1）评估分值不准确　Braden 评分包括 6 个项目内容，每个项目的内涵又进行分级，护士对各个级别的判断不准确，因此造成 Braden 评分值不准确。

（2）不能准确识别专科压力性损伤高危患者　Braden 评分不是对所有压力性损伤高危患者均具有敏感性与特异性的，如对于一些强迫体位的患者，尽管 Braden 评分为压力性损伤低危风险，但临床上往往最容易发生压力性损伤。因此，制订压力性损伤高危风险临床专科病种，十分必要。

（3）对于高危压力性损伤风险患者关注度不够　临床上对于难免压力性损伤预防措施落实较好，而对于高危压力性损伤患者关注度仍需加强，包括预防措施落实、处置流程、申请会诊及 OA 上报均需要加强。

（4）对器械性损伤认识欠深入　由于各种先进仪器设备的使用，越来越多的患者因仪器设备管理或操作不当造成损伤，因此需定时检测患者床旁仪器设备。

（5）对于管路压伤也需引起大众关注　尤其是管道的放置位置、固定方法等。

（6）预防头部压力性损伤　开颅术后为了预防头皮下积液，医生在进行头部包扎时，常将头部敷料包得稍紧。患者术后水肿期，头部敷料越来越紧，加上头痛，头部长时间处于强迫位，引起头部压力性损伤。需提醒医生在患者换药时做好局部皮肤保护，头部敷料包扎不宜过紧，指导患者正确保持头部位置。

第五节　神经外科患者跌倒风险管理

一、神经外科患者跌倒风险评估

神经外科患者跌倒风险评估见表 4-5-1、表 4-5-2。

表 4-5-1 跌倒风险评估（Morse 评估）量表

项目	评分标准/分	MFS 分值/分
近 3 个月有无跌倒	无:0;有:25	
多于一个疾病诊断	无:0;有:15	
步行需要帮助	否:0;拐杖、助步器、手杖:15	
	轮椅、平车:0	
接受药物治疗	无:0;有:20	
步态/移步	正常、卧床不能移动:0	
	虚弱:10;严重虚弱:20	
精神状态	自主行为能力:0	
	无控制能力:15	

注：零危险，0～24 分；低度危险，25～45 分；高度危险，＞45 分。

表 4-5-2 约翰霍普金斯跌倒风险评估量表

第一部分	低风险	高风险			如果患者情况不符合量表第一部分的任何条目，则进入第二部分的评定	
	患者昏迷或完全瘫痪	住院前 6 个月内有＞1 次跌倒史	住院期间有跌倒史			
第二部分	患者年龄	分值	大小便排泄	分值	患者携带管道数	分值
	60～69 岁	1 分	失禁	2 分	1 根	1 分
	70～79 岁	2 分	紧急或频繁的排泄	2 分	2 根	2 分
	≥80 岁	3 分	紧急或频繁的失禁	4 分	3 根及以上	3 分
	活动能力	分值	认知能力	分值	跌倒史	分值
	患者移动/转运或行走时需要辅助或监督	2 分	定向力障碍	1 分	最近 6 个月有 1 次不明原因跌倒经历	5 分
	步态不稳	2 分	烦躁	2 分		
	视觉或听觉障碍而影响活动	2 分	认知限制或障碍	4 分		
	高危药物				分值	
	高危用药如镇痛药[患者自控镇痛(PCA)和阿片类药]、抗惊厥药、利尿降压药、催眠药、泻药、镇静药和精神类药数量				1 个高危药物	3 分
					2 个及以上	5 分
					24h 内有镇静史	7 分

注：第二部分得分范围为 0～35 分，分为 3 个等级。＜6 分为低度风险，6～13 分为中度风险，＞13 分为重度风险。

二、神经外科跌倒高危风险患者

（1）术后第一次下床活动患者。

（2）视力、视野障碍患者。

（3）颅后窝肿瘤、小脑受损平衡功能障碍的患者。

（4）尿崩、腹泻患者。

（5）70 岁以上老人，7 岁以下的小孩。

（6）四肢乏力、肢体功能障碍患者。

（7）有认知障碍、定向障碍、听觉障碍的患者。

（8）服用降血压药、注射胰岛素、口服抗癫痫药物（卡马西平、丙戊酸钠等）的患者。

（9）近 3 个月有跌倒史患者。

三、神经外科患者跌倒预防措施

（1）高风险患者签署《跌倒高风险知情告知书》，责任护士、医生、患者本人、陪伴人员及科室其他人员（如学生、进修生、保洁、护理员等）知晓其为“高危跌倒”患者，并知晓患者跌倒预防基本知识。

（2）高风险患者床头粘贴红色标识“预防跌倒”，有防跌倒医嘱。

（3）及时多次对患者进行跌倒预防健康教育，并采用 teach-back 方式确认患者及家属掌握了相关知识。

（4）一般性预防措施。保持地面干燥，使用床栏、便器，洗浴处有扶栏、呼叫器、防滑垫等，且保持完好。护理记录单上有“防跌倒”宣教记录。

（5）采取个性化的、有效的预防措施。视力不佳或活动移位能力差的患者，下床、行走、如厕等活动时需搀扶；下肢肌力差（单脚站立时长少于 5s）、步态不稳、需使用辅助器具（轮椅、助行器、便盆椅）的患者，告知其使用方法；躁动不安的患者，使用床栏，必要时保护性约束，遵医嘱使用镇静剂；尿频（特别是夜尿次数多）、腹泻患者，遵医嘱予药物治疗，掌握时间规律，护士加强巡视，有人协助如厕；对服用易导致跌倒药物（降压药、缓泻药、抗胆碱药、利尿脱水药、降糖药等）的患者，特别注意进行跌倒高危药物知识宣教，确认知晓其正在服用的易致跌倒的药物名称及应采取的针对性防跌倒措施。

（6）跌倒预防健康教育基本内容。起床三部曲：床上坐立（脚在床上）30s，床旁坐立 30s（脚落地），床旁站立 30s。如厕注意事项：主动请求帮助（尤其是夜间如厕时），如厕结束从蹲位或座位转为站立时动作缓慢，尽可能在如厕结束时请人搀扶站立等。协助洗漱、散步等活动。

四、神经外科患者跌倒应急预案

1. 防范措施

定期检查病房设施，保持设施完好，杜绝安全隐患。病房环境光线充足，地面平坦干燥，有防滑警示牌。对住院患者进行动态评估，识别跌倒的高危患者并予以重点防范。做好健康宣教，增强患者及家属的防范意识。服用镇静、安眠药的患者未完全清醒时，不要下床活动；服用降糖、降压等药物的患者，应注意观察用药后的反应，预防跌倒。长期卧床、术后第一次小便时，应鼓励在床上小便，确实需要起床小便的，应有人在床旁守护，防止因体位性低血压或体质虚弱而致跌倒。对骨折、截肢等行动不便者初次下床行走时，应有人守护，并告知拐杖等助行器的使用方法。对于躁动不安、意识不清、年老体弱、婴幼儿以及运动障碍等易发生坠床的患者，应予护栏等保护装置，并对照顾者给予相关指导。

2. 处理措施

当患者突然跌倒时，护士立即到患者身边，评估患者意识、瞳孔、生命体征、受伤部位、全身状况等，初步判断跌伤原因，报告医生。患者受伤程度较轻，皮肤出现瘀斑者，协助患者卧床休息，安慰患者，酌情检查，指导患者局部冷敷；如皮肤擦伤渗血，用络合碘清洗伤口后，用无菌敷料包扎；出血较多时，先用无菌敷料压迫止血，医生酌情进行伤口清创缝合，并遵医嘱注射破伤风抗毒素；患者有骨折或肌肉、韧带损伤，根据跌伤的部位和伤情采取相应的搬运方法，联系床旁 X 线检查并协助医生对患者进行处理；患者头部着地，出现意识障碍，呼吸停止时，就地抢救并严密观察病情变化。患者呼吸、循环平稳时，立即在医护陪同下行头部 CT 检查，以指导下一步治疗方案。

3. 应急处理程序

患者跌倒→评估伤情→报告医生→进行必要检查→对症处理→严密观察病情变化并记录→认真交班→强化健康教育。

五、神经外科患者跌倒管理的难点

（1）跌倒 Morse 评分对神经外科专科缺乏特异性。如临床上一些患者 Morse 评估为跌倒低危风险，患者却发生了跌倒。其原因为：患者存在 Morse 评分未涉及的项目，如视野缺损、视物重影、眩晕、平衡失调、尿崩等，需纳入专科防跌倒重点监控项目。

（2）患者第一次起床时，不能按照起床三部曲进行，主要是因为患者对自身能力过高估计，怕麻烦别人，认为自己不需要协助可以下床，结果患者发生跌倒且造成严重后果。

（3）预防患者跌倒措施落实到位，对患者及家属做了健康教育，家属与患者均了解跌倒的风险及严重性，但在夜班值班人员相对过少时仍发生跌倒。重点提示：特殊时间段，尤其是夜班需要加大护理人员的投入，并且加强对患者的巡视，防止患者跌倒事件的发生。

第六节　神经外科患者深静脉血栓风险管理

一、神经外科患者深静脉血栓风险评估

神经外科患者深静脉血栓风险评估见表 4-6-1。

表 4-6-1　深静脉血栓风险评估（Caprini 量表）

项目		评分
年龄/周岁	≤40	0 分
	41～60	1 分
	61～74	2 分
	≥75	3 分
体重指数(BMI)/(kg/m^2)	≥25	1 分
运动能力	需要卧床休息	1 分
	卧床>72h	2 分
创伤风险	中央静脉通路	2 分
	石膏固定	2 分
	急性脊髓损伤(瘫痪，11 个月内)	5 分
	髋关节、骨盆或下肢骨折(11 个月内)	5 分
	多发性创伤创伤风险(只限术前，多发性创伤患者也只需选择最高分选项；若术后创伤部位未处置术后同样要评分)	5 分
特殊风险	口服避孕药或激素替代治疗	1 分
	妊娠期或产后 11 个月内	1 分
	异常妊娠(原因不明的死胎史，复发性自然流产≥3 次，由于毒血症或发育受限原因早产)	1 分
	其他先天性或获得性血栓症	3 分
	VTE 家族史	3 分

续表

项目		评分
高风险疾病（与医生病志记录一致）	下肢水肿	1分
	炎症性肠病史（溃疡性结肠炎、克罗恩病等）	1分
	败血症	1分
	充血性心力衰竭	1分
	急性心肌梗死	1分
	严重肺部疾病（含肺炎，11个月内）	1分
	肺功能异常，慢性阻塞性肺疾病（COPD）	1分
	下肢静脉曲张	1分
	恶性肿瘤（处在治疗周期，或行姑息治疗）	2分
	肝素诱导的血小板减少症	3分
	VTE病史	3分
	脑卒中（11个月内）	5分
外科手术	小手术（局麻手术）	1分
	开放性大手术（非局麻手术）	2分
	腹腔镜手术（非局麻手术）	2分
	关节镜手术	2分
	髋关节或膝关节置换择期手术外科手术（只选一项合适手术，不累加，且在12周之内）	5分
检验（如无，不评分）	凝血因子Ⅴ Leiden阳性	3分
	凝血酶原G20210A阳性	3分
	狼疮抗凝物阳性	3分
	抗心磷脂抗体阳性	3分
	血清同型半胱氨酸升高	3分
总分/分		

注：1～2分为低风险；3～4分为中风险；≥5分为高风险。入院/转入8h内、手术、病情变化、出院时对患者进行DVT风险评估，对VTE高危患者进行体查并记录。

二、神经外科深静脉血栓高危风险患者

（1）意识障碍，卧床时间大于72h的患者。

（2）鞍区肿瘤、水电解质失衡患者（如颅咽管瘤、鞍区脑膜瘤、垂体瘤等）。

（3）恶性脑肿瘤（如胶质瘤）术后伴肢体功能障碍患者。

（4）颅脑外伤伴其他部位多发损伤。

（5）长期服用激素的脑肿瘤患者。

（6）有基础疾病（如心脏病、严重肺部疾病、慢性支气管疾病、心脑血管疾病）病史的患者。

三、神经外科深静脉血栓预防措施

1. 症状评估

详细评估患者的意识障碍程度、四肢肌力、肌张力情况，查看四肢有无肿胀，双侧是否对称，当发现患者上/下肢肿胀时，立即报告医师，及时行血管彩超进行诊断。必要时，行肺部CTA检查，同时请血管外科医生会诊。密切观察患者神志、瞳孔、生命体征、血氧饱和度变化，及时发现患者肺栓塞先兆症状。

2. 原因解释

神经外科患者手术时间长，术后意识障碍，卧床时间长，全身血流速度减慢；手术及中心静脉置管使组织局部及血内皮管损伤，加上止血药的使用，血小板凝聚能力大大增强；患

者甲状腺激素、皮质醇水平紊乱，引起体内血糖、血钠代谢紊乱，机体内环境失衡加上下丘脑损伤导致出现尿崩、发热、出入量不平衡等症状，血容量严重不足；脱水药物的应用，使血浆渗透压升高，血液进一步浓缩。血流瘀滞、高凝状态、血管内壁损伤是神经外科手术患者发生静脉血栓的三大危险因素。

3. 个性管理

（1）科室成立医护一体 DVT 预防管理体系，制订专科住院患者 DVT 预防流程；通过科室 VTE 防治微信群和记录本，详细掌握患者病情动态。

（2）及时与医生进行沟通，详细记录患者治疗期间的血清钠、D-二聚体、T_3、T_4、皮质醇、入水量及尿量等指标。

（3）术后当天拔除下肢静脉留置针，清醒患者每 2h 下肢主动运动一次（足背屈，膝、踝关节伸屈，抬腿，见图 4-6-1），每个动作保持 10s。麻醉未醒，生命体征平稳者，嘱家属协助患者被动活动下肢；术后 24h 拔除尿管，鼓励早期下床活动。

（4）给予合理的营养。除静脉营养补充外，给予高蛋白、高维生素、高膳食纤维、低盐低脂少糖、清淡易消化食物。保证足够饮水量，保持大便通畅。

（5）观察下肢皮温、色泽、动脉搏动，注意是否有水肿、浅静脉扩张、肌肉压痛等。每日测腿围：膝关节上下 10cm，相差≥2cm 有意义。

（6）患者卧床＞72h 常规行双下肢彩超检查，及时发现深静脉血栓，及时进行干预。

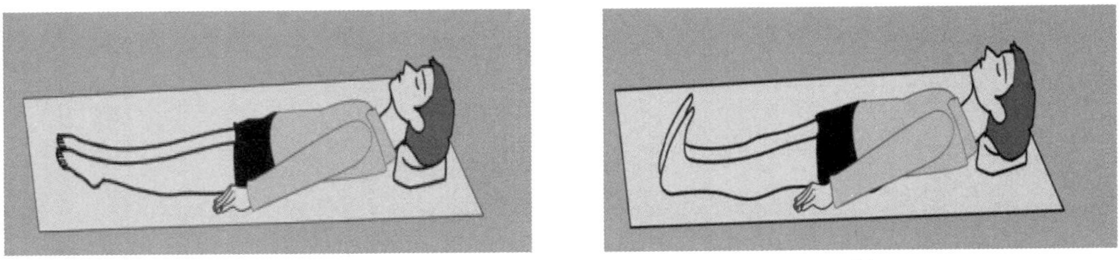

(a) (b)

图 4-6-1 下肢主动运动

4. 持续监测

动态监测患者入水量、尿量、尿比重、血糖水平、水电解质、激素水平、D-二聚体。每日测腿围：膝关节上下 10cm，相差≥2cm 有意义。科室对出院时评分为 DVT 高危及 VTE 患者，由专人（联络员或责任护士）进行定期回访。

四、神经外科患者深静脉血栓预防难点

文献报道，神经外科手术患者 DVT 发生率为 15%～40%，常由于手术后意识障碍、卧床时间长、肢体功能障碍、内分泌功能障碍及水电解质紊乱等原因造成，对其进行规范化预防存在一定的难度。

第一，开颅探查肿瘤切除术后常规使用止血药物，增加了血液的黏稠度，增大了血栓发生的风险。如果使用抗凝药物常规预防 DVT 发生又增加了脑出血的可能性，预防 DVT 发生与临床治疗成为两难的问题。

第二，临床上给予患者机械预防的时间难以达到指南规定的每天使用时间至少 18h 的要求，一方面是因为临床没有足够的机械预防设备，另一方面长时间的机械预防也影响患者舒适度及睡眠质量。

第三，DVT 的发生具有隐匿性，且临床表现多无特异性。在患者没有发生肢体肿胀时，是否能常规行双下肢深静脉血栓血管彩超筛查，多久筛查一次合适，指南没有明确规定。

第四，对于术后垂体功能低下，一直服用激素替代治疗的患者，DVT 指南无相应的预防指导措施。因此，对于神经外科患者 DVT 预防，早期预警是关键。

第七节 神经外科患者走失风险管理

一、神经外科走失高危风险患者

（1）额叶、颞叶、顶叶、岛叶肿瘤有精神症状者、记忆减退者、情绪异常者、定向障碍者、精神分裂症者。

（2）70 岁以上，7 岁以下无陪护者。

（3）颅咽管瘤有意识淡漠者。

（4）存在认知障碍或痴呆患者。

（5）颅脑疾病伴有抑郁症患者。

（6）服用抗精神病药物患者。

二、神经外科患者走失预防措施

（1）评估患者走失风险，包括年龄、疾病、自我管理能力、精神状态、药物使用情况、既往有无走失现象等。

（2）严格要求患者着病服，佩戴手腕牌，手腕牌上注明科室、床号、姓名、年龄、ID 号、科室联系电话及家属联系电话，床头悬挂警示标识。

（3）高危走失的患者在口袋里面随身携带写有患者科室、床号、姓名、年龄、ID 号、科室联系电话及家属联系电话等信息的卡片。

（4）与家属谈话，告知患者高危走失的原因、不良后果，做好知情同意，家属保证 24h 陪护并签字，详细登记患者家庭住址及至少 2 个联系电话，要求 24h 开通。

（5）要求家属 24h 陪伴，患者不得单独外出，离科活动要告知医生及责任护士。

（6）加强巡视，班班床旁重点交接，做好科室的门禁管理。

（7）非危重且病情稳定的患者，按等级护理要求连续巡视两次未发现患者，立即汇报床位医生，电话联系患者或家属，如仍未找到患者，则逐级汇报不得拖延。

（8）如系危重、智障、阿尔茨海默病、生活不能完全自理且非外出检查的患者，一旦发现患者不在，立即汇报床位医生，电话联系患者及家属，如联系未果，逐级汇报。

三、神经外科患者走失处置流程

评估患者走失风险因素→确定走失高风险患者→启动预防走失预案→发生走失事件→上报主任、护士长、主治医生→上报保卫科报备→护士核实陪护身份，联系家属告知情况→寻人。

第八节 神经外科患者非计划拔除头部引流管风险管理

一、神经外科患者非计划拔除导管风险评估

神经外科患者非计划拔除导管风险评估见表 4-8-1。

表 4-8-1 神经外科患者非计划拔除导管风险评估

项目		分值/分	动态评估						
年龄	≥70 岁或≤7 岁	3							
	60～69 岁或 8～14 岁	2							
	15～59 岁	1							
意识	谵妄或躁动	3							
	嗜睡或模糊	2							
	清醒或昏迷	1							
活动	术后 3 天内或行动不便	3							
	可自主活动	2							
	不能自主活动	1							
沟通	不配合	3							
	配合	1							
疼痛	难以耐受	3							
	可耐受	1							
管道种类	气道插管或气管导管	3							
	动脉插管	3							
	脑室引流管	3							
	胸腔引流管	3							
	跨越吻合口管道	3							
	胃肠营养管	2							
	中心静脉导管	2							
	PICC 管	2							
	胃肠减压管	2							
	尿管	1、2、3(泌尿科使用)							
	其他专科导管								
合计评分/分									

注：风险判断，低度风险合计评分≤10 分，有发生导管滑脱的可能；中度风险合计评分 11～14 分，容易发生导管滑脱；高度风险合计评分≥15 分，随时会发生导管滑脱。

二、神经外科患者非计划拔管高危风险管道类型

（1）脑室外引流管。

（2）硬膜下引流管。

（3）硬膜外引流管。

（4）创腔引流管。

（5）腰椎置管。

（6）气管导管与气管插管。

（7）胃肠营养管。

（8）导尿管。

（9）静脉输液管道。

三、神经外科患者非计划拔除导管预防措施

1. 导管局部评估

在行导管护理前，应评估导管标识（导管名称、长度、置管/更换时间等）、部位、是否通畅、有无感染迹象、固定是否牢固、有无警示标识等，确认无误后方可进行相应护理。滴

注药物前，为确保药物使用途径准确，应检查导管源头，尤其是多重输液管路接头。

2. 导管交接

必须进行床头交接。交接内容：标识是否清晰，管路数量、名称、部位、作用，是否通畅，固定是否牢固，引流管各衔接处有无漏气及脱出，引流液颜色、性质和量，局部皮肤状况，敷料有无渗血、渗液等。

3. 导管观察

按规范要求一级护理患者每小时观察 1 次；二级护理患者每 2h 观察 1 次；三级护理患者每 3h 观察 1 次，病情特殊或变化时随时观察。观察内容参见患者导管交接内容。

4. 导管风险评估与记录

根据患者导管风险评估（意外拔管）级别进行评估与记录。即高度风险患者至少每班评估一次，有情况随时评估；中度风险患者至少每天评估一次，有情况随时评估；低度风险患者至少每周评估一次，有情况随时评估。评估及观察内容应按专科疾病护理常规要求记录，病情变化随时记录，发生导管意外脱落、拔除及如期撤离时均应及时记录。

四、神经外科患者高危风险管道护理难点

（1）缺乏专科管道护理规范及护理 SOP，目前头部引流管大多情况下由医生来完成换药及更换引流袋，致使临床护士对患者头部引流管的护理缺乏连续性观察，尤其是不同的班次及更换责任护士后。大多数护士对头部引流管异常情况无法做出判断，不能及时报告医生做出相应处理，错失患者及时救治的最佳时期，给患者生命安全造成严重的后果。

（2）头部引流管意外拔管可危及患者的生命，目前头部引流管是医生在置管时通过切口皮下隧道潜行将引流管缝合固定在头皮上，用无菌纱布覆盖，绷带加压包扎，外加透明胶贴固定。因头部敷料要进行更换，所以未进行二次固定，加上患者意识障碍、躁动等原因容易造成头部引流管意外拔除。

（3）头部引流袋的悬挂高度与患者病情不符，主要是由于患者翻身、起床、抬高床头时，引流袋未随着患者的体位改变调整高度，造成引流不畅、引流液过多，影响患者病情。ERAS 理念认为：选择性地应用各类导管，尽量减少使用或尽早拔除，有助于降低感染等并发症风险，减少对患者术后活动造成的影响。开颅术区不常规放置引流管，如放置引流管，在 48h 内拔除可降低术后脱管及感染的风险，也有利于患者早期下床活动。

（唐运姣）

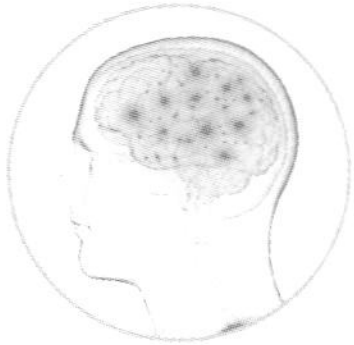

·第五章·

神经外科疾病全病程管理路径

第一节　颅骨骨折

一、概述

颅骨骨折是指颅骨受暴力作用致颅骨结构的改变，可发生于颅骨任何部位。颅骨骨折的严重性不在于骨折本身，而在于同时并发的脑、脑膜、颅内血管及脑神经的损伤。

颅骨骨折按骨折是否与外界相通可分为闭合性骨折和开放性骨折；按骨折形态可分为线形骨折、凹陷性骨折（见图 5-1-1）、粉碎性骨折、洞形骨折；按骨折部位可分为颅盖骨骨折和颅底骨折。颅底骨折按照骨折部位分为颅前窝骨折、颅中窝骨折和颅后窝骨折。

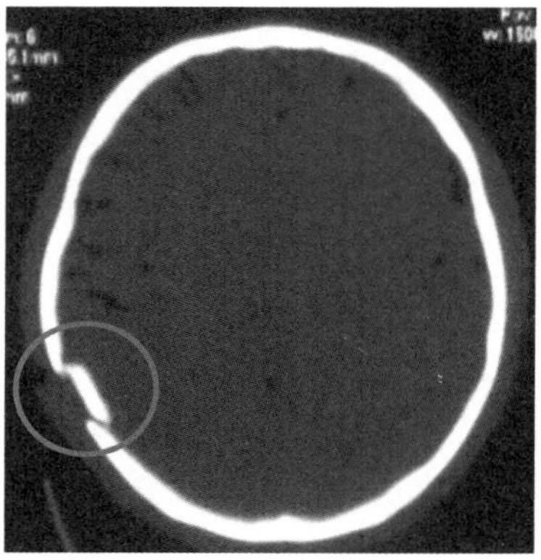

图 5-1-1　颅骨凹陷性骨折

颅盖骨骨折常伴有头皮损伤，头部触诊有局部压痛、肿胀；凹陷性骨折触诊时可扪及局部凹陷，若骨折片陷入颅内，使局部脑组织受压或引起挫裂伤则可引起相应的病灶症状和局限性癫痫。如并发颅内血肿，可产生颅内高压症状。当骨瓣刺破静脉窦可引起致命的大出血。颅底骨折主要临床表现为皮下或黏膜下瘀斑、脑脊液漏和脑神经损伤三个方面，见表 5-1-1。

表 5-1-1　颅底骨折的临床表现

骨折部位	瘀斑位置	脑脊液漏	可能累及的脑神经
颅前窝	球结膜下、眶周（熊猫眼征）	鼻漏	嗅神经、视神经
颅中窝	耳后乳突区	鼻漏和耳漏	面神经、听神经
颅后窝	乳突（Battle 征）、枕下部和咽后壁	无	第Ⅸ～Ⅻ对脑神经

颅骨骨折因骨折类型及损伤程度不同，治疗方式也不同：

颅盖骨线性骨折、轻度无症状的凹陷性骨折及大部分颅底骨折，无需处理，应着重处理骨折可能引起的血肿、脑脊液漏、颅内高压、癫痫和颅内感染等。

凹陷性骨折当凹陷深度＞1cm，位于重要功能区，骨瓣刺入脑内及骨折引起瘫痪、失语等功能障碍或局限性癫痫者应行手术治疗，将骨折片复位或摘除碎骨瓣行颅骨钛板修补术。

当骨折合并脑损伤，颅内高压症状明显、CT 显示中线移位、出现脑疝征象者，行开颅去骨瓣术。本节以颅骨凹陷性骨折行骨折整复术＋颅骨钛板修补术为例进行介绍。

二、出院标准

（1）标准住院日 ≤9天。

（2）出院标准 患者病情稳定，生命体征平稳；手术切口愈合良好；无继发脑水肿、颅内血肿、脑挫裂伤、脑脊液漏、颅内感染等合并或并发症。

三、全病程管理路径

（一）院前管理（急诊室1天）

头部急性外伤患者急诊科就诊，办理急诊入院。

1. 主要诊疗

急诊抢救室留观，需行急诊手术患者，评估手术风险，完成相应术前准备。意识障碍患者吸氧，保持气道通畅，必要时插管、心电监测，头部抬高30°，降低颅内压。多发伤患者请相应专科医师会诊并做相应处理，如颈椎损伤患者行颈部CT、X线检查及颈托固定。

非急性期患者（如凹陷性骨折保守治疗后因美观需要手术者）门诊就诊。采集病史，完成头颅CT扫描（含骨窗像），凹陷性骨折征象平扫可排除有无继发颅内异常；头颅X线，包括正位、侧位和骨折部位切线位平片，可了解骨折片陷入颅内深度；常规检查。

2. 嘱患者配合事项

完成术前血液化验及检查，包括血常规、凝血功能、肝肾功能、血型、血电解质、血糖、感染性疾病筛查、心电图及胸部X线片和头颅CT扫描（可院前急诊完成）。外伤患者常有复合伤，高龄患者心肺功能多异常，术前根据病情增加颈部CT、腹部B超、心脏彩超、肺功能、血气分析等检查。配合完成手术及麻醉风险评估。

（二）院中管理

1. 住院第1日（手术当日）

（1）主要诊疗

① 术前 主管医生询问患者头部受伤史，评估颅骨骨折部位、面积、凹陷深度，评估受力点有无头皮血肿或挫伤，当骨折凹陷下陷较深时，可刺破硬脑膜，损伤及压迫脑组织，导致偏瘫、失语和/或局部癫痫等相应症状。查阅患者检查、检验结果，评估有无手术禁忌证，即术前全面评估患者全身情况，分析患者病史、麻醉史、各种检查结果。详细体查后对患者的全身情况做出估计，进一步完善检查与治疗。如循环功能检查一般包括血压、心率、心律、心电图，若有心脏病病史者应行超声心动图、运动心电图、动态心电图、心排血量测定等。呼吸功能检查包括呼吸频率、胸部X线透视或胸片，必要时测肺通气功能并行血气分析检查。有癫痫发作史患者，行24h动态脑电图检查，头部三维立体CT可更加直观地反映骨折的情况。MRI可以进一步了解静脉窦受压情况。完成入院记录、首次病志。上级医师查看患者，制订治疗方案，完善术前准备。

② 向患者和/或家属交代手术风险 术后可能继发其他部位硬膜外、硬膜下、脑内血肿、脑挫裂伤和颅内压增高等，严重者需要再次开颅手术；术后切口、颅骨或颅内感染、内植物排异反应、出现严重神经系统并发症或并发其他疾病需进一步诊治，如可能使癫痫加重，导致住院时间延长与费用增加等情况。

③ 手术方式 可进行骨折整复术+颅骨钛板修补术，需根据患者病情选择颅骨修补材料种类。颅骨修补材料为异物，患者可能会出现排斥反应，导致伤口经久不愈。签署手术知

情同意书，安排手术。麻醉医师向患者及家属交代麻醉注意事项并签署麻醉知情同意书、麻醉药品使用知情同意书。

④ 术中　行适当的皮切口，以凹陷部位为中心将骨折部分整体暴露在术野中，皮切口尽量位于发际之内。在凹陷骨折四周正常颅骨部位钻骨孔，用铣刀（或锯）游离骨瓣并立即取下。仔细观察凹陷骨折正下方的硬膜是否完整。如果硬膜完整未受损伤，且术前CT未见明确的脑挫裂伤或脑内血肿，则无须切开硬膜。对于取下的凹陷骨瓣，应使用骨锤及塑形模具等工具尽量将其修复至正常生理解剖形态。如骨瓣游离碎裂，将碎裂的颅骨骨折片用钛片等固定连接后，将骨瓣用钛钉固定后还纳，逐层缝合皮下、皮肤，术毕。如受伤超过24h或为污染伤口，则将骨折片除去并废弃，1个月后再用人工材料行颅骨修补术。

⑤ 术后　术后CT检查，评估手术效果及术后有无颅内其他部位出血、水肿。向患者及家属交代手术情况及术后注意事项。观察切口敷料情况，麻醉清醒后，观察神志、瞳孔、生命体征变化及神经功能恢复情况。术后注意预防癫痫。完成手术记录及术后病程记录。

（2）重点医嘱

① 术前

a. 长期医嘱　术前禁食禁饮；一级护理；中心吸氧，心电监测，必要时吸痰。

b. 临时医嘱　急查血常规、凝血功能、肝肾功能、血型、血电解质、血糖、感染性疾病筛查；心电图及胸部X线片检查和头颅CT扫描；全麻下颅骨凹陷性骨折整复术＋颅骨钛板修补术；备头皮；青霉素过敏者，行抗菌药物皮试；准备术中抗菌药物。

② 术后

a. 长期医嘱　神经外科全麻术后护理常规，一级护理，禁食、禁饮4～6h。氧气吸入，心电监测，全麻清醒后抬高床头30°，观察生命体征、神志、瞳孔，抗炎、护脑、护胃、抗癫痫及营养支持治疗，视病情脱水，预防性镇痛。

b. 临时医嘱　术后头颅CT；必要时止呕、镇痛，对症处理，根据病情需要下达其他相应医嘱。

（3）专科护理

① 术前护理　完成入院评估及手术前宣教。核对患者身份信息，去除患者首饰物品交由家属保管，核对病历、影像学资料及术中带药，填写手术交接单，与手术室工作人员交接患者。

② 术后护理　床旁交接患者病情及用物。了解患者术中手术情况、麻醉情况、患者麻醉复苏状态、有无麻醉后反应，必要时行血气分析。查看患者管道、皮肤，评估日常生活能力、VTE、跌倒/坠床风险。落实安全护理、生活护理及心理护理。完成术后健康教育。患者有肢体活动障碍的，注意安全防护，协助翻身拍背，注意良肢位摆放，预防压力性损伤及静脉血栓。语言障碍患者，可采用肢体语言、书写进行床旁沟通。

③ 护理重点

a. 预防癫痫发作　术后患者一定要及时准剂量给予抗癫痫药物治疗，防止术后早期癫痫发作，密切观察患者有无癫痫发作的先兆及表现，及时通知医生并处理。癫痫发作时立即平卧，头偏向一侧，松解衣领，用牙垫或裹纱布的压舌板塞入上下齿之间，以防止舌咬伤，保持呼吸道通畅，吸氧，予心电监测，遵医嘱用药，密切观察患者神志、瞳孔的变化以及抽搐部位和持续间隔时间等，抽搐后让患者安静休息，避免声光刺激。癫痫持续状态的具体推荐处理见表5-1-2。

b. 预防颅内出血　密切观察患者神志、瞳孔、生命体征、有无颅内高压症状。注意患者疼痛性质，区别伤口疼痛与颅内高压性头痛，必要时及时CT检查。

表5-1-2 癫痫持续状态的推荐处理

时间阶段	推荐治疗措施
观察期(0～5min)	保特气道通畅，建立静脉通道； 神经系统检查； 监测生命体征； 鼻导管或面罩给氧
第一阶段(5～20min) 初始治疗	无静脉通路，肌注咪达唑仑常规剂量10mg； 有静脉通路，推荐用药地西泮，0.15mg/kg静脉注射，最大剂量10mg，5min后可重复一次，最大速度5mg/min； 实验室检查：血糖、血常规、电解质、抗癫痫药物浓度
第二阶段(20～40min) 二线治疗	如发作未能终止，启动第二阶段静脉治疗： 丙戊酸钠：20～40mg/kg静脉注射，给药时间5min； 苯巴比妥：15mg/kg静脉注射(50～100mg/min)； 苯妥英钠：20mg/kg静脉注射(<50mg/min)； 左乙拉西坦：1000～3000mg。 总体原则：每个步骤需评估ABC；明确发作时间并鉴别；尽早开始治疗；精确使用抗癫痫药物
第三阶段(40～60min) 三线治疗	转入ICU，气管插管/机械通气，持续脑电监测，静脉给药终止； 难治性癫痫持续状态(RSE)： 丙泊酚：2mg/kg负荷静注，可追加1～2mg/kg直至发作控制，然后1～10mg/(kg·h)维持(注意：持续应用可能导致丙泊酚输注综合征)； 咪达唑仑：0.2mg/kg负荷静注，后续持续静脉泵注(0.05～0.40mg/h)

(4) 个案管理　采集患者信息，评估患者情绪、心理、对疾病认知情况及社会支持能力，了解医保、商业保险等医疗费用支付方式，做好安全宣教及心理指导。根据病情，制订患者饮食、体位、疼痛、气道及早期活动等康复计划。

(5) 嘱患者配合事项　配合护士完成入院评估、宣教及术前准备；配合医生询问现病史、既往史、用药情况，配合专科体格检查及疾病资料收集；手术前禁食、禁饮；配合完善术前相关化验、检查；配合医师、麻醉师完成手术麻醉谈话签字；根据医嘱吸氧、心电监测；配合护士定时监测生命体征、意识、瞳孔、肢体活动；卧床休息，抬高床头30°；及时向医护人员报告身体不适，保持引流管引流通畅，防止意外拔管。

2. 住院第2~4日（术后第1~3日）

(1) 主要诊疗　医师查房评估患者意识、瞳孔、生命体征、伤口、引流管及神经功能恢复状况。切口换药，观察切口情况，如有引流管，观察引流液性状及引流量。患者如有头痛、呕吐或者神志改变，随时复查急诊CT。术后查血常规、凝血四项、肝肾功能、电解质，结合结果对症处理。鼓励患者早期床上康复运动，术后24h内拔除导尿管。意识障碍、吞咽功能障碍不能自主进食患者留置胃管。完成病程记录。

(2) 重点医嘱

① 长期医嘱　一级护理，半流质或普食，无特殊心脏或呼吸疾病者停心电监测，抬高床头30°，气压治疗，控制血压和血糖，抗炎、护脑、护胃、抗癫痫及营养支持治疗，基础疾病治疗用药。

② 临时医嘱　抽血查血常规、凝血四项、肝肾功能、电解质；拔除尿管。

(3) 营养干预　通过评估患者术后营养状况及营养风险，为患者制订个性化术后肠内及肠外营养计划：术后4h患者麻醉清醒后无恶心、呕吐等胃肠道不适开始饮水→6h后进食流质→12h给予肠内营养液250～500mL或静脉补充脂肪乳剂500mL、氨基酸250mL，并进食其他流质及软食→术后24h恢复正常饮食→24h后给予高热量、高蛋白、高维生素营养丰富的食物。

（4）用药原则　凹陷性骨折属于Ⅱ类手术，可选用脱水药物（如甘露醇、甘油果糖、呋塞米等）、抗癫痫药物（卡马西平、丙戊酸钠等）。抗炎治疗选择第三代头孢菌素及万古霉素等静脉输注2～7天。

（5）早期康复　有神经功能损伤，肢体、语言及吞咽功能障碍者，由团队康复师进行语言、运动及吞咽康复。

（6）专科护理　责任护士密切观察患者意识、瞳孔、生命体征及肢体活动情况，观察头部敷料有无松脱及伤口渗血、渗液，观察引流液的颜色与量及神经功能障碍患者术后恢复情况。出现病情变化及时报告医生。遵医嘱完成脱水、抗感染、止血、抗癫痫、控制血压与血糖用药及治疗。意识障碍、吞咽功能障碍患者留置胃管。术后24h内拔除尿管，关注患者自行排尿情况。指导协助患者床上翻身及肢体活动。落实体位护理、晨晚间护理、生活护理、心理护理。完成护理病历书写。

（7）个案管理　个案管理师评估患者身体状况、情绪、认知、心理及社会支持状态，根据病情制订患者饮食、早期活动、疼痛管理及早期康复计划。

（8）嘱患者配合事项　配合护士定时监测生命体征、意识、瞳孔、肢体活动情况及伤口敷料评估。保持引流管固定在位，防止脱管。了解疼痛的注意事项及处理，告知医生不适及异常感受，配合评估手术效果，配合术后早期肢体活动及康复。配合医师查房，了解病情，配合医师行神经功能的检查、伤口换药检查。

3. 住院5～8日（术后第4～7日）

（1）主要诊疗　上级医师查房，评估患者意识、瞳孔、生命体征、伤口、引流管及神经功能恢复状况。切口换药，观察切口情况，再次复查头颅CT，根据头部CT，使用抗生素2～7天，若患者一般情况良好、体温正常、白细胞计数及分类正常，可停用抗菌药物。

（2）重点医嘱

① 长期医嘱　视患者病情、ADL评分下达护理级别，普食，停用抗菌药物。

② 临时医嘱　头部换药，头颅CT，根据病情需要下达相应医嘱。

（3）专科护理　责任护士密切观察患者意识、瞳孔、生命体征及肢体活动情况。遵医嘱完成用药及治疗。视患者肌力和体力指导下床活动，循序渐进，注意防止跌倒。落实体位护理、晨晚间护理、生活护理、心理护理。完成护理病历书写。

（4）个案管理　个案管理师评估患者病情及配合情况，执行术后照护管理（健康教育）计划，督促医生、护士落实并发症预防及健康宣教，指导患者配合并发症防范（跌倒/坠床、压力性损伤、深静脉血栓、肺部感染、误吸等），给予患者心理护理，并针对性进行健康教育，定期评价患者对康复计划内容掌握情况。

（5）嘱患者配合事项　配合护士定时监测生命体征、意识、瞳孔、肢体活动情况，每日询问排便。在护士指导下下床活动，循序渐进，注意安全。配合医师查房，了解病情，配合医师行神经功能的检查，配合医生伤口换药，配合康复科医生进行康复训练。

4. 住院9日（术后第8日/出院日）

（1）主要诊疗　上级医师查房，查看伤口情况予以拆线或延期门诊拆线。评估患者病情稳定，生命体征平稳；手术切口愈合良好；无继发脑水肿、颅内血肿、脑挫裂伤、脑脊液漏、颅内感染等合并或并发症。开具出院医嘱。向患者及家属交代出院后注意事项（注意头部的保护，术前有癫痫病史患者出院后服用抗癫痫药物至少2年，颅骨修补后全休1个月），出现头痛、呕吐、意识障碍、伤口渗液、流脓等异常情况应及时入院处理。开具出院诊断证明书，签署出院告知书，打印病历首页，完成出院病历书写。

（2）重点医嘱

① 长期医嘱 停止所有长期医嘱。

② 临时医嘱 出院医嘱，出院带药及用药指导（如促进神经康复药物、抗癫痫药物的用药指导），康复训练、复诊指导。

（3）专科护理 出院宣教，包括复查时间、出院带药用法及注意事项宣教，指导出院饮食、活动与休息、康复训练方法。有癫痫发作史患者重点强调坚持长期规律用药的重要性，并讲解癫痫发作诱因、发作前先兆表现及预见性的护理措施、发作时的紧急处理方法等。完成患者出院满意度调查，指导患者办理出院手续，指导复诊与就医。

（4）个案管理 签署健康管理知情同意书，评估出院照护需求，制订出院随访计划（短期、中期、长期计划），出院复诊计划（1个月、3个月、6个月），出院照护路径（转诊/就医、远程健康管理、居家随访、居家自护）。组织康复师、营养师、药师及社工制订患者居家康复计划。

（5）嘱患者配合事项 配合护士晨间及晚间护理、医师换药及拆线，了解伤口注意事项，必要时配合功能恢复训练，接受出院前康复宣教，学习出院注意事项，了解复查程序，最后取出院带药及办理出院手续，并填写出院满意度调查表。

（三）院后管理

由个案管理师组织主管医生、专科护理人员、营养师、康复师、药师共同制订院后管理计划，由责任护士、临床医生、个案管理师落实出院随访。

1. 短期随访（出院后1~30日）

（1）专科护理（1～7日） 评估患者家居适应情况及康复环境、照护人员情况、家居康复情况。了解患者是否有头痛，头痛的部位、性质。指导居家饮食、活动与休息、遵医嘱服药。评估头部伤口有无红肿、流脓、破溃出血、皮下积液等。指导肢体功能障碍患者进行肢体功能训练，给予心理安慰及异常情况就医指导。

（2）个案管理师（8～30日） 进行电话随访，接受问题咨询，指导并发症护理、肢体功能康复锻炼，出院14天和30天电话随访，推送该疾病家居健康宣教软文及视频。归集随访数据。提醒1个月后复诊，必要时随时复诊。患者下转基层医院时，收集接收转诊机构对下转患者病情信息及康复状况反馈。

2. 中期随访（出院后31~90日）

（1）个案管理师 出院85天电话随访及复诊提醒，对患者饮食、运动、药物等健康教育效果评价，接受患者心理咨询、肢体功能康复锻炼咨询、并发症护理问题咨询等，建议患者再次学习该疾病家居健康宣教软文及视频。归集随访数据。

（2）主要诊疗

① 常规检查 头颅CT，血常规，服用抗癫痫药物患者复查肝、肾功能及血药浓度，术后生活质量调查，心理评估。

② 重点诊疗 分析患者检查报告，了解患者手术效果，评估神经功能恢复状态，指导后期治疗。去除骨瓣患者，如患者身体状况良好，颅骨缺损部位压力不高，无感染、溃疡等

不利于切口愈合的因素，应尽早行颅骨修补术，1 个月后可住院行颅骨修补术。

3. 长期随访（出院 91～180 日）

（1）个案管理师　出院 175 天电话随访及复诊提醒，评估患者恢复情况（如目前是否存在并发症），评估患者对疾病的接受程度，评估患者生理、心理、社会适应能力，接受健康问题咨询。归集随访数据。

（2）主要诊疗　了解患者颅骨修补后家居康复情况。调查患者健康状况及术后生活质量，完成患者心理状态评估。接受疾病问题咨询，指导并发症康复治疗及训练。

（四）家居康复指引

1. 抗癫痫药物治疗

术后需要常规服用抗癫痫药物，有癫痫发作史患者应按医嘱定时定量服用，不得随意减量或停药，并定期复查肝肾功能及血药浓度。

2. 伤口照护

观察头部伤口有无红肿、流脓、破溃出血，观察有无皮下积液、颅骨或颅内感染、内植入物排异反应等情况，如伤口经久不愈，及时到医院就诊，由专科医生评估伤口情况并进行对症处理。

3. 癫痫发作前预见性保护措施及癫痫发作时紧急处理

有癫痫发作者不单独外出，避免攀高、游泳、骑车。当患者发作前出现头晕、头痛、幻觉、幻听、胸闷、视觉模糊、流涎、行为异常等症状时，寻找安全地方就地平躺，解开衣领及裤带，避开尖锐物品。当患者癫痫发作时，应保护患者，家属在上下齿之间垫软物，保持其呼吸道通畅，避免强制按压患者肢体，防止二次伤害。癫痫发作停止后如患者意识不清，但有正常脉搏呼吸，可将其翻转至侧卧位。小发作癫痫停止后就近复查，复查血药浓度，在医生指导下及时调整抗癫痫用药。癫痫处于持续状态应立即拨打急救电话，做好相应处理。

4. 心理疏导

颅骨修补术不会对患者日常活动与社会交往产生影响。对有神经功能障碍患者，要增强其康复训练的决心与自信心。

5. 及时复诊

（1）复诊时间　术后 3 个月、6 个月复诊。如出现头痛、呕吐、意识改变、伤口流脓、破溃、皮下积液量多等情况，应及时来院就诊。

（2）复诊地点　神经外科门诊或预约本医疗组医生（电话咨询）。

（3）复诊要求　携带术前及术后影像学资料、出院记录及出院诊断书、门诊病历。

6. 健康咨询

（1）电话咨询　拨打神经外科病房护士站电话，可咨询主管医生、主刀医生及责任护士。

（2）医院就诊　到当地医院或手术医院就诊，可咨询门诊教授、副教授及主治医生。

（3）线上咨询　建立健康档案，通过关注 HCCM 平台，实现个案管理师、医护团队一对一线上免费咨询服务。

（孙　玲　袁　健）

附表 5-1-1 颅骨凹陷性骨折整复术或颅骨钛板修补术全病程管理路径——院前及院中管理

时间 项目	院前管理	院中管理			
	入院前(急诊)	住院第 1 日 (手术当天)	住院第 2～4 日 (术后 1～3 日)	住院第 5～8 日 (术后 4～7 日)	住院第 9 日 (出院当日)
主要诊疗	□办理急诊入院 □紧急对症处理 □多学科会诊 □评估手术风险 □完成常规检查	□采集病史 □专科体查及病情评估 □分析院前检查结果 □完善 24h 动态脑电图、头部三位 CT、MRI 检查 □术前风险评估及准备 □确定手术方案 □向患者和/或家属交代手术注意事项，签署手术知情同意书 □完成入院记录、首次病志，术前讨论 □实施骨折整复术＋颅骨钛板修补术	□完成术后记录 □向患者及家属交代术后注意事项 □评估神经功能恢复情况及病情 □伤口换药 □复查 CT □拔除尿管 □早期康复	□对症处理 □伤口处理 □病情评估 □停用抗生素 □复查头颅 CT	□评估患者病情 □根据切口情况予以拆线 □交代出院注意事项，签署出院告知书 □完成出院记录，打印病历首页，完成出院病历书写
重点医嘱		□一级护理 □禁食、禁饮 □生命体征监测 □补液治疗 □根据病情下达相应医嘱	□一级护理 □普食 □药物治疗(抗癫痫、抗感染及对症支持) □伤口换药 □头部 CT 检查	□一级护理 □普食 □伤口换药 □头部 CT 检查 □对症治疗	□出院医嘱 □出院服药 □康复训练 □复诊指导
专科护理		□入院评估及健康宣教 □术前准备及手术宣教 □手术后床旁病情及用物交接 □术后病情监测，专科并发症预防	□专科病情监测 □饮食、活动与体位、药物、功能锻炼指导 □导管护理 □癫痫预防与处理 □头部伤口观察与护理	□病情监测 □对症处理 □患者安全管理 □癫痫预防与处理 □头部伤口观察与护理	□出院指导 □家居康复指导 □随访及家居康复计划落实宣教
个案管理		□收集患者个案信息 □全面评估患者生理、心理状态及社会支持情况 □制订患者术后早期康复计划	□评估患者病情 □健康教育 □实施早期康复计划	□评估患者病情 □患者健康教育 □康复效果评价	□制订出院照护计划 □制订出院随访计划 □制订居家康复计划
嘱患者配合事项	□配合完成检查 □办理入院 □手术风险评估及谈话签字	□配合完成入院宣教、术前检查及宣教 □配合完成病史询问及体格检查 □配合完成术前准备	□配合护士测量生命体征，监测意识、瞳孔、肢体活动、伤口敷料等 □告知医护不适及异常感受 □配合治疗 □接受健康教育及康复指导	□配合治疗、护理 □及时报告不适 □根据病情进行康复锻炼 □自动体位 □普通饮食 □晨晚间护理	□接受伤口拆线及注意事项宣教 □配合功能锻炼 □学习出院注意事项及复查程序 □办理出院手续

附表 5-1-2 颅骨凹陷性骨折整复术或颅骨钛板修补术全病程管理路径——院后管理

项目＼时间	院后管理		
	短期随访(出院后 1～30 日)	中期随访(出院后 31～90 日)	长期随访(出院后 91～180 日)
主要诊疗		□复查头颅 CT □血常规,肝、肾功能及血药浓度检查 □术后生活质量调查,心理评估	□了解患者颅骨修补后家居康复情况 □调查患者健康状况及术后生活质量,评估其心理状态 □接受疾病问题咨询 □指导并发症康复治疗及训练 □必要时,头部 CT 检查
专科护理	□家居适应评估,1 周内电话随访 □异常情况评估 □不适症状及头部伤口评估 □家居饮食、活动与休息、服药指导 □康复训练指导 □心理指导		
个案管理	□出院 14 天、30 天电话回访 □接受问题咨询 □颅内损伤健康教育软文及视频推送 □并发症护理指导 □数据归集 □信息反馈	□出院 85 天电话回访及复诊提醒 □接受问题咨询 □健康教育效果评价,健康教育软文及视频推送 □并发症护理指导 □数据归集	□出院 175 天电话随访及复诊提醒 □接受问题咨询 □评估患者恢复情况,包括:存在的并发症,对疾病的接受程度,生理、心理、社会适应能力评估 □归集随访数据
嘱患者配合事项	□报告自身不适 □进行居家康复 □接受健康教育及康复指导	□术后 3 个月医院面诊 □完成头部 CT 检查 □完成血常规,肝、肾功能及血药浓度检查 □配合生活质量调查,心理评估 □学习颅内损伤健康教育知识及视频	□术后 6 个月医院面诊 □汇报家居康复情况 □完成血常规,肝、肾功能及血药浓度检查 □配合生活质量调查,心理评估 □完成头部 CT 检查

第二节 硬膜下血肿

一、概述

硬膜下血肿是指颅内出血的血液积聚在硬脑膜下腔所造成的一种疾病。根据伤后血肿发生的时间，分为急性硬膜下血肿（小于 3 天）、亚急性硬膜下血肿（3 天至 3 周）和慢性硬膜下血肿（大于 3 周）。

急性（见图 5-2-1）、亚急性硬膜下血肿一般是由外伤引起皮质与静脉窦之间的桥静脉撕断或是脑挫裂伤皮质血管破裂引起出血，多发生在着力点的对冲部位。通常表现为头痛、呕吐、意识障碍及生命体征改变等。慢性硬膜下血肿（见图 5-2-2）出血来源和发病机制尚不完全清楚。多数有轻微头部外伤史，好发于老年人，可由抗血小板、抗凝药物、既往高血压病史以及脑萎缩等因素诱发。表现为头痛、视物模糊、一侧肢体无力以及认知功能障碍等。

治疗原则以手术治疗为主，血肿较小、症状较轻且稳定的患者可暂时观察，口服他汀类药物，及时检测颅内压及头颅 CT。本节以慢性硬膜下血肿行钻孔引流术为例。

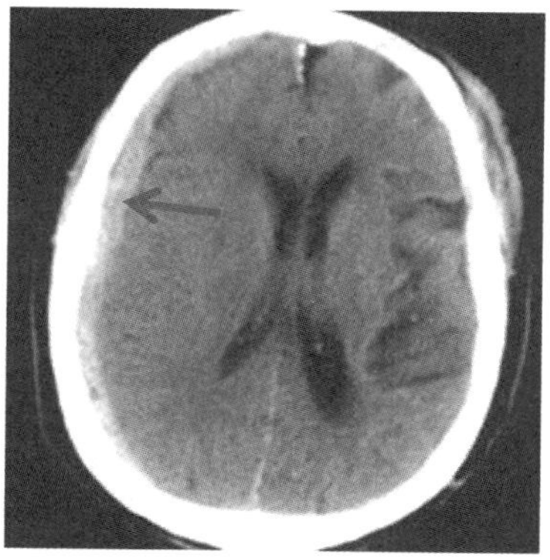

图 5-2-1 急性硬膜下血肿

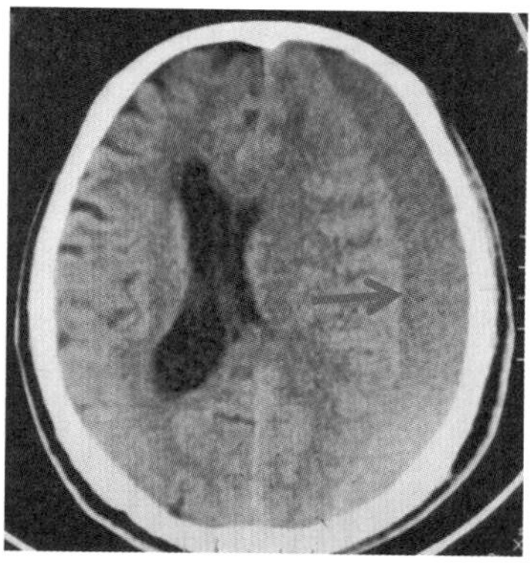

图 5-2-2 慢性硬膜下血肿

二、出院标准

（1）标准住院日 ≤9 天。

（2）出院标准 患者一般情况良好，恢复正常饮食，病情稳定，生命体征平稳；各类化验无明显异常，复查头颅 CT 显示颅内血肿基本消失，切口愈合良好。

三、全病程管理路径

（一）院前管理（1日）

1. 主要诊疗

入院前采集用药史、既往史、现病史，完成三大常规、凝血功能、肝肾功能、血型、血电解质、血糖、感染性疾病筛查、心电图及胸 X 线片检查和头颅 CT 扫描，必要时行头颅 MRI。如患者同时存在其他颅脑疾病且需要开颅或其他手术干预时，合并高血压、糖尿病、冠心病等慢性疾病时，肝肾功能、凝血功能障碍时均不适合手术。如患者有明显颅内高压症状或出现意识障碍者急诊办入院。

2. 个案管理

收集患者个案信息，采集患者用药史、既往史、现病史。评估患者有无手术禁忌证，指导患者到门诊评估手术麻醉风险。适合手术者，协助患者办理床位预约及预住院手续。

3. 嘱患者配合事项

患者配合院前完成手术及麻醉风险评估，完成术前常规血液化验及检查。门诊患者预约床位，办理预住院手续，到医院医保科备案，便于后期医保报销。

（二）院中管理

1. 住院第 1 日（入院当日/术前 1 日）

（1）主要诊疗 主管医生询问患者病史及进行专科体格检查。患者病史多不明确，可有轻微外伤史，常于受伤后 1～3 个月逐渐出现头痛、恶心、呕吐、复视、视物模糊、一侧肢体无力和肢体抽搐等慢性颅内压增高症状和神经症状，伴有记忆力减退、理解力差、智力迟钝、精神失常等，甚至出现轻偏瘫、失语、同向性偏盲、视盘水肿局灶性症状。分析检查结果：头颅 CT 扫描颅骨内板下可见新月形或半月形混杂密度或等密度阴影，单侧慢性硬膜下血肿有中线移位，侧脑室受压；双侧慢性硬膜下血肿无明显中线移位，但有双侧脑室受压。

头颅CT不能明确者，选用头颅MRI。高龄、心肺功能异常、凝血功能障碍等患者，根据病情增加相应项目检查。常见及首选手术方式为钻孔引流术，如血肿形成明确包膜，引流效果不明显或再次形成血肿，则需行开颅血肿包膜切除术。向患者及家属交代手术及麻醉注意事项并签署知情同意书。

（2）重点医嘱

① 长期医嘱　普食、糖尿病饮食或低盐低脂饮食，需急诊手术患者禁食禁饮；视病情、ADL评分下达护理级别；必要时吸氧、吸痰、心电监测；患者既往基础用药（如降压药、降糖药）。

② 临时医嘱　急查血常规、凝血功能、肝肾功能、电解质、血糖、感染性疾病筛查、心电图、胸部X线片、头颅CT扫描，必要时行MRI检查（检查检验可院前完成，入院后核查）。明日或急诊手术医嘱：局麻/全麻下行慢性硬膜下血肿钻孔引流术；术前禁食禁饮；备头皮；准备术中抗菌药物。

（3）专科护理

① 常规护理　按常规做好入院处置，包括佩戴腕带、更换病服、入院评估及护理风险评估、环境介绍、入院宣教、卫生处置等。执行常规医嘱及手术前医嘱，备皮、配血，告知患者术前禁食禁饮，宣教疾病知识、术前检查及访视谈话签字事宜等。指导患者保持充足睡眠，防止感冒。完成晨间及晚间护理，做好患者安全管理、心理护理。参与术前讨论，执行术前医嘱，完成术前准备，落实患者禁烟、禁酒，以及训练深呼吸、咳嗽、床上排便等健康宣教。

② 护理重点　慢性硬膜下血肿多为老年人，部分伴有认知语言障碍、大小便失禁、肌力下降或偏瘫症状，注意专人陪护，注意防走失、防跌倒/坠床，并指导协助翻身拍背及肢体活动，防止压力性损伤、血栓。进行营养风险筛查，了解患者营养状况，必要时遵医嘱给予肠内外营养制剂。

（4）营养干预　评估患者营养状况及术后营养风险，老年人多有慢性基础疾病，根据患者病情不同阶段调配治疗饮食，并进行营养动态监测。

（5）用药安全　抗生素选择第一代头孢菌素，老年人严格用药剂量、药物输注速度，注意药物不良反应，保证患者用药安全。

（6）个案管理　采集患者信息，评估患者对疾病认知情况、情绪和心理状况等，给予安全宣教及心理指导。协助患者及家属理解手术及治疗方案，制订患者术后康复计划。

（7）嘱患者配合事项　配合护士完成入院评估、宣教及术前准备；配合医生病史采集及体格检查；既往基础疾病者，遵医嘱用药，饮食遵医嘱，急诊手术禁食禁饮；配合完善术前相关化验、检查；配合医师、麻醉师完成手术麻醉谈话签字。

2. 住院第2日（手术当日）

（1）主要诊疗

① 常规工作　向患者及家属交代手术风险及注意事项，因血液黏稠等原因可能造成引流不畅、血肿残留、血肿复发等情况，对于个别术后复发、钻孔引流效果不佳或无效者，需行骨瓣开颅血肿清除术，如继发其他部位硬膜外血肿、硬膜下血肿、脑内血肿等并发症，严重者需要再次开颅手术。对于不适合手术的患者，可适当采用甘露醇脱水治疗。

核对患者基本信息及钻孔引流部位，实施手术，完成手术记录。术后CT检查，评估引流管位置、手术血肿清除情况及颅内有无其他部位出血。麻醉清醒后，观察患者神志、瞳孔、生命体征变化及神经功能恢复情况。

② 重点诊疗　通过头部CT确定血肿位置及厚度，标记手术切口，麻醉，切皮，以血

肿最厚处为中心钻1骨孔，十字切开硬脑膜，抽吸血肿，生理盐水冲洗血肿腔，放置硬膜下引流管，逐层缝合，覆盖伤口，术毕。

（2）重点医嘱

① 长期医嘱　神经外科局麻或全麻术后护理常规，一级护理，禁食、禁饮4～6h。氧气吸入，心电监测，观察生命体征、神志、瞳孔，留置硬膜下引流管，抗炎、止血、护脑、护胃、抗癫痫及营养支持治疗，预防性镇痛。

② 临时医嘱　抗菌药物（术前0.5h用），术后查血常规、凝血四项、电解质，行血气分析等，行头颅CT排除颅内出血、脑水肿，必要时止呕镇痛对症处理。其他特殊医嘱。

（3）专科护理

① 常规护理　手术前核对患者身份信息，准备患者病历、术中用药、影像学资料，与手术室工作人员交接患者。手术后床旁交接患者病情及用物。查看患者管道、皮肤，评估手术后护理风险并做好预防及手术后宣教，告知家属术后可能出现的情况及应对方式。术后遵医嘱用药。监测患者意识、瞳孔、生命体征、肢体活动、血氧饱和度情况，做好健康宣教，落实安全护理、生活护理及心理护理。完成护理病历书写。

② 术后护理重点

a. 术后体位　术后患者建议采取平卧体位，在健侧头下垫以软枕，以便头偏向患侧，促进积液与积气的排出，减少血液潴留，促进脑组织膨胀。卧床期间通过翻身、拍背、雾化吸入等方式协助患者咳嗽、排痰，以确保呼吸道通畅，避免肺部感染。高龄及肺部感染患者可将床头抬高30°。可通过吹气球、绑腹带促进脑组织膨隆。

b. 硬膜下引流管护理　保持引流管无菌，引流袋低于头部平面20cm，并通过逐步调整引流管的高度来控制引流量，因引流过快会导致脑组织移位、桥静脉撕裂损伤而出现新鲜出血。严密观察引流液的颜色、性质及量，避免过度引流或引流管堵塞。加强巡视，确保引流的有效性并做好记录。

c. 并发症预防　并发症有颅内再发血肿、静脉血栓等。密切观察患者意识、瞳孔变化，观察神经功能症状有无加重或缓解。注意患者疼痛性质，区别伤口疼痛与颅内高压性头痛，必要时及时进行CT检查。术后督促患者定时活动四肢，对有肌力障碍者，协助被动活动肢体，每日踝泵运动，避免发生深静脉血栓等并发症。

d. 症状护理　慢性硬膜下血肿患者的大部分偏瘫失语等症状都为可逆的。偏瘫患者注意安全防护，躁动不安者适当约束，协助翻身拍背，注意良肢位摆放，预防压力性损伤，对肢体进行主动或被动运动，每日进行踝泵运动，使用间歇性压力泵，预防肌肉萎缩、静脉血栓。语言障碍患者，床旁沟通时可采用肢体语言、书写示意的方式，耐心沟通，支持鼓励，可以通过听音乐、看语言类节目，激起患者言语兴趣，给予患者早日恢复的信心。

（4）个案管理　收集患者个案信息，评估患者身体、情绪、认知、心理和社会支持状态，根据病情，制订患者体位、早期活动、疼痛、管道及饮食营养康复计划。

（5）嘱患者配合事项　根据医嘱吸氧，进行心电监测；配合护士定时监测生命体征、意识、瞳孔，完成肢体活动。卧床休息，配合恰当的引流体位。及时向医护人员报告身体不适，保持引流管引流通畅，防止意外拔管。

3. 住院第3～5日（术后1～3日）

（1）主要诊疗　上级医师查房，评估患者意识、瞳孔、生命体征、伤口、引流管及神经功能恢复状况。切口换药，观察切口情况，观察引流液性状及引流量，如引流不畅，要及时检查引流管是否有梗阻，间断使用尿激酶通过引流管冲洗血肿腔。患者如有头痛、呕吐或者神志改变，随时复查急诊 CT。查看血常规、肝肾功能、电解质、凝血常规等，结合结果对症处理。鼓励患者早期床上康复运动，术后 24h 内拔除导尿管，大于 60 岁患者，使用分级加压弹力袜+间歇充气加压泵预防血栓。完成病程记录。

术后第 48～72h 天再次血液检查及头部 CT，根据头部 CT、引流等情况，拔除头部引流管。患者一般情况良好、体温正常、白细胞计数及分类正常，可停用抗菌药物。

（2）重点医嘱

① 长期医嘱　一级护理，半流质或普食，无特殊心脏或呼吸疾病术后第 1 天停心电监测，气压治疗，控制血压和血糖，抗炎、护脑、护胃、抗癫痫及营养支持治疗，基础疾病治疗用药。术后第 3 天停用抗菌药物。

② 临时医嘱　头部换药，术后第 1 天拔尿管，术后 48～72h 拔头部硬膜下引流管。

（3）专科护理

① 常规护理　密切观察患者意识、瞳孔、生命体征及肢体活动情况，观察头部敷料有无松脱及伤口渗血、渗液，观察引流液的颜色与量，出现病情变化及时报告医生。吞咽功能正常，意识清醒者，术后第一天早餐流质，午餐半流质或软食，晚餐恢复至普通饮食，以清淡为主。术后第 1 天拔除尿管，关注患者自行排尿情况。遵医嘱完成用药及治疗。落实体位护理、晨晚间护理、生活护理、心理护理。完成护理病历书写。

② 护理重点　监测呼吸频率及节律、血氧饱和度情况，指导患者正确咳嗽、咳痰、床上翻身及体位排痰。观察认知及神经功能障碍患者术后恢复情况。观察引流液的颜色与量，如无引流因怀疑不畅，或出现颜色变淡甚至清亮，应怀疑是否引流过度，需告知医生处理。密切观察患者意识、瞳孔、生命体征及伤口敷料情况，如有变化随时复查 CT。

（4）个案管理　评估患者病情及配合情况，执行术后照护管理（健康教育）计划，给予患者心理护理。

（5）嘱患者配合事项　配合护士定时监测生命体征、每日询问排便，以及观察意识、瞳孔、肢体活动情况等。配合术后早期肢体活动及康复。配合医师查房，了解病情，配合医师行神经功能的检查及伤口换药检查，定期抽血化验。保持引流管固定妥善，防止脱管。一级护理，根据病情逐渐由流食过渡至普食，遵守探视及陪伴制度。

4. 住院第 6～8 日（术后 4～6 日）

（1）主要诊疗　评估患者意识、瞳孔、生命体征、伤口、引流管及神经功能恢复状况。查看血液化验结果，结合结果对症处理。观察切口敷料情况，2～3 天换药一次。完成病程记录。

（2）重点医嘱　长期医嘱：二级护理，普食，根据病情调整静脉用药至口服。

（3）专科护理　患者活动改变时随时进行 ADL、压力性损伤、Morse、Caprini 评分，指导下床活动，防止跌倒/坠床。遵医嘱测量生命体征，观察神志、瞳孔，遵医嘱完成治疗检查。观察神经功能恢复情况，观察伤口敷料情况，指导功能锻炼，指导或协助生活护理、心理护理。完成护理病历书写。

（4）个案管理　评估患者身体、情绪、认知、心理和社会支持状态并针对性地进行健康教育，监测并管理住院时长，评价患者对康复计划内容掌握情况及医护康复计划的实施进度，拟定出院时间及其他出院准备计划，进行出院前患者及家属沟通。

（5）嘱患者配合事项　配合护士监测生命体征、每日询问排便，普食，正常活动，注意安全。配合功能恢复训练，接受出院前康复宣教及出院注意事项指导。

5. 住院第 9 日（术后 7 日/出院日）

（1）主要诊疗　上级医师查房，根据切口情况予以拆线或延期门诊拆线。患者一般情况良好，恢复正常饮食，病情稳定，生命体征平稳，各类化验无明显异常，复查头颅CT显示颅内血肿基本消失，切口愈合良好，即达到出院要求。开具出院医嘱，完成出院记录。向患者及家属交代出院后注意事项，复诊时间、地点及项目。开具出院诊断证明书，签署出院告知书，打印病历首页，完成出院病历书写。如果出现术后伤口、颅内感染或继发血肿等需要继续留院治疗，先处理并发症，在符合出院条件后再准许患者出院。

（2）重点医嘱　出院医嘱：出院带药及用药指导（如促进神经康复药物和他汀类药物的用药指导），康复训练、复诊指导。

（3）专科护理　指导办理出院手续，定期复查。出院带药服用方法及注意事项宣教，如发现切口红肿、疼痛、流脓流液等及时就诊。注意休息，合理饮食。完成患者出院满意度调查。

（4）个案管理　签署健康管理知情同意书，评估出院照护需求（交通、照护需求），制订出院随访计划（短期、中期、长期计划），出院复诊计划（1个月、3个月、6个月），出院照护路径（转诊/就医、远程健康管理、居家随访、居家自护）。组织康复师、营养师、药师及社工制订患者居家康复计划。

（5）嘱患者配合事项　配合出院告知谈话，出院签字，取出院带药，接受出院宣教及办理出院手续，了解复查程序。配合医师换药、拆线或延期门诊拆线。填写出院满意度调查表。

（三）院后管理

由个案管理师组织主管医生、责任护士、营养师、康复师、药师共同制订居家随访及计划，完成院后随访。

参见本章第一节“颅骨骨折”。

（四）家居康复

参见本章第一节“颅骨骨折”。

（孙　玲　袁　健）

附表 5-2-1　慢性硬膜下血肿钻孔引流术全病程管理路径——院前及院中管理

项目＼时间	院前管理	院中管理				
	院前准备 1日	住院日 （术前1日）	住院第2日 （手术日）	住院第3～5日 （术后1～3日）	住院第6～8日 （术后4～6日）	住院第9日 （出院日）
主要诊疗	□入院前准备 □手术风险评估	□采集病史 □开具检查单 □术前风险管理,确定手术方案 □完成术前准备	□实施钻孔引流手术	□对症处理 □伤口处理及管道观察 □随时复查CT □酌情拔管 □早期康复	□对症处理 □伤口处理 □停用抗生素 □早期康复	□评估伤口 □出院宣教 □出院流程
重点医嘱		□饮食 □药物 □护理级别 □相关检查 □手术医嘱	□术后常规医嘱	□一级护理 □药物治疗 □伤口处理	□二级护理 □药物治疗 □伤口处理	□出院医嘱
专科护理		□入院评估及健康宣教 □术前准备及手术宣教	□手术前评估交接 □术后监测 □并发症预防	□病情监测 □饮食指导 □导管护理 □对症处理	□病情监测 □饮食指导 □对症处理 □指导下床活动	□出院指导 □家居康复指导

续表

项目＼时间	院前管理	院中管理				
	院前准备 1日	住院日 （术前1日）	住院第2日 （手术日）	住院第3～5日 （术后1～3日）	住院第6～8日 （术后4～6日）	住院第9日 （出院日）
个案管理	□收集患者个案信息 □指导办理预住院	□评估患者病情 □患者评估及宣教 □完成术前健康教育计划	□制订患者体位、早期活动计划 □气道及饮食营养康复管理	□患者评估 □健康指导 □实施康复计划	□患者评估 □健康指导 □评价康复效果 □制订出院计划	□出院照护评估 □出院随访计划制订 □居家康复计划制订
嘱患者配合事项	□完成入院前准备 □办理预住院	□完成术前检查 □配合术前宣教	□配合完成入院宣教、术前检查及宣教 □配合完成病史询问及体格检查 □配合完成术前准备	□配合护士测量生命体征，监测意识、瞳孔、肢体活动、伤口敷料等 □告知医护不适及异常感受 □配合治疗 □接受健康教育及康复指导	□配合治疗、护理 □及时报告不适 □根据病情进行康复锻炼 □自动体位 □普通饮食 □晨晚间护理	□接受伤口拆线及注意事项宣教 □配合功能锻炼 □学习出院注意事项及复查程序 □办理出院手续

附表 5-2-2 慢性硬膜下血肿钻孔引流术全病程管理路径——院后管理

项目＼时间	院后管理		
	短期随访（出院后1～30日）	中期随访（出院后31～90日）	长期随访（出院后91～180日）
主要诊疗		□复查头颅CT □血常规，肝、肾功能及血药浓度检查 □术后生活质量调查，心理评估	□了解患者钻孔引流术后家居康复情况 □调查患者健康状况及术后生活质量，评估其心理状态 □接受疾病问题咨询 □指导并发症康复治疗及训练 □必要时，头部CT检查
专科护理	□出院一周内进行电话 □异常情况评估 □不适症状及头部伤口评估 □家居饮食、活动与休息、服药指导 □康复训练指导 □心理指导		
个案管理	□出院14天、30天电话回访 □接受问题咨询 □慢性硬膜下血肿健康教育软文及视频推送 □并发症护理指导 □数据归集 □信息反馈	□出院85天电话回访 □接受问题咨询 □并发症护理指导 □数据归集	□出院175天电话随访及复诊提醒 □接受问题咨询 □评估患者恢复情况，包括：存在的并发症，对疾病的接受程度，生理、心理、社会适应能力评估 □归集随访数据
嘱患者配合事项	□报告自身不适 □进行居家康复 □接受健康教育及康复指导	□出院3个月医院面诊 □完成头部CT检查 □完成血常规，肝、肾功能及血药浓度检查 □配合生活质量调查，心理评估 □学习慢性硬膜下血肿健康教育知识及视频	□出院6个月医院面诊 □汇报家居康复情况 □完成血常规，肝、肾功能及血药浓度检查 □配合生活质量调查，心理评估 □完成头部CT检查

第三节 脑挫裂伤

一、概述

脑挫裂伤是指外力造成的原发性脑器质性损伤，包括脑挫伤和脑裂伤，前者脑组织破坏较轻，软脑膜完整，后者软脑膜、血管、脑组织同时有破裂，伴有外伤性蛛网膜下腔出血，两者常同时存在。脑挫裂伤（见图 5-3-1）通常多发并伴有其他类型的颅脑损伤，如颅骨骨折、颅内血肿。

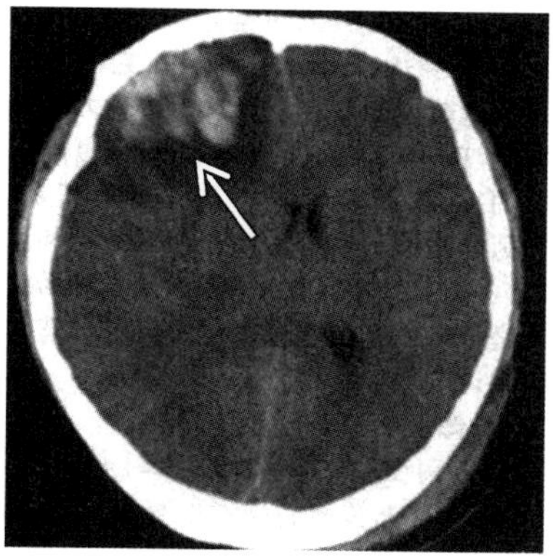

图 5-3-1 右额叶脑挫裂伤

临床表现因受伤部位、范围、程度以及合并损伤不同而存在很大的差异，轻者可仅表现轻度头痛，无意识障碍；重者可深昏迷，严重功能受损甚至死亡。主要表现为意识障碍、颅内高压症状、脑膜刺激征、癫痫、精神症状，以及功能区受损所致偏瘫、失语、视野障碍等。

脑挫裂伤的治疗一般以非手术治疗为主，主要是对症治疗和防止脑水肿，严密观察是否发生继发性颅内血肿，维持机体内环境稳定，预防各并发症的发生。当脑挫裂灶周围水肿严重或继发性颅内血肿引起明显占位效应，出现难以遏制的颅内高压时，则需积极外科手术干预。本节以重型颅脑损伤急诊开颅去骨瓣减压术＋颅内压监测探头植入术为例。

二、出院标准

（1）住院天数　脑挫裂伤因损伤程度不一、合并损伤不同，治疗时长不同，标准住院天数≤14 天。

（2）出院标准　患者病情稳定，生命体征平稳；各类化验无明显异常，手术切口愈合良好；没有需要神经外科住院处理的并发症和/或合并症，可以转院或转科继续康复治疗。

三、全病程管理路径

（一）院前管理

1. 主要诊疗

患者就诊急诊神经外科。急危重症患者进入绿色通道，接诊医生需要对病情做出迅速判断并实施治疗。第一时间发现并解除危及生命的损伤，如气道梗阻、大出血等，保持呼吸道通畅，必要时建立人工气道，同时纠正可能存在的休克、电解质紊乱、血糖异常，避免高热，预判颅内高压，必要时脱水治疗。迅速进行神经功能评分，按照“CRASH PLAN”详细检查，评估患者创伤情况。CRASH PLAN：C（心脏）、R（呼吸）、A（腹部）、S（脊柱）、H（头部）、P（骨盆）、L（四肢）、A（动脉）、N（神经）。迅速完成头颅 CT 评估颅脑情况，必要时完善其他相关辅助检查，以明确是否存在多发伤、复合伤。多学科会诊，明确诊断并确定初步治疗方案。需急诊手术患者评估有无手术禁忌证，并向家属交代病情及风险，签署手术知情同意书；急诊联系麻醉医师完成麻醉前风险评估，签署麻醉知情同意书；完成备头皮、备血、抗菌药物皮试等术前准备。

2. 嘱患者配合事项

意识清醒患者配合完成手术及麻醉风险评估，完成术前血液化验及检查。急诊手术患者配合术前准备。

（二）院中管理

1. 住院第 1 日（手术当日）

（1）主要诊疗

① 术前　主管医生了解患者受伤病史并全身查体，查阅急诊科多学科会诊意见，急诊完成血常规、凝血功能、肝肾功能、血型、血电解质、血糖、感染性疾病筛查、心电图及胸部 X 线片检查和头颅 CT 扫描。根据病情增加颈部 CT、腹部 B 超、心脏彩超、肺功能、血气分析等检查。上级医师查看患者，制订手术方案，完善术前准备。向家属交代病情，签署手术知情同意书，安排急诊手术。麻醉医师向患者及家属交代麻醉注意事项并签署麻醉知情同意书、麻醉药品使用知情同意书。完成入院记录、首次病志。

② 术中　实施开颅清创＋去骨瓣减压术＋脑室外引流＋颅内压监护探头植入术。常采用大问号形状切皮。进行脑室外引流和 ICP 探头植入，先经中线旁开 2.5cm，冠状缝前 1cm，使用微动力系统颅骨钻孔，硬膜外止血后十字切开硬膜，电凝皮质血管。将颅内压监测管调零后在专用皮下隧道针指引下皮下潜行出于穿刺点，经穿刺点对准双侧外耳道连线穿刺 5.5cm 可见脑脊液流出，测压。再颅骨钻孔，锯开骨瓣。高龄或小儿患者往往颅骨与硬膜粘连紧密，切开颅骨时应予以充分注意。骨瓣锯除范围在额部应止于眶上缘水平，颞部应在注意不损伤 Labbé 静脉（下吻合静脉）的基础之上将骨窗下缘止于颅中窝底水平。切开硬膜。当脑组织肿胀明显时先切开小范围硬膜并在一定程度上清除血肿后再将硬膜大范围切开。有血肿块流出时可用生理盐水不断冲洗吸除。确认出血点，彻底止血。冲洗伤口，视情况放置伤口引流管。扩大缝合硬膜并逐层缝合头皮，覆盖切口，术毕。

③ 术后　术后行 CT 检查，评估手术效果，观察血肿是否清除，脑组织受压是否改善及术后有无颅内其他部位继发出血。患者术后进入重症监护室监护治疗。连接并固定好颅内压监护管道及伤口引流管道，密切监测管控颅内压及脑灌注压，防止术后并发症。观察切口敷料和引流液情况。向家属交代手术情况及术后注意事项。完成手术记录及术后病程记录。

（2）重点医嘱

① 术前

a. 长期医嘱　术前禁食禁饮；一级护理或重症监护；中心吸氧，吸痰，心电监测，必要时气管插管、呼吸机辅助呼吸。

b. 临时医嘱　急查血常规、凝血功能、肝肾功能、血型、血电解质、血糖、感染性疾病筛查；心电图及胸部 X 线片检查和头颅 CT 扫描；急诊手术医嘱（全麻下开颅清创＋去骨瓣减压术＋脑室外引流＋颅内压监护探头植入术）；备头皮；抗菌药物皮试；准备术中抗菌药物。术前根据病情使用脱水、抗癫痫、肠外营养药物。

② 术后

a. 长期医嘱　神经外科全麻术后护理常规，一级或重症监护，禁食、禁饮 4～6h。氧气吸入，心电监测，全麻清醒后抬高床头 30°，观察生命体征、神志、瞳孔，监测颅内压，抗炎、激素、抗癫痫、脱水降颅压、护脑、护胃及营养支持治疗，监测血糖，雾化吸入，气压治疗，口腔护理，会阴护理，未拔管患者气管插管护理，吸痰护理，必要时呼吸机辅助呼吸。

b. 临时医嘱 术后行头颅 CT；根据病情需要下达其他相应医嘱，如镇静镇痛、处理高热。

（3）专科护理

① 常规护理 急诊收入患者住院信息，急诊科完成术前准备后进入手术室，术后进入重症监护室监护治疗。责任护士完成术后护理常规处置，参见本章第一节。

② 术后护理重点

a. 监测神经功能及 ICP、CPP 监测患者生命体征、瞳孔、意识、GCS 评分、肌力、肌张力等，观察患者有无颅内高压症状，密切监测颅内压，建议颅内压治疗目标控制在 5.26～22.00mmHg，建议 CPP 的管控目标在 60～70mmHg。颅内压超过 20mmHg，经一般处理无效持续 30min 以上应告知医生；无颅内压监测患者也可通过经颅多普勒频谱图像来监测患者颅内压，但不适应于早期颅内高压。

b. 并发症预防 继发脑损伤致颅内高压，如颅内出血、水肿。参见本章第二节。

c. 预防癫痫发作 参见本章第一节。

d. 术后谵妄的识别护理 术后麻醉清醒即可进行谵妄评估，常采用 ICU 患者意识模糊评分法（CAM-ICU）或重症监护谵妄筛查表（ICDSC）作为谵妄评估工具。可通过改善睡眠、改善觉醒、早期康复与活动进行非药物干预，如通过控制噪声、调节夜间灯光来避免声光刺激，或佩戴耳塞帮助睡眠，反复对患者进行人物地点时间认知训练等。必要时遵医嘱药物干预，镇痛镇静，定时对患者进行镇痛镇静效果评估，并做好安全防护，防止意外拔管。

（4）个案管理 采集患者信息，评估患者对疾病认知情况、情绪和心理状况及社会支持能力，了解医保、商业保险等医疗费用支付方式，进行安全宣教及心理指导。

（5）嘱患者配合事项 根据医嘱吸氧，进行心电监测；配合护士定时监测生命体征、意识、瞳孔、肢体活动。卧床休息，抬高床头 30°。保持引流管引流通畅，防止意外拔管。

2. 住院 2～4 日（术后第 1～3 日）

（1）主要诊疗 上级医师查房，评估患者意识、瞳孔、生命体征、伤口、引流管及神经功能恢复状况。监测颅内压，防治颅内高压。切口换药，观察切口情况，如有引流管，观察引流液性状及引流量。患者如有头痛、呕吐或者神志改变，随时复查急诊 CT。术后查血常规、凝血四项、肝肾功能、电解质，结合结果对症处理。意识障碍、吞咽功能障碍致不能自主进食患者留置胃管鼻饲流质。有感染征象患者，根据药敏试验结果调整药物。根据神经体征及昏迷评分判断患者 2 周内无清醒可能时，可以早期气管切开。完成病程记录。

（2）重点医嘱

① 长期医嘱 重症监护，流质/鼻饲流质，心电监测，记录 24h 出入量，抬高床头 30°，控制血压和血糖，监测颅内压，抗炎、激素、抗癫痫、脱水降颅压、护脑、护胃及营养支持治疗，雾化吸入，气压治疗，口腔护理，会阴护理，基础疾病治疗用药，气管切开患者气管切开术后护理，吸痰护理。

② 临时医嘱 抽血查血常规、凝血四项、肝肾功能、电解质；必要时行血管彩超；清醒患者术后第 1 天拔尿管；意识障碍、吞咽功能障碍者留置胃管；必要时行腰椎穿刺术；根据病情需要下达相应医嘱。

（3）专科护理

① 常规护理 密切观察患者意识、瞳孔、生命体征，密切监测颅内压，观察头部敷料有无松脱及伤口渗血、渗液，观察引流液的颜色与量，出现病情变化及时报告医生。遵医嘱完成用药及治疗。准确记录出入水量。吞咽功能正常，意识清醒者，术后第一天流质过渡到

半流质，以清淡为主。意识障碍、吞咽功能障碍患者留置胃管，胃肠功能正常，早期鼻饲流质，或遵医嘱输注肠内营养液，1～3天达目标能量的40%～70%。协助床上翻身及肢体活动。观察神经功能障碍患者术后恢复情况。落实体位护理、晨晚间护理、生活护理、心理护理。完成护理病历书写。

② 护理重点　并发症预防护理。

a. 颅内高压　参见第三章第七节。

b. 癫痫　参见本章第一节。

c. 上消化道出血　严密观察患者意识、瞳孔、生命体征的变化，若患者有暗红色或者咖啡色胃内容物、柏油样便或者出现血压下降、脉搏细弱等休克早期指征时，应立即报告医生。消化道出血急性期，意识清醒的患者应先禁食，待病情稳定后进食流质或半流质食物；昏迷患者病情稳定后可采取早期肠内营养支持。出血期绝对卧床休息。昏迷患者呕吐时去枕平卧，头偏向一侧，防止误吸。病情稳定后抬高床头30°。

d. 肺部感染　患者无禁忌证抬高床头30°～45°，鼓励咳嗽排痰，协助患者定时翻身、叩背或振动排痰。不能有效清除呼吸道分泌物的患者，应给予负压抽吸，必要时可行气管插管或气管切开，有利于保持呼吸道通畅。痰液黏稠者行雾化吸入，及时评估患者痰液黏稠度，根据痰液黏稠度进行湿化，参见表5-3-1。加强口腔护理，以免口咽部细菌误吸入下呼吸道造成感染，气切患者保持气囊压力维持在25～30cmH_2O，并定期声门下吸引。

表5-3-1　痰液黏稠度分级

项目＼痰液黏稠度	Ⅰ度（稀痰）	Ⅱ度（中度黏痰）	Ⅲ度（重度黏痰）
痰液性状	稀痰	较Ⅰ度黏稠	明显黏稠
痰液颜色	米汤或白色泡沫状	白色或黄白色黏痰	黄色伴血丝痰、血痰
能否咳出	易咳出	用力咳，可咳出	不易咳出
吸痰后玻璃头内壁痰液滞留情况	无	易被冲净	大量滞留，不易冲净；吸痰管常因负压过大而塌陷
补加湿化液时间及量	2mL/2～3h	4mL/h	4～8mL/0.5h
备注（湿化程度）	湿化不足：痰痂形成		
	湿化过度：呼吸急促，痰液呈水样，SpO_2下降3%以上		

e. 深静脉血栓　严密观察下肢有无疼痛或肿胀，有无深静脉扩张。卧床患者定期做被动踝泵运动。抬高下肢，穿弹力袜，促进静脉回流。一旦发生DVT，下肢应抬高制动，禁止按摩热敷。血管外科会诊后遵医嘱用药。

（4）嘱患者配合事项　配合监测生命体征、每日询问排便，配合观察意识、瞳孔、肢体活动情况，配合各项治疗护理。配合术后翻身拍背、早期肢体活动。配合医师查房，了解病情，配合医师行神经功能的检查、伤口换药检查及行腰椎穿刺（必要时），定期抽血化验。保持引流管固定在位，防止脱管。

3. 住院5～8日（术后第4～7日）

（1）主要诊疗　上级医师查房，评估患者意识、瞳孔、生命体征、颅内压、伤口、引流管及神经功能恢复状况，注意有无发热、头痛、呕吐等。每2～3天切口换药，观察切口情况。复查头颅CT，根据头部CT、引流情况，酌情拔除引流管，脑室外引流留置时间尽量不超过7天。必要时腰椎穿刺采集脑脊液，测压、送检。根据患者情况，调整激素用量，逐渐减量。若患者一般情况良好、体温正常、白细胞计数及分类正常，可酌情停用抗菌药物。

患者血流动力学稳定，神经功能稳定，颅内压平稳的转回普通病房，经康复科会诊进行早期康复训练。

（2）重点医嘱

① 长期医嘱 一级护理/重症监护，半流质/普食/鼻饲流质，心电监测，记录24h出入量，抬高床头30°，气压治疗，雾化吸入，基础疾病治疗用药。酌情停颅内压监测。

② 临时医嘱 抽血查血常规、凝血四项、肝肾功能、电解质，查头颅CT，酌情拔头部引流管，必要时行腰椎穿刺术。根据病情需要下达相应医嘱。

（3）专科护理

① 常规护理 病房护士与监护室护士交接患者病情，包括意识、瞳孔、生命体征、肢体活动、皮肤、有无管道和切口敷料情况，交接患者病历、物品、用药情况、有无特殊感染、有无血栓及其他特殊事项。遵医嘱完成用药及治疗。卧床患者注意并发症预防，做好压力性损伤、血栓的预防。指导协助家属照护，落实体位护理、管道护理、晨晚间护理、生活护理、心理护理。完成护理病历书写。

② 护理重点

a. 密切监测患者颅内压、脑室外引流情况，如拔管，48h内注意患者有无颅内高压表现。

b. 注意并发症的预防护理，包括压力性损伤、静脉血栓、肺部感染等，参见术后1～3天护理重点内容。

c. 偏瘫患者注意良肢位摆放，定时更换体位。健侧卧位：患者躯体与床面尽量成直角；胸前放软枕，将上肢放在软枕上，肩前伸，肘伸展，腕背展；患者下肢向前自然屈髋屈膝，下垫一长软枕，保证足完全放置于软枕上而没有内翻悬在枕头边缘。宜多采取健侧卧位。仰卧位：保持肢体功能位，枕头与床面的角度不超过30°，肩关节前伸，腕关节背伸，手指自然伸展张开，患侧肩胛和上肢下垫软枕，患者臀部和大腿下垫一长软枕，膝下、足下不要垫枕。患侧卧位：患侧上肢应充分前伸，肘伸展，腕关节背伸，前臂旋后，掌心向下，手指自然张开；健侧上肢自然放置，但不要放在身前；患侧下肢自然伸展；健侧下肢向前屈髋屈膝，下垫软枕。

d. 指导协助患者肢体功能锻炼，防止关节肌肉压力性损伤及痉挛，对患肢进行早期训练，包括踝、膝、髋、指、肘及肩关节的被动伸展、抬举等活动，清醒能配合活动患者可根据患者情况进行床上Bobath握手训练、抬腿、抬臂、握拳、深呼吸、扩胸运动等，并根据患者情况逐渐增加活动强度。

（4）康复干预 生命体征平稳、血流动力学稳定、神经功能稳定及无严重心血管疾病的患者如仍有意识障碍、肢体活动障碍及语言功能障碍，宜进行早期康复治疗，包括电刺激促醒、针灸治疗、综合感觉刺激治疗，肺部感染或肺损伤患者进行主动及被动康复训练。

（5）个案管理 参见本章第二节“2. 住院第2日（手术当日）”的个案管理。

（6）嘱患者配合事项 配合护士定时监测生命体征、每日询问排便，配合观察意识、瞳孔、肢体活动情况。配合术后早期肢体活动及康复训练。配合医师查房，了解病情，配合医师行神经功能的检查、伤口换药、拔管及行腰椎穿刺（必要时），定期抽血化验。意识恢复吞咽功能正常患者逐渐由半流质过渡至普食，高蛋白、低脂、易消化饮食。遵守探视及陪伴制度。

4. 住院 9~13 日（术后第 8~12 日）

（1）主要诊疗　上级医师查房，评估患者意识、瞳孔、生命体征、伤口及神经功能恢复状况。注意有无发热。每 2～3 天切口换药，观察切口情况。查看化验及检查结果，调整用药。患者意识恢复欠佳、认知功能障碍及有精神症状等情况，病情允许，可申请高压氧会诊进行高压氧治疗。

（2）重点医嘱

① 长期医嘱　一级护理，普食/鼻饲流质。

② 临时医嘱　头部换药，根据病情需要下达相应医嘱。

（3）专科护理　观察患者意识、瞳孔、生命体征、肢体活动和切口敷料情况。遵医嘱完成用药及治疗。观察神经系统功能恢复情况。注意压力性损伤、血栓、肺部感染等并发症预防。指导协助患者肢体功能锻炼。拔管后患者病情允许，应尽早下床活动。康复训练逐渐由被动活动改为主动运动，对患者进行日常生活能力活动的训练。活动进程因人而异，遵循循序渐进的原则，活动时间和力度以患者自感可耐受为宜，患者一旦出现心慌、气促、出冷汗、意识改变等症状应立即停止活动。落实体位护理、晨晚间护理、生活护理、心理护理。完成护理病历书写。

（4）康复干预　高压氧治疗师评估患者病情、意识、生命体征，评估有无高热、严重肺部感染、活动性出血等高压氧治疗禁忌。做好高压氧治疗的宣教，告知注意事项。教会患者预防气压伤的知识，教会调节中耳气压的方法，如咀嚼、吞咽、捏鼻鼓气等。在治疗过程中，注意患者血压、脉搏、呼吸变化。观察有无氧中毒症状。

（5）个案管理　评估患者病情及配合情况，定期评价患者对康复计划内容的掌握情况，并针对性地进行健康教育，监测管理住院时长。拟定出院或转科计划，进行出科前患者及家属沟通。

（6）嘱患者配合事项　配合定时监测生命体征、每日询问排便，配合护士晨、晚间护理。配合换药及神经功能检查。配合肢体功能恢复训练，接受出科前康复宣教及注意事项指导。

5. 住院 14 日（出院或转院日）

（1）主要诊疗　上级医师查房，评估切口愈合情况，拆线。评估出院/下转指征：患者病情稳定，生命体征平稳；各类化验无明显异常，手术切口愈合良好；没有需要神经外科住院处理的并发症和/或合并症，可以转院或转科继续康复治疗。联系康复科会诊是否接受转科。联系患者离家最近的双向转诊联盟医院下转继续治疗，开具出院/转科医嘱，并向患者及家属交代出院/转科注意事项，复诊时间地点及项目。开具出院/转诊证明书，签署出院告知书，打印病历首页，完成出院病历书写。

（2）重点医嘱

① 长期医嘱　停止所有长期医嘱。

② 临时医嘱　出院或转科医嘱，出院带药及用药指导（如促进神经康复药物、抗癫痫药物的用药指导），康复训练、复诊指导。

（3）专科护理　出院患者予出院宣教，包括复查时间，出院带药用法及注意事项宣教，指导出院饮食、伤口护理、康复训练方法。有癫痫发作史患者重点强调坚持长期规律用药的重要性，并讲解癫痫发作诱因、发作前先兆表现及预见性的护理措施、发作时的紧急处理方法。完成患者出院满意度调查，指导患者办理出院手续，指导复诊与就医。

转科患者予转科告知，整理病历资料，与转入科室护士详细交接患者病情，包括意识、瞳孔、生命体征、肢体活动、皮肤、有无管道和切口敷料情况，交接患者病历、物品、用药情况、有无特殊感染、有无血栓及其他特殊事项。

（4）个案管理　对出院患者签署健康管理知情同意书，评估出院照护需求（交通、照护需求），制订出院随访计划（短期、中期、长期计划），出院复诊计划（1个月、3个月、6个月），出院照护路径（转诊/就医、远程健康管理、居家随访、居家自护）。组织康复师、营养师、药师及社工制订患者居家康复计划。

（5）嘱患者配合事项　出院患者配合出院告知谈话，出院签字，取出院带药，接受出院宣教，办理出院手续，了解复查程序。配合医师换药、拆线。填写出院满意度调查表。转科患者整理用物，在护士或医生陪同下转至指定科室。

（三）院后管理

参见本章第一节“颅骨骨折”。

（四）居家康复指引

1. 伤口照护

患者颅骨缺损，注意保护缺损部位，尽量少去公共场所，外出戴安全帽，3～6个月后行颅骨修补术。

2. 偏瘫居家康复

（1）注意良肢位摆放，参见术后4～7天护理重点内容。

（2）偏瘫肢体功能训练。当患者的主动运动未恢复时，以被动运动为主。从远端到近端做掌指关节、腕关节、肘关节及肩关节的被动运动，每天2次，每次20～30min。当患者主动运动功能有所恢复时，鼓励患者进行相应关节的主动运动。当主动运动未完全恢复时，应主动运动与被动运动相结合。训练时不仅要注意对肩、髋、膝等大关节的内收、外展、屈曲运动，还要加强对肘、腕、指、踝等小关节的运动，尤其是对拇指的锻炼。家属应循序渐进，持之以恒。

（3）进行日常生活能力训练，早日恢复以前生活方式。内容包括每天锻炼患者日常生活行为，如更衣、洗脸洗手、刷牙、漱口、梳头、吃饭、握手、如厕等。穿衣时，先穿患侧，后穿健侧；脱衣时，先脱健侧，后脱患侧。家属利用日常用品（如球、筷子、纸、杯子）让患者取放物品，锻炼患者的屈伸、抓握、捏等功能；逐渐锻炼患者，从完全照顾到部分生活自理，甚至完全生活自理。

3. 语言障碍康复

语言障碍患者，家属与其沟通时可采用肢体语言、书写示意的方式，耐心沟通，支持鼓励，给予患者早日恢复的信心，并坚持进行语言康复训练。

（1）听觉刺激训练　每次出示一到几个常用物品的图片，家属说出一个物品名称令患者指出相应的物品图片，逐渐增加。

（2）言语构音训练　先元音后辅音，先张口音后唇音，先单音节后多音节，先练习最容易见效的韵母和声母，最后过渡到单词和句子的训练。

（3）日常生活交流能力训练　将练习的单词、句子应用于实际生活。

（4）整体化语言康复训练　从报纸的记事、小说、故事中选出患者感兴趣的内容，同声朗读，开始就以接近普通速度进行，即使跟不上也不等，不纠正，数次后鼓励其自己读。尽量选择有趣的读物反复练习，每日坚持，以提高朗读的流畅性。

4. 心理疏导

脑挫裂伤可留有不同程度后遗症，大部分症状可随时间的延长而逐渐消失。耐心听取患者的诉说，给予恰当的宽慰，鼓励患者恢复日常活动与社会交往。对有神经功能障碍患者，鼓励患者康复训练，增强患者自信心。

（孙 玲 袁 健）

附表 5-3-1 重型颅脑损伤急诊开颅去骨瓣减压术+颅内压监测探头植入术全病程管理路径——院前及院中管理

时间／项目	院前管理	院中管理				
	入院前(急诊)	住院第1日(手术日)	住院第2～4日(术后1～3日)	住院第5～8日(术后4～7日)	住院第9～13日(术后8～12日)	住院第14日(出院或转院日)
主要诊疗	□急诊通道评估 □对症处理 □采集病史 □开具检查 □术前风险评估及准备	□确定手术方案 □完成术前准备 □复查头颅CT □ICU监护 □预防肺部感染	□对症处理 □伤口处理及管道观察 □随时复查头颅CT □必要时腰穿 □抗感染治疗 □颅内压监测	□对症处理 □伤口处理 □酌情拔管 □复查头颅CT □必要时腰穿 □视病情转出ICU □早期康复 □颅内压监测	□对症处理 □伤口处理 □早期康复	□评估伤口 □交代出院注意事项 □完成出院记录
重点医嘱		□相关检查 □手术医嘱 □术后监护 □常规医嘱 □对症治疗	□重症监护 □药物治疗 □伤口换药	□重症监护/一级护理 □药物治疗 □伤口换药 □复查血液、头颅CT检查	□一级护理 □药物治疗 □伤口处理	□出院医嘱
专科护理		□入院评估 □健康宣教 □术前准备 □病情监测 □并发症预防	□病情监测 □饮食指导 □脑室外引流护理 □颅内压监护 □对症处理 □并发症预防	□病情监测 □饮食指导 □脑室外引流护理 □对症处理 □并发症预防	□病情监测 □饮食指导 □对症处理 □并发症预防 □情况允许指导下床活动	□出院指导 □家居康复指导
个案管理	□收集患者个案信息	□评估患者病情 □患者气道风险评估 □完成术前健康教育计划	□制订患者体位、早期活动计划 □气道及饮食营养康复管理	□评估患者 □健康指导 □实施康复计划	□评估患者 □健康指导 □评价康复效果 □制订出院计划	□出院照护评估 □制订出院随访计划 □制订居家康复计划
嘱患者配合事项	□完成入院前准备	□完成术前检查 □配合术前宣教	□配合完成入院宣教、术前检查及宣教 □配合完成病史询问及体格检查 □配合完成术前准备	□配合护士测量生命体征，监测意识、瞳孔、肢体活动、伤口敷料等 □告知医护不适及异常感受 □配合治疗 □接受健康教育及康复指导	□配合治疗、护理 □及时报告不适 □根据病情进行康复锻炼 □自动体位 □普通饮食 □配合完成晨晚间护理	□配合完成伤口拆线及注意事项宣教 □配合功能锻炼 □学习出院注意事项及复查程序 □办理出院手续

附表 5-3-2　重型颅脑损伤急诊开颅去骨瓣减压术+颅内压监测探头植入术全病程管理路径——院后管理

项目＼时间	院后管理		
	短期随访(出院后 1～30 日)	中期随访(出院后 31～90 日)	长期随访(出院后 91～180 日)
主要诊疗		□复查头颅 CT □血常规,肝、肾功能及血药浓度检查 □术后生活质量调查,心理评估 □术后 3 个月医院面诊	□了解患者家居康复情况 □调查患者健康状况及术后生活质量,评估其心理状态 □接受疾病问题咨询 □指导并发症康复治疗及训练 □必要时,行头部 CT 检查 □术后 6 个月医院面诊
专科护理	□出院 1 周内,进行电话 □异常情况评估 □不适症状及头部伤口评估 □家居饮食、活动与休息、服药指导 □康复训练指导 □心理指导		
个案管理	□出院 14 天电话回访 □接受问题咨询 □健康教育软文及视频推送 □并发症护理指导 □数据归集 □下转医院信息反馈	□出院 85 天电话回访及复诊提醒 □接受问题咨询 □健康教育效果评价,健康教育软文及视频推送 □并发症护理指导 □数据归集	□出院 175 天电话随访及复诊提醒 □接受问题咨询 □评估患者恢复情况,包括:存在的并发症,对疾病的接受程度,生理、心理、社会适应能力等 □归集随访数据
嘱患者配合事项	□报告自身不适 □进行居家康复 □接受健康教育及康复指导 □下级医院治疗情况反馈	□出院 3 个月医院面诊 □完成头部 CT 检查 □完成血常规,肝、肾功能及血药浓度检查 □配合生活质量调查,心理评估 □学习颅内损伤健康教育知识及视频	□出院 6 个月医院面诊 □汇报家居康复情况 □完成血常规,肝、肾功能及血药浓度检查 □配合生活质量调查,心理评估 □学习颅内损伤健康教育知识及视频 □完成头部 CT 检查

第四节　大脑凸面脑膜瘤

一、概述

凸面脑膜瘤是起源于大脑半球凸面的良性肿瘤，约占颅内脑膜瘤的 1/4，好发于额、颞、顶、枕叶（见图 5-4-1、图 5-4-2）。凸面脑膜瘤的临床表现主要取决于肿瘤部位、肿瘤大小、周围水肿情况及周围组织边界是否清晰（见表 5-4-1）。凸面脑膜瘤病程较长，常见首发症状为癫痫，易漏诊和误诊。肢体运动障碍、感觉障碍、听觉障碍、精神症状、视野缺损均可出现。当肿瘤＞5cm 时，脑脊液循环通路受阻，会出现头痛、呕吐、肢体活动障碍等颅内高压、脑水肿症状，甚至发生脑疝。凸面脑膜瘤手术治疗为首选，预后好。

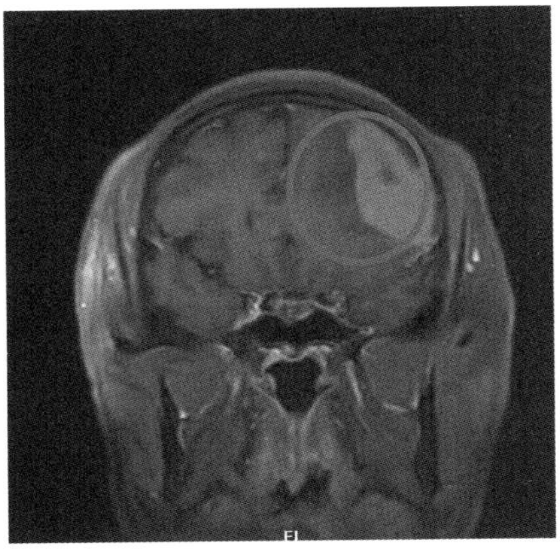

图 5-4-1 术前 MRI（矢状位）

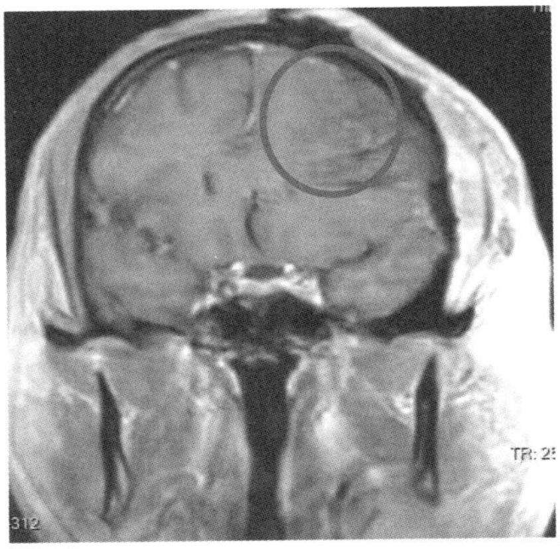

图 5-4-2 术后 MRI（矢状位）

表 5-4-1 大脑凸面脑膜瘤各部位临床表现

部位	临床表现
额叶	主要表现为运动障碍。精神症状为性格改变(暴躁、淡漠)。高级思维能力减退。癫痫以全身阵发性大发作多见
顶叶	感觉障碍以浅感觉、实体觉、两点辨别觉及对侧肢体位置觉减退或消失为常见症状。优势半球可有失读、自身空间失认等定向力丧失症状
颞叶	对侧同象限性视野缺损或偏盲。精神异常,听力障碍,幻嗅,妄想,记忆力减退或认知功能下降
枕叶	视觉信息整合障碍为主。对侧同向性偏盲。也可出现记忆缺陷和运动感觉障碍

二、出院标准

（1）标准住院日 7～9 天。

（2）出院标准 患者生命体征平稳，切口无红肿，无渗血渗液，愈合良好；无颅内感染；无需住院处理的相关并发症和/或合并症；复查头部 MRI 显示颅内肿瘤完全切除。

三、全病程管理路径

（一）院前管理（入院前准备 1~2 日）

1. 主要诊疗

（1）常规工作 门诊诊查确认需要手术治疗，采集患者现病史、既往史（颅脑外伤及癫痫发作史）、过敏史、用药史（抗癫痫药、降糖药、降压药、降脂药）等。现病史包括以下内容：①评估患者头痛部位、性质、持续时间，有无颅内高压伴随症状；②有无视力、视野改变；③是否有癫痫发作，癫痫发作状态及持续时间；④有无肢体运动、感觉障碍；⑤有无听力下降；⑥有无精神症状、性格改变，优势半球肿瘤可表现命名性失语、感觉性失语、运动性失语和混合性失语；⑦有无认知功能减退。

完成颅底 CT、MRI 平扫和增强检查，明确肿瘤大小、位置及肿瘤与周围神经组织、血管的关系。根据患者现病史情况选择性检查：DSA，用于了解肿瘤静脉引流及血供情况；脑电图，24h 脑电图监测用于鉴别癫痫发作的类型，为术前术后的治疗提供依据；CE-MRV，用于判断肿瘤周围静脉情况。完成三大常规、凝血功能、肝肾功能、传染病筛查、心电图、胸部 X 线片及排查新冠肺炎等相关检查。

（2）诊疗重点 评估患者有无手术禁忌证，完成麻醉前风险评估，排除半月内口服阿司匹林等活血抗凝药。

2. 个案管理

收集患者个案信息，采集患者现病史、既往史、用药史、过敏史。评估患者有无手术禁忌证，指导患者到门诊评估手术麻醉风险，符合手术条件者，协助患者办理床位预约及预住院手续。

3. 嘱患者配合事项

配合院前完成手术及麻醉风险评估，完成术前常规血液、大小便检验及检查，预约床位，办理预住院手续，到医院医保科备案登记，便于出院医保报销。

（二）院中管理

1. 住院第 1 日（入院当日）

（1）主要诊疗

① 常规工作　主管医生询问患者病史，进行相关专科体格检查（肌力、肌张力检查；深浅感觉、复合感觉检查；认知功能检查；听觉及嗅觉检查；伴随颅内高压症状时，需完成眼底及视力、视野检查），完成入院记录、首次病程日志。完善专科肌电图、体感诱发电位、神经电图（双侧 F 波）检查。有烟酒嗜好或既往有糖尿病、高血压、慢性支气管疾病患者属麻醉气道高危风险，需要行肺功能或心脏彩超检查。必要时，申请 MDT 会诊。上级医师查房，进行术前评估，初步确定手术日期和手术方式，完成上级医师查房记录。积极治疗基础疾病，观察患者病情变化，有癫痫发作史的病人口服抗癫痫药物。≤7 岁儿童或≥60 岁，有精神症状，记忆力减退严重者，需家属 24h 陪同，防止走失；抑郁症患者，防自杀。

② 重点诊疗　完成营养状态、呼吸功能、PONV 风险、焦虑/抑郁评估。术前存在营养不良者，给予口服营养制剂或静脉营养治疗，以达到目标摄入量；呼吸功能不全者，制订术前肺部康复训练计划；予以心理支持；如有高血压、糖尿病患者，应将血压、血糖控制在可进行手术范围内。

（2）重点医嘱

① 长期医嘱　普食、糖尿病饮食或低盐低脂饮食，二级护理，基础疾病药物治疗、抗癫痫治疗，防跌倒/坠床。

② 临时医嘱　专科体感诱发电位、肌电图、神经电图（双侧 F 波）检查。伴随颅内高压症状时，行眼底及视力、视野检查；60 岁以上患者及高危人群，进行血脂、血液黏稠度、下肢深静脉彩超、颈动脉 B 超、视力、视野、肺功能、心脏彩超、BNP、阿托品试验等检查。

（3）专科护理

① 常规护理

a. 完成专科入院评估，评估患者基本信息、主诉、现病史、既往史、用药史、过敏史。评估现存或潜在的护理风险（跌倒、压力性损伤、深静脉血栓、走失及气道梗阻）。建立入院护理病历。

b. 给予入院宣教，如医院及病室制度、设施与设备、凸面脑膜瘤相关知识宣教，指导患者完善术前相关检查。

c. 按照医嘱执行一级或二级护理，根据患者病情遵医嘱对症处理，执行基础疾病药物治疗。

② 护理重点

a. 心理护理　患者及家属对相关疾病知识缺乏，手术风险、治疗费用等均使患者焦虑，应耐心与患者沟通，介绍手术成功案例，以减轻或消除患者焦虑情绪，增强其战胜疾病的信心。

b. 饮食护理　进行营养风险筛查，测量身高、体重，了解患者食欲、饮食习惯，有无消化系统疾病病史。进食高热量、高蛋白（鱼、肉、鸡蛋、牛奶、豆奶等）、清淡食物，提高机体免疫力。

c. 呼吸功能锻炼　指导患者戒烟酒，训练深呼吸、咳嗽。肺功能异常者，指导进行爬楼梯、吹气球等肺功能锻炼，进行呼吸道抗生素、祛痰药、平喘类药物雾化治疗。

d. 颅内高压护理　保持病房安静，抬高床头30°，头痛、呕吐时头偏向一侧，立即予以20%甘露醇100mL快速静脉滴注，监测患者瞳孔及生命体征，24h机体摄入量<2000mL。预防脑疝发生，备颅骨钻孔引流包于床旁。完成ADL评估、疼痛评估，了解术前疼痛的程度分级、表现及伴随症状，为术后预防性镇痛提供依据。

e. 癫痫护理　遵医嘱按时按量规律服药，观察用药疗效及用药后不良反应。患者不可单独外出。

f. 精神异常、认知功能障碍患者护理　患者出现暴躁、淡漠、抑郁等性格改变及记忆力、认知功能下降时，应24h陪护，不可让其单独外出，佩戴双腕带（身份识别）防走失。

g. 肢体感觉、运动障碍患者护理　加强肢体功能锻炼，防止肢体肌肉萎缩。勤翻身，防止压力性损伤。感觉障碍者不宜使用热水袋，避免烫伤。

（4）个案管理　采集患者基本信息，评估有无外科手术禁忌证，评估患者对疾病认知情况、社会支持能力，了解其医保、商业保险等医疗费用支付方式，进行安全宣教及心理指导。

（5）嘱患者配合事项　配合入院评估及健康宣教，配合测量生命体征、瞳孔、体重、身高；配合医生询问现病史、既往史、用药情况，配合专科体格检查及疾病资料收集；完成术前相关检查。

2. 住院第2日（手术前1日）

（1）主要诊疗

① 常规工作　上级医师查房，根据患者病情确定手术方案，向患者和家属交代手术必要性；手术风险包括术后继发手术部位或其他部位的颅内血肿、脑水肿，严重者需要二次手术，术后可能继发脑脊液漏、切口感染或愈合延迟、颅内感染和神经血管损伤等；向患者和家属交代手术注意事项；签署手术同意书、输血同意书、签字授权委托书，准备病理学检查单及术后CT、MRI复查单。

② 重点诊疗　MDT团队（科主任、主刀医生、主管医生、麻醉师、手术室护士、营养师、康复师、药师、个案管理师、护士长、责任护士、必要时其他专科医生）针对患者手术风险及预防措施进行术前讨论与小结。

（2）重点医嘱

① 长期医嘱　普食、糖尿病饮食或低盐低脂饮食，一级或二级护理，既往基础疾病用药。院感相关标识。

② 临时医嘱　明日全麻插管下行开颅探查额、顶、颞、枕叶病灶切除术，术前禁食6～8h，禁饮2～4h，术前30min局部备头皮，交叉配血，术中静滴抗生素，神经功能电生理监测，术后复查头颅CT及MRI，脑肿瘤组织病理学检查，及其他特殊医嘱。

（3）营养干预 评估患者术前营养状况及术后营养风险，对患者进行饮食指导及膳食设计，遵循患者的饮食习惯，为患者制订个性化营养调理方案。有糖尿病、高血压等基础疾病患者食用治疗饮食。制订术后肠内及肠外营养计划。

（4）用药管理 对患者围手术期用药（瘤周水肿治疗用药、预防性抗癫痫药物、预防性抗生素、预防性止血药物及补液、营养治疗用药等）、合并症发生用药（糖皮质激素及脱水药物、合并癫痫后调整用药、合并感染后调整抗生素）进行指导，保证患者用药安全。

（5）康复干预 评估患者肿瘤部位，对累及功能区的肿瘤术，制订术后个性化康复计划。

（6）专科护理

① 常规护理 完善术前准备，落实术前宣教，完成晨、晚间护理，做好患者安全管理、心理护理。

② 护理重点 参与患者术前讨论，评估呼吸功能锻炼效果。肺功能异常者，继续训练深呼吸、咳嗽，指导爬楼梯、吹气球等肺功能锻炼，行呼吸道抗生素、祛痰药、平喘类药物雾化治疗。

（7）个案管理 协助患者及家属理解手术及治疗方案，协同营养师、药师、康复师、麻醉师术前讨论意见，向患者及家属做好解释与宣教，制订患者术后康复计划。

（8）嘱患者配合事项 配合测量生命体征，完善术前相关检验、检查；接受凸面脑膜瘤疾病知识、手术前准备宣教；配合医师完成手术谈话，术前签字；配合个案管理师完成康复计划解释与宣教。

3. 住院第3日（手术日）

（1）主要诊疗

① 常规工作 核对患者手术部位信息，实施手术，完成手术记录及术后病程记录。术后行头颅CT检查，判断有无颅内出血及脑组织肿胀程度。麻醉清醒后，评估患者神经系统功能，观察患者神志、瞳孔、生命体征、肢体活动等变化。

② 重点诊疗 在全麻下开颅切除大脑凸面脑膜瘤，取仰卧或侧卧位→头架固定→面神经电生理监测→消毒液彻底清洗及消毒头部→留置导尿管。以微创理念设计手术入路和合理的切口，常规切开头皮、肌肉、颅骨，止血并充分显露肿瘤，大脑凸面脑膜瘤应达到Simpson Ⅰ级切除，即对肿瘤累及的硬脑膜及颅骨予以切除。对缺损的硬脑膜，可根据情况应用人工硬脑膜或自身骨膜修补；对缺损的骨窗，可应用人工颅骨修复材料行Ⅰ期颅骨修复。颅骨固定可采用颅骨锁或其他固定材料。伤口适度加压包扎。避免常规放置引流管，预防性使用抗生素，切开皮肤前30min（麻醉诱导时）给药，依据出血量予以输血，有条件的医院进行自体血回输。

（2）重点医嘱

① 长期医嘱 神经外科全麻术后护理常规，重症监护或一级护理，禁食、禁饮4～6h。氧气吸入，心电监测，抬高床头15°～30°，大型肿瘤应取健侧卧位，控制血压和血糖，抗癫痫、醒脑、抗酸、止血、抗炎及营养支持治疗，预防性镇痛。

② 临时医嘱 抗菌药物（术前0.5h用），查血常规、凝血四项、电解质、血气等。行头颅CT排除颅内出血、脑水肿，必要时进行脱水、止呕等对症处理。其他特殊医嘱。

（3）专科护理

① 意识评估 评估患者麻醉复苏状态及意识水平，密切观察患者瞳孔变化。

② 伤口评估 观察伤口敷料有无渗血、渗液，如渗血、渗液应及时更换敷料并查找

原因。

③ 管道评估　了解留置管道名称、放置位置、引流的目的，以及引流液的量、颜色、性状。评估引流是否通畅，固定是否妥当，做好管道标识，详细记录留置时间。

④ 呼吸道评估　抬高床头30°（根据患者肿瘤部位、肿瘤大小、是否全切确认患者体位）；关注患者有无呕吐等麻醉后反应；及时清理呼吸道痰液及呕吐物，防止窒息及误吸。严密观察患者血氧饱和度情况，必要时行血气分析。

⑤ 肢体运动、感觉功能评估　评估四肢肌力、肌张力，指导患者及家属进行手泵及踝泵运动，每个动作保持10s，10回合/h，10次/天，1回合为屈、伸、环绕，防止深静脉血栓形成，维持肢体功能位，防止足下垂。勤翻身，多取健侧卧位，预防压力性损伤。肢体感觉障碍者，应避免使用热水袋及冰袋，防止烫伤、冻伤。

⑥ 认知功能评估　询问患者年龄、生日、所在城市地点、数字顺序关系、家庭人物关系、100以内数字加减（每次加/减3），评估其高级思维能力、记忆力等认知功能。

⑦ 预防颅内出血　颅内出血常发生于术后24～72h，必须密切监测病情及意识、瞳孔、生命体征变化，详细观察记录头部引流管引流液的量及性状。

⑧ 深静脉血栓　患者麻醉清醒后，即可指导其翻身，以及床上进行手泵、足泵运动，拔除患者下肢留置针，改为上肢输液，必要时进行气压治疗，防止深静脉血栓发生。

⑨ 癫痫　凸面脑膜瘤癫痫发作多以全身性阵挛发作为主，表现为全身对称性抽搐和意识丧失。

a. 癫痫发作分期　癫痫发作可分为三期。

第一期为强直期。患者突发意识丧失，跌倒在地，所有骨骼肌呈持续性收缩，喉肌痉挛，眼球上翻，持续10～20s进入阵挛期。

第二期为阵挛期。不同肌群强直和松弛相交替，由肢端蔓延至全身。阵挛频率逐渐减慢，松弛期逐渐延长，持续30s～1min。最后一次强直痉挛后抽搐停止。患者血压升高，心率加快，支气管分泌物增加，瞳孔扩大，呼吸暂时中断，面色发绀，瞳孔对光反应及深浅反射消失。

第三期为惊厥后期。呼吸恢复，口吐白沫。牙关紧闭，大小便失禁。生命体征及瞳孔恢复正常。肌张力松弛，意识清醒。发作开始至恢复约5～10min。醒后对发作过程不能回忆。

b. 癫痫发作时的治疗　禁止搬动患者，原地抢救，将患者头偏向一侧，清除其口鼻分泌物。将毛巾或有纱布包裹的压舌板置于患者口腔一侧上、下磨牙之间，以防舌、面颊咬伤。保持呼吸道通畅，吸氧，预防外伤及其并发症。遵医嘱使用抗癫痫药物。癫痫持续状态时应遵医嘱使用镇静类药物缓慢静脉注射，同时观察患者呼吸情况，如出现呼吸不正常应按照每6s 1次或每分钟10次的速度给予急救呼吸，每2min检查一次患者脉搏，如没有脉搏，立即行CPR。

c. 癫痫间歇期治疗　遵医嘱定点定量服用抗癫痫药物。用药原则如下：从单一药物小剂量开始，逐步增加；当一种药物增加到最大剂量且达到血液药物浓度但仍不能控制发作时需加第二种药物；偶然一次发病或脑电图异常但无癫痫症状时可不服用抗癫痫药物；经药物治疗控制癫痫发作后，不可自行减量或停药，应在医生指导下按剂量服用。

（4）个案管理　全面评估患者身体、情绪、认知、心理和社会支持状态，按照计划落实患者术后早期康复。

（5）嘱患者配合事项　根据医嘱进行心电监测、吸氧，配合护士定时监测生命体征、意识、瞳孔、肢体活动。卧床休息，抬高床头15°～30°。及时向医护人员报告身体不适，保持引流管引流通畅，防止意外拔管。术后6h进食清流质。

4. 住院第4～5日（术后1～2日）

（1）主要诊疗

① 常规工作　上级医师查房，评估患者意识、瞳孔、生命体征、肢体活动、伤口、引流管等情况。检查血液指标（包括血常规、电解质、凝血常规、血沉、肝肾功能等），结合结果对症处理。有发热、脑膜刺激征阳性，需行腰椎穿刺术，抽血培养，C反应蛋白、降钙素原半定量。注意保持呼吸道通畅，机械辅助排痰。完成常规病历书写。

② 重点诊疗　评估头部引流情况，24～48h拔除头部引流管。评估肢体活动情况，鼓励患者早期床上康复运动并坐起，指导患者在陪护扶助下下床静坐或活动；肌力1～3级需进行间歇充气加压泵治疗，进行肢体康复活动，预防VTE发生。24h内拔除导尿管。复查头颅MRI，确认肿瘤切除情况。

（2）重点医嘱

① 长期医嘱　一级护理，普食或糖尿病饮食，氧气吸入，心电监测，雾化吸入，机械辅助排痰，抬高床头15°～30°，气压治疗，控制血压和血糖，抗酸治疗（预防应激性溃疡），抗菌药物应用，抗癫痫药物（丙戊酸钠、奥卡西平或左乙拉西坦）口服治疗。

② 临时医嘱　头部换药，必要时行腰椎穿刺术。脱水、止呕对症处理，维持出入量平衡。

（3）专科护理

① 常规护理　密切观察患者意识、瞳孔、生命体征、眼睑水肿及肢体活动情况，出现病情变化及时报告医生。意识清醒者，术后第一天早餐流质，中餐半流质或软食，晚餐恢复至普通饮食，以清淡为主。观察头部敷料有无松脱及伤口渗血、渗液。拔除尿管，关注患者自行排尿情况。指导并协助患者下床活动。对头痛、呕吐等情况予以对症处理并完成护理记录。

② 护理重点　监测患者神志、瞳孔、癫痫、血氧饱和度情况，指导患者正确咳嗽、咳痰、床上翻身及体位排痰，保持呼吸道通畅，落实口腔护理，防止口腔分泌物流入气道引起窒息。

（4）个案管理　评估患者病情及配合情况，执行术后照护管理（健康教育）计划，督促医生、护士落实并发症预防及健康宣教，指导患者配合并发症防范（跌倒/坠床、压力性损伤、深静脉血栓、肺部感染、误吸等防范），给予患者心理护理。

（5）嘱患者配合事项　配合定时监测生命体征、每日询问排便，配合医护人员观察意识、瞳孔、肢体活动情况。配合医师查房，了解病情，配合医师行脑神经功能的检查及行腰椎穿刺（必要时），定期抽血化验。按时、按量服用抗癫痫药物（丙戊酸钠、奥卡西平或左乙拉西坦）。视体力、眩晕等情况下床活动，循序渐进，注意防止跌倒。一级护理，根据病情逐渐由流食过渡至普食，遵守探视及陪伴制度。

5. 住院第6～8日（术后3～5日）

（1）主要诊疗

① 常规工作　上级医师查房，查看头部伤口愈合情况，检查有无头皮下积液，头部换药。观察意识、瞳孔、生命体征、肢体活动，了解大小便、心理等病情变化，必要时复查头部CT，完成常规病历书写。对症支持治疗。

② 重点诊疗　三大常规检验正常的患者，停止输液。头皮下积液者，抽吸积液并加压

包扎，加强高蛋白饮食。发热、呼吸道痰多者，行肺部 CT 检查。加强营养指导。

（2）重点医嘱

① 长期医嘱　一级护理，普食，抗癫痫药物（丙戊酸钠、奥卡西平或左乙拉西坦）、控制血压和血糖等内科用药（口服）。

② 临时医嘱　伤口换药，必要时复查头部、肺部 CT。

（3）专科护理

① 常规护理　观察患者意识、瞳孔、生命体征及肢体活动，病情变化及时报告医生。落实饮食指导、体位护理、活动管理、伤口护理，观察口服药物不良反应。做好晨晚间护理、心理护理，完成护理病历书写。

② 护理重点　做好头痛、呕吐、头晕、肢体活动障碍等症状护理。防范坠床/跌倒、压力性损伤、下肢深静脉血栓形成、误吸、肺部感染等并发症发生，进行康复训练指导。

（4）个案管理　评估患者身体、情绪、认知、心理和社会支持状态并针对性地进行健康教育，评价患者对康复计划内容掌握情况及医护康复计划的实施进度，拟定出院时间，制订准备出院计划，与患者及家属沟通出院康复计划。

（5）嘱患者配合事项　配合定时监测生命体征，配合功能恢复训练，接受出院前康复宣教及出院注意事项指导。

6. 住院第 9 日（出院日）

（1）主要诊疗　上级医师查房，评估伤口能否拆线，评估出院指征：切口愈合良好，无红肿，无皮下积液，无颅内感染，无需住院处理的并发症和/或合并症，复查头部 MRI 显示颅内肿瘤切除满意即可出院。向患者及家属交代出院后注意事项、复诊时间地点及项目。开具出院医嘱，完成出院记录及出院诊断证明书，签署出院告知书，打印病历首页，完成出院病历书写。

（2）重点医嘱　出院医嘱：出院带药及用药指导（如抗癫痫药物、促进神经康复药物的用药指导），康复训练、复诊指导。

（3）专科护理　出院带药（常用口服用药有艾地苯醌、博尔宁胶囊、丙戊酸钠、奥卡西平、左乙拉西坦等）服用方法及注意事项宣教，完成出院指导及家居康复指导。

（4）个案管理　组织康复师、营养师、药师、主管医生与责任护士，制订院后随访计划（短期、中期、长期计划），复诊计划（3 个月、9 个月），以及居家康复指引。

（5）嘱患者配合事项　配合出院告知谈话，出院签字，取出院带药，配合出院宣教，办理出院手续，了解复查程序。填写出院满意度调查表。

（三）院后管理

1. 短期随访（出院后 1～30 日）

（1）专科护理（1～7 日）　专科护士 72h 内电话了解患者家居照护情况，评估头部伤口是否完全拆线，有无伤口发痒、发红、流脓、破溃出血，有无皮下积液等，指导居家饮食、活动与休息、服药、肢体功能训练、异常情况就医。

（2）个案管理（出院 12～14 日）　出院 14 天电话随访，了解患者居家康复依从性，通过智医在线平台推送脑膜瘤相关健康宣教知识，接受患者疾病相关问题咨询，归集随访数据。

2. 中期随访（出院后 31～90 日）

（1）个案管理　出院 85 天电话提醒复诊，了解患者居家康复效果及并发症护理，出院

3个月电话随访，接受患者疾病相关问题咨询，归集随访数据。

（2）重点诊疗 常规检查颅脑 MRI 平扫＋增强。分析患者检查报告，了解患者手术效果，评估神经功能恢复状态，指导后期治疗。了解家居康复情况。接受疾病问题咨询，指导并发症康复治疗及训练。

3. 长期随访（出院 91～365 日）

（1）个案管理 出院5个月、8个月、11个月电话随访及265天复诊提醒，调查患者健康状况及术后生活质量，完成患者心理状态评估，接受问题咨询，进行社会适应能力健康教育，归集随访数据。

（2）重点诊疗 复诊，常规检查颅脑 MRI 平扫＋增强，分析患者检查报告，调查患者健康状况及术后生活质量，完成患者心理状态评估。

（四）家居康复指引

1. 健康饮食

进食高热量、高蛋白（鱼、肉、鸡蛋、牛奶、豆奶等）、富含纤维素（韭菜、芹菜等）及维生素（新鲜蔬菜、水果）营养丰富的食物。每天饮水约 2500mL，不宜饮用茶叶、咖啡等刺激性饮品及含糖饮料（如可乐、雪碧等）。忌食高脂肪、辛辣刺激食物，戒烟酒。

2. 合理运动

无神经功能障碍者，术后3个月恢复正常工作，注意劳逸结合，避免重体力劳动，避免提取重物。

3. 正确服药

术后需要常规服用神经细胞营养药（如艾地苯醌、博尔宁胶囊）半个月余。有癫痫发作者，需遵医嘱口服丙戊酸钠缓释片3个月并按时抽查丙戊酸钠血液药物浓度，遵医嘱按时、按量服药，不要随意停药或减量。

4. 癫痫发作预防及处理

① 避免癫痫发作的诱发因素（强光、强音），避免精神刺激；寒冷天气注意保暖，避免着凉、感冒；不可过度饮水、过饱、饥饿、劳累等。

② 不可从事危险的机械操作、驾驶、高空作业、潜水、游泳等工作。癫痫控制理想者，外出应携带健康卡（姓名、地址、联系电话、疾病名称）。癫痫控制不佳者，不能独自外出，家属 24h 陪同。

③ 遵医嘱定点定量服用抗癫痫药物。经药物治疗控制癫痫发作后，不可自行减量或停药，应在医生指导下按剂量服用，观察服药后有无不良反应（见表 5-4-2）。

④ 癫痫发作时处理措施 保持冷静，禁止搬动患者。迅速解开其衣领、腰带，使头偏向一侧，清除口鼻分泌物，保持呼吸道通畅。将毛巾置于患者口腔一侧上、下磨牙之间，以防舌、面颊咬伤。不可将不包裹的筷子、压舌板直接放入口腔，以免压舌板或筷子断裂堵塞气道，导致窒息。抽搐时肢体肌张力增高呈强直状态，不能暴力按压肢体，以免骨折、脱臼。癫痫发作时不可送服抗癫痫药物，易误吸，导致窒息。患者清醒后不可立即扶助患者改变体位，应原状态从头到脚检查患者有无跌倒损伤或骨折。癫痫持续 10min 以上未缓解应及时送医治疗。

表 5-4-2 常见口服抗癫痫药物不良反应

药物名称	不良反应	对认知功能的影响
丙戊酸钠	腹泻、消化不良、恶心、呕吐、月经紊乱	注意力、运动速度、记忆力下降
卡马西平	头晕、恶心、复视、视物模糊	
奥卡西平	头晕、复视、视物模糊、嗜睡、皮疹	反应时间延长，信息整合能力和注意力下降
左乙拉西坦	嗜睡、激惹、头痛、头晕	

注：服用抗癫痫药物后均会出现头晕现象，因此服药后需预防跌倒发生；严重皮疹或过敏不良反应者应及时就医。

5. 伤口照护

头部伤口拆线后 48～72h 可拆除头部敷料，外出时戴帽子保护伤口。缝线完全拆除后 2 周，伤口完全愈合即可洗头。避免直接用手抓挠伤口，防止伤口破溃出血，造成感染。

6. 疼痛管理

疼痛影响睡眠，可以通过听收音机、聊天、看电视分散注意力，早期预防性服用镇痛药，严重的持续性疼痛并伴有呕吐、意识障碍者，需及时就医。

7. 及时复诊

术后第一年 3 个月、9 个月复查。出现头痛、呕吐、意识改变、伤口流脓、伤口破溃、皮下积液量多无法自行吸收、癫痫控制不佳等情况应及时去医院就诊。复诊时带齐本次就诊所有资料，由手术主刀者进行复诊。

8. 健康咨询

见本章第一节“颅骨骨折”。

（刘力萌 袁 健）

附表 5-4-1 大脑凸面脑膜瘤全病程管理路径——院前及院中管理

时间 项目	院前管理	院中管理(住院)					
	院前 1～2 日	住院第 1 日 (入院日)	住院第 2 日 (手术前 1 日)	住院第 3 日 (手术日)	住院第 4～5 日 (术后 1～2 日)	住院第 6～8 日 (术后 3～5 日)	住院第 9 日 (出院日)
主要诊疗	□完成术前准备 □评估手术风险 □办理预住院	□询问病史 □专科体查； □完善术前检验与检查	□确定手术方案 □多学科团队会诊 □手术风险谈话	□确定手术入路方式：开颅幕上凸面脑膜瘤切除术	□评估患者意识、瞳孔、生命体征、肢体活动 □伤口及引流管处理	□评估头部伤口愈合情况 □检查有无头皮下积液 □头部换药	□评估伤口能否拆线 □评估出院指征 □交代出院注意事项
重点医嘱		□基础疾病药物治疗 □对症支持治疗（抗癫痫、脱水降压治疗） □安全管理（防跌倒/坠床、防走失） □专科体查	□一级护理 □禁食禁饮 □生命体征监测 □补液治疗 □根据病情下达相应医嘱	□术后常规医嘱 □一级护理 □24h 抗癫痫药物持续泵入 □禁食、禁饮 4～6h	□一级护理 □药物治疗 □伤口处理 □高危护理风险预防 □MRI 复查 □腰椎穿刺测压	□一级护理 □普食 □药物治疗 □伤口换药 □头部 CT 检查	□出院医嘱
专科护理		□入院评估 □入院宣教 □遵医嘱对症处理 □执行基础疾病药物治疗	□术前准备 □术前宣教	□病情评估与监测 □专科并发症预防	□病情监测 □饮食、活动与体位、药物、功能锻炼指导 □导管护理 □对症处理	□病情监测 □对症处理	□出院指导 □家居康复指导

续表

项目＼时间	院前管理	院中管理(住院)					
	院前 1～2 日	住院第 1 日(入院日)	住院第 2 日(手术前 1 日)	住院第 3 日(手术日)	住院第 4～5 日(术后 1～2 日)	住院第 6～8 日(术后 3～5 日)	住院第 9 日(出院日)
个案管理	□收集患者个案信息 □协助患者办理预住院	□评估患者 □术前准备宣教	□术前照护计划制订	□全面评估患者身体、情绪、认知、心理和社会支持状态 □落实患者术后早期康复计划	□评估患者病情及配合情况 □执行术后照护管理(健康教育)计划	□评价患者对康复计划内容掌握情况及医护康复计划的实施进度 □拟定出院时间 □制订准备出院计划	□制订居家照护及随访计划 □居家康复指导
嘱患者配合事项	□入院前准备 □办理预住院	□完成术前病情评估 □完成专科疾病相关检查 □配合完成入院宣教	□完成术前准备	□落实专科治疗与护理 □及时报告不适	□落实专科治疗与护理 □及时报告不适 □自动体位 □普通饮食	□按照计划表落实康复措施	□办理出院手续

附 5-4-2 大脑凸面脑膜瘤全病程管理路径——院后管理

项目＼时间	院后管理		
	短期随访(出院后 1～30 日)	中期随访(出院后 31～90 日)	长期随访(出院后 91～365 日)
主要诊疗		□术后第 3 个月患者面诊 □常规检查颅脑 MRI 平扫+增强 □分析患者检查报告 □了解患者手术效果 □评估神经功能恢复状态 □指导后期治疗 □了解家居康复情况 □接受患者疾病问题咨询 □指导并发症康复治疗及训练	□术后第 9 个月复诊(医院面诊) □常规检查颅脑 MRI 平扫+增强 □分析患者检查报告 □调查患者健康状况及术后生活质量 □完成患者心理状态评估
专科护理	□出院 72h 内电话随访 □异常情况评估,包括不适症状及头部伤口评估 □家居饮食、活动与休息、服药指导 □康复训练指导 □心理指导		
个案管理	□出院 14 天电话回访 □回答患者咨询问题 □脑膜瘤家居健康教育软文及视频推送 □并发症护理指导 □回访数据归集 □信息反馈(向专科团队反馈患者情况)	□出院 85 天电话随访及复诊提醒 □了解患者居家康复效果及并发症护理 □接受患者疾病相关问题咨询 □随访数据归集	□出院 5 个月、8 个月、11 个月电话随访,265 天复诊提醒,患者有异常时,提醒复诊 □调查患者健康状况及术后生活质量,完成患者心理状态评估 □接受问题咨询 □进行社会适应能力健康教育 □归集随访数据
嘱患者配合事项	□报告自身不适 □进行居家康复 □接受健康教育及康复指导	□出院 3 个月医院面诊 □完成头部 MRI 检查 □配合完成生活质量调查、心理评估 □学习脑膜瘤健康教育知识及视频	□出院 9 个月医院面诊 □汇报家居康复情况 □配合完成生活质量调查、心理评估 □完成头部 MRI 检查

第五节　前颅底脑膜瘤

一、概述

前颅底脑膜瘤是前颅底较常见的良性肿瘤，约占脑膜瘤的 30%。前颅底脑膜瘤可起源于鼻旁窦、额窦后壁、额窦底、筛窦顶、筛板、蝶骨平板、眶顶或鞍结节等，多见于 30～50 岁中年，女性患者多于男性，多呈球状生长。临床上由于起源部位不同，可表现为不同的首发症状，主要有嗅觉障碍、颅内压增高、视力减退、癫痫和精神异常，嗅觉障碍也常被误诊为“鼻窦炎”。

由于前颅底肿瘤的临床表现隐蔽和缺少特征性，肿瘤逐渐增大后出现占位效应时可出现额叶精神症状，一侧或双侧嗅觉下降或丧失，向后方压迫视神经和视交叉，可出现视力下降或视野缺损。头部 MRI 平扫和增强可明确肿瘤的位置、大小以及与周围组织、颅内动脉、鞍区等重要结构的关系，见图 5-5-1～图 5-5-3。临床偶然发现的颅前窝底脑膜瘤，特别是瘤体较小的患者，无颅内压升高，可以随访观察半年后复查头颅 MRI。直径小于 3cm 的肿瘤，可以行立体定向放疗或手术治疗，对于已经出现局灶性神经功能障碍或颅内压升高者，应首选手术治疗。

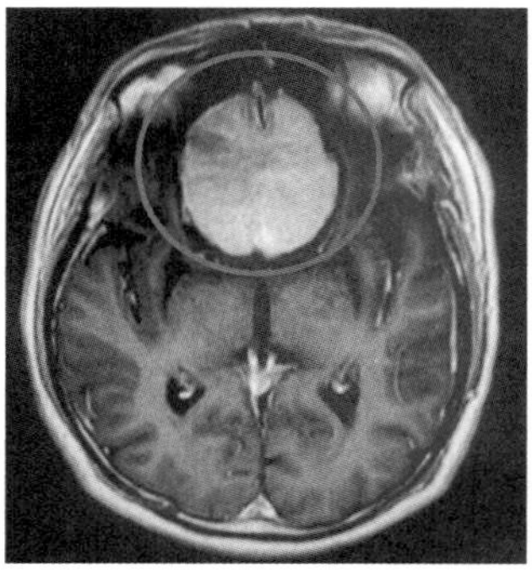

图 5-5-1　水平面

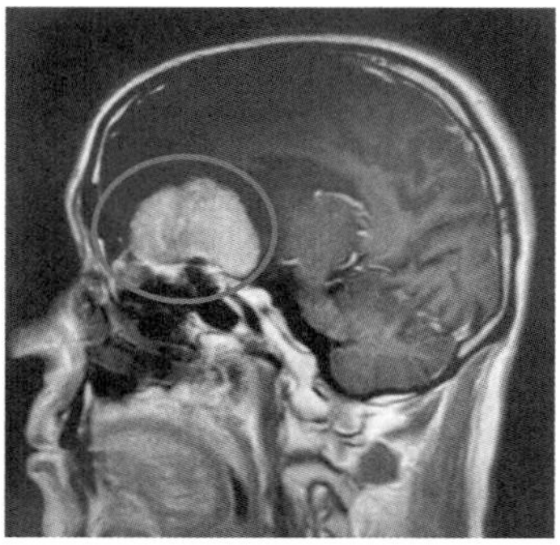

图 5-5-2　矢状面

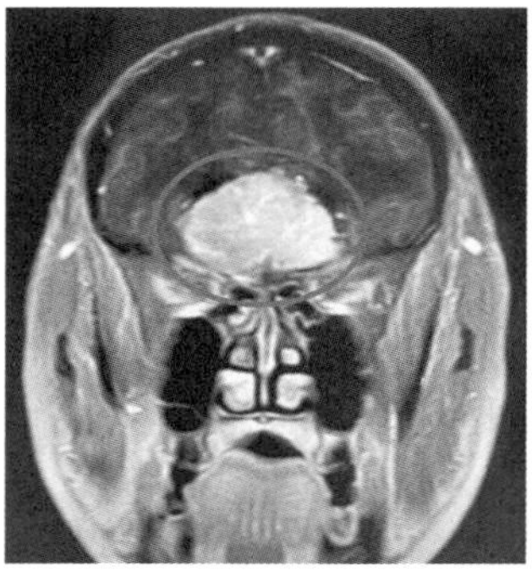

图 5-5-3　冠状面

二、出院标准

（1）标准住院日　≤10 天。

（2）出院标准　患者一般状况良好，体温正常；血常规及生化指标正常，切口愈合良好，无皮下积液和脑脊液漏等需住院处理的并发症；复查头部 MRI 显示颅内肿瘤切除满意。

三、全病程管理路径

（一）院前管理（入院前准备 1～2 日）

1. 主要诊疗

门诊预约挂号，入院前采集现病史（患者是否存在慢性颅内高压表现，如头痛、恶心、呕吐等；额叶受损的患者会出现精神症状，表现为智力障碍、记忆力下降、反应迟钝、嗅觉及视觉受损等）、用药史、既往史，预约颅底 CT、MRI 检查，完成三大常规、血型、凝血功能、肝肾功能、感染性疾病筛查、心电图及胸部 X 线片、视力及视野检查，对于压迫垂体和下视丘的肿瘤，必要时查相关激素水平。根据患者病情，必要时查心肺功能，进行精神智力评估。

诊疗重点：对于适合手术患者，评估患者有无手术禁忌证，完成麻醉前风险评估，预约床位，办理预住院手续。

2. 个案管理、嘱患者配合事项

详见本章第四节“大脑凸面脑膜瘤。”

（二）院中管理

1. 住院第1日（入院当日）

（1）主要诊疗

① 常规工作　主管医生询问患者病史，进行专科体格检查，即嗅觉、眼底及视力视野、智力检查。血供丰富者考虑DSA或CTA检查。既往血压高于140/90mmHg、糖尿病、慢性支气管等疾病以及有烟酒嗜好者，需要行肺功能或心脏彩超检查。必要时，申请MDT会诊。上级医师查房与术前评估，初步确定手术日期和手术方式，积极治疗基础疾病，观察患者病情变化。

② 重点诊疗　患者合并高血压、糖尿病、冠心病等其他慢性疾病，需要术前对症治疗时，如果不影响麻醉和手术时，可办理入院手术，上述慢性疾病如果需要经治疗稳定后才能手术，术前准备过程先进入其他相应内科疾病的诊疗路径。

（2）重点医嘱

① 长期医嘱　普食，一级护理，基础疾病药物治疗。

② 临时医嘱　眼底及视力视野检查；60岁以上患者及高危人群，进行血脂、血液黏稠度、下肢深静脉及颈动脉B超、肺功能、心脏彩超等检查。

（3）专科护理

① 常规护理　见本章第四节“大脑凸面脑膜瘤”。

② 护理重点

a. 癫痫护理　有癫痫病史者，遵医嘱按时按量规律服药，观察用药疗效及用药后不良反应。不可单独外出。

b. 防走失　额叶受损出现精神症状（如智力障碍、记忆力下降、反应迟钝）的患者，是走失高危风险患者，应24h留陪护，患者不可单独外出，戴防走失腕带。

c. 防脑疝　密切观察患者病情变化，出现典型“脉搏慢、呼吸慢、血压高”或剧烈头痛、喷射性呕吐、意识障碍、一侧瞳孔散大应立即报告医生处理。

（4）个案管理嘱患者配合事项　详见本章第四节“大脑凸面脑膜瘤”。

2. 住院第2日（手术前1日）

（1）主要诊疗

① 常规工作　上级医师查房，根据患者病情确定手术方案，向患者和家属交代手术必要性；可选择性完成脑血管造影和肿瘤血管栓塞等检查和治疗。开颅手术术中或术后可能继发手术部位或其他部位硬膜外血肿、硬膜下血肿、脑内血肿等并发症，严重者需二次手术，术后也可能继发脑脊液鼻漏、颅内感染和神经血管损伤等，导致住院时间延长。

② 重点诊疗　肿瘤侵犯颅前底向筛窦、蝶窦内生长，行颅底CT了解骨质破坏情况。肿瘤向后方生长压迫视神经、视交叉而影响视力、视野者，术前为了解视路受累情况，应行视力、视野检查。肿瘤与大脑前动脉或颈内动脉关系密切者，为了解肿瘤和血管的关系，术前可行脑血管造影。高龄患者或有心肺功能异常患者，术前应请麻醉科医师协助会诊，并增

加心脏彩超、肺功能、血气分析等检查。因前颅底肿瘤压迫额叶，有时引起精神症状，必要时根据病情请精神科医师会诊。

（2）专科护理　术前存在视力、视野缺损者预防跌倒受伤等风险；存在精神障碍者，对家属做好“三防”宣教。术前按照ERAS方案执行禁食、禁饮。

（3）个案管理、嘱患者配合事项　详见本章第四节“大脑凸面脑膜瘤”。

3. 住院第3日（手术当日）

（1）主要诊疗

① 常规工作　核对患者基本信息及手术部位，实施手术，完成手术记录及术后病程记录。麻醉复苏后行术后头颅CT检查，预约磁共振，判断有无颅内出血及脑组织肿胀程度，观察视力视野，严密监测水电解质是否平衡、有无脑脊液鼻漏。麻醉清醒后，额叶脑膜瘤患者评估记忆力、计算力等精神症状的情况，嗅沟脑膜瘤患者术后观察有无嗅觉的变化。评估神经系统功能情况，观察神志、瞳孔、生命体征变化。

② 重点诊疗　全麻下经额冠状切开，以微创理念设计手术入路和合理的切口，常规切开头皮、肌肉、颅骨、脑膜，止血并显露病灶，注意轻柔牵拉额叶，保护血管，尤其是大脑前动脉。切开硬膜、肌肉原位缝合，伤口适度加压包扎，必要时放置引流管。预防性使用抗生素，切开皮肤前30min（麻醉诱导时）给药，手术超过3h或者失血量超过1500mL，应补充一个剂量的抗生素，必要时可用第三剂。

（2）重点医嘱

① 长期医嘱　神经外科全麻术后护理常规，重症监护或一级护理，禁食、禁饮4～6h。氧气吸入，心电监测，抬高床头15°～30°，术前存在癫痫史者抗癫痫治疗，脱水治疗，控制血压和血糖，抗酸、止血、抗炎及营养支持治疗，预防性镇痛。

② 临时医嘱　术前0.5h用抗菌药物，查血常规、凝血四项、电解质、血气分析等。行头颅CT排除颅内出血、脑水肿，必要时进行脱水、止呕、抗癫痫等对症处理。观察患者神志、瞳孔、生命体征，视力、视野，有无脑脊液鼻漏，肢体活动度，尿量等情况。其他特殊医嘱。

（3）专科护理

① 护理重点　监测患者意识、瞳孔、生命体征、肢体活动、有无鼻漏、血氧饱和度。额叶脑膜瘤还需密切观察有无精神症状，有无癫痫发作，其中靠近视神经及视交叉的脑膜瘤还需观察视力、视野的变化，靠近鞍结节鞍膈部位的脑膜瘤由于极邻近垂体柄，不少患者会伴有垂体功能的改变，需观察尿量和电解质的情况。麻醉清醒后4～6h，评估患者有无颅内高压症状及神经功能定位体征；评估计算力、记忆力等情况。

② 脑脊液鼻漏护理与预防　密切观察，早发现，保持清洁，预防感染，促进漏口及早愈合。确诊为脑脊液漏的患者应绝对卧床休息，抬高床头30°减少脑脊液流出，防止脑脊液逆流，使脑组织沉落在漏孔处，以利于贴附愈合；避免用力大便、咳嗽和打喷嚏，以免影响漏口愈合，禁止经鼻吸痰、屏气、抠鼻、擤鼻涕等行为。

指导患者咳嗽咳痰技巧：取半坐位或半卧位，肩部放松，上身前倾，咳嗽前先进性数次深呼吸，在深吸气后保持张口，然后浅咳嗽将痰咳至咽喉部，再迅速将痰咳出，同时予以雾化吸入，稀释痰液，使痰液容易咳出。

③ 视力视野缺损　了解患者术前视力视野情况，术后加强巡视，定期观察视力视野的变化，与术前比较，重视患者主诉，及时发现问题，遵医嘱适当应用脱水剂、激素、神经营养药物和血管扩张剂，预防跌倒/坠床，做好患者心理护理。

④ 精神症状　肿瘤压迫额叶引起精神症状，表现为兴奋、多语、欣快、幻觉、注意力

不集中、记忆力减退。应加强对患者的心理护理，保持环境安静，治疗护理集中操作，轻柔、娴熟，避免惹到患者，既要保护患者安全，又要尽量避免护理人员受到伤害。适当使用约束带约束肢体，避免患者拔除各种管道或有自伤性危险行为发生。约束带应注意松紧适度，过松起不到安全保护作用，过紧容易引起患者受伤，可在易伤的部位加棉垫保护；使用约束带还应向家属说明约束的原因、目的，做好解释工作，取得家属的配合。症状严重者应遵医嘱使用镇静剂或抗焦虑药物，同时观察用药反应。

⑤ 嗅觉障碍　做好心理护理，保持所处环境空气清新，远离有刺激性的化学气体。

（4）个案管理　详见本章第四节“大脑凸面脑膜瘤”。

（5）嘱患者配合事项　根据医嘱吸氧，进行心电监测，配合护士定时监测生命体征、意识、瞳孔、肢体活动度，靠近鞍结节鞍膈部位的脑膜瘤需准确记录尿量，避免高糖饮食。卧床休息，抬高床头 15°～30°。及时向医护人员报告身体不适，保持引流管引流通畅，防止意外拔管。可进食清流质，自主体位。

4. 住院 4～5 日（术后 1～2 日）

（1）主要诊疗

① 常规工作　上级医师查房，评估患者意识、瞳孔、生命体征、肢体活动度、伤口、引流管等情况。检查血液指标（包括血常规、电解质、凝血常规、相关激素水平等），结合结果对症处理。监测患者有无发热。观察患者视力视野变化，有脑脊液漏者需平卧一周，必要时行腰椎置管术持续引流脑脊液，调整抗生素用药频次或更改敏感抗生素。注意保持呼吸道通畅，机械辅助排痰。完成常规病历书写。

② 重点诊疗　复查患者视力、视野，额叶占位者评估有无精神症状，靠近鞍结节鞍膈部位的脑膜瘤由于肿瘤后极邻近垂体柄，不少患者会伴有垂体功能的改变，应评估水电解质及激素水平，有无脑脊液漏，查血常规、肝功能、血电解质、凝血功能，预防性抗癫痫治疗。

（2）重点医嘱

① 长期医嘱　一级护理，根据患者情况制订合理膳食，氧气吸入，心电监测，机械辅助排痰，抬高床头 15°～30°，术后有脑脊液漏者平卧一周，气压治疗，控制血压和血糖，抗酸治疗（预防应激性溃疡），抗菌药物应用。

② 临时医嘱　头部换药，必要时行腰椎穿刺术。脱水、止呕、抗癫痫对症处理，维持出入量平衡。

（3）专科护理

① 常规护理　密切观察患者意识、瞳孔、生命体征和肢体活动度。靠近鞍结节鞍膈的脑膜瘤注意水电解质平衡，以及视力视野变换；嗅沟脑膜瘤注意嗅觉改变；额叶肿瘤观察有无精神症状等，出现病情变化及时报告医生。意识清醒者，术后第一天早餐流质，中餐半流质或软食，晚餐恢复至普通饮食，以清淡为主。观察头部敷料有无松脱及伤口渗血、渗液。拔除尿管，关注患者自行排尿情况。指导并协助患者下床静坐、离床活动。对头痛、呕吐、脑脊液漏等情况予以对症处理并监测体温变化，检查有无颈项强直等脑膜刺激征，对有视力视野障碍者及精神症状者，进行预防跌倒/坠床以及受伤的相关宣教，对失嗅患者做好心理护理。做好用药作用及副作用的宣教，落实体位护理、晨晚间护理。

② 护理重点　监测生命体征、意识、瞳孔、肢体活动度，维持水电解质平衡，观察有无鼻漏、精神症状及癫痫发作先兆（腹部不适、胸闷、视物模糊、意识蒙眬、恐惧等），指导患者正确咳嗽、咳痰、床上翻身及体位排痰。意识障碍患者，评估呼吸道情况，保持呼吸道通畅，必要时行气管插管或气管切开。落实口腔护理，防止口腔分泌物流入气道引起窒

息。对于合并麻醉气道高危因素的患者，强化药物雾化吸入治疗，指导进行肺康复锻炼。

（4）个案管理　详见本章第四节“大脑凸面脑膜瘤”。

（5）嘱患者配合事项　配合定时监测生命体征、每日询问排便，配合观察意识、瞳孔、肢体活动情况，按要求准确记录24h尿量。配合医师查房，了解病情，配合医师行脑神经功能的检查及行腰椎穿刺（必要时），定期抽血化验。注意防止跌倒。一级护理，根据病情逐渐由流食过渡至普食，遵守探视及陪伴制度。

5. 住院6~9日（术后3~6日）

（1）主要诊疗

① 常规工作　上级医师查房，查看有无脑脊液漏，有无精神症状，评估记忆力、计算力以及患者反应是否迟缓，了解水电解质是否平衡及头部伤口愈合情况，检查有无头皮下积液，头部换药。观察意识、瞳孔、生命体征等病情变化，观察视力视野、嗅觉，复查血常规、肝肾功能、电解质，复查头部磁共振，必要时复查激素水平、行腰椎穿刺术等，完成常规病历书写。对症支持治疗。

② 重点诊疗　体温低于37.5℃，一般状况良好的患者，停止输液。术前癫痫患者，可根据丙戊酸钠血药浓度改成口服抗癫痫药；头皮下积液者，抽吸积液并加压包扎；发热、呼吸道痰多者，行肺部CT检查。加强营养指导。

（2）重点医嘱

① 长期医嘱　一级护理，根据患者情况制订饮食计划。

② 临时医嘱　伤口换药，必要时复查头部、肺部CT，行腰椎穿刺术。

（3）专科护理

① 常规护理　观察患者意识、瞳孔、生命体征及肢体活动度，观察有无脑脊液漏，有无癫痫发作前兆，有精神症状者防走失，病情变化及时报告医生。了解营养状况，落实饮食指导、活动管理、伤口护理，观察口服药物不良反应。做好晨晚间护理、心理护理。完成护理病历书写。

② 护理重点　做好头痛、呕吐、脑脊液漏等症状护理，做好预防癫痫发作的宣教。防范坠床/跌倒、压力性损伤、下肢深静脉血栓形成、误吸、肺部感染等并发症发生，指导康复训练。

（4）个案管理、嘱患者配合事项　详见本章第四节“大脑凸面脑膜瘤”。

6. 住院第10日（出院日）

（1）主要诊疗　上级医师查房，伤口换药，评估能否拆线，记录术后症状和体征变化，复查血常规、肝肾功能及电解质，必要时查丙戊酸钠血药浓度及激素水平。出院指征评估：患者一般状况良好，饮食恢复，体温正常；血常规及生化指标正常，切口愈合良好，无皮下积液和脑脊液漏等需住院处理的并发症；复查头部MRI显示颅内肿瘤切除满意，即可出院。向患者及家属交代出院后注意事项，开具出院医嘱，完成出院记录。签署出院告知书，打印病历首页，完成出院病历书写。

（2）重点医嘱　出院医嘱：出院带药及用药指导；需要坚持服用抗癫痫药物的患者，日常生活中应避免癫痫诱发因素，服药期间注意血药浓度监测；对于存在垂体-下视丘障碍者，应避免进食高糖食物，观察尿量情况，定期查看激素水平及水电解质情况，按医嘱服药；康复训练、复诊指导。

（3）专科护理

① 常规护理　出院带药服用方法、作用及注意事项宣教。术后伤口护理指导，合理饮食、营养及康复指导、对存在视力视野损伤者注意预防跌倒受伤；存在记忆力障碍和精神症状者，避免单独外出，预防走失。完成患者出院满意度调查，指导患者办理出院手续，指导复诊与就医。

② 护理重点　出院指导及家居康复指导。

(4) 个案管理、嘱患者配合事项　详见本章第四节“大脑凸面脑膜瘤”。

（三）院后管理

详见本章第四节“大脑凸面脑膜瘤”。

（四）家居康复指引

1. 避免受伤

存在精神异常、记忆力减退、反应迟钝者，注意饮食卫生，禁食易引起兴奋的食物（如烟、酒、咖啡等），想办法加强患者自理生活的能力，不要参加情绪剧烈变化的活动（如观看恐怖电影等），专人陪同，避免独处，随身携带患者信息卡或定位手环，尽量避免患者接触锐器，房间布置力求安全整洁，避免受伤的风险。

2. 脑脊液漏观察

卧床休息，床头抬高 15°～30°；鼻漏时头偏向患侧，借重力使脑组织贴近硬脑膜漏孔处，促使漏口粘连封闭，维持到脑脊液漏停止后 3～5 天。4～6h 观察体温一次，禁忌做鼻道填塞、冲洗、滴药。脑脊液漏卧床时间超过 1 周未愈，需汇报给主管医生，防止颅内感染。

3. 其他康复注意事项

详见本章第四节“大脑凸面脑膜瘤”。

（王　媛　袁　健）

附表 5-5-1　前颅底脑膜瘤全病程管理路径——院前及院中管理

时间 / 项目	院前管理	院中管理					
	院前 1～2 日	住院 1 日（入院日）	住院 2 日（手术前 1 日）	住院 3 日（手术日）	住院 4～5 日（术后 1～2 日）	住院 6～9 日（术后 3～6 日）	住院 10 日（出院日）
专科诊疗	□询问病史 □完成术前常规检查 □评估患者有无手术禁忌证 □手术麻醉风险评估 □院前预约预住院	□采集病史 □体格检查 □完成病历书写 □分析院前检查结果 □完善视力、视野、嗅觉检查 □向患者及家属交代手术风险及注意事项	□汇总检查结果 □申请会诊 □确定手术方案 □手术风险谈话 □多学科术前讨论 □完善术前准备	□经额/额外侧颅前窝底脑膜瘤切除术 □完善手术记录 □术后专科病情（视力、视野、嗅觉、精神症状、脑脊液漏、尿量）评估与记录 □复查术后 CT □预约术后 MRI 检查	□复查血常规、肝肾功能、电解质及凝血功能 □完成病程记录 □伤口评估处理 □术后 MRI 复查 □肺部感染的预防与处理 □脑脊液漏对症处理	□完成病程记录 □伤口评估处理 □对症处理专科病情	□伤口评估 □出院标准评估 □交代出院注意事项

续表

时间/项目	院前管理	院中管理					
	院前 1～2 日	住院 1 日（入院日）	住院 2 日（手术前 1 日）	住院 3 日（手术日）	住院 4～5 日（术后 1～2 日）	住院 6～9 日（术后 3～6 日）	住院 10 日（出院日）
重点医嘱		□基础疾病药物治疗 □对症支持治疗（抗癫痫、脱水降压治疗） □安全管理（防跌倒/坠床、走失） □专科体查	□一级护理 □禁食、禁饮 □生命体征监测 □补液治疗 □根据病情下达相应医嘱	□术后常规医嘱 □一级护理 □24h 抗癫痫药物持续泵入 □禁食、禁饮 4～6h □营养支持	□一级护理 □药物治疗 □伤口处理 □防走失、跌倒、坠床 □MRI 复查 □腰椎穿刺置管	□一级护理 □普食 □药物治疗 □伤口换药 □头部 CT 检查	□出院医嘱
专科护理		□入院评估 □入院宣教 □遵医嘱对症处理 □执行基础疾病药物治疗	□术前准备 □术前宣教	□病情评估与监测（视力、视野、嗅觉、精神症状、脑脊液漏、尿量） □专科并发症预防	□病情监测 □饮食、活动与体位、药物、功能锻炼指导 □导管护理 □对症处理 □安全管理：防走失、跌倒、坠床	□病情监测 □对症处理	□出院指导 □家居康复指导
个案管理	□收集患者个案信息 □协助患者办理预住院	□评估患者 □术前准备宣教	□术前照护计划制订	□全面评估患者身体、情绪、认知、心理和社会支持状态 □落实患者术后早期康复计划	□评估患者病情及配合情况 □执行术后照护管理（健康教育）计划	□评价患者对康复计划内容掌握情况及医护康复计划的实施进度 □拟定出院时间 □制订准备出院计划	□制订居家照护及随访计划 □居家康复指导
嘱患者配合事项	□入院前准备 □办理预住院	□完成术前病情评估 □完成专科疾病相关检查 □配合完成入院宣教	□完成术前准备	□落实专科治疗与护理 □及时报告不适	□落实专科治疗与护理 □及时报告不适 □自动体位 □普通饮食	□按照计划表落实康复措施	□办理出院手续

附表 5-5-2　前颅底脑膜瘤全病程管理路径——院后管理

时间/项目	院后管理		
	短期随访（出院后 1～30 日）	中期随访（出院后 31～90 日）	长期随访（出院后 91～365 日）
主要诊疗		□出院 3 个月面诊患者 □常规检查颅脑 MRI 平扫＋增强 □分析患者检查报告 □了解患者手术效果 □评估神经功能恢复状态 □指导后期治疗 □了解家居康复情况 □接受患者疾病问题咨询 □指导并发症康复治疗及训练	□出院 9 个月复诊（医院面诊） □常规检查颅脑 MRI 平扫＋增强 □分析患者检查报告 □调查患者健康状况及术后生活质量 □完成患者心理状态评估

续表

项目＼时间	院后管理		
	短期随访(出院后 8～30 日)	中期随访(出院后 31～90 日)	长期随访(出院后 91～365 日)
专科护理	□出院 1 周内电话随访 □异常情况评估,包括不适症状及头部伤口评估 □家居饮食、活动与休息、服药指导 □康复训练指导 □心理指导		
个案管理	□出院 14 天电话回访 □回答患者咨询问题 □脑膜瘤家居健康教育软文及视频推送 □并发症护理指导 □回访数据归集 □信息反馈(向专科团队反馈患者情况)	□出院 85 天电话随访及复诊提醒 □了解患者居家康复效果及并发症护理 □接受患者疾病相关问题咨询 □随访数据归集	□出院 5 个月、8 个月、11 个月电话随访,265 天复诊提醒 □调查患者健康状况及术后生活质量,完成患者心理状态评估 □接受问题咨询 □进行社会适应能力评估 □归集随访数据
嘱患者配合事项	□报告自身不适 □进行居家康复 □接受健康教育及康复指导	□出院 3 个月医院面诊 □完成头部 MRI 检查 □配合完成生活质量调查、心理评估 □学习脑膜瘤健康教育知识及视频	□出院 9 个月医院面诊 □汇报家居康复情况 □配合完成生活质量调查、心理评估 □完成头部 MRI 检查

第六节　大脑半球胶质瘤

一、概述

胶质瘤是指起源于脑神经胶质细胞的肿瘤，是最常见的原发性颅内恶性肿瘤，占所有原发性中枢神经系统肿瘤的 27%，占中枢神经系统恶性肿瘤的 80%，我国脑胶质瘤年发病率为 (5～8)/10 万，5 年病死率仅次于胰腺癌和肺癌。大脑半球胶质瘤通常是指发生于小脑幕上的脑胶质瘤，包括额叶、颞叶、顶叶、枕叶、岛叶及胼胝体，常累及感觉运动区（中央前回、运动前区、辅助运动区和感觉区）、语言区（包括优势半球的颞上回后部、颞中回、颞下回后部、额下回后部、额中回后部、缘上回、角回等）、顶叶视空间认知功能区和计算功能区、基底节或内囊、丘脑、距状沟视皮质等皮质及皮质下结构。早期临床表现主要包括头痛、恶心呕吐、大脑功能混乱、记忆丧失、人格改变或烦躁、平衡困难、尿失禁、视物模糊（复视或周围视力丧失）、言语困难等。晚期因肿瘤增大或水肿出现明显的颅内高压症状、癫痫等。若肿瘤位于功能区或其附近，早期可出现神经系统定位体征：

（1）精神症状　主要表现有人格改变和记忆力减退，如反应迟钝、生活懒散、判断能力差等，亦可有脾气暴躁、容易激动或欣快等表现。

（2）癫痫发作　包括全身性及局限性发作。发作多由一侧肢体开始抽搐，部分患者表现为发作性感觉异常。

（3）锥体束损伤　肿瘤对侧半身或单一肢体肌力减弱甚至瘫痪。早期为一侧腹壁反射减弱或消失，继而病变进展时出现对健侧反射亢进，肌张力增加，病理反射阳性。

（4）感觉异常　主要表现为皮质觉障碍，如肿瘤对侧肢体的关节位置觉、两点辨别觉、图形觉、实体感觉等障碍。

（5）失语和视野改变　如肿瘤位于优势半球额下回后部和颞枕叶深部，可出现相应表现。

世界卫生组织（WHO）中枢神经系统肿瘤分类将脑胶质瘤分为Ⅰ～Ⅳ级。Ⅰ、Ⅱ级为低级别脑胶质瘤，主要包括星形细胞、少突胶质细胞和室管膜细胞瘤。Ⅲ、Ⅳ级为高级别脑胶质瘤，主要包括间变型星形细胞瘤（Ⅲ级）、胶质母细胞瘤（Ⅳ级）。目前，临床主要依靠计算机断层扫描（CT）及磁共振成像（MRI）等影像学检查诊断（见图 5-6-1～图 5-6-3）。胶质瘤治疗以手术切除为主，结合放疗、化疗等综合治疗方法。手术治疗原则是最大范围安全切除肿瘤。

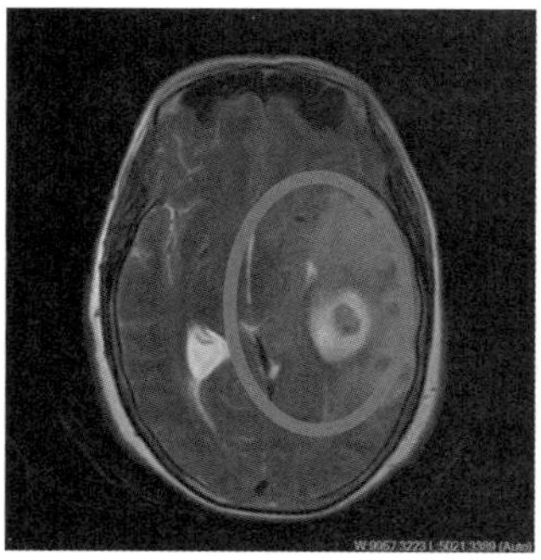
图 5-6-1　MRI 水平面

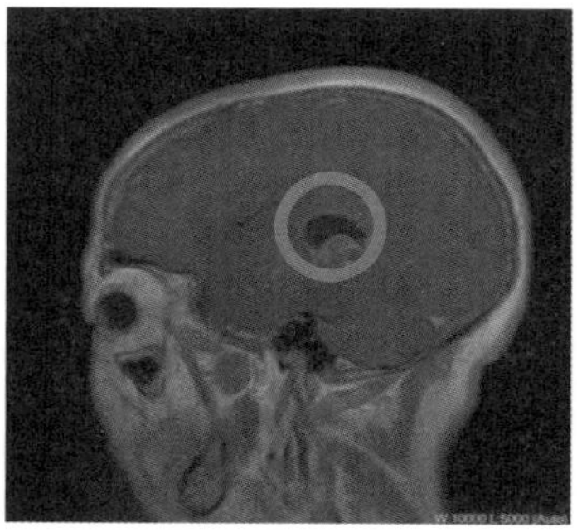
图 5-6-2　MRI 矢状面

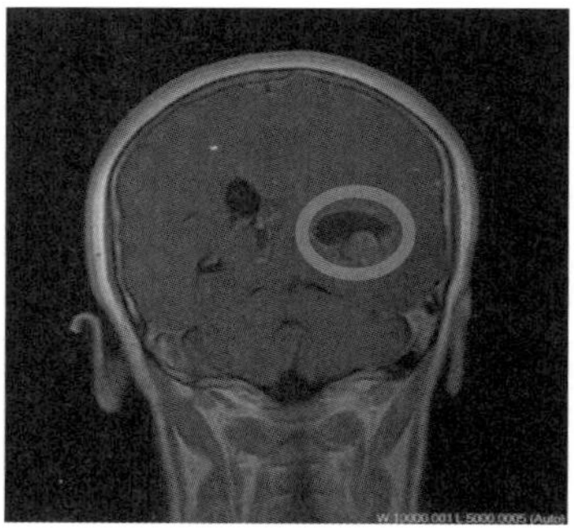
图 5-6-3　MRI 冠状面

二、出院标准

（1）标准住院日　≤8 天。

（2）出院标准　头部伤口愈合良好，无红肿、化脓及皮下积液、渗液；无头痛、恶心、喷射性呕吐等颅内高压症状；无癫痫发作；无不明原因的持续高热；复查头部 MRI 显示颅内肿瘤切除满意。

三、全病程管理路径

（一）院前管理（入院前准备 1～2 日）

1. 主要诊疗

① 常规工作　门诊就诊，流行病史及疫源地排查，采集首要病史，询问有无头痛、呕吐、视力减退、复视、精神症状等，开具住院证，预约床位，完善术前三大常规、凝血功能、肝肾功能、腹部 B 超、心电图及胸部 X 线片检查，症状严重者可急诊收入院。

② 诊疗重点　评估患者有无手术禁忌证，近期有无阿司匹林等抗凝药物服用史，完成麻醉前风险评估，办理预住院手续。

2. 个案管理

收集患者个案信息，采集患者既往史、现病史、用药史、过敏史、家族史等。评估患者有无手术禁忌证，协助患者进行颅底 CT、MRI 检查时预约，并指导患者到门诊行手术麻醉风险评估，有手术指征的患者，协助其办理床位预约及预住院手续。

3. 嘱患者配合事项

院前完成术前检查，完成手术及麻醉风险评估，办理预住院手续，等待床位。

（二）院中管理

1. 住院第1日（入院当日）

（1）主要诊疗

① 常规工作　主管医生询问患者病史，进行专科体格检查，完成入院记录、首次病志。完善各项检查，有头痛、呕吐等颅内高压症状的患者，需完成眼底照相等检查；有癫痫病史的患者，需详细询问发作时间及频率，了解发作时的症状及用药情况；有烟酒嗜好或既往有高血压、糖尿病、慢性支气管疾病的患者属于麻醉气道高危风险，需要行肺功能或心脏彩超检查。必要时，申请MDT会诊。上级医师查房并行术前评估，初步确定手术方案和手术日期，完成上级医师查房记录。积极治疗基础疾病，观察患者病情变化。针对目前出现的症状，予以对症治疗。

② 重点诊疗　完成营养状态、PONV风险、呼吸功能、焦虑/抑郁评估。术前存在营养不良者，给予口服营养制剂或静脉营养治疗，以达到目标摄入量；呼吸功能不全者，制订术前肺部康复训练计划；予以心理支持；糖尿病患者，避免出现严重的高血糖（血糖＞16.6mmol/L），应控制血糖在可进行手术的范围。

（2）重点医嘱

① 长期医嘱　普食（糖尿病饮食、低盐低脂饮食、低蛋白饮食）或相关饮食，二级护理，预防跌倒/坠床，基础疾病（高血压、糖尿病等）予以相关药物治疗。颅内高压症状患者予以20%甘露醇100mL脱水治疗。有癫痫发作病史患者，给予丙戊酸钠缓释片等抗癫痫治疗。

② 临时医嘱　神经系统专科查体（四肢肌力、眼底、步态检查等）；颅脑磁共振平扫增强＋MRS＋DWI，颅脑CTV；脑神经功能临床检查（视力视野、脑电图、脑皮质/脑干诱发电位等检查）；60岁以上患者及高危人群，进行血脂、血液黏稠度、下肢深静脉及颈动脉B超、肺功能、心脏彩超等检查；神经电生理检查和认知功能评定等；为进一步完善术前评估，可行多模态检查，如MRS、fMRI、PET、DTI、DWI、MEG等。

（3）专科护理、个案管理、嘱患者配合事项　详见本章第四节“大脑凸面脑膜瘤”。

2. 住院第2日（手术前1日）

（1）主要诊疗

① 常规工作　上级医师查房，根据患者病情确定手术方案，MDT团队（科主任、主刀医生、主管医生、麻醉师、手术室护士、营养师、康复师、药师、个案管理、护士长、责任护士、必要时其他专科医生）讨论术前风险：术中或术后继发手术部位或其他部位颅内血肿、脑水肿等并发症，严重者需要二次手术；术后继发脑脊液漏、切口感染或延期愈合、颅内感染和神经血管损伤；肿瘤位于重要功能区，累及重要血管或位于邻近部位；术后需要早期化疗。向患者和家属交代手术必要性及围手术期注意事项；预约术中神经导航系统、神经电生理监测、超声波等；签署手术同意书、输血同意书、签字授权委托书、自费项目协议书；准备病理学检查单及术后CT、MRI复查单。

② 重点诊疗　麻醉医师与手术室护士术前访视，进行麻醉、术中压力性损伤、深静脉

血栓等风险评估，组织 MDT 术前讨论，向患者及家属交代麻醉注意事项并签署麻醉知情同意书、麻醉药品使用知情同意书。

（2）重点医嘱

① 长期医嘱　普食（糖尿病饮食、低盐低脂饮食、低蛋白饮食）或相关饮食，二级护理，预防跌倒/坠床，基础疾病（高血压、糖尿病等）予以相关药物治疗。

② 临时医嘱　明日全麻下行大脑半球胶质瘤切除术，术前禁食 6～8h，禁饮 2～4h，术前 30min 局部备头皮，交叉配血，术中静滴抗生素，根据术前瘤周水肿，予以激素治疗，术中快速病理学检查，术后复查 CT 及 MRI，行脑肿瘤组织慢石蜡切片检查，其他特殊医嘱。

（3）专科护理、个案管理、嘱患者配合事项　详见本章第四节“大脑凸面脑膜瘤”。

3. 住院第 3 日（手术当日）

（1）主要诊疗

① 常规工作　与手术室护士、麻醉师三方一起核对患者基本信息、手术部位和手术方式，做好手术部位标识，摆放体位，固定头架，实施手术，完成手术记录及术后病程记录。术后行头部 CT 检查，判断有无颅内出血、脑水肿及脑组织肿胀程度。向患者及家属交代手术情况及注意事项；麻醉清醒后，观察患者神志、瞳孔、生命体征变化。

② 重点诊疗　全麻下行大脑半球胶质瘤切除术，取仰卧或侧卧位，留置导尿管，头架固定，消毒液彻底清洗及碘伏消毒头部切口，以微创理念设计手术入路和合理的切口，功能区肿瘤需行神经电生理监测，常规切开头皮、肌肉、颅骨、脑膜，止血并显露病灶，严格按照瘤内均匀减压后，分离病变与周围结构边界。切口硬脑膜、肌肉原位缝合，伤口适度加压包扎。避免常规放置引流管，预防性使用抗生素，术中失血量超过 1500mL 时，加快补液的同时，及时输注血制品。

（2）重点医嘱　详见本章第四节“大脑凸面脑膜瘤”。

（3）专科护理

① 癫痫　癫痫是常见的并发症。术后颅内出血、脑血管痉挛、缺血等因素均可诱发患者癫痫发作，低钠血症及代谢性酸中毒亦可加剧患者癫痫的发生和发展。每日应监测患者血生化指标及电解质的变化。发作类型有如下几种。

大发作：又称为全面性强直-阵挛发作，最为常见，以意识丧失和全身对称性抽搐为特征。

强制性发作：表现为四肢肌肉强直性收缩，如头眼后仰、四肢伸直。

失神发作：出现毫无征兆的短暂意识丧失，持续 5～20s。

肌阵挛发作：为短暂、突然和快速的肌收缩，可为一块肌肉或单个肢体或全身发作。

阵挛性发作：仅有重复的全身痉挛，全身惊厥发作时无强直发作。

失张力发作：表现为下颌松弛而张口，头下垂，上肢下垂甚至倒地。

单纯部分性发作：为局部性抽搐发作。

复杂部分性发作：患者可保持部分反应能力，发作时仍可回答问题，发作时间不超过 2min。

出现癫痫抽搐，迅速取平卧位，头偏向一侧，清理患者口腔异物，保持呼吸道通畅，用压舌板防止舌咬伤，并给予中流量吸氧，遵医嘱静脉推注地西泮 10mg 以防止患者发生窒息或坠床等意外。

② 肢体功能障碍护理　对于肢体功能障碍的患者，术后每班评估患者肢体功能，包括

肌力、肌张力、痛温觉及皮肤局部血液循环情况。保持肢体功能位，防止过伸、过屈体位。术后常规穿弹力袜，无血栓禁忌证者予以气压治疗，教会家属按摩患肢，预防下肢深静脉血栓形成。生命体征稳定后，在康复师指导下及早进行肢体功能锻炼。

促进肢体功能康复四法宝：

a. 保持肢体功能位置　仰卧位时，应抬高床头 10°～30°，下肢由臀至小腿置一低水平长软枕，腘窝处再放一软小枕，使腿微曲，足底与床尾之间置硬枕，防止足下垂。保持屈髋、屈膝、踝背屈 90°，足间夹一硬枕，防止小腿内收。侧卧位时双手可放于身侧，肢体微曲，两膝之间垫软枕，以防局部受压，影响血液循环。

b. 按摩　每天按摩 2～3 次，每次 15～20min，由远心端向近心端按，掌握先轻后重，由浅及深，由慢而快的原则。

c. 温水浸浴　用温水浸浴四肢可清洁局部皮肤，促进血液循环，增强皮肤排泄功能，预防皮肤感染和压力性损伤等并发症。水温不能超过 50℃，每天两次，每次 15～20min。

d. 活动　病情稳定后及早活动四肢，做大小关节的屈伸活动，以及臂关节和髋关节的内旋和外展等被动活动，预防关节僵硬。

（4）个案管理、嘱患者配合事项　详见本章第四节“大脑凸面脑膜瘤”。

4. 住院 4～5 日（术后 1～2 日）

（1）主要诊疗

① 常规工作　上级医师查房，评估患者意识、瞳孔、生命体征、伤口、引流管等情况。注意有无意识障碍、呼吸障碍、偏瘫等；观察脑神经有无受损（有无面瘫、面部麻木感、听力受损、饮水呛咳等）；检查血液指标（包括血常规、电解质、凝血常规等），结合结果对症处理。有发热、脑膜刺激征阳性，需行腰椎穿刺术，脑脊液送检。复查头部 CT 及磁共振，排除颅内出血，明确术后脑水肿的情况。完成常规病历书写。

② 重点诊疗　评估头部引流情况，24～48h 拔除头部引流管。评估肢体活动情况，鼓励患者早期床上康复运动并坐起，指导患者在陪护扶助下下床静坐或活动；肌力 1～3 级需进行间歇充气加压泵治疗，以及肢体康复活动，预防 VTE 发生。24h 内拔除导尿管。复查头颅 MRI，确认肿瘤切除情况。

（2）重点医嘱

① 长期医嘱　一级护理，普食或胃管鼻饲流质，氧气吸入，心电监测，机械辅助排痰，抬高床头 15°～30°，气压治疗，控制血压和血糖，抗癫痫治疗，抗酸治疗（预防应激性溃疡），抗菌药物应用。

② 临时医嘱　头部换药及拔除伤口引流管，必要时行腰椎穿刺术。脱水、止呕对症处理，维持出入量平衡。

（3）专科护理

① 观察患者体温，发热患者予以降温处理（体温＜38.5℃予以温水擦浴，＞38.5℃但＜39℃时予以冰敷，超过 39℃时应遵医嘱予以布洛芬混悬液等解热药，中枢性发热患者予以降温毯等特殊物理降温方式），并在医师行腰椎穿刺后，指导患者去枕平卧 2～4h，多饮水。

② 不同部位胶质瘤的表现不同。额叶：随意运动，语言表达及精神活动障碍，如性格改变、淡漠、言语及活动减少，注意力不集中，记忆力减退，对事物不关心，不知整洁等；顶叶：中枢性感觉障碍；颞叶：癫痫，视幻觉，视野缺损，主侧半球者出现感觉性失语，早期症状为癫痫；枕叶：视觉障碍；岛叶：内脏方面的神经系统症状。

（4）个案管理　详见本章第四节“大脑凸面脑膜瘤”。

（5）嘱患者配合事项　配合护士定时监测生命体征、每日询问排便，配合观察意识、瞳孔、肢体活动情况。配合医师查房，了解病情，配合医师行脑神经功能的检查及行腰椎穿刺（必要时），定期抽血化验。按时、按量服用抗癫痫药（丙戊酸钠缓释片或其他）。视肢体功能及体力情况早日下床活动，循序渐进，注意防止跌倒。一级护理，根据病情逐渐由流食过渡至普食，遵守探视及陪伴制度。

5. 住院 6～7 日（术后 3～4 日）

（1）主要诊疗　上级医师查房，查看头部伤口愈合情况，检查有无头皮下积液，头部换药，抽吸积液并加压包扎。调整激素用量，逐渐减量，予以口服抗癫痫药物。观察患者意识、瞳孔、体温、生命体征等病情变化，患者发热时，行腰椎穿刺术采集脑脊液做生化及常规检查。注意患者意识和精神状态变化，伴有脑神经功能障碍，尽早行康复训练。必要时复查头部 CT。对症支持治疗。完成常规病历书写。

② 重点诊疗　恢复良好的患者，停止输液。呼吸道痰多者，行肺部 CT 检查。加强营养指导。

（2）重点医嘱

① 长期医嘱　一级护理，普食，调整激素用量，口服抗癫痫药物，控制血压和血糖等内科用药（口服）。

② 临时医嘱　伤口换药，必要时复查头部、肺部 CT，行腰椎穿刺术。

（3）专科护理　观察患者意识、瞳孔、生命体征及肢体活动情况，病情变化时及时报告医生。做好饮食指导、体位护理、活动管理、伤口护理，观察口服药物不良反应。落实晨晚间护理、心理护理。完成护理病历书写。做好头痛、呕吐等症状护理，指导康复训练。

（4）个案管理　评估患者身体、情绪、认知、心理和社会支持状态并针对性地进行健康教育，监测并管理住院时长，组织 MDT 对个案病例进行讨论，评价患者对康复计划内容掌握情况及医护康复计划的实施进度，拟定出院时间，制订出院准备计划，进行出院前患者及家属沟通。

（5）嘱患者配合事项　配合护士定时监测生命体征、每日询问排便，配合护士晨晚间护理，二级护理，普食，正常活动。配合功能恢复训练，接受出院前康复宣教及出院注意事项指导。

6. 住院第 8 日（出院日）

（1）主要诊疗

① 常规工作　上级医师查房，评估伤口愈合情况及有无手术并发症。明确肿瘤是否切除完全，是否需要进一步放化疗。酌情复查听力、视野、脑电图、脑皮质/脑干诱发电位等。开具出院医嘱，完成出院记录。向患者及家属交代出院后注意事项、复诊时间地点及项目。交代出现头痛、呕吐、意识障碍、伤口渗液、伤口流脓等异常情况紧急处理方法。开具出院诊断证明书，签署出院告知书，打印病历首页，完成出院病历书写。

② 重点诊疗　评估出院指征：切口愈合良好，术后 7～8 天拆线，无颅内感染，无需住院处理的并发症和/或合并症，复查头部 MRI 显示颅内肿瘤切除满意，即可出院。

（2）重点医嘱　出院医嘱：出院带药及用药指导（如抗癫痫药物的用药指导），有语言及肢体功能下降的早期进行康复训练、复诊指导。残余肿瘤放射治疗（酌情）。

（3）专科护理

① 常规护理　出院带药（常用口服抗癫痫药有丙戊酸钠缓释片、左乙拉西坦片等）服用方法及注意事项宣教。合理饮食营养。完成患者出院满意度调查，指导患者办理出院手续，指导复诊与就医。

② 护理重点　出院指导及家居康复指导。

（4）个案管理　签署健康管理知情同意书，评估出院照护需求（交通、照护需求），制订出院随访计划（短期、中期、长期计划），出院复诊计划（3个月、6个月、9个月、12个月），出院照护路径（转诊/就医、远程健康管理、居家随访、居家自护）。组织康复师、营养师、药师及社工制订患者居家康复计划。

（5）嘱患者配合事项　配合出院告知谈话，出院签字，取出院带药，接受出院宣教，办理出院手续，了解复查程序。填写出院满意度调查表。

（三）院后管理

详见本章第四节“大脑凸面脑膜瘤”。

（四）家居康复指引

1. 饮食

进食高热量、高蛋白（鱼、肉、鸡蛋、牛奶、豆奶等）、富含纤维素（韭菜、芹菜等）及维生素（新鲜蔬菜、水果）营养丰富的食物。每天饮水约2500mL，少油少盐，即成人每天烹调油25～30g（2～3汤匙），食盐用量不超过6g。先吃蔬菜再吃瘦肉，最后吃主食。进食前，深呼吸、咳嗽，将呼吸道痰液排出。进食时，取坐位或半坐位，选择不易出现误咽的果冻样或糊状食物，吞咽与空吞咽交互进行，速度缓慢，吞咽时头偏向一侧（左/右），不要用吸管饮水，不要说话。进食后，静坐30min再躺下或活动，漱口，清除聚集在口腔左右两边的食物残渣，保持口腔清洁。保持大便通畅，防止便秘。

2. 运动

尽早自理日常生活，维持日常活动量，注意劳逸结合，避免重体力劳动，避免提取重物。

3. 服药

术后需要常规服用抗癫痫药（如丙戊酸钠缓释片）至少3个月，按量服药，不要随意停药或减量，不盲目投医问药。

4. 伤口照护

头部伤口拆线后48～72h可拆除头部敷料，外出时可戴帽子保护伤口。拆线后2周，伤口完全愈合即可洗头。避免直接用手抓挠伤口，防止伤口破溃出血，造成感染。伤口出现发红、发痒、流脓、破溃、渗血/渗液，及时咨询医生，必要时到医院就诊。

5. 保持愉快心情

患者应解除疾病引起的思想顾虑和悲观情绪；面对现实，正确对待疾病；树立疾病治疗的信心，通过做瑜伽、冥想、参加集体活动等分散注意力。

（沈丽莉　袁　健）

附表 5-6-1 大脑半球胶质瘤全病程管理路径——院前及院中管理

时间 项目	院前管理	院中管理(住院)					
	院前 1~2 日	住院第 1 日 (入院日)	住院第 2 日 (手术前 1 日)	住院第 3 日 (手术日)	住院第 4~5 日 (术后 1~2 日)	住院第 6~7 日 (术后 3~4 日)	住院第 8 日 (出院日)
主要诊疗	□完成术前准备 □评估手术风险 □办理预住院	□询问病史 □专科体查 □完善术前检验与检查	□确定手术方案 □全面身体状况评估 □手术风险谈话	□手术入路方式:开颅大脑半球胶质瘤切除术	□评估患者意识、瞳孔、生命体征、肢体活动、语言功能 □伤口及引流管处理	□评估头部伤口愈合情况 □检查有无头皮下积液 □头部换药	□评估伤口能否拆线 □评估出院指征 □交代出院注意事项
重点医嘱		□基础疾病药物治疗 □对症支持治疗(抗癫痫、脱水降压治疗) □安全管理(防跌倒/坠床、走失、深静脉血栓) □专科体查	□一级护理 □禁食禁饮 □生命体征监测 □补液治疗 □根据病情下达相应医嘱	□术后常规医嘱 □一级护理 □24h 抗癫痫药物持续泵入 □禁食、禁饮 4~6h □营养支持	□一级护理 □药物治疗(抗癫痫、脱水降压治疗、营养支持) □伤口处理 □预防跌倒/坠床、深静脉血栓 □MRI 复查 □腰椎穿刺测压 □早期康复训练 □基因检测	□一级护理 □普食 □药物治疗 □伤口换药 □头部 CT 检查	□出院医嘱
专科护理		□入院评估 □入院宣教 □遵医嘱对症处理 □执行基础疾病药物治疗 □饮食指导	□术前准备 □术前宣教 □心理指导	□病情评估与监测 □专科并发症预防	□病情监测 □饮食、活动与体位、药物、功能锻炼指导 □导管护理 □对症处理 □心理指导	□病情监测 □对症处理 □心理指导	□出院指导 □家居康复指导
个案管理	□收集患者个案信息 □协助患者办理预住院	□评估患者 □术前准备宣教	□术前照护计划制订	□全面评估患者身体、情绪、认知、心理和社会支持状态 □落实患者术后早期康复计划	□评估患者病情及配合情况 □执行术后照护管理(健康教育)计划	□评价患者对康复计划内容掌握情况及医护康复计划的实施进度 □拟定出院时间 □准备出院计划	□制订居家照护及随访计划 □居家康复指导
嘱患者配合事项	□入院前准备 □办理预住院	□配合完成术前病情评估 □完成专科疾病相关检查 □接受入院宣教	□完成术前准备	□配合落实专科治疗与护理 □及时报告不适	□配合落实专科治疗与护理 □及时报告不适 □自动体位 □普通饮食	□按照计划表落实康复措施	□办理出院手续

附表 5-6-2 大脑半球胶质瘤全病程管理路径——院后管理

时间 项目	院后管理		
	短期随访(出院后 1～30 日)	中期随访(出院后 31～90 日)	长期随访(出院后 91～365 日)
主要诊疗		□术后第 3 个月面诊 □常规检查颅脑 MRI 平扫+增强 □分析患者检查报告 □了解患者手术效果 □评估神经功能恢复状态 □指导后期治疗 □了解家居康复情况 □接受患者疾病问题咨询 □指导并发症康复治疗及训练 □必要时行脑电图检查,及抗癫痫药物血药浓度检查	□术后第 9 个月复诊(医院面诊) □常规检查颅脑 MRI 平扫+增强 □分析患者检查报告 □调查患者健康状况及术后生活质量 □完成患者心理状态评估 □评估患者肢体功能、语言功能康复效果
专科护理	□出院一周内电话随访 □异常情况评估,包括不适症状及头部伤口评估 □家居饮食、活动与休息、服药指导 □康复训练指导 □心理指导		
个案管理	□出院 14 天、30 天电话回访 □回答患者咨询问题 □胶质瘤家居健康教育软文及视频推送 □并发症护理指导 □回访数据归集 □信息反馈(向专科团队反馈患者情况)	□出院 85 天电话随访及复诊提醒 □了解患者居家康复效果及并发症护理 □出院 3 个月电话随访 □接受患者疾病相关问题咨询 □随访数据归集	□出院 5 个月、8 个月、11 个月电话随访,265 天复诊提醒 □调查患者健康状况及术后生活质量,完成患者心理状态评估 □接受问题咨询 □进行社会适应能力健康教育 □归集随访数据
嘱患者配合事项	□报告自身不适 □进行居家康复 □接受胶质瘤相关知识健康教育	□出院 3 个月医院面诊 □完成头部 MRI、脑电图等检查 □配合完成生活质量调查、心理评估 □学习胶质瘤健康教育知识及视频	□出院 9 个月医院面诊 □汇报家居康复情况 □配合完成生活质量调查、心理评估 □完成头部 MRI 检查

第七节 颞岛叶深部胶质瘤

一、概述

胶质瘤是来源于神经胶质细胞和神经元细胞的恶性肿瘤，占颅内恶性肿瘤的 50%，多见于成年人。颞岛叶深部胶质瘤是指发生在大脑颞叶、岛叶深部的肿瘤性病变（见图 5-7-1、图 5-7-2）。颞岛叶为络合物结构，与内脏感觉及运动、运动调节、前庭功能和语言功能相关，构成一个介于旧皮质和新皮质之间的解剖学、细胞学和功能学界面。颞叶及岛叶位置深，与重要血管、结构关系很紧密。大多数患者的临床症状以癫痫为首发，其原因主要与边缘系统本身的结构有关，即与海马回及杏仁核压迫和刺激有关，这是因为海马回及杏仁核等结构既是致痫灶又是癫痫放电传导的中转站，且周围的脑结构易受干扰而形成致痫灶。当肿瘤向周围扩展生长，引起颅内压增高或累及脑功能区（如运动区、语言区等）时，患者出现头痛、呕吐、视盘水肿、意识障碍、视力下降、视野缺损、偏身运动障碍、感觉障碍、语言障碍及认知功能障碍（认知功能主要包括记忆功能 、计算力以及判断能力等方面）。

胶质瘤按肿瘤细胞形态可分为四级：

Ⅰ级：一般以节细胞胶质瘤为主，占胶质瘤的5%左右，是可以治愈的。

Ⅱ级：为一般的星形细胞瘤，占胶质瘤的1/3左右，预后可有5～10年的生存期，甚至更久。

Ⅲ级：为间变型星形细胞瘤，占胶质瘤的15%～25%左右，一般由Ⅱ级演变而来，平均生存期2～3年左右。

Ⅳ级：为胶质母细胞瘤，占胶质瘤的1/3左右，平均生存时间一般为半年到两年左右。

按肿瘤细胞的恶性程度可划分为：

低级别胶质瘤（WHO Ⅰ～Ⅱ级）：为分化良好的胶质瘤，生长缓慢，预后相对较好。

高级别胶质瘤（WHO Ⅲ～Ⅳ级）：为低分化胶质瘤，肿瘤生长速度快，在短期容易出现对周围组织的侵犯，预后较差。

一般以手术治疗为主，术后放疗为辅，也可合并应用化疗或免疫治疗。肿瘤易复发，根据患者的功能状况，可考虑再次手术、放疗、化疗等。

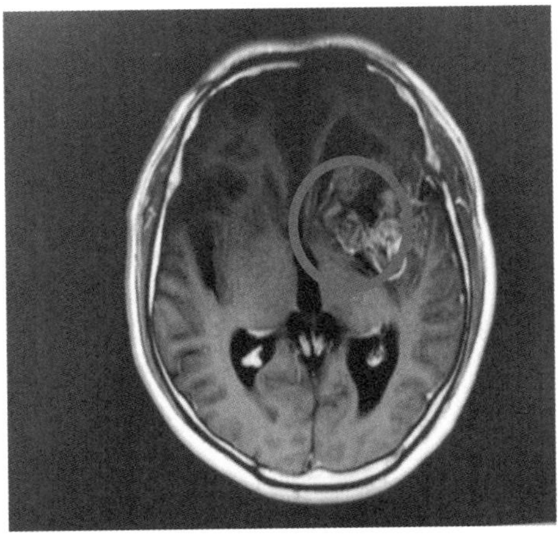

图 5-7-1 MRI 冠状位

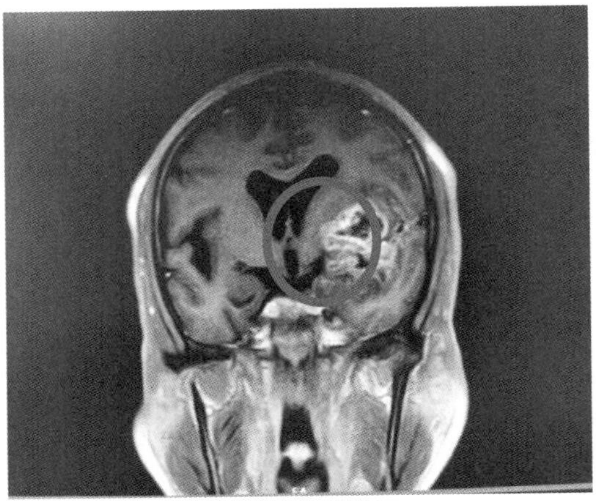

图 5-7-2 MRI 失状位

二、出院标准

（1）标准住院日 ≤14天。

（2）出院标准 体温正常，无颅内感染，无意识障碍，对侧肢体偏瘫未见加重，语言功能逐渐好转，伤口无红肿、渗液、化脓等；复查头部MRI显示颅内术区无异常。

三、全病程管理路径

（一）院前管理（1~2日）

1. 主要诊疗

（1）常规工作 门诊预约挂号，入院前采集患者用药史、过敏史、家族史、既往史、现病史。现病史即本次发病的特点和经过：询问患者起病首发症状是否为癫痫，了解患者是否有头痛、呕吐、视盘水肿等颅内压增高表现。评估患者生命体征、意识、瞳孔、肢体活动情况及神经功能定位体征。如肿瘤压迫视神经致原发性视神经萎缩，可导致患者视力下降。肿瘤压迫语言区可导致，患者语言表达不连贯、不清晰；肿瘤压迫小脑蚓部，患者表现为身体平衡障碍，走路及站立不稳等。

完成三大常规、凝血功能、肝肾功能、心电图及胸部X线片检查。完成颅底CT、MRI等影像学检查，必要时可考虑全身PET-CT检查（用来鉴别复杂的肿瘤）；功能核磁及弥散张量成像（可进一步了解肿瘤与运动区、语言区及传导束的关系）；DSA或CTA检查（可明确肿瘤与大脑中动脉、豆纹动脉之间的关系及肿瘤的血供情形）；语言定位图（可帮助了解肿瘤与语言中枢的关系，以利于术中对语言中枢的保护）；脑电图（可以为肿瘤引起的癫痫提供治疗依据）。

（2）诊疗重点　完成麻醉前风险评估，评估患者有无手术高风险因素，如老年患者（年龄＞65岁）、术前神经功能状况较差（KPS＜70分）、脑内深部或脑干部位的恶性脑胶质瘤、服用抗凝药物等，高风险患者可酌情采用肿瘤部分切除术、开颅活检术或立体定向（或导航下穿刺活检术）。

2. 个案管理

收集患者个案信息，采集患者用药史、过敏史、家族史、既往史、现病史。评估患者有无手术禁忌证（如感冒、发热、服用抗凝药、女患者月经来潮等手术禁忌证），指导患者到门诊评估手术麻醉风险，适合手术者，协助患者办理床位预约及预住院手续。

3. 嘱患者配合事项

配合院前完成手术及麻醉风险评估，完成术前常规血液化验及必要的影像学检查，预约床位，办理预住院手续，到医院医保科备案，便于后期医保报销。

（二）院中管理

1. 住院第1日（入院日）

（1）主要诊疗

① 常规工作　主管医生询问患者病史，进行各项神经系统专科体格检查（包括肌力、肌张力，粗侧视力、视野，检眼镜检查，智力测定，语言分辨能力、记忆力及逻辑思维能力检查）。完成首次病室日志及入院记录。有血液传播疾病者需做好特定血液项目检查（如乙肝、梅毒、艾滋病等）；有烟酒患者或既往有高血压、糖尿病、慢性支气管疾病患者都属于麻醉气道高危风险，需要行肺功能或心脏彩超检查。必要时，申请MDT会诊。上级医师查房与术前评估，初步确定手术日期和手术方式，完成上级医师查房记录。积极治疗基础疾病，观察患者病情变化。对症治疗。

② 重点诊疗　术前有营养不良者，予以饮食指导或加强静脉营养；有颅内高压者，予以适当脱水治疗；有肢体乏力、肢体功能障碍者，予以防跌倒防坠床宣教；过度焦虑患者，予以心理指导；糖尿病及高血压患者，应积极监测，控制血糖及血压在可进行手术的范围。

（2）重点医嘱

① 长期医嘱　普食、糖尿病饮食或高血压低盐低脂饮食，有视力视野缺损者、肢体乏力及功能障碍者，开防跌倒医嘱，二级护理，高血压及糖尿病患者长期监测血压及血糖的变化，必要时使用药物控制，有记忆力下降及认知功能障碍的患者注意“三防”。

② 临时医嘱　入院抽血全套，特殊血液传播疾病者加抽项目（如乙肝、梅毒等）。必要时，进行语言分辨能力、眼底及视力检查；有呼吸系统疾病及心脏疾病者完成肺功能、心脏彩超等检查。

（3）专科护理

① 常规护理　完成入院评估及健康宣教。评估患者基本信息、主诉、现病史、过敏史、既往史；完成新冠病毒疫情防控评估，完成存在或潜在的护理风险（压力性损伤、深静脉血栓、跌倒、误吸、走失）评估。介绍主刀教授、主治医生、管床医生及责任护士。介绍病室环境，病房设施和设备，医院住院制度、安全制度、陪护与探视制度等。并反向式询问患者掌握情况以利于随时提供帮助。建立入院护理病历，按照医嘱执行二级护理，观察患者病情变化（神志、瞳孔、瞳孔大小及对光反应、体温、脉搏、呼吸及血压）。遵医嘱执行生命体征测量及基础疾病药物治疗。完成患者卫生处置（剪指甲，刮胡须，有无异味），指导患者更换病服。住院期间着重强调患者不能外宿，有事需请假告知，专人陪护，一人一陪，按时完成各项术前检查，保管好自己的贵重物品，术前加强营养，预防感冒。予以疾病相关知识宣教及心理护理。

② 护理重点

a. 心理护理　胶质瘤患者需采取综合性治疗，疗程长。化疗、放疗副作用多，应加强与患者及家属的交流，详细做好健康宣教，使患者、家属积极配合。

b. 饮食　进食高蛋白、高热量、富含营养、易消化的清淡食物，以提高机体抵抗力和术后组织修复能力。

c. 疾病症状护理　如颅内压增高患者需绝对卧床休息，卧床时抬高床头 15°～30°，以利于颅内静脉回流，降低颅内压。避免导致颅内压增高的因素，如咳嗽、用力大便、情绪激动等。必要时遵医嘱使用脱水药物治疗。有癫痫病史者按时规律服用抗癫痫药。肢体功能障碍患者做好防跌倒防坠床宣教。防跌倒的措施：保持病区地面干燥；走廊及过道无障碍物；晚上病区保证充足的照明，避免夜间上厕所发生跌倒；生活物品需放置于随手能取的位置，专人陪护；穿防滑鞋，不穿过长的裤子；改变体位时应缓慢。

（4）个案管理　参见本章第四节相关内容。

（5）嘱患者配合事项　配合测量生命体征、身高、体重，配合入院评估及宣教；配合询问病史（如既往史、药史及过敏史情况），配合专科体格检查及疾病资料收集；在护士协助与指导下自理日常生活，掌握防跌倒措施；有基础疾病者，遵医嘱用药，正常饮食或遵医嘱配合静脉治疗；正常活动，预防感冒。

2. 住院第 2 日（手术前 1 日）

（1）主要诊疗

① 常规工作　上级医师查房，根据患者病情确定手术方案（开颅探查颞岛叶病灶切除术），向患者和家属交代手术必要性；术前风险再评估，MDT 团队（科主任、主刀医生、主管医生、麻醉师、手术室护士、营养师、康复师、药师、个案管理师、护士长、责任护士、必要时其他专科医生）术前讨论与小结，向患者和家属交代围手术期注意事项；签署手术同意书、输血同意书、签字授权委托书、自费项目协议书；指导患者购买手术麻醉安全保险；准备病理学检查单及术后 CT、MRI 复查单。

② 重点诊疗　麻醉医师术前访视，进行麻醉风险评估，对于存在营养状况差的患者，继续给予静脉营养治疗，保证身体的需要量。向患者及家属交代麻醉注意事项并签署麻醉知情同意书、麻醉药品使用知情同意书。

（2）重点医嘱

① 长期医嘱　普食、糖尿病饮食或低盐低脂饮食，二级护理，既往基础疾病用药，有肢体乏力及功能障碍者，开防跌倒医嘱。

② 临时医嘱　明日全麻下行开颅探查颞岛叶病灶切除术，术前禁食 6～8h，禁饮 2～4h，术前一天备头皮（剃光头），交叉配血，术中静滴抗生素，术后复查头部 CT 及 MRI，进行脑肿瘤组织病理学检查，其他特殊医嘱。

（3）营养干预　评估患者术前营养状况及术后营养风险，对患者进行饮食指导及膳食设计，设计高热量、高蛋白、高维生素营养丰富类治疗饮食或肠内营养液，遵循患者的饮食习惯，为患者制订个性化营养调理方案。有糖尿病、高血压基础疾病患者食用治疗饮食。制订术后肠内及肠外营养计划。

（4）用药指导　对患者术中、术后合理用药进行指导，保证患者用药安全。接受用药咨询。术后水肿常规使用甘露醇或甘油果糖脱水，使用脱水药物时仔细检查是否有结晶，定时监测患者肾功能、尿量及电解质情况。明显心肺功能损害、严重肾功能衰竭者慎用。使用抗癫痫药物时要按时规律坚持服药，不可突然停药或减药，定期复查药物血药浓度，在医生的指导下逐步减药或停药。

（5）康复干预　对患者术后可能存在的肢体功能障碍，语言功能、平衡功能异常，制订肢体康复、语言锻炼、平衡训练等个性化术后康复计划。

（6）专科护理

① 常规护理　术前准备宣教，包括备头皮、交叉配血、术前禁食及禁饮时间等，告知患者手术方式及麻醉方式，病号服的正确穿法（贴身反穿，去除内衣裤），不可戴首饰及假牙，接台患者遵医嘱予以术前补液。再次询问患者有无药物过敏史，若有药物过敏史，遵医嘱完成抗生素过敏实验，告知麻醉访视医生，完善知情同意。指导患者术前沐浴、更换病服，及术后患者用物准备（吸管、勺子、棉签），指导保持充足睡眠，防止感冒。完成晨晚间护理，做好患者安全管理、心理护理。

②护理重点　参与患者术前讨论，掌握患者心理动态并予以及时开导，评估患者落实禁烟、酒情况；床上大小便训练；深呼吸训练、有效咳嗽咳痰的方法。

（7）个案管理　协助患者及家属理解手术及治疗方案，完成术前照护管理（健康教育）计划，汇总营养师、药师、康复师、麻醉师术前讨论意见，向患者及家属做好解释与宣教，制订患者术后康复计划。

（8）嘱患者配合事项　配合测量生命体征、询问大小便排便情况；配合完善术前相关化验检查；接受颞岛叶胶质瘤疾病知识，配合手术前准备（配合完成备头皮、交叉配血、术前禁食 6～8h，禁水 2～4h）；配合医师完成手术谈话，术前签字；配合个案管理师完成康复计划解释与宣教；正常活动，有肢体功能障碍者下床活动，循序渐进，注意防止跌倒；正常饮食，饮食状况差者配合静脉治疗；保证充足睡眠，防止感冒；遵守陪护及探视规则。

3. 住院第 3 日（手术日）

（1）主要诊疗

① 常规工作　交接核对患者基本信息及手术部位，手术方式，术中带药，影像学检查，有无特殊感染性疾病，合血单、原始血型单及各项同意书，佩戴假牙及首饰者需取下交家属保管。向家属交代疫情防控期间不可全部集中在手术室门口，可在病室护士站手术智慧交互显示屏幕上了解患者手术动态，并保持电话畅通以便随时联系。医生实施手术，完成手术记录及术后病程记录。术后经麻醉复苏室苏醒后在医生陪同下行头颅 CT 检查，判断有无颅内

出血及有无脑组织水肿。根据患者术后情况由医生判断回病房还是需进ICU加强监护，如患者返回病房，需观察神志、瞳孔、生命体征变化，评估肢体活动的情况。留置头部引流管的需观察引流液的情况。头部引流管及尿管都需二次固定，做好术后防止拔管及饮食宣教。

② 重点诊疗　经额颞入路开颅切除胶质瘤，手术取仰卧位，上身抬高30°，头架固定，头向健侧旋转30°，磨除蝶骨嵴，接近前床突，切开硬膜，打开外侧裂。在显微镜下最大限度地暴露术区病变，予以术中监测有助于提高肿瘤的切除率和手术安全性。

a. 体感诱发电位（SSEP）：监测相邻的内囊结构功能。

b. 术中超声设备：确定病灶扩展范围，在手术最后阶段检测有无肿瘤残存。

c. 微型Doppler流速测定仪：检测大脑中动脉M1～3段及其分支的血流动力学，豆纹动脉的深度和位置。

d. 术中MRI：评估肿瘤切除的每一阶段。术中MR光谱分析对评价和核实脑组织总体（尤其是影响病灶侧神经系统的化学物质）非常重要。

e. 术中唤醒功能区监测：与麻醉科及电生理科通力合作，于术中将患者唤醒，实时电刺激，确定语言及运动等重要功能区的位置并予以标记，然后尽量避开重要功能区切除肿瘤，即最大限度地切除肿瘤并保留重要功能区。

（2）重点医嘱　详见本章第四节“大脑凸面脑膜瘤”。

（3）专科护理

① 心理护理　胶质瘤为恶性肿瘤，术后要及时了解患者的心理状态，针对存在的心理问题，给予心理疏导和精神上的安慰，耐心讲解疾病的有关知识，稳定患者的情绪，鼓励患者增强战胜疾病的信心，使之积极配合治疗。对一些心理适应能力较差的患者，应重视患者主观感受，在护患沟通时认真倾听、耐心解释，给患者以心理安慰，取得患者的信任与合作。

② 精神症状　患者兴奋、狂躁时，避免环境的不良刺激，要保持病室安静，安排陪护并指导其采取安全防护措施，防止患者自伤及伤人。同时，各班次加强巡视。必要时，征得患者家属同意予以适当的约束，约束无效时，遵医嘱予以药物镇静处理。

③ 营养不良　营养不良是由于颅内压增高引起频繁呕吐与脱水治疗所致的。营养不良降低患者对手术的耐受力，并影响组织的修复，从而使手术的危险性增加。胶质瘤是恶性肿瘤，晚期会出现恶病质。因此，手术后应指导患者进食营养丰富、易消化的高蛋白、高热量食物（如鸡、鱼等），必要时静脉补充营养液，如静脉滴注脂肪乳剂和复方氨基酸等，以增加机体的抵抗力。

④ 肢体功能障碍　功能区胶质瘤常因为肿瘤侵犯组织、术中牵拉及术后水肿等原因，造成患者术后偏瘫。术后及时评估患者肢体肌力及肌张力情况，并做好护理记录。指导患者及家属早期进行肢体功能锻炼，活动肢体大小关节2～3次/天，30min/次，每班进行交接，评估其改善情况，并及时向医生汇报；嘱患者遵医嘱服用促进神经功能恢复的药物，并进行辅助治疗（如高压氧、针灸、理疗等）。预防压力性损伤：为患者准备气垫床，定时翻身按摩，在骨突处垫软枕，良肢位摆放。保持皮肤、口腔、会阴部清洁。预防深静脉血栓：胶质瘤患者术后为VTE高危风险，行常规物理预防＋机械预防，监测凝血常规、D-二聚体，患者3天未下床活动，常规行血管彩超血栓筛查，在排除颅内出血的情况下及早行抗凝治疗，禁止在瘫痪侧肢体静脉输液。防止烫伤：肢体运动障碍时，往往伴有痛、温、触等浅感觉异常，做好患者及家属的健康宣教，禁止使用热水袋热敷，防止烫伤患者。

⑤ 失语　评估患者是否存在失语及失语的类型，尽早联合康复科医生进行言语康复治

疗，同时做好患者的心理指导。

（4）患者配合 根据医嘱吸氧，进行心电监测，配合护士定时监测生命体征、意识、瞳孔、肢体活动情况。卧床休息，抬高床头 15°～30°。若有不适及时向医护人员报告，保持引流管引流通畅，不随意调节引流管高度，不可自行倾倒引流液，防止意外拔管。可自主活动，肢体功能障碍时，家属在护士指导下协助其活动。术后 6h 内暂禁食禁饮。

4. 住院 4～7 日（手术后第 1～3 日）

（1）主要诊疗

① 常规工作 上级医师查房，评估患者意识、瞳孔、生命体征、伤口、引流管、肢体活动等情况。检查血液指标（包括血常规、电解质、凝血常规等），结合结果对症处理。有发热、脑膜刺激征阳性者，需行腰椎穿刺术。有脑出血或脑水肿严重导致意识障碍的患者，协助患者行急诊头颅 CT 检查（途中携带氧气袋、血氧饱和度监测夹，备呼吸气囊及面罩，血氧饱和度急剧下降、呼吸心搏骤停就地抢救）。颅内高压导致脑疝发生时快速静滴 20％甘露醇 100mL，如未得到缓解，可考虑床旁行脑室外引流术，或完善术前准备行去骨瓣减压术。后期有颅内感染者（颅内感染的标准：主要看脑脊液常规生化的变化及脑脊液培养结果，如果脑脊液细菌培养呈阳性，即可确定为颅内感染。同时患者还会出现反复高热、头痛、呕吐、脑膜刺激征阳性等症状和体征），应尽早调整抗生素用药频次或更改敏感抗生素。意识障碍的患者注意保持呼吸道通畅，防止窒息、误吸，呼吸道痰多、血氧饱和度下降患者，及时行肺部 CT 检查，明确有无肺部感染，予以机械辅助排痰。无法自主进食者需留置胃管。及早使用神经营养药物（尼莫地平）预防脑梗死。抗癫痫药物（丙戊酸钠缓释片、奥卡西平片）口服治疗。肢体功能康复（理疗、针灸、按摩等）物理治疗。完成常规病历书写。

② 重点诊疗 术后恢复较好，无并发症患者，鼓励其自主进食，取半坐卧位或坐位，早期下床活动，术后 24h 拔除导尿管，48h 拔除头部引流管。术后有出血、脑水肿严重，意识障碍，偏瘫患者保留导尿管，留置胃管。反复发热、头痛、呕吐、脑膜刺激征阳性患者行腰椎穿刺治疗。有颅内感染及肺部感染者，及时调整抗菌药物，并对症处理。后期有头皮下积液者，抽吸积液并加压包扎，按时换药。复查头颅 CT、MRI，确认肿瘤切除情况及术后有无出血、脑水肿情况。复查肺部 CT 明确肺部感染情况。

（2）重点医嘱

① 长期医嘱 一级护理，普食或胃管鼻饲流质，氧气吸入，生命体征监测，机械深度排痰，气压治疗。常规应用脱水药、抗菌药，行抗癫痫、护脑、止血、止呕、营养药物治疗。

② 临时医嘱 头部换药，拔除头部引流管，拔除尿管，必要时行腰椎穿刺术。发热、脱水、止呕对症处理，维持出入量及电解质的平衡。

（3）专科护理

① 护理重点 监测生命体征、意识、瞳孔、血氧饱和度情况。留置胃管患者，落实口腔护理。意识障碍者，保持呼吸道通畅，按时翻身拍背，吸痰，予以机械深度排痰，防止肺部感染。

② 并发症预防

a. 脑疝或颅内出血 患者头痛加剧、视物模糊、呕吐或出现瞳孔变化、意识障碍等可能是颅内出血、颅内压增高甚至脑疝的表现，需及时报告医生紧急处置。脑疝发生时遵医嘱快速静滴 20％甘露醇 100mL，保持患者呼吸道通畅，及时吸痰，防止气道梗阻，备抢救车于床旁，必要时协助医生行脑室外引流术，配合抢救。使用脱水药物时要注意监测患者的尿量情况。若经过以上治疗颅内高压仍不能控制需行去骨瓣减压术，术后严密监测病情，去骨瓣区域严禁受压。

b. 癫痫　术后颅内出血、脑血管痉挛、缺血等因素均可诱发患者癫痫发作，低钠血症及代谢性酸中毒亦可加剧患者癫痫的发生和发展。每日应监测患者血生化指标及电解质的变化。出现癫痫抽搐，迅速取平卧位，头偏向一侧，清理患者口腔异物，保持其呼吸道通畅，用压舌板防止舌咬伤，并给予中流量吸氧，遵医嘱静脉推注地西泮 10mg 后患者抽搐停止，予以守护，防止患者发生窒息或坠床等意外。

c. 肢体功能障碍（肌力下降或偏瘫）　对于肢体功能障碍的患者，术后每班评估患者肢体功能，包括肌力、肌张力、痛温觉及皮肤局部血液循环情况，保持肢体功能位，防止过伸、过屈体位。术后常规穿弹力袜，无血栓禁忌证者予以气压治疗，教会家属按摩患肢，预防下肢深静脉血栓形成。生命体征稳定后，在康复师指导下及早进行肢体功能锻炼。

d. 语言功能障碍（失语）　对有语言障碍的患者，急性期过后病情平稳时做好心理护理，告知患者术后经过功能训练有可能恢复部分语言功能。鼓励护患之间及患者和家属之间多进行沟通和交流，注意减慢语速，从简单开始，循序渐进。如首先练习最简单的数字，从数 1、2、3 开始，再逐渐引导练习单字、单词或短句。每次多让患者重复几次，对患者取得的点滴进步均及时给予表扬和鼓励，以增强患者的信心。避免急躁情绪或急于求成，如回答不正确，也不要当面批评，每次练习的时间不宜过长，内容不宜过多，以免让患者感觉有负担，达不到预期的效果。

（4）个案管理　详见本章第四节“大脑凸面脑膜瘤”。

（5）嘱患者配合事项　配合定时监测生命体征、询问大小便情况，配合观察意识、瞳孔、肢体活动情况。配合医师查房，了解病情，配合医师行腰椎穿刺（必要时），定期抽血化验。按时、按量服用神经细胞营养药（尼莫地平片）、抗癫痫药（奥卡西平、丙戊酸钠）、通便药（多库脂钠）。普食，正常活动或在家属协助下活动。配合功能恢复训练，接受出院前康复宣教及出院注意事项指导。

5. 住院第 8 ~ 13 日（术后 4 ~ 7 日）

（1）主要诊疗

①常规工作　上级医师查房，查看头部伤口愈合情况，检查有无头皮下积液，头部换药，抽吸积液并加压包扎。调整激素用量，逐渐减量，予以口服抗癫痫药物。观察意识、瞳孔、体温、生命体征等病情变化，患者发热时，行腰椎穿刺术采集脑脊液做生化及常规检查。注意患者意识和精神状态变化，评估是否伴有脑神经功能障碍，尽早行康复训练。必要时复查头部 CT。对症支持治疗。完成常规病历书写。

② 重点诊疗　恢复良好的患者，停止输液。呼吸道痰多者，行肺部 CT 检查。加强营养指导。

（2）重点医嘱

① 长期医嘱　一级护理，普食，调整激素用量，口服抗癫痫药物，控制血压和血糖等内科用药（口服）。

② 临时医嘱　伤口换药，必要时复查头部、肺部 CT，行腰椎穿刺术。

（3）专科护理　观察患者意识、瞳孔、生命体征及肢体活动情况，病情变化时及时报告医生。落实饮食指导、体位护理、活动管理、伤口护理，观察口服药物不良反应。做好晨晚间护理、心理护理。做好头痛、呕吐等症状护理，指导康复训练。完成护理病历书写。

（4）个案管理　评估患者身体、情绪、认知、心理和社会支持状态并针对性地进行健康教育，监测并管理住院时长，组织 MDT 对个案病例进行讨论，评价患者对康复计划内容掌握情况及医护康复计划的实施进度，拟定出院时间，制订出院准备计划，进行出院前患者及家属沟通。

（5）嘱患者配合事项　配合定时监测生命体征、每日询问排便，配合护士晨晚间护理，二级护理，普食，正常活动。配合功能恢复训练，接受出院前康复宣教及出院注意事项指导。

6. 住院第 14 日（出院当日）

（1）主要诊疗　上级医师查房，评估出院指征：体温正常，无颅内感染，无意识障碍，对侧肢体偏瘫未见加重，语言功能逐渐好转，伤口无红肿、渗液、化脓等；复查头部 MRI 显示颅内术区无异常。开具出院医嘱，完成出院记录及出院小结。向患者及家属交代出院后注意事项、复诊时间地点及项目。交代出现头痛、呕吐、意识障碍、伤口渗液、伤口流脓、肢体功能活动下降、癫痫等异常情况紧急处理方法。高级别胶质瘤患者出院后取病理结果至肿瘤科门诊咨询放化疗相关知识，尽早开始术后辅助治疗。开具出院诊断证明书，签署出院告知书，打印病历首页，完成出院病历书写。

（2）重点医嘱　出院医嘱：出院带药及用药指导（如促进神经康复药物、抗癫痫药物用药指导），康复训练、复诊指导。

（3）专科护理

① 常规护理　出院带药（常用口服用药有丙戊酸钠、奥卡西平等）服用方法及注意事项宣教。何时停用抗癫痫药物或减量，要结合术后癫痫的控制情况确定，如果手术前后无癫痫发作，可以在一定时间内停用，一般 1～2 个月，逐渐减少药量，最后停药。切勿突然停药，否则可诱发癫痫。为减轻患者服药后的胃肠道反应，可在饭后半小时服药。服用抗癫痫药物期间，应定时检查凝血常规、肝肾功能、血药浓度。合理饮食、营养及肢体康复指导，防止跌倒。完成患者出院满意度调查，指导患者办理出院手续，指导复诊与就医。

② 护理重点　出院指导：出院后如果出现头痛、呕吐、癫痫发作、肢体肌力下降等症状应及时去就近医院就诊；术后恢复较好的患者，出院后两周可进行放疗和化疗。化疗期间，家属应该多陪伴患者，了解其内心感受，尽量满足，鼓励患者树立战胜病魔的决心，使患者保持心情愉悦，积极配合。化疗前后 2h 禁食禁饮，进食时应给予清淡、高热量、高蛋白、高维生素、易消化的饮食，少食多餐，多饮水，饮水量需达到 3000mL。保证充足的睡眠，避免去人群密集的地方，注意个人卫生，适当运动，预防感冒，多监测体温变化，以便及早发现感染征象。在使用化疗药物过程中可能会出现消化道症状、肝功能损害、骨髓抑制、脱发、皮肤过敏等不良反应，一般停药后不适症状会减轻或消失。化疗期间遵医嘱定期检查血常规、肝肾功能。服用化疗药物后，可能会出现白细胞计数降低，建议多服用高蛋白饮食，如牛奶、豆制品、瘦肉、动物肝脏等。

嘱患者勿从事高空作业、潜水、驾驶或有危险的机械操作工作等，随时携带病情卡片（姓名、电话、家庭住址应详细）；告知患者及家属如何在家预防术后癫痫发作，遵医嘱使用抗癫痫药物；注意休息，避免长时间使用电子产品，避免熬夜及过度疲劳；保持好心态，勿情绪激动；不喝浓茶、浓咖啡等刺激性饮料。

（4）个案管理、嘱患者配合事项　详见本章第六节“大脑半球胶质瘤”。

（三）院后管理

详见本章第四节“大脑凸面脑膜瘤”。

（四）家居康复指引

1. 饮食

进食高热量、高蛋白（鱼肉、鸡肉、蛋、牛奶、豆浆等）、富含纤维素（韭菜、麦糊、芹菜等）、维生素丰富（新鲜蔬菜、水果）、低脂肪、低胆固醇食物。少食动物脂肪、腌制品。限制烟酒、浓茶、咖啡及辛辣刺激性食物。适当吃一些补脑食物（核桃、芝麻），每天饮水约2500mL，饮食要清淡有营养，高脂肪、煎炸烧烤、生冷刺激、粗糙干硬的食物要避免。保持大便通畅，必要时肛门挤入开塞露，每次1～2支缓解便秘，或者取番泻叶少量泡水喝。

2. 心理

主动适应术后生活；保持积极、乐观的心态，树立对疾病治疗的信心，保持情绪稳定；适当参加社会活动。

3. 活动与休息

适当休息1～3个月后可恢复一般体力活动；坚持体能锻炼（如散步、太极拳等），劳逸结合，避免过度劳累，尽早恢复日常生活，维持日常活动量。

4. 肢体功能训练

肢体活动障碍者，加强肢体功能锻炼。

① 瘫痪肢体应保持功能位置，防止足下垂。

② 患肢按摩、理疗、针灸治疗，2次/天。

③ 练习行走，以减轻功能障碍，防止肌肉萎缩。行动不便需有人陪伴，防止跌伤。

肢体功能训练操见表5-7-1。

表5-7-1 肢体功能训练操

第一节：上肢肌力训练（图5-2-3） 1. 握拳； 2. 抬前臂； 3. 抬上臂； 4. 双手交握抬上肢	第三节：下肢关节训练（图5-2-5） 1. 屈膝屈髋； 2. 旋转膝关节； 3. 旋转髋关节； 4. 双手抱膝
第二节：上肢关节训练（图5-2-4） 自行或者在帮助下行腕关节、肘关节、肩关节的旋转运动	第四节：下肢肌力训练（图5-2-6） 1. 患肢置于健肢上； 2. 健肢支撑抬高患肢； 3. 下肢主动运动； 4. 协助体位改变

5. 术后化疗反应

胶质瘤术后行化学药物治疗时，服用替莫唑胺胶囊有胃肠道反应，应指导患者饭后服药，并加强观察，饮食以易消化无刺激食物为宜，要注意治疗前后查血常规及肝肾功能。

6. 放射治疗的并发症观察

（1）延迟性颅内高压　放射治疗引起颅内压增高是因为治疗对周围正常脑组织损害产生脑水肿，比肿瘤切除后颅内压增高发生时间晚。肿瘤切除术后，脑水肿常在术后3～4日出现，而放疗后的患者，产生脑水肿常在术后8～10日，3～4周后缓慢消失。应注意观察患者是否有头痛、呕吐等颅内高压表现。遵医嘱使用脱水疗法。

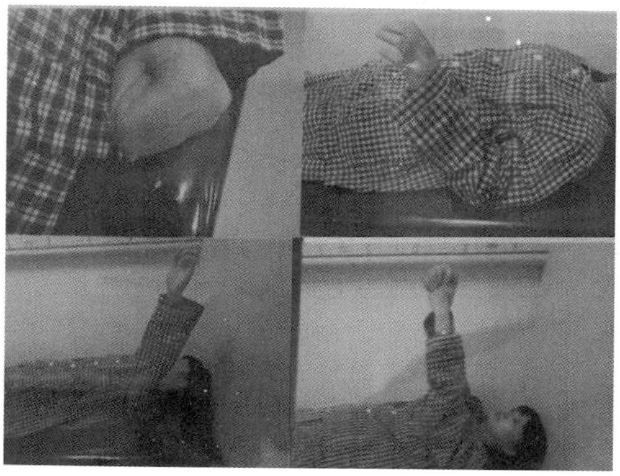

图 5-7-3　上肢肌力训练

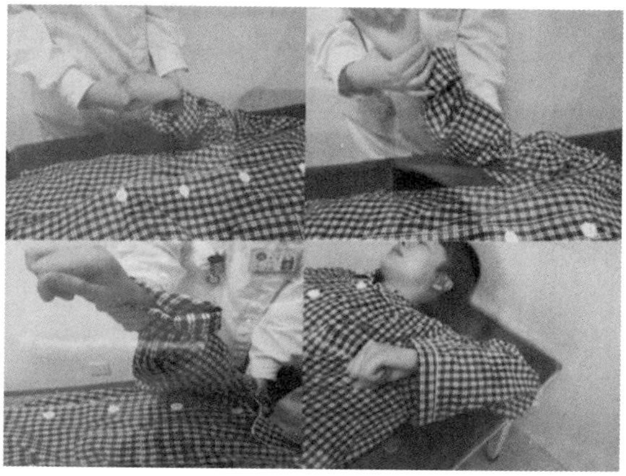

图 5-7-4　上肢关节训练

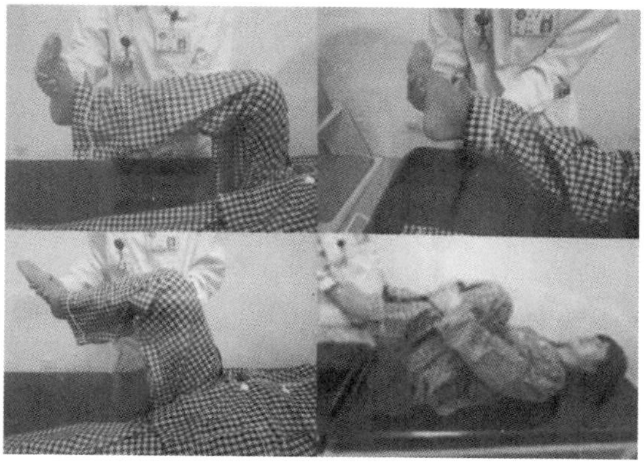

图 5-7-5　下肢关节训练

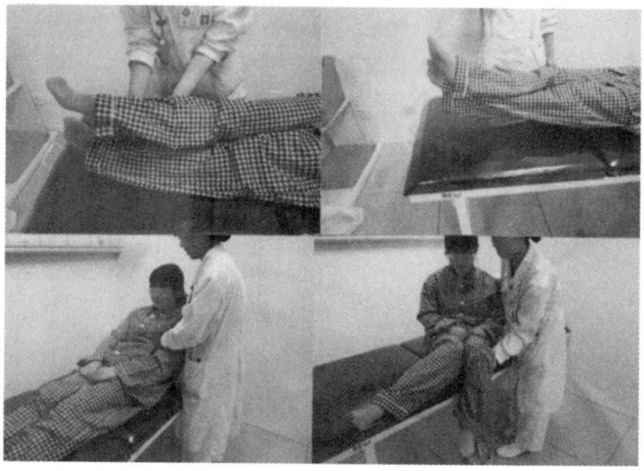

图 5-7-6　下肢肌力训练

（2）伤口灼痛　放疗患者切口无红肿，但有头皮肿胀感，甚至疼痛难以忍受，是因为头皮放射性损伤所致。在排除颅内压增高的情况下，应主动关心患者，遵医嘱定时给予镇痛药。

（3）伤口愈合不良　伤口周围皮肤血运变差，伤口愈合不佳，伤口易感染，甚至出现脑脊液漏，是因为放射线损伤了组织。应保持伤口敷料干燥固定，包扎不宜过紧，并注意防止伤口受压，遵医嘱合理使用抗生素。

（4）视力下降　视力下降是由于颅内压增高持续时间长压迫视神经或放射线对视神经的损伤。护理上注意观察患者视力情况，与术前对比，遵医嘱早期采用降颅压措施，以减轻视神经受压与损伤。

（5）术后服药　术后需要常规服用神经细胞营养药及抗癫痫药（如尼莫地平、奥卡西平、丙戊酸钠）3～6 个月。遵医嘱按时、按量服药，不要随意停药或减量，不盲目投医问药。

7. 及时复诊、健康咨询

详见本章第一节“颅骨骨折”。

（刘亚峰　袁　健）

附表 5-7-1 颞岛叶深部胶质瘤全病程管理路径——院前及院中管理

时间 / 项目	院前管理	院中管理(住院)				
	院前 1～2 日	住院第 1 日（入院日）	住院第 2 日（手术前 1 日）	住院第 3 日（手术日）	住院第 4～13 日（术后 1～10 日）	住院第 14 日（出院日）
主要诊疗	□完成术前准备 □评估手术风险 □办理预住院	□询问病史 □专科体查 □完善术前检验与检查	□确定手术方案 □全面身体状况评估 □手术风险谈话	□手术入路方式:开颅颞岛叶胶质瘤切除术	□评估患者意识、瞳孔、生命体征、肢体活动、语言功能 □伤口及引流管处理 □评估头部伤口愈合情况 □检查有无头皮下积液 □头部换药	□评估伤口能否拆线 □评估出院指征 □交代出院注意事项
重点医嘱		□基础疾病药物治疗 □对症支持治疗(抗癫痫、脱水降压治疗) □安全管理(防跌倒/坠床、走失、深静脉血栓) □专科体查	□一级护理 □禁食禁饮 □生命体征监测 □补液治疗 □根据病情下达相应医嘱	□术后常规医嘱 □一级护理 □24h 抗癫痫药物持续泵入 □禁食、禁饮 4～6h □营养支持	□一级护理 □药物治疗(抗癫痫、脱水降压治疗、营养支持) □预防跌倒/坠床、深静脉血栓 □MRI 复查 □腰椎穿刺测压 □早期康复训练 □基因检测 □普食 □药物治疗 □伤口换药 □头部 CT 检查	□出院医嘱
专科护理		□入院评估 □入院宣教 □遵医嘱对症处理 □执行基础疾病药物治疗 □饮食指导	□术前准备 □术前宣教 □心理指导	□病情评估与监测 □专科并发症预防	□病情监测 □饮食、活动与体位、药物、功能锻炼指导 □导管护理 □对症处理 □心理指导	□出院指导 □家居康复指导
个案管理	□收集患者个案信息 □协助患者办理预住院	□评估患者 □术前准备宣教	□术前照护计划制订	□全面评估患者身体、情绪、认知、心理和社会支持状态 □落实患者术后早期康复计划	□评估患者病情及配合情况 □执行术后照护管理(健康教育)计划 □评价患者对康复计划内容掌握情况及医护康复计划的实施进度 □拟定出院时间 □制订准备出院计划	□制订居家照护及随访计划 □居家康复指导

续表

时间 / 项目	院前管理	院中管理(住院)				
	院前 1~2 日	住院第 1 日(入院日)	住院第 2 日(手术前 1 日)	住院第 3 日(手术日)	住院第 4~13 日(术后 1~10 日)	住院第 14 日(出院日)
嘱患者配合事项	□入院前准备 □办理预住院	□配合完成术前病情评估 □完成专科疾病相关检查 □配合完成入院宣教	□配合完成术前准备	□落实专科治疗与护理 □及时报告不适	□落实专科治疗与护理 □及时报告不适 □自动体位 □普通饮食 □按照计划表落实康复措施	□办理出院手续

附表 5-7-2 颞岛叶深部胶质瘤全病程管理路径——院后管理

时间 / 项目	院后管理		
	短期随访(出院后 1~30 日)	中期随访(出院后 31~90 日)	长期随访(出院后 91~365 日)
主要诊疗		□术后第 3 个月患者医院面诊 □常规检查颅脑 MRI 平扫+增强 □分析患者检查报告 □了解患者手术效果 □评估神经功能恢复状态 □指导后期治疗 □了解家居康复情况 □接受患者疾病问题咨询 □指导并发症康复治疗及训练 □必要时行脑电图检查、抗癫痫药物血药浓度检查	□术后第 9 个月复诊(医院面诊) □常规检查颅脑 MRI 平扫+增强 □分析患者检查报告 □调查患者健康状况及术后生活质量 □完成患者心理状态评估 □完成患者肢体功能、语言功能康复效果评估
专科护理	□出院一周电话随访 □异常情况评估,包括不适症状及头部伤口评估 □家居饮食、活动与休息、服药指导 □康复训练指导 □心理指导		
个案管理	□出院 14 天、30 天电话回访 □回答患者咨询问题 □胶质瘤家居健康教育软文及视频推送 □并发症护理指导 □回访数据归集 □信息反馈(向专科团队反馈患者情况)	□出院 85 天电话提醒复诊 □了解患者居家康复效果及并发症护理 □出院 1 个月、3 个月电话随访 □接受患者疾病相关问题咨询 □随访数据归集	□出院 5 个月、8 个月、11 个月电话随访,265 天复诊提醒 □调查患者健康状况及术后生活质量,完成患者心理状态评估 □接受问题咨询 □进行社会适应能力健康教育 □归集随访数据
嘱患者配合事项	□报告自身不适 □进行居家康复 □接受胶质瘤相关知识健康教育	□出院 3 个月医院面诊 □完成头部 MRI、脑电图等检查 □配合完成生活质量调查、心理评估 □学习胶质瘤健康教育知识及视频	□出院 9 个月医院面诊 □汇报家居康复情况 □配合完成生活质量调查、心理评估 □完成头部 MRI 检查

第八节　垂体瘤

一、概述

垂体瘤是一种良性肿瘤，主要起源于蝶鞍区内脑垂体细胞（见图5-8-1），男女比例无明显差异，好发于青壮年。肿瘤向鞍旁视丘下部生长，甚至可达第三脑室累及海绵窦，伸入颅中窝，长入脚间池，进入蝶窦内鼻咽部。少数肿瘤血运丰富，容易发生出血，导致垂体瘤卒中。垂体瘤对患者生长发育、劳动能力、生育功能及社会心理影响较大。垂体瘤的发病率居颅内肿瘤第三位。

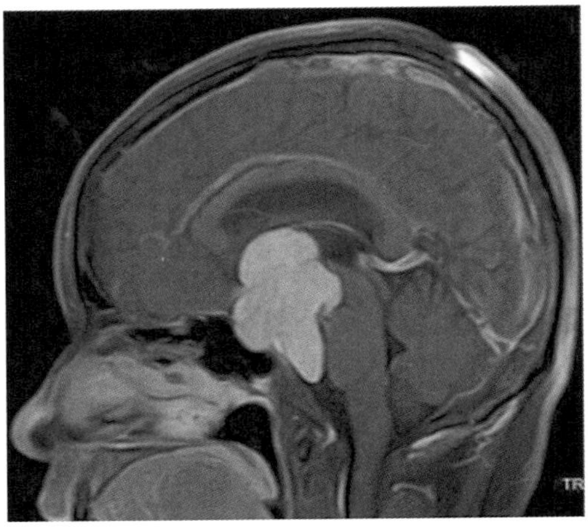

图5-8-1　垂体瘤

垂体瘤按功能可分为激素分泌过多的功能性腺瘤和激素分泌不足的无功能性腺瘤。

按大小可分为大腺瘤（直径≥30mm）、腺瘤（直径≥10mm）以及微腺瘤（直径<10mm）。

按是否侵袭可分为对周围组织侵袭破坏不明显的非侵袭性腺瘤和对周围组织有明显侵袭破坏的侵袭性腺瘤。

按免疫组化可分为生长激素分泌型（GH型）、催乳素分泌型（PRL型）、促肾上腺皮质激素分泌型（ACTH型）、促甲状腺激素分泌型（TSH型）、促性腺激素分泌型和卵泡刺激素/黄体生成素分泌型（FSH/LH型）及混合激素分泌型。

肿瘤在鞍内的生长会导致正常的垂体受到压迫，患者可能出现头痛；肿瘤向上生长经过鞍膈可压迫视交叉和视神经，导致视力下降、视野缺损（双颞侧偏盲），严重者肿瘤可向上突入第三脑室、侧脑室或嵌入额叶，患者出现颅内高压及精神症状。垂体瘤主要是内分泌代谢障碍的症状。此外，不同类型的垂体瘤患者症状不同，如催乳素分泌型的女性患者表现为月经紊乱，催乳素分泌型的男性患者表现为阳痿和早泄；促肾上腺皮质激素分泌型的患者表现为满月脸、水牛背、肥胖等；促甲状腺激素分泌型的患者表现为多饮、多食、消瘦等；生长激素分泌型的患者表现为巨人症或肢端肥大、口唇增厚、皮肤粗糙和声音洪亮等症状。肿瘤继续增大时，患者会出现视物模糊、眼球运动障碍，甚至完全失明和昏迷。

药物治疗适用于PRL腺瘤和GH腺瘤的患者，目前96%垂体瘤以经鼻蝶手术治疗为主。

二、出院标准

（1）标准住院日　为6天。

（2）出院标准　鼻部伤口愈合良好；无颅内感染；无发热、脑脊液鼻漏，已拔出鼻部填塞的纱条，无尿崩和电解质紊乱等需住院处理的并发症；复查头部MRI显示垂体瘤切除满意。

三、全病程管理路径

（一）院前管理（入院前准备 1~2 日）

1. 主要诊疗

① 常规工作　入院前评估患者起病方式、首发症状（是否出现视力、视野改变，是否有头痛、呕吐、尿崩、癫痫、下丘脑功能障碍、闭经、泌乳或性功能低下，是否有肢端肥大、巨人症及库欣综合征），以了解肿瘤的类型及脑组织和神经受损的程度。内分泌功能紊乱表现：a. 闭经、溢乳、不育为 PRL 型肿瘤表现。b. 巨人症、成人肢端肥大症提示 GH 型腺瘤。c. 高血压、向心性肥胖、满月脸提示 ACTH 型肿瘤。d. 饥饿、多食多汗、畏寒、情绪易激动是 TSH 型腺瘤表现。e. 促性腺激素细胞瘤表现为性欲下降。询问患者用药史、既往史、过敏史、家族史。

预约颅内鞍区 CT、MRI 检查，完成三大常规、凝血功能、肝肾功能、腹部 B 超、心电图及胸部 X 线片检查，重点为血液内分泌检查（如 ACTH、TSH、生长激素、卵泡刺激素、黄体生成素、肾上腺皮质激素、T3、T4 等），为鉴别肿瘤性质和肿瘤分型提供依据。

② 诊疗重点　评估患者有无手术史及住院史，有无手术相关禁忌证（如蝶窦急、慢性炎症）。

2. 个案管理

收集患者个案信息，评估患者有无手术禁忌证，指导患者到门诊评估手术麻醉风险，协助适合手术的患者办理预住院手续。

3. 嘱患者配合事项

配合院前完成手术及麻醉风险评估，完成术前常规血液化验及检查，预约床位，办理预住院手续，到医院医保科备案，便于后期医保报销。

（二）院中管理

1. 住院第 1 日（入院当日）

（1）主要诊疗

① 常规工作　主管医生询问患者病史及进行专科体格检查，完善眼底及视力、视野检查，追查血液内分泌检查结果，女性患者询问月经及生育状态，男性患者询问性生活史，查体明确患者有无肢端肥大症、巨人症及库欣综合征等，询问患者有无尿崩及下丘脑功能障碍，有无癫痫、精神症状及嗅觉障碍，有无鼻出血及脑脊液漏。完成入院记录、首次病志。有烟酒嗜好或既往有高血压、糖尿病、慢性支气管疾病患者属于麻醉气道高危风险，需要行肺功能或心脏彩超检查。必要时进行内分泌放射免疫检查，肿瘤突破鞍膈时行 DSA 造影。上级医师查房与术前评估，积极治疗基础疾病，初步确定手术日期和手术方式。

② 重点诊疗　完成营养状态、PONV 风险、呼吸功能、焦虑/抑郁、鼻部情况评估，积极处理尿崩和电解质紊乱，根据内分泌检查结果及时补充激素。术前存在营养不良者，给予口服营养制剂或静脉营养治疗，以达到目标摄入量；因容貌和体型改变引起的自卑心理予以心理支持；糖尿病患者，避免出现严重的高血糖（血糖＞16.6mmol/L），应控制血糖在可进行手术的范围。

（2）重点医嘱

① 长期医嘱　普食或糖尿病饮食，二级护理，记录 24h 尿量，每日测量患者静止状态

下的基础代谢率，基础疾病药物治疗，口服激素药物治疗。

② 临时医嘱　内分泌功能及视力、视野的检查。必要时，通过内分泌放射免疫检查确定肿瘤性质，预判疗效及预后，行 DSA 造影确定肿瘤是否突破鞍膈。60 岁以上患者及高危人群，进行血脂、血液黏稠度、下肢深静脉及颈动脉 B 超、视力、视野、肺功能、心脏彩超等检查。

(3) 专科护理

① 常规护理　完成入院评估及健康宣教。观察患者病情变化，遵医嘱记录患者 24h 尿量，测定基础代谢率（反映甲状腺激素的外周代谢情况，但受到生理、心理及药物等因素的影响）。对于口服激素药的患者指导其按时服药（术前垂体功能低下者应该术前三天补充激素，如氢化可的松片或地塞米松片）。患者安全管理，在垂体瘤患者的群体中有部分患者伴有视力障碍，以及因容貌和体型改变而引起的焦虑和自卑心理，此类患者重点交接，加强其心理护理，观察其心理动态。

② 护理重点　指导患者戒烟酒，训练鼻子憋气经口呼吸（具体方法为将患者双侧鼻腔用纱布条堵塞，经口缓慢呼吸，协助患者在餐前休息时训练，每日三次，每次训练时间以 10min→20min→30min 递增）。

(4) 个案管理　进一步完善患者信息，评估患者对疾病认知情况、情绪和心理状况及社会支持能力，了解医疗费用支付方式，对患者进行安全宣教及心理指导。

(5) 嘱患者配合事项　配合测量生命体征、身高、体重，配合完成入院评估及宣教；配合医生询问现病史、既往史、用药情况，配合专科体格检查及疾病资料收集；既往基础疾病者，遵医嘱用药，普通饮食或遵医嘱补充营养制剂，预防感冒发生，防止跌倒。

2. 住院第 2 日（手术前 1 日）

(1) 主要诊疗　上级医师查房，根据患者病情确定手术方案为（经鼻）显微镜下/内镜下鞍区肿瘤切除术＋脑脊液漏修补术。手术风险包括：麻醉意外；术中术后大出血；术后感染加重；术后鼻腔粘连，鼻塞；术后眼眶血肿、感染，影响视力；找不到脑脊液鼻漏缺损处，无法修补；术后嗅觉减退或消失等。向患者和家属交代手术必要性及围手术期注意事项；签署手术同意书、输血同意书、签字授权委托书。麻醉医师与手术室护士术前访视，评估麻醉风险及术中压力性损伤、深静脉血栓等风险。

(2) 重点医嘱

① 长期医嘱　普食或糖尿病饮食，二级护理，记录 24h 尿量，每日测量患者静止状态下的基础代谢率，基础疾病药物治疗，口服激素药物治疗。

② 临时医嘱　明日全麻下行经鼻蝶探查垂体瘤切除术，交叉配血，术前遵循 ERAS 禁食禁饮方案，术前 1 天滴呋麻滴鼻液，复方氯己定（口泰）15mL 含漱 3 次，每次 5min，术前 30min 修剪鼻毛，术中静滴抗生素，术后复查头颅 CT 及 MRI，行脑肿瘤组织病理学检查，其他特殊医嘱。

(3) 营养干预　评估患者术前营养状况及术后营养风险，对患者进行个性化饮食指导及膳食设计。为有糖尿病、高血压等基础疾病患者准备治疗饮食。制订术后肠内及肠外营养计划。

(4) 用药管理　对患者术中应用抗菌药物及麻醉药后可能出现的症状予以提前告知。对于术后引起垂体功能减退的患者，出现皮质激素水平偏低和甲状腺功能低下的情况，需要遵照医嘱选择氢化可的松（每日 12.5～25mg）和甲状腺素片（每日 10～20mg）进行治疗，保证患者按时按量服用；术后电解质紊乱的患者及时进行电解质的补给。

（5）专科护理

① 常规护理 术前准备宣教，包括修剪鼻毛、交叉配血、术前禁食及禁饮时间、告知麻醉访视、签字事宜。指导患者术前沐浴、更换病服，及术后患者用物准备，指导保持充足睡眠，防止感冒。完成晨晚间护理，做好患者安全管理、心理护理。

② 护理重点 参与患者术前讨论。落实患者禁烟酒、深呼吸训练、咳嗽训练、鼻子憋气经口呼吸训练（具体方法为将患者双侧鼻腔用纱布条堵塞，经口缓慢呼吸，协助患者在餐前休息时训练，每日3次，每次训练时间以10min→20min→30min递增）。滴呋麻滴鼻液，每侧鼻孔2～3滴，每天3次。口泰含漱，每次10～15mL，每天3次。记录24h尿量，如有异常及时汇报。指导部分需要口服激素药的患者按时服药。指导患者术前3天口服抗菌药物。

（6）个案管理 协助患者及家属理解手术治疗方案，向患者及家属进行术前宣教，制订患者术后照护计划。

（7）嘱患者配合事项 配合测量生命体征、询问排便情况；配合完善术前相关化验、检查；接受垂体瘤疾病知识、手术前准备（配合完成局部修剪鼻毛、交叉配血，术前禁食6～8h，禁水2～4h，观看手术室宣教视频）宣教；配合医师完成手术谈话，术前签字；配合个案管理师完成照护计划解释与宣教；配合服用激素药物。

3. 住院第3日（手术当日）

（1）主要诊疗

① 常规工作 核对患者基本手术信息，实施手术，完成手术记录及术后病程记录。术后行头颅CT检查，判断有无鞍区出血情况及脑组织的肿胀情况。麻醉清醒后，评估患者视力、视野的情况及鼻部渗血情况，密切观察患者神志、瞳孔、生命体征变化。

② 重点诊疗 患者取仰卧位，躯干抬高20°，患者头部向术者方向偏转10°～20°，术前用眼药膏保护结膜和角膜。确定中鼻甲，在中鼻甲及鼻中隔间塞入副肾盐水棉片以收缩黏膜，扩大手术空间；神经内镜进入后定位好蝶窦开口，并将其扩大，暴露蝶窦内骨性分隔和蝶窦黏膜，并将其去除；充分暴露鞍底后十字切开鞍底硬脑膜，刮匙刮除肿瘤后肿瘤残腔用明胶海绵填塞。目前垂体瘤经蝶入路的手术方式主要有神经内镜经鼻蝶窦入路垂体瘤切除术和传统的显微外科垂体瘤切除术。内镜手术具有术野宽阔、明亮，方向定位准确，可观察显微镜下死角部分（海绵窦侧和鞍上部）等优点；缺点为：内镜的前端容易被血液污染需要经常清理，无立体感呈现，大量出血时不能在内镜下进行止血处理，这些缺点也是内镜手术无法完全取代显微镜下手术的原因，但是内镜下垂体瘤手术技术也在不断发展成熟。

（2）重点医嘱

① 长期医嘱 神经外科全麻术后护理常规，重症监护或一级护理，禁食4～6h，术后2～4h少量饮水，6h正常饮水。经口氧气吸入，心电监测，抬高床头15°～30°，控制血压和血糖，抗酸、止血、抗炎及营养支持治疗，记录24h尿量，及时纠正水、电解质紊乱，预防性镇痛。

② 临时医嘱 查血常规、凝血四项、电解质、激素全套、血气分析等。行头颅CT排除颅内出血、脑水肿，必要时予以尿多和电解质紊乱的对症处理。其他特殊医嘱。

（3）专科护理

① 护理重点 监测患者意识、瞳孔、生命体征、肢体活动、血氧饱和度情况。麻醉清醒后4～6h，评估患者视力、视野的改变；评估尿量（查看尿液的颜色，尿量是否连续2h超过200mL），排除大量输液与进食等情况；评估鼻部伤口情况（查看鼻部是否有异常大量

出血，是否流淡黄色清亮液体，是否从口中呕出大量血液或血块）；评估呼吸道（查看呼吸道是否通畅，咽部是否有鼻部反流的血液，经口呼吸是否通畅，吸氧管在口腔外部是否固定妥当），保持口腔卫生，用生理盐水棉签及时清除口腔内分泌物、渗血、渗液及呕吐物。无特殊情况者 6h 后进食清流质，禁止摄入高糖食物，对于存在脑脊液漏的患者应做好相关宣教，并定时观察脑脊液鼻漏的量、颜色、性状，如有异常及时报告医生。对于因为自我形象而有焦虑和自卑心理的患者及时予以心理护理。

② 并发症预防

a. 水、电解质紊乱　准确记录患者 24h 尿量，测量患者尿比重，观察患者皮肤弹性及意识状态，注意输液速度，禁止摄入高糖食物及液体。

b. 脑脊液漏　病情允许的情况下予以抬高床头 30°，避免患者用力排便、咳嗽、打喷嚏和擤鼻，以免伤口愈合不良及逆行感染。

c. 呼吸道梗阻　及时清除口腔内分泌物，患者呕吐时，头偏向一侧，防止呕吐物、口腔分泌物吸入气道。鼻部渗血严重时评估呼吸道情况，防止血凝块堵塞呼吸道或吸入肺部引起呼吸道感染。落实口腔护理，增加患者食欲和舒适度。

（4）个案管理　见本章第四节“大脑凸面脑膜瘤”。

（5）嘱患者配合事项　根据医嘱经口吸氧、进行心电监测，配合护士定时监测生命体征、意识、瞳孔、肢体活动情况。卧床休息，抬高床头 15°～30°。保护鼻部伤口，配合护士避免将鼻部纱条自行拔出，不可用力擤鼻涕、打喷嚏及咳嗽。如发现有剧烈头痛、意识淡漠、呼吸困难和鼻部大量流血或流淡黄色液体的情况应及时报告医护人员。保持尿管通畅，防止意外拔管。可进食低糖清流质食物，自主体位。

4. 住院 4～5 日（术后 1～2 日）

（1）主要诊疗

① 常规工作　上级医师查房，评估患者意识、瞳孔、生命体征、鼻部伤口、术后视力及视野情况。检查血液指标（包括血常规、电解质、凝血常规、激素全套等），结合结果对症处理。术后部分患者予以口服激素治疗（术后垂体功能不全者多用激素替代疗法，多数患者短时间内恢复，少数患者需要终身服用激素）。有尿崩和电解质紊乱者需用药控制尿量［垂体瘤术如若尿量超过 200mL/h，持续 3h 以上，尿比重低于 1.005，应考虑尿崩症，给予血管加压素（如垂体后叶素、去氨加压素、鞣酸加压素等）治疗］。及时予以静脉和口服补充电解质。注意保持呼吸道通畅，雾化吸入，防止肺部感染。评估患者是否有精神症状。

② 重点诊疗　术后 24h 内拔除导尿管，拔除患者鼻部纱条。无脑脊液漏者下床活动。复查头颅 MRI，确认肿瘤切除情况。有脑脊液漏者需平卧 1 周，必要时行腰椎置管术持续引流脑脊液，调整抗生素用药频次或更改敏感抗生素。脑脊液漏平卧 1 周未愈，必要时行脑脊液漏修补术。

（2）重点医嘱

① 长期医嘱　一级护理，普食，口腔护理，氧气吸入，心电监测，抬高床头 15°～30°（术后有脑脊液漏者平卧一周），记录 24h 尿量、基础代谢率，气压治疗，控制血压和血糖，激素替代疗法，抗菌药物应用，通便药的应用。

② 临时医嘱　临时口服及静脉用药处理尿崩和电解质紊乱的情况，必要时行腰椎置管，处理患者头痛，于术后第 1 天拔除患者鼻部纱条。

（3）专科护理

① 常规护理　密切观察患者意识、瞳孔、生命体征及尿量情况，监测呼吸频率、节律、血氧饱和度情况，拔除鼻部纱条后指导患者正确呼吸，出现病情变化及时报告医生。意识清醒者，术后第一天早餐流质，中餐半流质或软食，晚餐恢复至普通饮食，以低糖清淡为主。注意输液速度，避免短时间内输入大量液体。准确记录患者24h尿量，及时发现尿崩并报告医生。观察鼻部伤口纱条拔除后有无流血和脑脊液漏。拔除尿管，关注患者自行排尿情况，并告知患者仍需记录尿量。对于有视力、视野缺损的患者应加强防跌倒/坠床的宣教。有脑脊液漏的患者防止逆行感染，有腰椎置管的患者应防止意外拔管。因为形象和体型改变而有自卑心理的患者应加强心理护理，观察其心理动态。

② 重点护理

a. 脑脊液漏护理　密切观察脑脊液鼻漏量、性质、颜色，并及时报告医生处理。病情允许时，抬高床头30°～60°，使脑组织移向颅底封闭漏口。及时以盐水棉球擦洗鼻腔血迹，不冲洗鼻腔，防止逆行感染。指导患者保暖，避免咳嗽、打喷嚏，防止高压气流的冲击加重漏口损伤。避免用力排便，以免使颅内压升高。防止感染，监测体温6次/天，口腔护理2～3次/天，限制探视人员，遵医嘱合理使用抗生素。

b. 腰椎置管护理　目的：主要用于放出脑脊液，降低颅内压，防止脑脊液漏，促进伤口愈合；引流炎性或血性脑脊液，减轻血液对脑膜、脑室的刺激，减少感染、粘连的可能性，降低颅内感染的发生。

护理注意事项：颅内压力过高时，放液不可太快，防止椎管内压力突然降低引起脑疝；术后协助与指导患者全身放松，去枕平卧，妥善固定腰椎置管，保持引流管通畅，防止引流管扭曲、打折，引流袋放于适当位置；密切观察记录引流脑脊液的量、颜色、性状，班班交接并做好记录；指导患者保持局部敷料干燥，防止潮湿、污染，24h内不宜淋浴，以免引起局部感染；做好患者健康教育，患者翻身、起床、外出，检查时保护好引流管，防止腰椎置管脱出。

（4）个案管理　评估患者身体、情绪、认知、心理和社会支持状态并针对性地进行健康教育，评价患者对康复计划内容掌握情况及医护康复计划的实施进度，拟定出院时间，制订准备出院计划，与患者及家属沟通出院康复计划。

（5）嘱患者配合事项　配合定时监测生命体征、每日询问排便（避免便秘），配合观察意识、瞳孔、尿量、鼻部伤口情况、精神状态。配合医师查房了解病情，定期抽血化验。按时、按量服用控制尿量药物和激素药物。拔除纱条后有脑脊液鼻漏者及时汇报医生，无脑脊液漏者可下床活动，注意防止跌倒。一级护理，禁止高糖食物的摄入。

5. 住院第6日（出院日）

（1）主要诊疗

① 常规工作　评估鼻部伤口愈合情况，术后视力视野有无改变，术后激素水平。开具出院医嘱，完成出院记录。向患者及家属交代出院后注意事项、复诊时间地点及项目。交代出现尿崩、意识障碍、发热、头痛、脑脊液漏等异常情况紧急处理方法。开具出院诊断证明书，签署出院告知书，打印病历首页，完成出院病历书写。

② 重点诊疗　评估出院指征：鼻部愈合良好，无颅内感染及脑脊液漏，无需住院处理的如发热、脑脊液漏、感染等并发症，复查头部MRI显示鞍区肿瘤切除满意，即可出院。

（2）重点医嘱　出院医嘱：出院带药及用药指导，酌情用控制尿量药物，按时按量服用激素药（不可自行停药和减量）、复诊指导。

（3）专科护理

① 常规护理　出院带药（常用口服用药有去氨加压素片、氢化可的松片、左甲状腺素钠片等）服用方法及注意事项宣教。指导合理饮食，多摄入高纤维食物防止便秘。加强宣教鼻部伤口的观察及如何排除脑脊液漏，出院后仍需避免用力打喷嚏、擤鼻涕及用力排便。完成患者出院满意度调查，指导患者办理出院手续，指导复诊与就医。

② 护理重点　出院指导及家居康复指导。

（4）个案管理　组织康复师、营养师、药师、主管医生与责任护士制订院后随访计划（短期、中期、长期计划）、复诊计划（3 个月、6 个月）及居家康复指引。

（5）嘱患者配合事项　配合出院告知谈话，出院签字，取出院带药，接受出院宣教，办理出院手续，了解复查程序。填写出院满意度调查表。

（三）院后管理

1. 短期随访（出院后 1～30 日）

（1）专科护理（24～72h）　家居适应：评估鼻部伤口愈合情况、脑脊液漏等。指导患者避免打喷嚏、用力擤鼻涕及用力排便。出院一周检查激素并回访，根据情况进行激素用药调节。精神状态不好及尿多时，及时复查电解质。询问患者尿量、服药情况。

（2）个案管理（4～30 日）　出院 14 天、30 天电话随访，了解患者居家服用激素依从性，通过全病程管理平台推送垂体瘤相关健康宣教知识，接受患者疾病相关问题咨询，归集内分泌检查结果及激素用药的数据。

2. 中期随访（出院后 31～90 日）

（1）个案管理　出院后 85 天电话提醒复诊，了解患者居家康复效果及并发症护理，出院 3 个月电话随访，接受患者疾病相关问题咨询，归集内分泌检查结果及激素用药的数据。

（2）重点诊疗

① 常规检查　颅脑鞍区 MRI 平扫＋增强，抽血查激素及电解质情况，视力视野复查，心理评估。

② 重点诊疗　分析患者检查报告，了解患者手术效果，评估患者精神状态、视力视野恢复情况。抽血查激素及电解质，评估激素替代疗法效果，指导后期治疗。调查患者健康状况及术后生活质量，完成患者心理状态评估，接受疾病问题咨询。

3. 长期随访（出院后 91～180 日）

（1）常规检查　颅脑鞍区 MRI 平扫＋增强，抽血查激素及电解质情况，视力视野复查，鼻部症状及心理状态评估。

（2）重点诊疗　分析患者检查报告，了解患者手术效果，评估患者精神状态、视力视野恢复情况。抽血查激素及电解质，评估激素替代疗法效果，指导后期治疗。调查患者健康状况及术后生活质量，完成患者心理状态评估，接受疾病问题咨询。

（四）家居康复指引

1. 饮食

进食高热量、高蛋白（鱼、肉、鸡蛋、牛奶、豆奶等）、富含纤维素（韭菜、芹菜等）、富含维生素（新鲜蔬菜、水果）营养丰富的食物。每天饮水约 2500mL，不宜饮用含糖饮料

（如可乐、雪碧等）。忌食高脂肪、辛辣刺激食物，戒烟酒。避免食用含糖量高的食物。

2. 保持大便通畅

肛门注入开塞露，每次 1～2 支缓解便秘，术后 3 个月内都应避免用力排便。

3. 防跌倒

有视力视野障碍者在家属陪同下外出，防止摔伤；家居环境地面清洁、干燥，房间内光线充足，房间内无障碍物，避免碰撞；患者裤腿不要盖过足背，穿防滑鞋，防止跌倒。

4. 防脑脊液漏

无脑脊液漏者尽早维持日常活动量，注意劳逸结合，避免重体力劳动，避免提取重物。避免用力擤鼻涕、用力打喷嚏及用力排便。减少或避免咳嗽、屏气、大幅度转头。出现脑脊液漏时，卧床休息，床头抬高 15°～30°；多食高热量高蛋白食物，多吃水果蔬菜；切勿冲洗鼻腔及鼻腔滴用药物；如脑脊液漏长期不愈，将导致细菌性脑膜炎发作，可同时行腰大池置管引流，促进漏口愈合，降低颅内压，若 2～4 周后漏口仍不愈合，则进行脑脊液漏修补术。

5. 正确服药

术后需要常规服用氢化可的松片、左甲状腺素钠片，酌情服用去氨加压素片，遵医嘱服药，按时、按量服药，不要随意停药或减量，不盲目投医问药。

6. 鼻部症状观察

鼻部伤口纱条拔除后禁止自行填塞物品，避免直接用手抠鼻部伤口，防止伤口破溃出血，造成感染。注意嗅觉是否恢复。鼻部伤口出现流血或流淡黄色液体，及时咨询医生，必要时到医院就诊。参照第六章“垂体瘤术后鼻部症状评分量表”。

7. 糖尿病处理

血糖监测、饮食、运动、口服降糖药、胰岛素治疗、低血糖预防及处理等参照第六章“糖尿病患者特异性生存质量测评量表”。

（杨顺顺　袁　健）

附表 5-8-1　经鼻蝶垂体瘤切除全病程管理路径——院前及院中管理

时间 项目	院前管理	院中管理（住院）			
	院前 1～2 日	住院第 1～2 日 （入院日、手术前 1 日）	住院第 3 日 （手术日）	住院第 4～5 日 （术后 1～2 日）	住院第 6 日 （出院日）
主要诊疗	□病情评估 □完成术前 MRI、颅底 CT 检查 □血液全套化验 □评估手术风险 □办理预住院	□询问病史 □进行专科体查 □完善术前视力、视野、激素水平检查 □垂体功能低下的，需行激素替代治疗 □全面身体状况评估 □确定手术方案 □手术风险谈话 □完善术前准备 □鼻腔、口腔清洁	□手术入路方式：经鼻蝶垂体瘤切除术	□评估患者意识、瞳孔、生命体征、尿量、激素水平、电解质情况 □鼻部伤口处理 □拔除鼻部纱条 □有脑脊液漏者，腰椎置管 □观察视力、视野恢复情况 □根据垂体瘤类型及临床症状复查相关激素	□评估鼻部伤口愈合情况 □评估出院指征（有无脑脊液漏、颅内感染，激素水平及电解质情况） □交代出院注意事项

续表

项目＼时间	院前管理	院中管理(住院)			
	院前 1～2 日	住院第 1～2 日 (入院日、手术前 1 日)	住院第 3 日 (手术日)	住院第 4～5 日 (术后 1～2 日)	住院第 6 日 (出院日)
重点医嘱		□内分泌全套检查:性激素六项、生长激素、皮质醇、甲状腺激素等 □视力、视野检查 □鼻窦 CT 检查 □一级护理 □普通饮食、糖尿病饮食或其他 □术前禁食 6～8h,禁饮 2～4h □剪鼻毛,呋麻滴鼻液滴鼻,tid □复方氯己定(口泰)15mL 含漱,tid □泼尼松 5mg,tid □DSA 检查	□一级护理 □心电及血氧饱和度监测 □禁食 4～6h □记录 24h 尿量 □头部 CT 检查 □输氧 □静脉抗菌药物 □激素替代治疗 □抗酸、营养支持治疗 □控制血压、血糖 □拔除尿管 □查血 E4A	□一级护理 □保持呼吸道通畅 □普通饮食、糖尿病饮食或其他 □记录 24h 尿量 □静脉抗菌药物 □激素替代治疗 □抗酸、营养支持治疗 □控制血压、血糖 □拔除鼻部纱条 □根据垂体瘤类型及临床症状复查相关激素 □查视力、视野 □查血 E4A	□出院医嘱
专科护理		□入院评估及宣教 □饮食指导 □遵医嘱对症处理 □执行基础疾病药物治疗 □术前准备及宣教 □指导练习张口呼吸、剪鼻毛、口泰含漱、呋麻滴鼻液滴鼻 □心理指导	□病情评估与监测(意识、瞳孔、生命体征、尿量、电解质、鼻部伤口) □专科并发症预防(颅内出血、脑脊液漏) □保持呼吸道通畅 □遵医嘱对症治疗 □饮食宣教及指导	□病情监测(意识、瞳孔、生命体征、尿量、电解质、鼻部伤口) □饮食、活动与体位、药物、功能锻炼指导 □饮食护理 □对症处理 □心理指导	□出院指导 □家居康复
个案管理	□收集患者个案信息 □协助患者办理预住院	□评估患者 □术前准备宣教 □术前照护计划制订	□全面评估患者身体、情绪、认知、心理和社会支持状态 □落实患者术后早期康复计划	□评估患者病情及配合情况 □执行术后照护管理(健康教育)计划 □评价患者对康复计划内容掌握情况及医护康复计划的实施进度 □拟定出院时间 □制订准备出院计划	□制订居家照护及随访计划 □居家康复指导
嘱患者配合事项	□入院前准备 □办理预住院	□配合完成术前病情评估 □完成专科疾病相关检查 □接受入院宣教 □完成术前准备	□落实专科治疗与护理 □及时报告不适	□落实专科治疗与护理 □及时报告不适 □自动体位 □普通饮食 □按照计划表落实康复措施	□办理出院手续

附表 5-8-2 经鼻蝶垂体瘤切除全病程管理路径——院后管理

时间 项目	院后管理		
	短期随访 （出院后 1～30 日）	中期随访 （出院后 31～90 日）	长期随访 （出院后 91～180 日）
主要诊疗		□术后 3 个月面诊患者 □颅脑鞍区 MRI 平扫＋增强 □查血激素及电解质情况 □视力、视野复查，完成精神状态及心理评估 □鼻部伤口愈合情况评估 □分析患者检查报告，指导后期激素替代治疗 □调查患者健康状况及术后生活质量 □接受疾病问题咨询	□术后 6 个月面诊患者 □颅脑鞍区 MRI 平扫＋增强 □查血激素及电解质情况 □视力、视野复查，完成精神状态及心理评估 □鼻部伤口愈合情况评估 □分析患者检查报告，指导后期激素替代治疗 □调查患者健康状况及术后生活质量 □接受疾病问题咨询
专科护理	□出院 72h 内电话随访 □鼻部伤口愈合情况评估 □家居饮食、活动与休息、服药、尿量观察指导 □指导患者避免打喷嚏、用力擤鼻涕及用力排便，防止脑脊液鼻漏 □心理指导 □指导复查激素及电解质 □观察患者精神状态		
个案管理	□出院 14 天、30 天电话回访 □回答患者咨询问题 □垂体瘤家居健康教育软文及视频推送 □并发症护理指导 □回访数据归集 □信息反馈（向专科团队反馈患者情况）	□出院 85 天电话提醒复诊 □了解患者居家康复效果及并发症护理 □出院 3 个月电话随访 □接受患者疾病相关问题咨询 □随访数据归集	□出院 175 天电话随访及提醒复诊 □调查患者健康状况及术后生活质量，完成患者心理状态评估 □接受问题咨询 □进行社会适应能力健康教育 □归集随访数据
嘱患者配合事项	□报告自身不适 □进行居家康复 □接受垂体瘤相关知识健康教育 □接受激素替代治疗 □检查电解质及激素水平	□出院 3 个月医院面诊 □完成头部 MRI、视力、视野等检查及激素水平监测 □配合完成生活质量调查、心理评估 □学习垂体瘤健康教育知识及视频	□出院 6 个月医院面诊 □汇报家居康复情况 □配合完成生活质量调查、心理评估 □完成头部 MRI 检查及激素检查

第九节 颅咽管瘤

一、概述

颅咽管瘤是生长在鞍区的一种良性肿瘤，总体发病率为每百万人每年 1.24～1.46 人，是未成年患者神经上皮性肿瘤中发病率最高的肿瘤。与其他肿瘤多发病于老年患者不同，颅咽管瘤的发病年龄在 5～14 岁和 50～74 岁，呈现“双峰分布”的特点。目前未明确颅咽管瘤的发病与遗传有关。颅咽管瘤因其位置深，毗邻视神经、垂体、下丘脑及颈内动脉系统等，全切手术难度大，并且术后可能造成患者终身神经内分泌功能障碍，严重影响患者生活质量。

颅咽管瘤（图 5-9-1、图 5-9-2）按病理分为牙釉质型和鳞状乳突上皮型，儿童以牙釉质型为主，成年人约 2/3 为牙釉质型，1/3 为鳞状乳突上皮型。根据肿瘤的生长部位和形态可分为六种类型：鞍内型、视交叉前型、视交叉后-垂体柄前型、垂体柄后型、垂体柄侧型、混合型。主要的临床表现如下。

（1）颅内压增高症状　表现为头痛、呕吐、视盘水肿、展神经麻痹、精神状态改变等。儿童出现头围增大，头部叩击呈破罐声，头皮静脉怒张等。

（2）内分泌功能障碍　表现为垂体前叶四种激素的分泌减少，并产生相应症状，如儿童生长激素减少身体发育障碍、身材矮小；促性腺激素减少导致性器官发育障碍，女孩无月经、乳房不发育，男孩睾丸小、无阴毛；泌乳素分泌异常出现闭经-泌乳综合征。

（3）视力视野障碍　肿瘤压迫视交叉可有视神经原发性萎缩及双颞侧偏盲；颅内压增高时可引起视盘水肿，晚期可见视神经继发性萎缩、视野向心性缩小。

（4）邻近症状　海绵窦综合征，蝶窦破坏导致出现鼻出血、脑脊液漏等；额叶精神症状，颞叶癫痫发作，脑干及小脑受压症状。

（5）下丘脑损害症状　可表现为体温偏低、尿崩、嗜睡、脑性肥胖或消瘦、恶病质，其中尿崩者每日尿量可达数千毫升甚至近万毫升，小儿夜间易尿床。这是肿瘤损伤视上核、室旁核、下丘脑-垂体束或垂体后叶引起抗利尿激素分泌减少或缺失所致。

手术治疗是首选，包括开颅肿瘤切除手术和经鼻内镜手术。由于颅咽管瘤具有侵袭性生长的特点，肿瘤全切后临床上常辅助放射治疗。本节以儿童型颅咽管瘤为例。

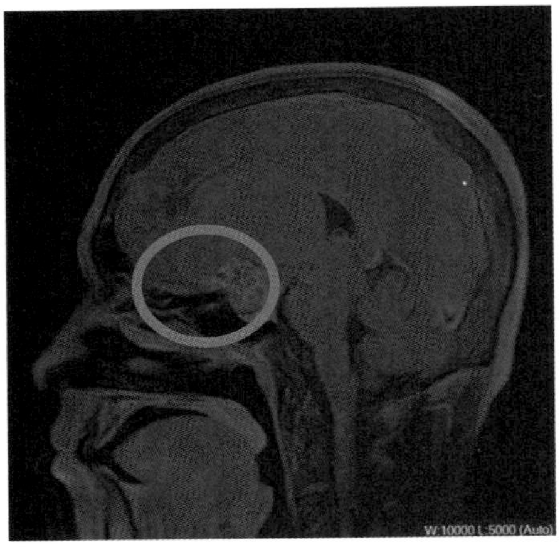

图 5-9-1　颅咽管瘤 MRI 矢状位（T2）

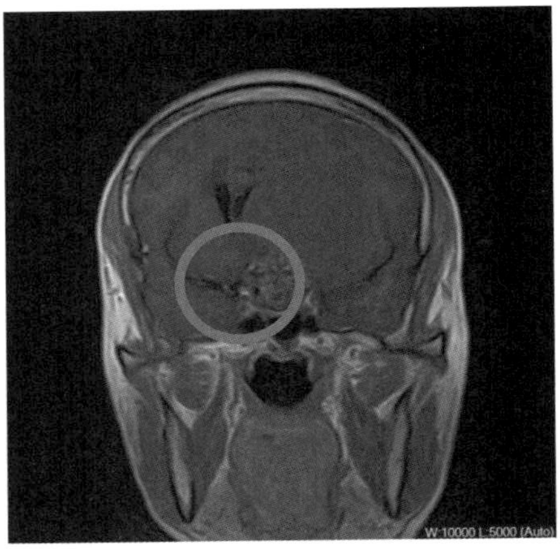

图 5-9-2　颅咽管瘤 MRI 冠状位（T2）

二、出院标准

（1）标准住院日　≤12 天。

（2）出院标准　切口愈合良好；无颅内感染；无需住院处理的尿崩、脑脊液漏、血电解质紊乱等并发症和/或合并症；复查头部 MRI 显示颅内肿瘤切除满意，无颅内出血或颅内水肿。

三、全病程管理路径

（一）院前管理（入院前准备 1~2 日）

1. 主要诊疗

①常规工作　常规看门诊，了解患者本次就诊主诉（包括患者主观感受不适、客观体征及其持续时间），询问患者起病经过、用药史、既往史，排除新冠病史，预约颅底 CT、

MRI 检查，完成三大常规、血型鉴定、凝血功能、肝肾功能、内分泌（包括 FT_3、FT_4、TSH、GH、E_2、LH、PRL、ACTH、皮质醇等检查）、视力及视野、腹部 B 超、心电图及胸部 X 线片检查，以及神经心理学测试。

② 诊疗重点　评估患者激素水平，对无手术禁忌证者指导办理预住院。

2. 个案管理

收集患者个案信息资料，询问患者现病史、既往史、治疗史。评估患者身体状况，指导患者到门诊评估手术麻醉风险，协助患者办理预住院手续。

3. 嘱患者配合事项

院前完成手术及麻醉风险评估，完成术前常规血液化验及检查，办理预住院手续。

（二）院中管理

1. 住院第 1 日（入院当日）

（1）主要诊疗　主管医生询问患者病史并进行专科体格检查，评估生长发育（如身高、体重、头围、胸围、第二性征等）情况，分析院前检查结果，完成入院记录、首次病志。上级医师查房与术前评估，初步确定手术日期和手术方式，完成上级医师查房记录。术前肾上腺皮质醇激素低下者予以氢化可的松口服，甲状腺素低下者予以左甲状腺素钠片口服，以达到手术目标状态。术前存在尿崩者，及时查血电解质，如有电解质紊乱应及时调整。术前存在营养不良者，给予口服营养制剂或静脉营养治疗，以达到目标摄入量。予以心理支持。

观察患者病情变化。

（2）重点医嘱

① 长期医嘱　普食，二级护理，记 24h 尿量，测基础代谢率。

② 临时医嘱　电解质检查，对症药物治疗。

（3）专科护理　评估患者身高、体重、头围、胸围、第二性征情况，密切观察患儿 24h 尿量情况，有尿崩者及时处理并严密监测电解质变化。了解患儿的激素水平，指导正确服用激素并观察激素使用效果及不良反应。有视力障碍者，告知家属看护好小孩，不要让患儿在病房内乱跑，防跌倒、走失。了解患者饮食习惯，增加食欲。尿多时，避免进食高糖食物。

（4）个案管理　详细采集患者信息及家庭情况，评估患者家属对疾病认知情况及治疗的期望值。了解患者社会支持能力，予以安全宣教。

（5）嘱患者配合事项　配合医生询问现病史、既往史、用药情况，配合专科体格检查及疾病资料收集，配合测量生命体征、身高、体重，配合入院评估及宣教；激素水平低下者遵医嘱用药，普通饮食或遵医嘱补充营养制剂，正常活动。

2. 住院第 2 日（手术前 1 日）

（1）主要诊疗　上级医师查房，根据患者病情确定手术方案为开颅探查鞍区肿瘤切除术。手术风险包括麻醉意外，术中及术后大出血危及生命；术后尿崩，电解质紊乱，中枢性高钠、低钠，需要持续监测与调整，终身服用抗利尿激素，可能危及患者生命；术后内分泌功能无改善，影响患者生长发育及第二性征成熟，影响其成年后婚姻及夫妻生活；术后可能出现精神症状及癫痫发作；中枢性高热，需持续物理降温处理。向患者家属详细交代手术必要性及围手术期注意事项；签署手术同意书、输血同意书；麻醉医师与手术室护士术前访视，评估手术麻醉及术中护理风险。

（2）重点医嘱

① 长期医嘱　普食，二级护理，记 24h 尿量，测基础代谢率。防跌倒，防走失。

② 临时医嘱　明日全麻下行开颅探查肿瘤切除术，术前禁食 6～8h，禁饮 2～4h，术前 30min 备头皮，交叉配血，术中静滴抗生素，预防性应用抗利尿激素，防止术后加重尿崩。术后复查头颅 CT 及 MRI，行脑肿瘤组织病理学检查，口服激素药物治疗。其他特殊医嘱。

(3) 营养干预　评估患者术前营养状况及术后营养风险，对患者进行个性化饮食指导及膳食设计，禁食高糖或碳酸饮料，根据患者电解质情况准备高钠、低钠饮食。制订术后肠内及肠外营养计划。

(4) 专科护理　完成术前准备及宣教，完成晨、晚间护理，做好患者安全管理、心理护理。参与患者术前讨论，记录 24h 尿量，如有异常及时汇报，指导部分需要口服激素药的患者按时服药。

(5) 个案管理　参与医生术前讨论，协助患者家属理解手术治疗方案，制订患者术后照护计划。

(6) 嘱患者配合事项　完善术前相关化验、检查；接受颅咽管瘤疾病知识、手术前准备(配合完成备头皮、交叉配血，术前禁食 6～8h，禁水 2～4h，观看手术室宣教视频) 宣教；配合个案管理师完成术后早期康复计划解释与宣教；正常活动。

3. 住院第 3 日（手术当日）

(1) 主要诊疗

① 常规工作　核对患者基本手术信息，实施手术，完成手术记录及术后病程记录。行术后头颅 CT 检查，判断有无颅内出血情况及脑组织的肿胀情况，评估患者尿量、电解质情况及激素水平，密切观察患者神志、瞳孔、生命体征变化。

② 重点诊疗　患者取仰卧位，躯干抬高 20°，头架固定，消毒液彻底清洗及消毒切口部位，在显微镜下经额下手术入路切除肿瘤，在明确病变部位范围及辨认神经血管后在保留神经功能的前提下尽量全切肿瘤，重点保护前交通动脉及其分支血管、视交叉和视神经、垂体柄。避免常规放置引流管。切开皮肤前 30min（麻醉诱导时）预防性使用抗生素，手术超过 3h，追加 1 次抗生素；术中预防性使用去氨加压素针 12U，防止术后出现尿崩。

(2) 重点医嘱

① 长期医嘱　神经外科全麻术后护理常规，重症监护或一级护理，禁食 4～6h，术后 2～4h 少量饮水，6h 后正常饮水。氧气吸入，心电监测，抬高床头 15°～30°，每 4～6h 监测电解质一次，控制血糖，抗酸、止血、抗炎及营养支持治疗，记录 24h 尿量，及时纠正水、电解质紊乱，中心静脉压监测，预防性镇痛。

② 临时医嘱　查血常规、凝血四项、电解质、激素全套、血气分析等。行头颅 CT 排除颅内出血、脑水肿，尿多和电解质紊乱的对症处理。其他特殊医嘱。

(3) 专科护理

① 护理重点　监测患者意识、瞳孔、生命体征、血氧饱和度、出入水量情况；麻醉清醒后 4～6h，评估患者有无颅内高压症状及尿崩症；评估患者有无意识障碍，无意识障碍者 4h 可饮水，6h 后进食清流质。

② 并发症预防

a. 尿崩症　当手术影响到漏斗部以下的垂体柄和垂体后叶时，储存和释放下丘脑分泌的 ADH 的通路异常，引起暂时性尿崩症；再向上破坏漏斗部以上的下丘脑时，下丘脑的视上核和室旁核分泌功能降低，ADH 分泌减少，可引起永久性尿崩症。术后重点观察患者皮肤弹性、尿量及尿色，有无多饮多尿、烦渴等表现，准确记录24h出入水量、尿比重，当患者连续2h尿量超过300mL/h（儿童超过150mL/h）、尿比重＜1.005时，通知医生并遵医嘱用药，观察用药后效果，以及时控制尿崩症。尿崩轻者通常先用去氨加压素口服治疗，若尿崩未缓解或重度尿崩，则用去氨加压素针肌内注射或用垂体后叶素持续静脉泵入，同时查血电解质。避免摄入高糖类物质（如西瓜、榴梿、奶茶等），以免血糖增高而产生渗透性利尿，从而加重尿崩。注意在严密监测出入水量和电解质的前提下，及时调整输入液体量和所含电解质比例，患者保持基本的水电解质平衡状态。低血钠时，鼓励患者多饮盐开水及含钾、钠高的食物（如咸菜、咸鸭蛋等）。高血钠时，停止盐分的摄入，并每小时饮200mL温开水。

b. 中枢性高热 因手术累及下丘脑，使体温中枢调节功能紊乱所致，患者体温可达到40℃以上。发热时头和躯干部位温度最高，肢体次之，肢体的温度有可能在正常范围内。高热时会出现皮肤干燥、发汗减少、四肢发凉等症状，一般不伴有白细胞等炎症标志物增高，抗生素治疗无效，一般降温药（如布洛芬、来比林等）效果不佳。对于中枢性高热患者，主要是物理降温，如温水擦浴、冰敷、冰毯、冰枕、冰帽降温等，在降温时注意冰块、冰毯等降温装置不要与皮肤直接接触，观察患者局部皮肤，如果发现局部皮肤苍白、淤青或出现皮下硬结，应立即除去降温装置，并予以温水复温、局部添加衣物等，持续监测体温，将体温控制在38.5℃以下。经以上处理后体温仍高于39℃的患者，可以考虑经静脉低温输液，液体温度最低可控制在0℃，40～60滴/min。老年及儿童患者输液最低温度控制在5℃以上，输液速度酌情减慢。静脉低温输液对循环功能有影响，输液时要加强监护，当血压下降或体温降至38℃以下时，应立即停止冰液体输入。

c. 癫痫 与肿瘤累及额颞叶、血钠紊乱有密切的关系。血钠紊乱变化幅度越大，癫痫发生率越高，故控制癫痫和调整电解质紊乱应同时进行。术后常规用丙戊酸钠预防癫痫。癫痫发作时用地西泮静脉注射，然后静滴泵入丙戊酸钠，注意防止舌咬伤，保持呼吸道通畅。

d. 精神症状 肿瘤累及额颞叶以及激素的使用都会引起器质性精神障碍。患者出现躁动等精神症状时，适当予以肢体约束，防止拔管等不良事件的发生，可予以喹硫平等精神类药物口服，护理时注意沟通方式，减少对患者的精神刺激。

（4）个案管理 详见本章第四节“大脑凸面脑膜瘤”。

（5）嘱患者配合事项 根据医嘱吸氧，进行心电监测，配合护士定时监测生命体征、意识、瞳孔、肢体活动情况。卧床休息，抬高床头15°～30°，准确记录24h出入水量。及时向医护人员报告身体不适，保持引流管引流通畅，防止意外拔管。可进食清流质，自主体位。

4. 住院4～7日（术后1～3日）

（1）主要诊疗

① 常规工作 上级医师查房，评估患者意识、瞳孔、生命体征、24h出入水量、尿比重、伤口、引流管等情况。检查血液指标（包括血常规、电解质、凝血常规、激素全套、血沉、降钙素原、C反应蛋白等），结合结果对症处理。有发热、脑膜刺激征阳性，需行腰椎穿刺术；调整抗生素用药频次或更改敏感抗生素。注意保持呼吸道通畅，完成常规病历书写。

② 重点诊疗 鼓励早期下床活动。麻醉清醒后拔除导尿管，以减少患者因尿管刺激产生不适或哭闹不止。密切关注尿量及血电解质情况，复查头颅MRI，确认肿瘤切除情况。

（2）重点医嘱

① 长期医嘱 一级护理，普食（神志障碍患者予以胃管鼻饲流质），氧气吸入，心电监测，抬高床头15°～30°，监测中心静脉压，控制血糖，抗酸治疗（预防应激性溃疡），抗菌药物应用，激素替代治疗，抗癫痫治疗。

② 临时医嘱 头部换药，必要时行腰椎穿刺术。脱水、止呕、尿崩对症处理，维持出入量平衡，根据电解质检查结果及时补充电解质或水分，根据激素检查结果调整糖皮质激素用量。

(3) 专科护理 密切观察患者意识、瞳孔、生命体征、24h 出入水量、电解质、尿比重、皮肤弹性等情况，观察头部敷料有无松脱及伤口渗血、渗液。当患者出现意识障碍，除了行头颅 CT 检查排除颅内血肿和脑积水情况外，还应考虑电解质和激素水平。低钠、高钠血症均可出现意识淡漠，患者出现低钠血症时应尽早进行补钠治疗，出现高钠血症时应限制钠盐和含钠液体输入并予以胃管鼻饲温开水 200mL/h，注意在补血钠和降血钠过程中动态监测血钠水平。肾上腺皮质激素停药过早或减量过快可导致患者意识变差，轻者精神萎靡，重者神志模糊甚至昏迷，应及时补充皮质激素。落实体位护理、晨晚间护理、生活护理、心理护理。

(4) 个案管理 评估患者病情及配合情况，执行术后照护管理（健康教育）计划，督促医生、护士落实并发症预防及健康宣教，指导患者配合并发症防范（尿崩症、跌倒/坠床），给予患者心理护理。

(5) 嘱患者配合事项 配合定时监测生命体征，配合准确记录 24h 出入水量，配合观察意识、瞳孔、肢体活动、皮肤弹性情况。配合医师行腰椎穿刺（必要时），定期抽血化验。按时、按量服用激素替代治疗药物。注意防止跌倒。一级护理，根据病情执行治疗饮食，遵守探视及陪伴制度。

5. 住院 8～10 日（术后 4～7 日）

(1) 主要诊疗 上级医师查房，查看头部伤口愈合情况，检查有无头皮下积液，头部换药，头皮下有积液者，抽吸积液并加压包扎，必要时复查头部 CT。监测尿量及血电解质情况，及时调整补液、补盐量，激素替代疗法治疗。观察患者意识、瞳孔、生命体征，分析热型及持续时间，区别中枢性高热与肺部、颅内感染所致高热，必要时行腰椎穿刺术及肺部 CT 检查，加强营养指导，对症支持治疗。

(2) 重点医嘱

① 长期医嘱 一级护理，普食，激素替代疗法治疗。

② 临时医嘱 伤口换药，必要时复查头部、肺部 CT，行腰椎穿刺术。

(3) 专科护理 观察患者意识、瞳孔、生命体征、尿量及电解质等情况，病情变化时及时报告医生。落实饮食指导、体位护理、活动管理、伤口护理，观察口服药物不良反应。防范患儿坠床/跌倒，落实晨晚间护理、心理护理。

(4) 个案管理 评估患者身体、情绪、认知、心理状态并针对性地进行健康教育，评价患者对康复计划内容掌握情况及医护康复计划的实施进度，拟定出院时间，制订准备出院计划，与患者及家属沟通出院康复计划。

(5) 嘱患者配合事项 配合动态监测体温、准确记录尿量、每日询问排便，配合护士晨晚间护理，二级护理，普食，正常活动。接受出院前康复宣教及出院注意事项指导。

6. 住院第 11 日（出院日）

(1) 主要诊疗 上级医师查房，评估伤口愈合情况及有无手术并发症。切口愈合良好，无颅内感染，无需住院处理的尿崩、脑脊液漏、血电解质紊乱等并发症和/或合并症，复查头部 MRI 显示颅内肿瘤切除满意，无颅内出血或颅内水肿，即可出院。开具出院医嘱，完成出院记录。向患者及家属交代出院后注意事项：注意密切观察尿量的变化，定期复查电解质及激素全套（出院后 7 天、21 天各测一次），以及服用激素替代药物、去氨加压素片、抗癫痫药物的注意事项；注意伤口居家护理；出现剧烈头痛、喷射性呕吐、高热不退、意识障碍、表情淡漠、伤口渗液、伤口流脓等异常情况紧急处理的方法。签署出院告知书，开具出院诊断证明书，完成出院病历书写。

（2）重点医嘱　出院带药及用药指导，（如糖皮质激素、治疗尿崩症药物、抗癫痫及促进神经康复药物用药指导），复诊指导。

（3）专科护理　出院宣教指导及家居康复指导：常用口服用药去氨加压素片、左甲状腺素钠片、氢化可的松片、丙戊酸钠片等的服用方法及注意事项宣教；合理饮食指导；复诊与就医指导。完成患者出院满意度调查，指导患者办理出院手续。

（4）个案管理　签署健康管理知情同意书，组织康复师、营养师、药师、主管医生与责任护士制订出院照护、随访计划（短期、中期、长期计划），出院复诊计划（3 个月、6 个月、9 个月、12 个月）及居家康复指引。

（5）嘱患者配合事项　配合出院告知谈话，出院签字，取出院带药，配合完成出院宣教，办理出院手续，了解复查程序。填写出院满意度调查表。

（三）院后管理

1. 短期随访（出院后 1 ~ 30 日）

（1）责任护士（1～7 日）　家居适应评估：评估患者精神状态、尿量与活动情况。患者精神状态不好及尿多时复查电解质。督促按时服用去氨加压素片。了解患者有无头痛，头痛的部位、性质，初步判断是伤口疼痛还是颅内高压性疼痛。给予心理安慰及异常情况就医指导。

（2）个案管理（8～30 日）　出院后第 14 天、21 天、30 天电话随访，了解患者居家服用激素依从性，通过智医在线平台推送颅咽管瘤相关健康宣教知识，接受患者疾病相关问题咨询，了解内分泌检查、电解质检查结果及激素用药情况，对回访数据进行归集。

2. 中期随访（出院后 31 ~ 90 日）

（1）个案管理　院后 85 天电话提醒复诊，了解患者居家康复效果及并发症护理。出院 2 个月、3 个月电话随访，提醒复查血电解质及激素全套。接受患者疾病相关问题咨询，进行饮食、运动、药物、心理健康教育，对内分泌检查结果及激素用药的数据进行归集。

（2）重点诊疗　常规检查：颅脑 MRI 平扫＋增强，内分泌功能状态检查（空腹抽激素全套），电解质检查。评估生长发育情况，调查颅咽管瘤术后生活质量，进行心理评估。分析患者检查报告，了解患者手术效果，评估神经功能恢复状态，指导后期治疗。

3. 长期随访（出院后 91 ~ 365 日）

（1）个案管理　出院后 175 天、360 天提醒复诊。出院 5 个月、8 个月、11 个月电话随访，提醒复查血电解质及激素全套，推送健康软文、视频，接受问题咨询，进行健康教育（饮食、运动、药物、尿崩等），归集随访数据。

（2）重点诊疗　常规检查：颅脑 MRI 平扫＋增强，评价神经功能，评估血电解质情况、内分泌功能情况、生长发育情况，调查颅咽管瘤术后生活质量，进行心理评估。分析患者检查报告，了解患者手术效果，指导激素替代治疗药物使用。提醒复诊（3 个月、6 个月、12 个月各一次），接受疾病问题咨询，指导康复治疗及训练。

（四）家居康复指引

1. 合理饮食

多进食高热量、高蛋白（鱼、肉、鸡蛋、牛奶等）、高纤维（芹菜、韭菜等）、富含维生素（新鲜蔬菜、水果）营养丰富的食物，避免摄入高糖食物（如果酱、蜂蜜、甜饮料、荔枝、西瓜、龙眼、甘蔗等）。忌食高脂肪、辛辣刺激的食物。尿崩，低血钠时，多饮盐开水及含钾、钠高的食物（如咸菜、咸鸭蛋等）。高血钠时，每小时饮 200mL 温开水，摄入低盐、清淡饮食。

2. 尿崩护理

当尿多、颜色浅时，服用去氨加压素片，当出现精神食欲下降、恶心、呕吐、四肢乏力等情况时，应就医查血电解质情况，及时处理血电解质紊乱。

3. 激素替代治疗护理

对于垂体功能低下的患者予以激素替代治疗，在服药期间，注意观察用药反应，切不可自行停药、改药，以免加重病情。糖皮质激素的不良反应有：①库欣综合征，表现为向心性肥胖、满月脸、高血压、乏力等；②诱发或加重细菌、病毒和真菌等各种感染；③诱发和加剧胃十二指肠溃疡；④出现精神症状（如焦虑、兴奋、欣快或抑郁、失眠、性格改变等），严重者可诱发精神失常、癫痫发作；⑤可抑制青少年生长激素的分泌，抑制骨细胞的活性，促进破骨细胞的生成，引起骨质疏松，继而影响生长。因此在长期服用糖皮质激素类药物时要注意监测血压、体重、血糖水平，监测电解质，进行大便隐血试验，注意有无胃痛、食欲减退及粪便颜色，有骨质疏松者注意补钙、减少磕碰，防止骨折。

4. 心理疏导

与患者沟通时委婉告诉其遗留的视力障碍、生长迟缓、性器官发育不全等不能完全恢复，但通过锻炼或药物治疗可部分改善，告知激素药物的重要作用及不良反应。亲友应加强心理开导，鼓励患者积极主动地进行康复训练，加强体育锻炼，建立健康的人格，树立生活信心，提高生活质量。

（焦　烨　刘　庆）

附表 5-9-1　颅咽管瘤全病程管理路径——院前及院中管理

项目＼时间	院前管理	院中管理			
	入院前准备 1～2 日	住院第 1～2 日 （手术前 1～2 日）	住院第 3 日 （手术日）	住院第 4～10 日 （术后 1～8 日）	住院第 11 日 （出院日）
专科诊疗	□排除新冠病史 □常规术前检查 □头部 MRI 检查 □手术风险评估	□采集病史 □专科体查 □完成眼底及视力视野检查、神经心理学测试 □完成内分泌功能、生长发育情况检查 □基础疾病检查、会诊、治疗 □确定手术方案 □手术风险谈话（术后并发症尿崩症、癫痫、中枢性高热、精神症状、下肢深静脉血栓等） □多学科术前讨论	□手术入路方式：额下入路颅咽管瘤切除术	□尿崩症及水电解质紊乱的观察及处理 □中枢性发热与处理 □伤口评估处理 □术后 MRI 复查 □内分泌功能检查及激素替代治疗 □肺部感染的预防与处理	□出院标准评估 □交代出院后注意事项

续表

项目＼时间	院前管理 入院前准备 1～2日	院中管理 住院第1～2日 （手术前1～2日）	住院第3日 （手术日）	住院第4～10日 （术后1～8日）	住院第11日 （出院日）
重点医嘱		□一级护理 □普通饮食、糖尿病饮食或其他 □相关检查（眼底及视力视野检查、神经心理学测试、内分泌功能检查） □基础疾病治疗	□一级护理或重症监护 □记录24h出入水量 □抽血查电解质及激素水平 □预防性使用抗癫痫药物 □禁食、禁饮4～6h □抗炎、止呕、抗酸、营养支持治疗 □对症治疗	□一级护理 □普通饮食、糖尿病饮食或其他 □记录24h出入水量 □药物治疗（抗炎、止呕、抗酸、营养支持、激素替代治疗） □伤口处理 □防跌倒、深静脉血栓 □动态监测电解质 □生命体征监测，Q4h □MRI复查	□出院医嘱
专科护理		□入院评估及宣教 □密切观察24h尿量及电解质变化 □预防跌倒/坠床宣教 □密切观察意识、瞳孔、生命体征及尿量变化 □完善术前准备 □禁食、禁饮宣教 □气道风险评估及肺部康复训练 □心理指导	□重点病情监测（意识、瞳孔、生命体征、血氧饱和度） □记录24h出入水量 □观察电解质的变化 □保持呼吸道通畅 □预防误吸	□病情监测（意识、瞳孔、生命体征、血氧饱和度） □记录24h出入水量 □观察电解质的变化 □保持呼吸道通畅 □ERAS早期康复指导（饮食营养、管道、运动、并发症预防等）	□出院流程指导 □家居康复指导 □家居随访指导
个案管理	□收集患者个案信息	□评估患者心理状况及社会支持能力 □健康宣教 □制订术前照护计划	□制订患者术后体位、早期活动计划 □疼痛管理 □制订气道康复及饮食营养计划	□患者病情评估 □健康指导 □实施早期康复计划 □制订出院计划	□出院照护评估 □制订出院随访计划 □制订居家康复计划
嘱患者配合事项	□入院前准备 □办理预住院	□配合术前病情评估 □准确记录24h出入水量 □完成术前准备	□配合护士落实专科护理 □准确记录24h出入水量 □及时报告不适	□配合ERAS早期康复措施落实 □及时报告不适	□办理出院手续

附表 5-9-2 颅咽管瘤全病程管理路径——院后管理

时间 项目	院后管理		
	短期随访 （出院后 1～30 日）	中期随访 （出院后 31～90 日）	长期随访 （出院后 91～365 日）
主要诊疗		□出院 3 个月医院面诊 □颅脑鞍区 MRI 平扫＋增强 □查血激素及电解质情况 □视力、视野复查，精神状态及心理状态评估 □分析患者检查报告，指导后期激素替代治疗 □调查患者健康状况及术后生活质量 □接受疾病问题咨询	□出院 6 个月、12 个月医院面诊 □颅脑鞍区 MRI 平扫＋增强 □查血激素及电解质情况 □视力、视野复查，精神状态及心理状态评估 □分析患者检查报告，指导后期激素替代治疗 □调查患者健康状况及术后生活质量 □接受疾病问题咨询
专科护理	□出院一周内电话随访 □伤口愈合情况评估 □家居饮食、活动与休息、服药、尿量观察指导 □心理指导 □指导复查激素及电解质 □观察患者精神状态 □家居防跌倒宣教		
个案管理	□出院后第 14 天、21 天、30 天电话回访 □回答患者咨询问题 □颅咽管瘤家居健康教育软文及视频推送 □并发症护理指导 □回访数据归集 □信息反馈（向专科团队反馈患者情况）	□出院 85 天电话提醒复诊 □了解患者居家康复效果及并发症护理 □出院 2 个月电话随访 □接受患者疾病相关问题咨询 □随访数据归集	□出院 175 天、360 天提醒复诊，出院 5 个月、8 个月、11 个月电话随访 □调查患者健康状况及术后生活质量，完成患者心理状态评估 □接受问题咨询 □进行社会适应能力健康教育 □归集随访数据
嘱患者配合事项	□报告自身不适 □进行居家康复 □接受颅咽管瘤相关知识健康教育 □接受激素替代治疗 □检查电解质及激素水平	□出院 3 个月医院面诊 □完成头部 MRI、视力、视野等检查及激素水平监测 □配合完成生活质量调查、心理状态评估 □学习颅咽管瘤健康教育知识及视频	□出院 6 个月、12 个月医院面诊 □汇报家居康复情况 □配合完成生活质量调查、心理状态评估 □完成头部 MRI 检查及激素检查

第十节 听神经瘤

一、概述

听神经瘤是起源于前庭神经鞘膜的一类良性肿瘤，75％～95％好发于桥小脑角区。首发症状表现为前庭耳蜗神经症状，如头昏、眩晕、单侧耳鸣和耳聋等。随着肿瘤生长，出现邻近脑神经的刺激或麻痹症状，如患侧面部麻木、疼痛、角膜反射迟钝或消失、复视、眼球外展受限、吞咽困难、进食呛咳、呃逆、声音嘶哑等。肿瘤压迫小脑脚可导致小脑性共济失调，压迫脑干可出现特征性同侧肢体轻瘫和锥体束征，晚期造成慢性脑积水及颅内压增高。

按照临床表现和肿瘤的大小将其发展过程分为四期：

第一期：管内型（1～10mm），仅有听神经受损的表现，除耳鸣、听力减退、头昏、眩晕和眼球震颤外，无其他症状。

第二期：小型肿瘤（11～20mm），除第一期症状外，出现邻近脑神经（三叉神经、面神经）及小脑症状，但无颅内压增高。

第三期：中型肿瘤（21～40mm），除第二期症状外，有后组脑神经及脑干受损症状，小脑受损症状更为明显，有不同程度的颅内压增高。

第四期：大型肿瘤（>40mm），症状扩大至全脑，阻塞性脑积水、脑干受损表现明显（见图 5-10-1、图 5-10-2），出现对侧脑神经损害症状，语言及吞咽明显障碍。

手术治疗是首选，也可行伽玛刀治疗。

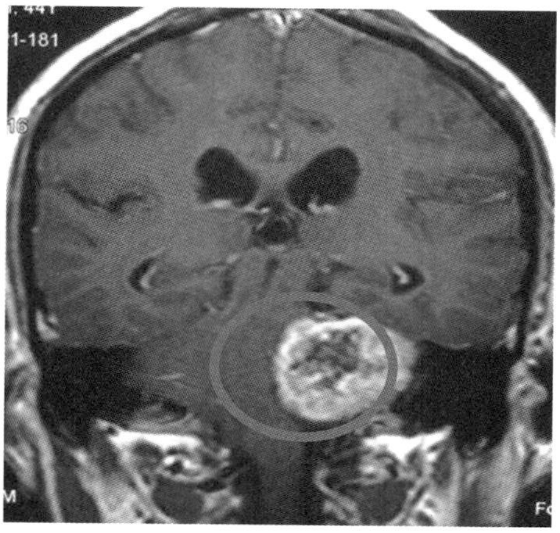

图 5-10-1 MRI 矢状位

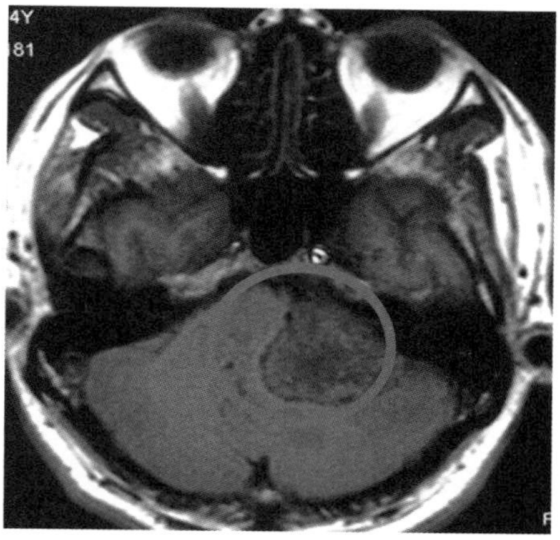

图 5-10-2 MRI 冠状位

二、出院标准

（1）标准住院日 10 天。

（2）出院标准 切口愈合良好；生命体征平稳；无颅内、肺部感染并发症；无术后脑脊液漏合并症；复查头部 MRI 显示颅内肿瘤切除满意。

三、全病程管理路径

（一）院前管理（入院前准备 1～2 日）

1. 主要诊疗

神经外科门诊了解患者主诉，评估患者听力情况、邻近脑神经的刺激或麻痹症状及小脑受压后平衡功能、既往病史、用药史，预约颅底 CT、MRI 检查，完成三大常规、凝血功能、肝肾功能、腹部 B 超、心电图及胸部 X 线片检查。分析患者检查报告，无手术禁忌证患者，门诊完成麻醉前风险评估，开预住院证。

2. 个案管理

收集患者个案信息，简单了解患者现病史、既往史、用药史。再次评估患者有无手术禁忌证，指导患者到门诊评估手术麻醉风险，协助患者办理预住院手续。帮助患者预约颅底 CT、MRI 检查。协助患者进行医保备案。

3. 嘱患者配合事项

完成手术麻醉风险评估，完成术前常规血液化验及检查，办理预住院手续。

（二）院中管理

1. 住院第1日（入院当日）

（1）主要诊疗　主管医生询问患者病史，进行专科体格检查：粗侧听力，进行面神经功能、三叉神经功能、后组脑神经功能检查及小脑功能评估。完善专科脑干诱发电位、体感诱发电位、肌电图、神经电图（双侧 F 波）、听力及电测听检查。必要时，需完成眼底及视力视野、语言分辨能力、电子纤维喉镜检查。有烟酒嗜好或既往有高血压、糖尿病、慢性支气管疾病患者，需要行肺功能或心脏彩超检查，积极治疗基础疾病。呼吸功能不全者，制订术前肺部康复训练计划。血糖＞16.6mmol/L 的糖尿病患者，应控制血糖在可进行手术的范围。必要时，申请 MDT 会诊。上级医师查房与术前评估，初步确定手术日期和手术方式。观察患者病情变化。对症治疗。

（2）重点医嘱

① 长期医嘱　普食、糖尿病饮食或低盐低脂饮食，二级护理，基础疾病药物治疗。

② 临时医嘱　脑干诱发电位、体感诱发电位、肌电图、神经电图（双侧 F 波）、听力及电测听检查，前庭功能试验。必要时，进行语言分辨能力、电子纤维喉镜、眼底及视力检查；＞60 岁患者应进行血脂、血液黏稠度、下肢深静脉及颈动脉 B 超、肺功能、心脏彩超等检查。

（3）专科护理

① 完成入院评估及健康宣教　询问患者基本信息、主诉、现病史、既往史；测量身高、体重；进行 ADL、疼痛、跌倒、压力性损伤、深静脉血栓评估。介绍病室环境，病房设施、设备，医院住院制度、安全制度、陪护与探视制度等。

② 执行二级护理　预防跌倒、误吸等潜在的护理风险；观察患者病情变化；遵医嘱执行基础疾病药物治疗；落实晨、晚间护理；加强心理护理。

③ 肺功能锻炼　指导患者戒烟、酒，训练深呼吸、咳嗽。肺功能异常者，指导进行爬楼梯、吹气球等肺功能锻炼，行呼吸道抗生素、祛痰药、平喘类药物雾化治疗。

（4）个案管理　详细完善患者信息，评估患者对疾病认知情况、治疗期望值、心理状况及社会支持能力，了解患者医保类型、是否购买商业保险等，给予患者住院安全知识宣教与指导。

（5）嘱患者配合事项　配合测量生命体征、身高、体重，配合入院评估及宣教；配合专科体格检查及疾病资料收集；执行 ERAS 康复方案。

2. 住院第2日（手术前1日）

（1）主要诊疗

①常规工作　上级医师查房，根据患者病情确定手术方案，向患者和家属交代手术必要性及术中风险：麻醉意外、术中大出血危及患者生命；由于神经与肿瘤粘连紧密，术中不能全切肿瘤，术后肿瘤复发，需要再次手术或行伽玛刀治疗；术后听力减退或出现面瘫；手术损伤后组脑神经，患者出现咳嗽、吞咽困难，需留置胃管鼻饲；术后可能出现肺部感染、脑脊液漏等并发症。MDT 团队（科主任、主刀医生、主管医生、麻醉师、手术室护士、营养师、康复师、药师、个案管理师、护士长、责任护士、必要时其他专科医生）术前讨论与小结，向患者和家属交代围手术期注意事项。签署手术同意书、输血同意书、签字授权委托书，准备病理学检查单及术后 CT、MRI 复查单。

② 重点诊疗　麻醉医师与手术室护士术前访视，进行麻醉、术中压力性损伤、深静脉

血栓等风险评估，组织 MDT 术前讨论，对于存在营养不良者，继续给予口服营养制剂或静脉营养治疗，以达到目标摄入量。向患者及家属交代麻醉注意事项并签署麻醉知情同意书、麻醉药品使用知情同意书。

（2）重点医嘱

① 长期医嘱 普食、糖尿病饮食或低盐低脂饮食，二级护理，既往基础疾病用药治疗。

② 临时医嘱 明日全麻下行开颅探查脑桥小脑角区病灶切除术，术前禁食 6～8h，禁饮 2～4h，术前 30min 局部备头皮，交叉配血，术中静滴抗生素，神经功能电生理监测，术后复查头颅 CT 及 MRI，行脑肿瘤组织病理学检查，其他特殊医嘱。

（3）营养干预 评估患者术前营养状况及术后营养风险，术前存在营养不良者，给予口服营养制剂或静脉营养治疗，以达到目标摄入量；制订术后肠内及肠外营养计划；对糖尿病、高血压基础疾病患者进行食用治疗饮食指导。

（4）用药指导 对患者术中抗生素适应证及用药注意事项，术后神经细胞营养药（丹参滴丸、尼莫地平、复合维生素 B、三磷腺苷）进行用药指导，保证患者用药安全。

（5）康复干预 针对患者术后可能存在的咳嗽、吞咽反射减弱、面神经功能障碍、平衡功能异常，制订个性化术后康复计划。

（6）专科护理

① 完善术前准备及宣教 包括局部备皮、交叉配血、参与患者术前讨论；术前禁食及禁饮时间，告知麻醉访视，签字事宜。指导术前沐浴、更换病服，及术后患者用物准备，指导保持充足睡眠，防止感冒。完成晨、晚间护理，做好患者安全管理、心理护理。

② 呼吸功能锻炼 指导患者继续训练深呼吸、咳嗽；肺功能异常者，继续指导爬楼梯、吹气球等肺功能锻炼，行呼吸道抗生素、祛痰药、平喘类药物雾化治疗。

（7）个案管理 协助患者及家属理解手术治疗方案，向患者及家属强化术前宣教，汇总营养师、药师、康复师、麻醉师术前讨论意见，制订患者术后照护计划。

（8）嘱患者配合事项 配合测量生命体征、询问排便情况；配合完善术前相关化验、检查；接受听神经瘤疾病知识宣教，配合完善手术前准备（配合完成局部备头皮、交叉配血，术前禁食、禁饮），观看手术室宣教视频；完成手术谈话签字；接受个案管理师康复计划解释与宣教。

3. 住院第 3 日（手术当日）

（1）主要诊疗

① 常规工作 核对患者手术基本信息，实施手术，术后行头颅 CT 检查，判断有无颅内出血及脑组织肿胀程度。麻醉清醒后，评估神经系统功能（面神经及后组脑神经功能）及听力情况。观察神志、瞳孔、生命体征变化。完成手术记录及术后病志。

② 重点诊疗 患者取侧俯卧位，头架固定，面神经、听神经电生理监测，消毒液彻底消毒手术切口，留置导尿管。以微创理念设计枕下乙状窦手术入路，常规切开头皮、肌肉、颅骨、脑膜，止血并显露病灶，瘤内均匀减压后，分离病变与周围结构边界。严格执行听神经瘤手术“四字要诀”（即减压、分离）、“十六字方针”（即充分减压、均匀减压、膜下分离、双向分离）。除神经结构外，重点注意对岩静脉及小脑前下动脉的保护，注意对内听道的重建及乳突气房的封闭。切口硬脑膜、肌肉原位缝合，伤口适度加压包扎，不放置伤口引流管。切开皮肤前 30min（麻醉诱导时）给药，预防性使用抗生素，手术超过 3h 或者失血量超过 1500mL，再增加一次同剂量抗生素。

（2）重点医嘱

① 长期医嘱 神经外科全麻术后护理常规，重症监护或一级护理，禁食、禁饮 4～6h。氧气吸入，心电监测，抬高床头 15°～30°，大型听神经瘤禁患侧卧位，抗酸、止血、抗炎及营养支持治疗，预防性镇痛。眼睑闭合不全者，滴眼药水、涂眼膏保护角膜。控制血压和血糖。

② 临时医嘱 予以抗菌药物（术前 0.5h 用），查血常规、凝血四项、电解质、血气分析等。行头颅 CT 排除颅内出血、脑水肿，必要时脱水、止呕对症处理。其他特殊医嘱。

（3）专科护理

① 手术后评估 了解患者术中出血量、输血量，肿瘤部位、大小、是否全切，术中快速病检结果等；了解麻醉方式、术中麻醉情况、患者麻醉复苏状态、有无麻醉后反应，必要时查血气分析；观察患者全身皮肤有无压红、破溃、损伤及皮肤感染情况；评估日常生活能力，以及 VTE、跌倒/坠床、压力性损伤等风险；评估输液管路是否通畅，了解术中输液量、药物名称及药物的作用。

② 护理重点 监测患者意识、瞳孔、生命体征、肢体活动、血氧饱和度情况。麻醉清醒后 4～6h，评估患者有无颅内高压症状及神经功能定位体征；评估听力情况（方法：用手机打电话或听手机声音）；评估面神经功能（嘱患者做皱额、闭眼、龇牙、鼓腮、吹哨五个动作，观察是否有额纹变浅、患侧眼睑闭合不全、口角歪斜等症状）；评估咳嗽、吞咽动作（评估方法：操作者将右手食指放于患者喉结上，嘱患者做空吞咽动作，观察喉结是否上下移动，嘱深呼吸、咳嗽，观察患者咳嗽是否有力）；患者无呕吐，即可进行吞咽功能障碍筛查，无吞咽障碍者，4h 后可饮水，6h 后进食清流质。

③ 并发症预防

a. 颅内出血 是术后最常见、最危险的并发症，常发生于术后 24～72h，必须密切监测病情变化。

b. 误吸 及时清除口腔内分泌物，患者呕吐时，头偏向一侧，防止呕吐物、口腔分泌物吸入气道。评估吞咽功能时，禁止用牛奶、鸡汤、肉汤等含脂质物质，防止吸入性肺炎发生。吞咽功能Ⅲ级及以上时，禁止经口进食，需留置胃管鼻饲流质。意识障碍患者，保持呼吸道通畅，充分湿化气道，机械辅助排痰，必要时吸痰，防止肺部感染。

（4）个案管理 评估患者病情，制订患者体位、早期活动、疼痛、气道及饮食营养康复计划，见表 5-10-1。

表 5-10-1 患者早期康复计划

时间	体位	早期活动	疼痛管理	气道管理	饮食营养
手术当天	头部抬高 15°～30°	至少每 2h 翻身、床上活动肢体 1 次	疼痛评分控制在 0～3 分	按需吸氧。清醒患者，呼吸功能锻炼 10 次/h	无呕吐，4h 后饮水，6h 后进食清流质
术后 1 天	头部抬高 15°～30°，取坐位	每 2h 翻身、床上肢体活动 1 次。病情允许情况下，早期离床活动	保证活动量，睡眠至少 6h	呼吸功能锻炼 10 次/h；有效咳嗽，至少 2 次/日，雾化吸入 3 次/日	遵医嘱由流质、半流质、软食逐渐过渡到普通饮食
术后 2～7 天	主动体位	下床活动	疼痛评分控制在 0～3 分，保证每日活动量，睡眠至少 6h	呼吸功能锻炼 10 次/h；有效咳嗽，至少 2 次/日，雾化吸入 3 次/日	少食多餐，根据患者消化情况酌情增减食物量

（5）嘱患者配合事项

吸氧，进行心电监测，配合定时监测生命体征、意识、瞳孔；卧床休息，抬高床头15°～30°；及时向医护人员报告身体不适；保持尿管引流通畅，防止意外拔管；进食清流质。

4. 住院4～6日（术后1～3日）

（1）主要诊疗

① 常规工作　上级医师查房，评估患者意识、瞳孔、生命体征、伤口情况。检查血液指标（包括血常规、电解质、凝血常规等）。有发热、脑膜刺激征阳性者，需行腰椎穿刺术；有脑脊液漏者需平卧一周，必要时行腰椎置管术持续引流脑脊液，调整抗生素用药频次或更改敏感抗生素。注意保持呼吸道通畅，机械辅助排痰。术后头部MRI检查。

② 重点诊疗　鼓励早期床上康复运动并坐起，指导患者在陪护扶助下下床静坐或活动。评估面神经功能，后组脑神经损伤，出现咳嗽无力、吞咽功能Ⅲ级及以上时，需留置胃管。有眼睑闭合不全者，予以滴眼药水、涂眼膏保护角膜。复查头颅MRI，确认肿瘤切除情况。

（2）重点医嘱

① 长期医嘱　一级护理，普食或胃管鼻饲流质，氧气吸入，心电监测，机械辅助排痰，抬高床头15°～30°，抗酸治疗（预防应激性溃疡），抗炎治疗，神经细胞营养药物（尼莫地平、复方丹参滴丸、复合维生素B、三磷腺苷四联合用）口服治疗。

② 临时医嘱　头部换药，必要时行腰椎穿刺术。脱水、止呕对症处理。

（3）专科护理

① 常规护理　密切监测患者意识、瞳孔、生命体征及肢体活动情况。吞咽功能正常，意识清醒者，术后第一天早餐流质，中餐半流质或软食，晚餐恢复至普通饮食，以清淡为主。吞咽功能Ⅲ级及以上者，留置胃管鼻饲流质，防止误吸。观察头部敷料有无松脱及伤口渗血、渗液。拔除尿管，关注患者自行排尿情况。指导并协助患者下床活动。对头痛、呕吐、眼睑闭合不全、脑脊液漏等情况予以对症处理并完成护理记录。落实体位护理、晨晚间护理、生活护理、心理护理。

② 护理重点　监测呼吸频率及节律、血氧饱和度情况，指导患者正确咳嗽、咳痰、床上翻身及体位排痰。意识障碍患者，评估舌根有无后坠、喉头有无水肿、气道黏膜有无损伤出血，对痰液黏稠度进行分级，听诊肺部情况并进行体位管理（侧卧位或半坐卧位），保持呼吸道通畅，必要时行气管插管或气管切开。落实口腔护理，防止口腔分泌物流入气道引起窒息。强化抗生素、祛痰药、平喘类药物雾化吸入治疗，指导患者吹气球肺康复锻炼。

（4）个案管理　评估患者病情及配合情况，执行术后照护管理（健康教育）计划，给予患者心理护理。

（5）嘱患者配合事项　配合定时监测生命体征、每日询问排便，配合观察意识、瞳孔、肢体活动情况。行脑神经功能检查及腰椎穿刺（必要时），定期抽血化验。按时、按量服用神经细胞营养药（尼莫地平、复方丹参滴丸、复合维生素B、三磷腺苷）。视体力情况下床活动。

5. 住院7～9日（术后4～6日）

（1）主要诊疗

① 常规工作　上级医师查房，查看头部伤口愈合情况，检查有无头皮下积液，头部换药。神经营养药物口服治疗（尼莫地平、复方丹参滴丸、复合维生素B、三磷腺苷四联用

药）。观察意识、瞳孔、生命体征、面神经功能等病情变化，必要时复查头部 CT，行腰椎穿刺术，对症支持治疗。

② 重点诊疗　恢复良好的患者，停止输液。头皮下积液者，抽吸积液并加压包扎。发热、呼吸道痰多者，行肺部 CT 检查。加强营养指导。

（2）重点医嘱

① 长期医嘱　一级护理，普食，神经营养药物口服治疗（尼莫地平、复方丹参滴丸、复合维生素 B、三磷腺苷四联用药）。

② 临时医嘱　伤口换药，必要时复查头部、肺部 CT，行腰椎穿刺术。

（3）专科护理

① 常规护理　观察患者意识、瞳孔、生命体征及肢体活动情况，病情变化时及时报告医生。落实饮食指导、体位护理、活动管理、伤口护理，观察口服药物不良反应。做好晨晚间护理、心理护理。

② 护理重点　做好头痛、呕吐、眼睑闭合不全、脑脊液漏等症状护理。防范坠床/跌倒、压力性损伤、下肢深静脉血栓形成、误吸、肺部感染等并发症发生，指导康复训练。

（4）个案管理　评估患者身体、情绪、认知、心理和社会支持状态并针对性地进行健康教育，监测并管理住院时长，组织 MDT 对个案病例进行讨论，评价患者对康复计划内容掌握情况及医护康复计划的实施进度，拟定出院时间，制订出院准备计划，进行出院前患者及家属沟通。

（5）嘱患者配合事项　配合定时监测生命体征、每日询问排便，配合护士晨、晚间护理，二级护理，普食，正常活动。配合功能恢复训练，接受出院前康复宣教及出院注意事项指导。

6. 住院第 10 日（出院日）

（1）主要诊疗　上级医师查房，评估出院指征：切口愈合良好；生命体征平稳；无颅内、肺部感染并发症；无术后脑脊液漏合并症；复查头部 MRI 显示颅内肿瘤切除满意。开具出院医嘱，签署出院告知书，向患者及家属交代出院后注意事项：术后根据伤口愈合情况 7～8 天拆线；面神经功能障碍者，口服神经营养药物治疗（尼莫地平、复方丹参滴丸、复合维生素 B、三磷腺苷四联用药，口服 6 个月～1 年）；建议全休 1～3 个月；缓慢进食，防止误吸；平衡功能障碍者，行走时防跌倒；术后 3 个月进行第一次神经外科门诊复查。

（2）重点医嘱　出院带药及用药指导，康复训练、复诊指导。

（3）专科护理　出院手续办理流程及尼莫地平、复方丹参滴丸、复合维生素 B、三磷腺苷四联用药宣教；家居饮食、吞咽康复训练、异常情况就医、复诊指导。完成患者出院满意度调查。

（4）个案管理　签署健康管理知情同意书，组织康复师、营养师、主管医生、责任护士制订出院随访计划（短期、中期、长期计划）、出院复诊时间（3 个月、6 个月、9 个月、12 个月）及居家康复计划。

（5）嘱患者配合事项　配合出院告知签字，取出院带药，接受出院宣教，了解复查程序，填写出院满意度调查表，办理出院手续。

（三）院后管理

1. 短期随访（出院后 1～30 日）

（1）责任护士（1～7 日）　电话回访家居适应情况，进行疼痛评估，了解患者头痛的部位、性质，初步判断是伤口疼痛还是颅内高压性疼痛；指导居家饮食、活动与休息；评估头部伤口是否完全拆线，询问伤口有无发痒、发红、流脓、破溃出血，有无皮下积液等；吞咽功能障碍者，指导患者进行吞咽训练，给予心理安慰。

（2）个案管理师（8～30 日）　出院 14 天、1 个月电话随访，了解患者居家服用神经细胞四联营养药物依从性；通过全病程管理平台推送听神经瘤相关健康宣教知识；接受患者疾病相关问题咨询；调查患者听力、面神经功能、吞咽功能恢复情况并反馈。

2. 中期随访（出院后 31～90 日）

（1）个案管理师　院后 85 天电话提醒复诊，了解患者居家康复效果及并发症护理。出院 3 个月电话随访，接受患者疾病相关问题咨询，调查患者听力、面神经功能、吞咽功能恢复情况并反馈。

（2）医生

① 常规诊疗　颅脑 MRI 平扫＋增强；评估神经功能（面神经功能：常态、闭眼、示齿、鼓腮、吹口哨、皱额、皱眉、笑容，有无眼干、少泪或多泪）；评估小脑功能（罗姆伯格征检查）；电测听、听力检测（检测患侧有无听力、耳鸣，音叉试验阳测纯音测听＋语言分辨率）；必要时行纤维喉镜检查。

② 重点诊疗　分析患者检查报告，了解患者手术效果、家居康复效果，评估神经功能恢复状态，指导后期治疗。了解家居康复情况。患者健康状况简易调查（SF-36 表）。调查患者听神经瘤术后生活质量，完成患者心理状态评估，接受疾病问题咨询，指导并发症康复治疗及训练。

3. 长期随访（出院后 91～365 日）

（1）个案管理师　出院 175 天、265 天、360 天提醒复诊，出院 5 个月、8 个月、11 个月电话随访，接受患者疾病相关问题咨询，调查患者听力、面神经功能、吞咽功能恢复情况并反馈。

（2）医生

① 常规诊疗　行健康状况简易调查（SF-36 表），余参见中期随访。

② 重点诊疗　分析患者检查报告，评估神经功能恢复效果。调查患者听神经瘤术后生活质量，完成患者心理状态及社会适应能力评估。指导促进神经功能康复药物使用，提醒复诊（3 个月、6 个月、9 个月、12 个月各一次），接受疾病问题咨询，指导康复治疗及训练。

（四）家居康复指引

1. 合理饮食

（1）普通饮食　进食高热量、高蛋白（鱼、肉、鸡蛋、牛奶、豆奶等）、富含纤维素（韭菜、芹菜等）、富含维生素（新鲜蔬菜、水果）营养丰富的食物。每天饮水约 2500mL，不宜饮用含糖饮料（如可乐、雪碧等）。忌食高脂肪、辛辣刺激食物，戒烟酒。避免食用过硬、不易咬碎或易致误咽的食物。

（2）糖尿病饮食　每天主食半斤左右，粗细搭配，全谷物、杂豆类应占主食摄入量的 1/3。每天 1 个鸡蛋，300g 液体奶或者相当量奶制品，100g 左右瘦肉，鱼虾蟹贝、禽类和豆制品适量。每日蔬菜 500g 左右，深色蔬菜占 1/2 以上，绿叶菜不少于 50g。少油少盐，成人每天烹调油 25～30g（2～3 汤匙），食盐用量不超过 6g。先吃蔬菜再吃瘦肉，最后吃主食。

（3）胃管鼻饲流质参考食谱　见表 5-10-2。

表 5-10-2　胃管鼻饲流质参考食谱

流质频次	清流质	普通流质	普通浓流质
第一次	冲米粉(米粉 10g,白糖 10g)	牛乳加糖(牛乳 200mL,白糖 25g)	鸡蛋薄面糊(面粉 15g,鸡蛋 50g,豆油 5g,盐 1g)
第二次	青菜汁(菜汁 200g,食盐 1g)	冲米粉加糖(大米粉 15g,白糖 25g)	牛乳冲藕粉(牛乳 200mL,藕粉 25g,白糖 15g)
第三次	冲藕粉(藕粉 10g,白糖 10g)	蒸蛋羹(鸡蛋 50g,豆油 5g,盐 1g)	猪肝糊(猪肝 25g,面粉 10g,盐 1g)
第四次	青菜汁(菜汁 200g,食盐 1g)	豆浆加糖(豆浆 250mL,白糖 25g)	牛乳冲麦乳精(牛乳 200mL,麦乳精 30g,白糖 15g)
第五次	鸡蛋白水(鸡蛋白 20g,白糖 10g)	猪肝泥(猪肝 30g,豆油 5g,盐 1g)	鸡蛋薄面糊(面粉 15g,鸡蛋 50g,豆油 5g,盐 1g)
第六次	冲米粉(米粉 10g,食盐 1g)	冲藕粉(藕粉 15g,白糖 25g)	冲藕粉(藕粉 25g,白糖 20g)
总能量	265kcal(1kcal＝4.1840kJ)	855kcal	1149.9kcal

（4）经口进食注意事项　进食前，深呼吸、咳嗽，将呼吸道痰液排出。进食时，取坐位或半坐位，选择不易出现误咽的果冻样或糊状食物，吞咽与空吞咽交互进行，速度缓慢，吞咽时头偏向一侧（左/右），不要用吸管饮水，不要说话。进食后，静坐 30min 再躺下或活动。漱口，清除聚集在口腔左右两边的食物残渣，保持口腔清洁。

（5）保持大便通畅　早晨喝一杯白开水，食用黑芝麻、核桃仁、香蕉、蜂蜜等润肠食物，或取番泻叶少量用沸水浸泡饮用，可有效地预防便秘。必要时，肛门注入开塞露，每次 1～2 支，缓解便秘。

2. 防止跌倒

家居环境地面清洁、干燥，房间内光线充足，房间内无障碍物，避免碰撞；患者裤腿不要盖过足背，穿防滑鞋，防止跌倒；平衡能力障碍者，循序渐进地进行平衡功能训练，从坐位→站立平衡→行走训练。在家属陪同下外出，出现头晕、恶心、出冷汗、眼前发黑等症状，立即休息，防止摔伤。

3. 正确治疗

术后需要常规服用神经细胞营养药（如尼莫地平、复方丹参滴丸、复合维生素 B、三磷腺苷）1～3 个月，有面瘫者需服用 6～12 个月，遵医嘱服药，按时、按量服药，不要随意停药或减量，不盲目投医问药。

4. 伤口照护

头部伤口拆线后 48～72h 可拆除头部敷料，外出时可戴帽子保护伤口。拆线后 2 周，伤口完全愈合即可洗头。洗头时，花洒不要直接对冲头部伤口，避免洗发液流入伤口，洗完后立即吹干；用络合碘擦拭伤口一遍，避免直接用手抓挠伤口，防止伤口破溃出血，造成感染。伤口出现发红、发痒、流脓、破溃、渗血/渗液，及时咨询医生，必要时到医院就诊。

5. 吞咽训练

吞咽功能康复操：

第一节，吞咽肌群按摩：按摩患侧面部，按摩患侧颈部，手指敲击唇周，牙刷刺激面部。

第二节，吞咽肌群运动：吹口哨，鼓腮，吹吸管，放松下颌发音。

第三节，舌肌运动：舌部水平运动，舌部侧方运动，舌部前伸运动，舌部后缩运动。

第四节，头部运动：左旋转运动，右旋转运动，低头运动，后仰运动。

每节 2 个 8 拍，共 8 个 8 拍。

6. 眼睑保护

眼睑闭合不全时，用眼罩保护患侧眼球或用蝶形胶布将上、下眼睑黏合在一起。白天按时用氯霉素眼药水滴眼，睡前用四环素或金霉素眼膏涂于上、下眼睑之间，保护角膜。减少用眼和户外活动，外出时戴墨镜保护，防止暴露性角膜炎。

7. 面瘫护理

对照镜子完成皱眉、上抬前额、闭眼、露齿、鼓腮、吹哨等动作，观察双侧颜面是否对称，进行自我按摩及表情动作训练。勿用冷水洗脸，避免面部直接吹风，可用生姜末局部敷贴（30min）或用温湿毛巾热敷面瘫侧（2～3 次/d，温度要低于 50℃）。加强口腔护理，保持口腔清洁，随时清除口角分泌物，防止口腔感染。配合物理和药物治疗，以促进神经功能恢复。

8. 脑脊液漏观察

卧床休息，床头抬高 15°～30°；耳漏时头偏向患则，借重力使脑组织贴近硬脑膜漏孔处，促使漏口粘连封闭，维持到脑脊液漏停止后 3～5 天。4～6h 观察体温一次，禁忌做耳鼻道填塞、冲洗、滴药。脑脊液漏卧床时间超过 1 周未愈，需汇报给主管医生，防止颅内感染。

（唐运姣　徐德保　刘　庆）

附表 5-10-1　听神经瘤全病程管理路径——院前及院中管理

时间/项目	院前管理	院中管理				
	入院前准备 1～2 天	住院第 1 天（入院日）	住院第 2 天（手术前 1 天）	住院第 3 天（手术日）	住院第 4～9 天（术后 1～6 天）	住院第 10 天（出院日）
专科诊疗	□排除新冠肺炎病史 □常规术前血液检查 □头部 MRI、颅底 CT 检查 □手术麻醉风险评估 □办理预住院	□采集病史 □专科体查 □眼底、视力、视野检查 □小脑功能检查 □脑干诱发电位、肌电图检查 □听力检查，语言分辨能力检查 □纤维喉镜检查 □基础疾病相关检查与会诊	□分析检查结果 □确定手术方案 □手术风险谈话（术后并发症：面瘫、眼睑闭合不全、吞咽功能障碍、肺部感染、头晕、走路不稳） □多学科术前讨论	□手术入路方式：枕下乙状窦入路听神经瘤切除术 □减压与分离"四字要诀"，充分减压、均匀减压、膜下分离、双向分离"十六字方针"	□面神经功能、吞咽功能障碍评估与处理 □脑脊液漏处理 □发热处理 □伤口评估与处理 □术后 MRI 复查 □面神经功能损伤者尼莫地平、复方丹参滴丸、复合维生素 B、三磷腺苷四联口服 □肺部感染的预防与处理	□出院标准评估：伤口无红肿、渗血、渗液、流脓，无皮下积液；体温正常；无肺部感染、脑脊液漏等并发症 □交代出院注意事项 □办理出院手续

续表

时间 项目	院前管理	院中管理				
	入院前准备1～2天	住院第1天（入院日）	住院第2天（手术前1天）	住院第3天（手术日）	住院第4～9天（术后1～6天）	住院第10天（出院日）
重点医嘱	□术后常规医嘱 □一级护理 □24h抗癫痫药物持续泵入 □禁食、禁饮4～6h	□一级护理 □普通饮食、糖尿病饮食或其他 □相关检查（眼底及视力视野、脑干诱发电位、肌电图、听力、语言分辨能力、纤维喉镜检查） □基础疾病治疗	□一级护理 □禁食、禁饮4～6h □局部手术备皮 □生命体征监测 □根据病情下达相应医嘱 □基础疾病治疗	□一级护理或重症监护 □禁食禁饮4～6h □心电监测 □吸氧 □预防性使用镇痛药物 □吞咽、面神经功能评定 □抗炎、止呕、抗酸、神经营养药物、营养支持治疗 □对症治疗 □CT检查	□一级护理 □普通饮食、糖尿病饮食或胃管鼻饲 □吞咽、面神经功能评定及训练 □药物治疗（抗炎、止呕、抗酸、神经营养支持） □伤口处理 □防跌倒、深静脉血栓 □生命体征监测，Q4h □防止误吸 □MRI复查 □术后24h拔除尿管	□出院医嘱
专科护理		□入院评估及宣教 □预防跌倒/坠床宣教 □密切观察意识、瞳孔及生命体征变化 □专科检查注意事项宣教 □完善术前准备	□局部手术切口备皮 □禁食、禁饮宣教 □气道风险评估及肺康复方法训练 □心理指导	□重点病情监测（意识、瞳孔、生命体征、血氧饱和度） □吞咽、面神经功能评定及记录 □保持呼吸道通畅，预防误吸 □术后4～6h进食	□病情监测（意识、瞳孔、生命体征、血氧饱和度） □保持呼吸道通畅 □吞咽、面神经功能评定及训练 □ERAS早期康复指导（饮食营养、管道、运动、并发症预防等）	□出院流程指导 □家居康复指导 □家居随访指导
个案管理	□收集患者个案信息	□评估患者心理状况及社会支持能力 □健康宣教 □制订术前照护计划	□制订患者术后体位、早期活动计划 □疼痛管理 □制订气道康复及饮食营养计划	□评估患者病情 □健康指导	□实施早期康复计划 □制订出院计划	□出院照护需求评估 □制订出院随访计划 □制订居家康复计划
嘱患者配合事项	□入院前准备 □配合办理预住院	□配合术前病情评估 □接受术前健康宣教 □完成术前准备	□配合术前谈话 □及时报告不适	□配合专科诊疗、护理 □及时报告不适	□配合ERAS早期康复措施落实 □及时报告不适	□办理出院手续

附表 5-10-2　听神经瘤全病程管理路径——院后管理

项目＼时间	院后管理		
	短期随访（出院后 1～30 日）	中期随访（出院后 31～90 日）	长期随访（出院后 91～365 日）
主要诊疗		□颅脑 MRI 平扫＋增强 □神经功能评估(面神经功能:常态、闭眼、示齿、鼓腮、吹口哨、皱额、皱眉、笑容,有无眼干、少泪或多泪) □小脑功能:罗姆伯格征检查 □听力检测:电测听,音叉试验阳性测纯音测听＋语言分辨率 □必要时行纤维喉镜检查 □分析患者检查报告,指导后期治疗 □调查患者健康状况及术后生活质量 □接受疾病问题咨询	□颅脑 MRI 平扫＋增强 □神经功能评估(面神经功能:常态、闭眼、示齿、鼓腮、吹口哨、皱额、皱眉、笑容,有无眼干、少泪或多泪) □小脑功能:罗姆伯格征检查 □听力检测:电测听,音叉试验阳性测纯音测听＋语言分辨率 □必要时行纤维喉镜检查 □分析患者检查报告,指导后期治疗 □调查患者健康状况及术后生活质量 □接受疾病问题咨询
专科护理	□出院一周内电话随访 □伤口愈合情况评估 □家居饮食、活动与休息、服药、观察指导 □心理指导 □指导患者吞咽、面神经功能训练 □家居防跌倒宣教		
个案管理	□出院 14 天电话回访 □回答患者咨询问题 □听神经瘤家居健康教育软文及视频推送 □并发症护理指导 □回访数据归集 □信息反馈(向专科团队反馈患者听力、面神经功能、吞咽功能恢复情况) □调查患者居家服用神经细胞四联营养药物依从性	□出院 85 天电话随访及复诊提醒 □了解患者居家康复效果及并发症护理 □出院 3 个月电话随访 □接受患者疾病相关问题咨询 □患者听力、面神经功能、吞咽功能恢复情况反馈 □随访数据归集	□出院 175 天、265 天、360 天提醒复诊 □出院 5 个月、8 个月、11 个月电话随访 □调查患者健康状况及术后生活质量,完成患者心理状态评估 □接受问题咨询 □患者听力、面神经功能、吞咽功能恢复情况反馈 □社会适应能力健康教育 □归集随访数据
嘱患者配合事项	□报告自身不适 □进行居家康复 □接受听神经瘤相关知识健康教育 □吞咽功能及面神经功能康复训练	□出院 3 个月医院面诊 □完成头部 MRI 检查 □配合完成生活质量调查、心理评估 □学习听神经瘤健康教育知识及视频 □吞咽功能及面神经功能康复训练	□出院 6 个月、9 个月、12 个月医院面诊 □汇报家居康复情况 □配合完成生活质量调查、心理评估 □学习听神经瘤健康教育知识及视频 □完成头部 MRI 检查

第十一节　颈静脉孔区肿瘤

一、概述

颈静脉孔区肿瘤是指发生在颈静脉孔及其附近的肿瘤，任何年龄均可发病，女性多于男性，以颈静脉球瘤和神经鞘瘤为常见，其次是脑膜瘤等。分为原发性和继发性，前者包括颈静脉球瘤、神经鞘瘤、脑膜瘤；后者包括脊索瘤、软骨肉瘤、巨细胞瘤、胆固醇肉芽肿、内淋巴囊肿瘤、颞骨转移癌等。主要临床表现为颈枕区疼痛和第Ⅸ、Ⅹ、Ⅺ对脑神经损害症状，还可出现颈静脉孔综合征（同侧咽反射消失，同侧舌的痛温觉和后1/3味觉丧失，胸锁乳突肌麻痹致头不能转向对侧，斜方肌麻痹致不能耸肩）。颈静脉球瘤和肿瘤压迫桥小脑角时一般表现为听力下降、耳鸣、眩晕及面瘫等（引起第Ⅴ、Ⅵ、Ⅷ对脑神经受累症状）。脑神经损伤出现次序和损伤程度，与肿瘤位置和起源有关，肿瘤向颅内生长压迫小脑和脑干，引起共济失调和锥体束征。严重者影响脑脊液循环，出现梗阻性脑积水。如肿瘤向颅外生长，可扪及颈部肿块。见图5-11-1、图5-11-2。

手术治疗是首选，也可行栓塞治疗和放射治疗。Fisch肿瘤分期，见表5-11-1。

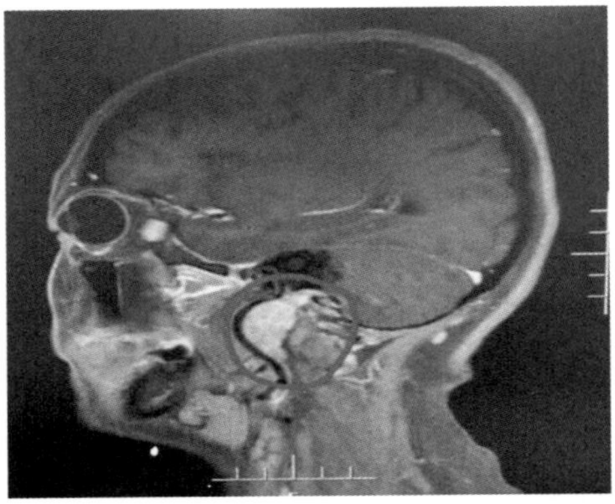

图 5-11-1 MRI 矢状位

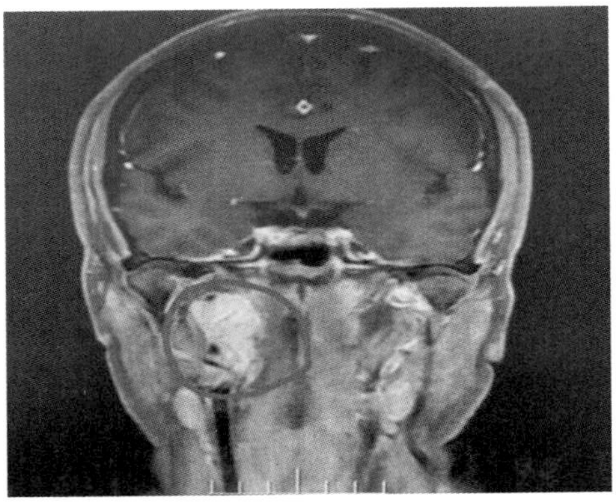

图 5-11-2 MRI 冠状位

表 5-11-1 Fisch 分期标准

分级	特点
A 级	肿瘤局限于鼓室，来源于鼓岬，没有骨质破坏
B 级	肿瘤涉及鼓室，可能累及乳突，来源于下鼓室，颈静脉球壁骨质完整
C 级	肿瘤破坏颈静脉球上的骨质，肿瘤侵入并破坏迷路下区和岩尖骨质
C1	肿瘤累及颈动脉外口
C2	肿瘤累及颈动脉垂直段
C3	肿瘤累及颈动脉水平段
C4	肿瘤向同侧破裂孔和海绵窦扩展
D 级	肿瘤扩展至颅内
De1	肿瘤向颅内扩展达2cm，但未穿破硬脑膜
De2	肿瘤向颅内扩展达2cm以上，但未穿破硬脑膜
Di1	肿瘤穿破硬脑膜向颅内扩展2cm
Di2	肿瘤穿破硬脑膜向颅内扩展2cm以上
D3	肿瘤向颅内扩展，不可手术切除

二、出院标准

（1）标准住院日　10天。

（2）出院标准　全部化验指标正常，术后无肺部感染、颅内感染等并发症，伤口无红、肿、热、痛，手术后复查头颅 CT 和 MRI 无异常。

三、全病程管理路径

（一）院前管理（入院前 1~2 日）

（1）主要诊疗　官网、微信、电话预约挂号，收集相关病史资料（如现病史、既往史、用药史、手术史等），完成三大常规、凝血功能、肝肾功能、感染性疾病筛查（梅毒、丙肝、乙肝、艾滋）、腹部 B 超、心电图及胸部 X 线片检查，询问女性患者下次来月经时间，预约头部 CT 和 MRI。评估患者有无手术禁忌证，完成手术风险评估。预约床位，办理预住院手续。

（2）个案管理　了解患者的基本情况和病情，判断是否适宜手术，协助办理预住院相关手续。

（3）嘱患者配合事项　详见本章第十节“听神经瘤”内容。

（二） 院中管理

1. 住院第 1 日（手术前 1 日）

（1）主要诊疗　主管医生询问患者病史及后组脑神经体查，包括下颌运动有无偏斜，面部感觉检查，有无双侧额纹不对称，有无鼻唇沟浅，有无眼睑闭合无力，咽反射、软腭运动及舌后部的味觉检查，迷走神经反射检查，观察伸舌有无偏斜，转颈是否有力，完成首次病程记录和入院记录。询问患者既往是否有高血压、糖尿病、心脏病、慢性呼吸系统疾病和心肺功能异常，如有异常需要进行风险评估和疾病相关检查，予以对症处理。分析院前检查结果，完善专科脑干诱发电位、体感诱发电位、肌电图、神经电图（双侧 F 波）、听力及电测听检查，评估患者有无斜方肌及胸锁乳突肌瘫痪或萎缩。主任医师床旁查房，确定手术日期、手术方案。主管医生完善住院谈话记录和查房记录，指导患者签署入院告知书、患者权利义务告知书。

（2）重点医嘱

① 长期医嘱　普食、低盐低脂饮食或糖尿病饮食，二级护理，预防跌倒/坠床。

② 临时医嘱　完成术前 CTA（CT 血管造影）+CTV（CT 静脉造影）检查（明确肿瘤与周围血管关系），专科脑干诱发电位、体感诱发电位、肌电图、神经电图（双侧 F 波）、听力及电测听检查，前庭功能试验，眼底及视力检查。65 岁以上患者，进行血脂、血液黏稠度、下肢深静脉及颈动脉 B 超、视力、视野、肺功能、心脏彩超等检查。明日全麻下行开颅探查颈静脉孔区病灶切除术，局部备头皮，交叉配血，术前禁食 6～8h，禁饮 2～4h，术中静滴抗生素，术前进行面神经功能、吞咽功能评定，神经功能电生理监测，术后复查头颅 CT 及 MRI，行脑肿瘤组织病理学检查。

（3）专科护理

① 常规护理　完成入院评估及健康宣教，协助患者术前准备，完成晨晚间护理，做好心理护理和安全管理。

② 护理重点

a. 严密观察患者病情，监测神志、瞳孔、生命体征；

b. 肿瘤压迫后组脑神经已出现吞咽障碍、饮水呛咳者，可留置胃管；

c. 完善各项护理风险评估，筛查高危风险患者；

d. 与主管医生、麻醉师、个案管理师一起参与患者手术方案讨论；

e. 了解患者对手术的期望值，掌握患者术前病情动态，指导患者戒烟酒、咳嗽、床上大小便训练、肺功能锻炼；

f. 了解患者嗜好和术前肺部CT结果，针对咳嗽、咳痰、肺部有少许炎症的患者，遵医嘱予以雾化吸入，必要时予以抗生素静滴；

g. 指导做好卫生处置，取下金属首饰、手表、义齿、假发等；

h. 鼓励患者，增进护患感情，进行有效的心理护理。

（4）营养干预　对患者进行营养风险的筛查和评估，主管医生和营养师结合患者身体具体情况及相关临床指标，确定患者的营养状态及相应营养干预方案。针对营养极差的患者静脉输注营养液，留置鼻胃管进行鼻饲流质。

（5）个案管理、嘱患者配合事项　详见本章第十节“听神经瘤”。

2. 住院第2日（手术日）

（1）主要诊疗

① 常规工作　上级医师查房，根据患者病情确定手术方案，向患者和家属交代手术必要性及术中风险：麻醉意外、术中大出血危及患者生命；由于神经与肿瘤粘连紧密，术中不能全切肿瘤，术后肿瘤复发，需要再次手术或行伽玛刀治疗；术后听力减退或出现面瘫；手术损伤后组脑神经，患者出现咳嗽、吞咽困难，需留置胃管鼻饲甚至气管切开，需要呼吸机辅助呼吸；术后可能出现肺部感染、脑脊液漏等并发症。MDT团队（科主任、主刀医生、主管医生、麻醉师、手术室护士、营养师、康复师、药师、个案管理师、护士长、责任护士、必要时其他专科医生）术前讨论与小结，向患者和家属交代围手术期注意事项；签署手术同意书、输血同意书、签字授权委托书；准备病理学检查单及术后CT、MRI复查单。

② 重点诊疗　核对手术方式和手术部位，实施手术，患者取侧俯卧位，头架固定，在神经电生理监测下，消毒液彻底消毒手术切口，留置导尿管。以微创理念设计枕下手术入路，常规切开头皮、肌肉、颅骨、脑膜，止血并显露病灶，术中镜下分块全切肿瘤，充分止血，缝合硬膜，分层缝合切口，加压包扎伤口，术后返回病房后严密观察术后反应，麻醉清醒后评估患者疼痛程度，肢体活动情况，吞咽功能、面神经功能、肌力、肌张力、斜方肌和乳突肌瘫痪等情况。判断有无Horner综合征（单侧瞳孔缩小、眼睑下垂、眼球内陷）或者颈静脉孔区综合征（见前文），评估听力情况。

（2）重点医嘱

① 长期医嘱　神经外科手术护理常规，一级护理，中心吸氧，心电监测和血氧饱和度监测，预防压力性损伤和血栓，基础护理，术后抬高床头15°～30°，静脉用药（抗感染、脱水、抗癫痫、护胃、护脑、营养支持）。

② 临时医嘱　术中用药，术中脑神经监测，电解质测定，查凝血常规、血常规、肝肾功能，血糖监测，术后头颅CT检查，脱水、止呕、镇痛对症用药。进行吞咽功能评定和生活自理能力评估。

（3）专科护理

① 常规护理　协助家属搬运患者至麻醉床，与手术医师、麻醉师、手术室人员一起进行手术后床旁交接，填写病历交接卡。评估患者神志、意识、瞳孔反射，予以心电、血氧饱和度监测，中心吸氧，测量生命体征。麻醉清醒患者，评估肢体活动、肌力、肌张力情况。术后禁食、禁饮2～4h，了解患者术中手术情况，出血情况，麻醉情况，手术方式、手术部位、肿瘤大小、切口和引流管情况，术中快速病理学检查结果，术中输液、输血情况。评估伤口是否有渗血情况，查看留置头部引流管、尿管是否有标识、是否妥善固定，告知患者及

家属引流管放置的目的、管道脱出后的应急处理。观察引流液的量、颜色、性状，引流管道引流是否通畅，详细记录留置时间。查看全身皮肤有无压红、破溃、淤血、红肿情况。完善日常生活能力、VTE、跌倒/坠床、压力性损伤风险、疼痛评分；完善护理记录单，执行术后医嘱，协助完成基础护理，给予患者及家属心理指导。

② 气道梗阻 手术后保持呼吸道通畅，防止窒息。全麻未清醒及后组脑神经损伤患者，要严密观察呼吸节律、深浅，备好气管切开包，必要时行气管切开或呼吸机辅助呼吸。舌咽和迷走神经损伤导致咳嗽反射减弱，造成咳痰能力下降者，应加强翻身、拍背、吸痰，防止肺部感染。

③ 窒息误吸 对患者进行吞咽功能障碍的筛查，嘱患者进食时应抬高床头 30°～90°，以半坐位或后组脑神经健侧卧位进食，速度缓慢，防止呛咳或误吸。及时清除口腔内分泌物，患者呕吐时，头偏向一侧，防止呕吐物、口腔分泌物吸入气道。评估吞咽功能时，禁止用牛奶、鸡汤、肉汤等含脂质物质，防止吸入性肺炎发生。吞咽功能Ⅲ级及以上时，禁止经口进食，需留置胃管鼻饲流质。意识障碍患者，保持呼吸道通畅，充分湿化气道，机械辅助排痰，必要时吸痰，防止肺部感染。

④ 头痛 详细询问患者头痛部位，分析头痛原因，根据不同情况头痛，对症处理。切口疼痛，适当予以安慰或遵医嘱给予镇痛药；颅内高压引起的头痛，及时行头部 CT 检查后，予以脱水治疗，必要时行脑室外引流穿刺术；术后血性脑脊液刺激脑膜引起头痛，需行腰椎穿刺术引流血液脑脊液。

⑤ 坠积性肺炎 告知患者术前开始戒烟酒，卧床时进行深呼吸、咳嗽训练，每 2h 更换一次体位，拍背 5min，予以雾化吸入 3 次/日，机械辅助排痰每日 2 次，鼓励患者尽早下床。

⑥压力性损伤 查看患者全身皮肤是否有压之不褪色的红斑、水肿、硬结、疼痛等。手术后协助患者翻身、侧卧，床头抬高＜30°，至少＜2h 翻身或更换体位一次。注意保暖，禁用热水袋，维持患者皮肤正常湿度，保持床单位清洁干燥，搬动患者时避免拖、拉、拽。呕吐、潮湿时及时更换衣物和床单，预防性使用波动式气垫床，在易发生压力性损伤部位预防性使用敷贴，加强营养，输注营养液。

⑦ 脑脊液漏 手术过程中因硬脑膜缝合不严密、乳突小房封闭不严可能导致脑脊液漏。护士和医生应主动告知患者正确识别脑脊液漏，观察伤口是否有黄色或清亮液体流出，不易凝固者，需卧床休息，床头抬高 15°～30°；耳漏时头偏向健侧，维持到脑脊液漏停止后 3～5 天。密切关注体温变化，禁忌做耳鼻道填塞、冲洗、滴药。脑脊液漏卧床时间超过 1 周未愈，需汇报给主管医生，防止颅内感染。

（4）个案管理 详见本章第十节“听神经瘤”。

（5）嘱患者配合事项 配合医生手术，配合病房护士完善术前准备，配合手术室护士做好开颅手术前准备工作，如核对患者信息、摆体位、静脉留置针穿刺、仪器监测等。配合麻醉师进行麻醉用药及留置导尿管。术后回病房后，配合护士定时监测生命体征、意识、瞳孔、肢体活动情况。遵医嘱吸氧、心电监测、卧床休息，抬高床头 15°～30°。防止管道、输液通道意外脱出，自主翻身，变更体位，出现不适，及时告知医护人员。

3. 住院 3～5 日（术后 1～3 日）

（1）主要诊疗

① 常规工作 医护查房，评估患者意识、瞳孔、生命体征、睡眠、营养情况。头部敷料换药，拔除导尿管和头部引流管，评定吞咽功能（评估为Ⅲ级或Ⅲ级以上经鼻胃管进食）和面神经功能，进行听力测试，评估肌力、肌张力，判断有无斜方肌和胸锁乳突肌瘫痪，有

无面瘫和眼睑闭合不全等情况。复查头部 MRI 检查肿瘤是否全切，判断是否有脑脊液漏。

② 重点诊疗　针对出现后组脑神经损伤的患者，严密观察气道情况，出现血氧下降、呼吸急促，行血气分析检查，并予以面罩给氧。吞咽功能评定Ⅲ级及以上者，遵医嘱留置胃管，鼓励早期下床，进行功能锻炼。

（2）重点医嘱

① 长期医嘱　一级护理，普食、胃管鼻饲流质，心电监测，氧气吸入，机械辅助排痰，气压治疗，抬高床头 30°，脑脊液漏的患者卧床休息一周，控制血压和血糖，抗炎、护胃、护脑、营养药物支持治疗。有眼睑闭合不全者，予以滴眼药水、涂眼膏保护角膜。

② 临时医嘱　留置胃管，头部换药，更换引流袋，物理降温，必要时行腰椎穿刺术。

（3）专科护理

① 常规护理　密切观察患者意识、瞳孔大小及对光反应、生命体征、肢体活动情况，注意伤口敷料有无渗血、渗液观察，引流液的颜色、量、性质等。评估患者面神经功能和吞咽功能，了解患者头痛、呕吐、睡眠、饮食、大小便和心理等情况。

② 护理重点

a. 吞咽功能评估　筛查患者是否有误吸和营养不良的风险［运用误吸风险评估表（见第四章误吸风险评估表］。吞咽功能：Ⅰ级（正常），具有正常吞咽摄食能力；Ⅱ级（轻度），轻度吞咽困难，完全经口摄食；Ⅲ级（中度），部分食物经口摄食，但不能完全维持营养，需少许静脉辅助营养；Ⅳ级（重度），完全不能经口摄食，需使用胃管进食。

b. 吞咽困难　术后禁食禁水，第二天用少量温开水，让患者试做吞咽动作，如没有呛咳方可进食流质，告知患者从健侧咀嚼食物。如吞咽功能障碍者应鼻饲流质，以保证营养的供给，同时注意保持口腔清洁、湿润。

c. 构音不良、喉音嘶哑　脑神经受损伤，尽量让患者发声，多用单音节单词进行锻炼；多进行咽口水训练；多咳嗽；将舌头伸出口外向各个方向运动，并用压舌板或勺子做对抗运动；多多咀嚼。每 1～2 周再次进行后组脑神经功能评估。出现发音不良，喉音嘶哑，患者不能很好地进行语言沟通时，护士应主动关心，使用手语或在床旁准备笔和纸，便于患者采用文字表达。

d. 呼吸功能的观察　应观察呼吸的频率、节律、快慢强弱，保持呼吸道通畅，及时清除呼吸道分泌物和呕吐物；有舌根后坠者可放置口咽通气道或用舌钳将其牵出；意识障碍、吞咽咳嗽反射障碍者，备气管切开包于床旁。颈静脉孔区肿瘤大，与脑干粘连紧密，常出现呼吸功能障碍，加上气管插管时间长，拔管后喉头水肿，舌根后坠，可致急性呼吸道梗阻，而呼吸骤停。因患者咳嗽反射减弱排痰不畅，术后应保持健侧卧位，搬动时防止头颈扭曲，以免脑干摆动过大造成不良后果。

e. 面神经损伤的观察　观察患者是否有面肌麻痹症状，如不能闭眼、皱额、闭嘴，舌前 2/3 味觉丧失，泪腺分泌障碍。

（4）个案管理　详见本章第十节“听神经瘤”。

（5）嘱患者配合事项　配合进行术后专科体格检查，必要时配合行腰椎穿刺，配合监测神志、瞳孔、生命体征。有脑脊液漏的平卧休息，进行留置胃管鼻饲。面神经功能和吞咽功能训练循序渐进，防止各管道脱出。

4. 住院 6～9 日（术后 4～7 日）

（1）主要诊疗

① 常规工作　医护查房，查看头部伤口愈合情况，检查有无头皮下积液，头部换药。

检查患者吞咽功能恢复情况，遵医嘱予以神经营养药物口服治疗，观察意识、瞳孔、生命体征、面神经功能等病情变化，必要时复查头部CT，行腰椎穿刺术，对症支持治疗。

② 重点诊疗　恢复良好者，执行神经外科术后护理常规。如发热患者，查明原因，必要时抽血培养检查和行腰椎穿刺术。头皮下积液者，抽吸积液并加压包扎。气道痰多者，保持呼吸道通畅，行肺部CT检查，加强营养支持。

（2）重点医嘱

① 长期医嘱　一级护理，普食或胃管鼻饲，肠内营养液输注，神经营养药物口服治疗。

② 临时医嘱　伤口换药，行腰椎穿刺术，必要时复查头部、肺部CT。

（3）专科护理

① 常规护理　观察患者意识、瞳孔、生命体征及肢体活动情况，病情变化时及时报告医生。落实饮食指导、体位护理、活动管理、伤口护理，观察口服药物不良反应。做好晨晚间护理、心理护理。

② 护理重点　评估吞咽功能，有障碍者进行吞咽功能训练（见表5-11-2）；落实眼睑闭合不全、面瘫、脑脊液漏等并发症护理的宣教和康复指导。预防坠床/跌倒、压力性损伤、下肢深静脉血栓形成、误吸、肺部感染等并发症发生。

表5-11-2　吞咽功能训练操

第一节：吞咽肌群按摩（图5-11-3）	按摩患侧面部； 按摩患侧颈部； 手指敲击唇周； 牙刷刺激面部	第三节：舌肌运动（图5-11-5）	舌部水平、侧方、前伸、后缩运动
第二节：吞咽肌群运动（图5-11-4）	吹口哨； 鼓腮； 吹吸管	第四节：头颈部运动（图5-11-6）	旋转运动、低头运动、后仰运动

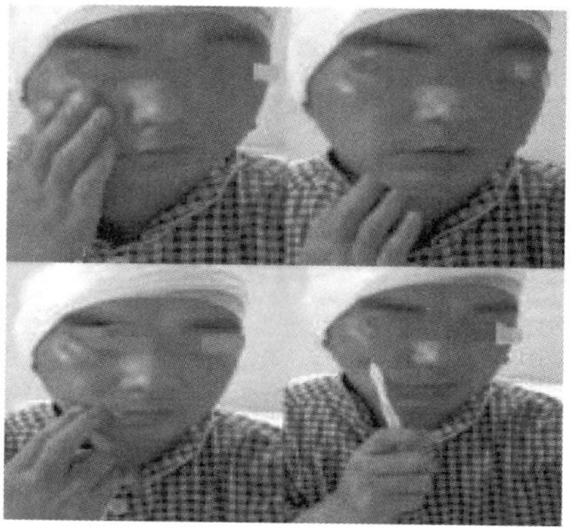

图5-11-3　吞咽肌群按摩

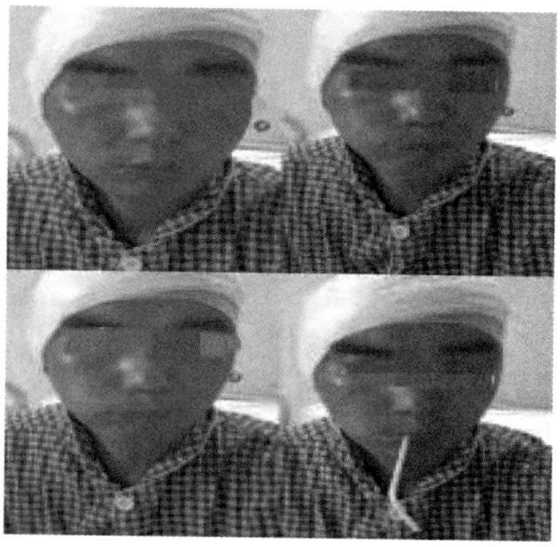

图5-11-4　吞咽肌群运动

（4）个案管理　详见本章第十节“听神经瘤”。

（5）嘱患者配合事项　二级护理，普食或鼻饲流质。配合监测神志、瞳孔、生命体征、每日询问排便，配合护士晨晚间护理，正常活动。配合功能恢复训练，接受出院前康复宣教及出院注意事项指导。

5. 住院第10日（出院日）

（1）主要诊疗　上级医师查房，评估出院指征：切口愈合良好，术后7～10天拆线，无

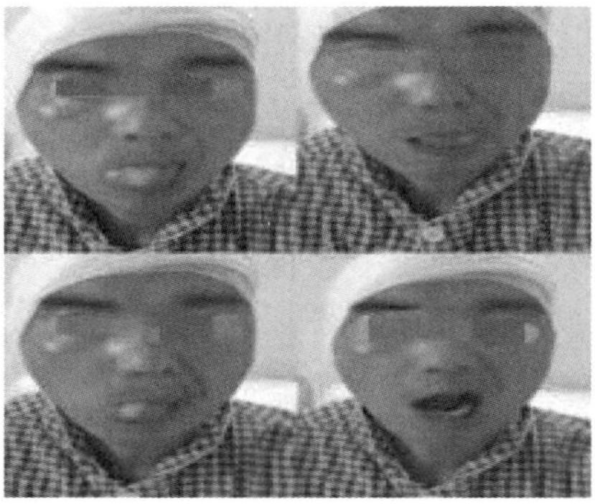

图 5-11-5 舌肌运动

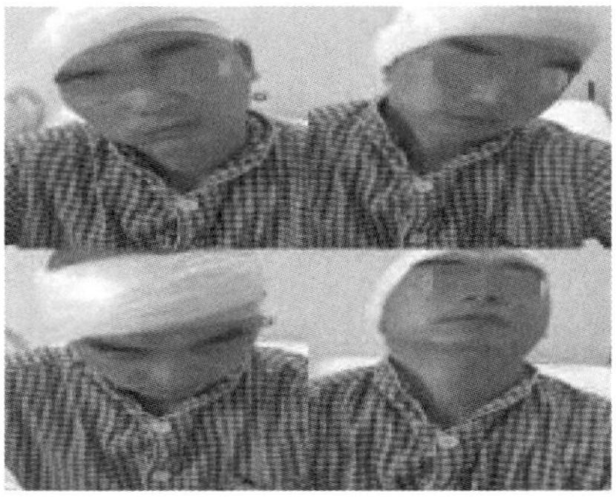

图 5-11-6 头颈部运动

颅内感染，无肺部感染，血液生化指标正常，无需住院处理的并发症和/或合并症，复查头部 MRI 显示颅内肿瘤切除满意，即可出院。开具出院医嘱，签署出院告知书，开具出院诊断证明书，完成出院记录。向患者及家属交代出院后注意事项：对能经口进食者，可以多做深呼吸、有效咳嗽，进食速度宜慢，取端坐卧位，进食时不要说话，患者做容易的吞咽动作，不要用吸管饮水。进食后，静坐 30min 再躺下或活动。漱口，清除聚集在口腔左右两边的食物残渣，保持口腔清洁。留置胃管患者饮食指导可参考表 5-11-3 胃管鼻饲流质食谱，做吞咽功能康复训练，经常做空吞咽动作，刺激咽喉部反射，经康复锻炼后，评估患者吞咽功能分级达到正常，神志清楚，身体各种机能都恢复，可考虑拔胃管。

（2）重点医嘱　出院医嘱：出院带药及用药指导（如促进神经康复药物的用药指导），康复训练、复诊指导。

（3）专科护理　告知患者办理出院、医保结算流程，出院带药服用方法，伤口异常情况处理措施。指导合理饮食营养，指导吞咽功能障碍、面神经功能障碍和眼睑闭合不全者进行康复训练，防止误吸和角膜溃疡。完成患者出院满意度调查，介绍全病程服务项目和内容，进行门诊复查（时间、携带资料、流程等）与就医指导及家居康复指导。

（4）个案管理、嘱患者配合事项　详见本章第十节“听神经瘤”。

（三）院后管理

详见本章第十节“听神经瘤”。

（四）家居康复指引

1. 饮食指导

以清淡、易消化、高蛋白、高热量、高维生素饮食为主。

（1）经口进食患者饮食　进食高热量、高蛋白（鱼、肉、鸡蛋、牛奶、豆奶等）、富含纤维素（胡萝卜、韭菜、番茄等）、富含维生素（新鲜蔬菜、水果）营养丰富的食物。每天饮水约 2500mL。禁忌高脂肪、辛辣刺激、海鲜等食物，戒烟酒。避免食用过硬、不易咬碎或易致误咽的食物。经口进食注意事项：进食前深呼吸、咳嗽，将呼吸道痰液排出；进食时，取坐位或半坐位，选择不易出现误咽的果冻样或糊状食物，吞咽与空吞咽交互进行，速度缓慢，吞咽时头偏向一侧（左/右），或低头、仰头，患者做容易的吞咽动作，不要用吸管饮水，不要说话；进食后，静坐 30min 再躺下或活动；漱口，清除聚集在口腔左右两边的食物残渣，保持口腔清洁。

（2）胃管鼻饲患者饮食　鼻饲流质食谱见表 5-11-3。注意事项：①喂食前翻身拍背排痰，喂食后至少保持进食体位半小时，禁止排痰；②进食时须抬高床头至少 60°，防止误吸；③喂食前检查胃管置入长度，回抽胃液确定胃管在胃内，无法判断胃管是否在胃内时或者胃管已脱出，禁止注食，就近就医；④一次鼻饲量不超过 200mL，时间间隔不少于 2h，注入速度宜慢；⑤避免鼻饲液过冷过热；⑥鼻饲液应现配现用，储存时间不宜过长，最长不超过 24h；⑦妥善固定胃管，胶布松脱立即更换；⑧胃管常规留置，复尔凯胃管每 42 天更换 1 次。

表 5-11-3　胃管鼻饲流质食谱

时间	食物种类(一)	食物种类(二)
07:00	牛奶(200mL)＋鸡蛋(50mL)	流质稀饭(100mL)
10:00	菜汤(100mL)＋果汁(100mL)	蛋白粉(100mL)
13:00	米饭＋肉沫＋鱼肉等(200mL)	蔬菜汁 (100mL)
16:00	菜汤(200mL)	果汁(100mL)
19:00	米饭＋肉沫＋鱼肉等(200mL)	蔬菜汁(100mL)
22:00	蛋白粉(200mL)	鸡蛋羹(100mL)

2. 合理运动

肢体功能障碍或步态不稳的患者进行床上被动运动，家属协助进行关节活动和肌肉按摩，防止关节挛缩和肌肉萎缩。情况允许可在家属扶助下进行循序渐进的离床活动，遵循起床“三部曲”原则（躺一分钟再坐起，坐一分钟再站起，站一分钟再行走），以没有不适感为宜。注意室内环境宽敞，地面清洁干燥，穿合适的鞋和衣裤，防止绊倒。条件允许的宜在康复机构进行功能恢复锻炼。

3. 心理支持

患者因面瘫、吞咽功能缺损、构音障碍、面容形象发生变化，易出现抑郁、性格和行为改变，而康复训练计划的顺利实施取决于患者对训练的合作态度，家人应多关心患者，多进行交流，协调好家庭支持系统，使患者树立战胜疾病的信心。

4. 面瘫护理

局部按摩：按摩前可先热敷面部，以改善面部血液循环，对照镜子完成皱眉、上抬前额、闭眼、露齿、鼓腮、吹哨等动作，观察双侧颜面是否对称，进行自我按摩及表情动作训练。避免面部直接吹风，可用生姜末局部敷贴 30min 或用低于 50℃的温湿毛巾热敷面瘫侧，2～3 次/天。注意口腔卫生，尽量选择残渣少的食物，如有食物残留及时清除，防止口腔发生真菌感染。

5. 居家并发症的预防

① 窒息风险　颈静脉孔区肿瘤压迫后组脑神经，出现吞咽困难，咳嗽反射减弱，饮水呛咳，留置胃管居家存在误吸窒息的风险，应根据患者吞咽能力来选择合适的一口量。进食后，温开水漱口，清除残渣。留置胃管患者出现食物返流，应头偏向一侧，及时清除口腔内分泌物，防止呕吐物、口腔分泌物吸入气道。

② 眼睑闭合不全　眼睑闭合不全的患者，容易导致角膜炎症、溃疡，应注意眼部护理。嘱患者尽量减少外出，避免强光刺激，外出时戴墨镜保护，防止暴露性角膜炎；使用左氧氟沙星滴眼液、小牛血去蛋白提取物眼用凝胶进行眼部保护，防止干燥；睡觉时佩戴眼罩。

（张　榴　刘　庆）

附表 5-11-1 颈静脉孔区肿瘤全病程管理路径——院前及院中管理

时间/项目	院前管理	院中管理				
	入院前准备 1～2 日	住院第 1 日（手术前 1 日）	住院第 2 日（手术当日）	住院第 3～5 日（术后 1～3 日）	住院第 6～9 日（术后 4～7 日）	住院第 10 日（出院日）
专科诊疗	□排除新冠肺炎病史 □常规术前血液检查 □进行头部 MRI、颅底 CT 检查 □手术麻醉风险评估 □办理预住院	□采集病史 □专科体查 □脑干诱发电位、肌电图检查 □纤维喉镜检查 □基础疾病相关检查与会诊 □分析检查结果 □确定手术方案 □手术风险谈话 □多学科术前讨论	□手术入路方式：枕下乙状窦入路颈静脉孔区肿瘤切除术 □术中生理监测 □完成手术记录和病程记录 □向患者及家属交代手术情况和注意事项 □密切观察患者术后病情	□观察病情，评估后组脑神经功能（有无面瘫、吞咽障碍、声音嘶哑、味觉减退、胸锁乳突肌和斜方肌瘫痪） □脑脊液漏处理 □发热处理 □伤口评估与处理 □术后 MRI 复查 □肺部感染的预防与处理	□术后并发症处理：发热、脑脊液漏、深静脉血栓等处理 □行腰椎穿刺脑脊液检查 □抗菌药物更改 □评估伤口愈合情况	□出院标准评估 □交代出院注意事项 □办理出院手续
重点医嘱		□一级护理 □普通饮食、糖尿病饮食或其他 □相关检查（脑干诱发电位、肌电图、纤维喉镜检查） □基础疾病治疗	□一级护理 □禁食、禁饮 4～6h □局部手术备皮 □生命体征监测 □根据病情下达相应医嘱 □基础疾病治疗	□一级护理或重症监护 □禁食、禁饮 4～6h □心电监测 □吸氧 □预防性使用镇痛药物 □吞咽、面神经功能评定 □抗炎、止呕、抗酸、神经营养药物、营养支持治疗 □对症治疗 □CT 检查	□一级护理 □普通饮食、糖尿病饮食或胃管鼻饲 □吞咽功能评定及训练 □药物治疗（抗炎、止呕、抗酸、神经营养支持） □伤口处理 □防跌倒、深静脉血栓 □生命体征监测，Q4h □防止误吸 □MRI 复查 □术后 24h 拔除尿管	□出院医嘱
专科护理		□入院评估及宣教 □预防跌倒/坠床宣教 □密切观察意识、瞳孔及生命体征变化 □专科检查注意事项宣教 □完善术前准备	□局部手术切口备皮 □禁食、禁饮宣教 □气道风险评估及肺部康复训练指导 □心理指导	□重点病情监测（意识、瞳孔、生命体征、血氧饱和度） □吞咽功能评定及记录 □保持呼吸道通畅，预防误吸 □术后 4～6h 进食	□病情监测（意识、瞳孔、生命体征、血氧饱和度） □保持呼吸道通畅 □吞咽功能评定及训练 □ERAS 早期康复指导（饮食营养、管道、运动、并发症预防等）	□出院流程指导 □家居康复指导 □家居随访指导

续表

项目＼时间	院前管理	院中管理				
	入院前准备 1～2 日	住院第 1 日 （手术前 1 日）	住院第 2 日 （手术当日）	住院第 3～5 日 （术后 1～3 日）	住院第 6～9 日 （术后 4～7 日）	住院第 10 日 （出院日）
个案管理	□收集患者个案信息	□评估患者心理状况及社会支持能力 □健康宣教 □制订术前照护计划	□制订患者术后体位、早期活动计划 □疼痛管理 □制订气道康复及饮食营养计划	□评估患者病情 □健康指导	□实施早期康复计划 □制订出院计划	□出院照护需求评估 □制订出院随访计划 □制订居家康复计划
嘱患者配合事项	□入院前准备 □办理预住院	□配合术前病情评估 □接受术前健康宣教 □完成术前准备	□配合术前谈话 □及时报告不适	□配合专科诊疗、护理 □及时报告不适	□配合 ERAS 早期康复措施落实 □及时报告不适	□办理出院手续

附表 5-11-2 颈静脉孔区肿瘤全病程管理路径——院后管理

项目＼时间	院后管理		
	短期随访 （出院后 1～30 日）	中期随访 （出院后 31～90 日）	长期随访 （出院后 91～365 日）
主要诊疗		□颅脑 MRI 平扫＋增强 □神经功能评估（后组脑神经：有无面瘫、吞咽障碍、声音嘶哑、味觉减退、胸锁乳突肌和斜方肌瘫痪） □必要时行纤维喉镜检查 □分析患者检查报告，指导后期治疗 □调查患者健康状况及术后生活质量 □接受疾病问题咨询	□颅脑 MRI 平扫＋增强 □神经功能评估（后组脑神经：有无面瘫、吞咽障碍、声音嘶哑、味觉减退、胸锁乳突肌和斜方肌瘫痪） □必要时纤维喉镜检查 □分析患者检查报告，指导后期治疗 □调查患者健康状况及术后生活质量 □接受疾病问题咨询
专科护理	□出院 1 周内电话随访 □伤口愈合情况评估 □家居饮食、活动与休息、服药、观察指导 □心理指导 □患者吞咽功能训练指导 □家居防跌倒宣教	□出院 3 个月医院复诊	□出院 6 个月、9 个月、12 个月医院复诊
个案管理	□出院 14 天、1 个月电话回访 □回答患者咨询问题 □颈静脉孔区肿瘤家居健康教育软文及视频推送 □并发症护理指导 □回访数据归集 □信息反馈（向专科团队反馈患者吞咽功能恢复情况），询问患者吞咽功能训练依从性	□出院 85 天电话提醒复诊 □了解患者居家康复效果及并发症护理 □出院 3 个月电话随访 □接受患者疾病相关问题咨询 □吞咽功能恢复情况反馈 □随访数据归集	□出院 175 天、265 天、360 天提醒复诊 □出院 5 个月、8 个月、11 个月电话随访 □调查患者健康状况及术后生活质量，完成患者心理状态评估 □接受问题咨询 □吞咽功能恢复情况反馈 □进行社会适应能力健康教育 □归集随访数据

续表

时间 项目	院后管理		
	短期随访 （出院后 1～30 日）	中期随访 （出院后 31～90 日）	长期随访 （出院后 91～365 日）
嘱患者配合事项	□报告自身不适 □进行居家康复 □接受颈静脉孔区肿瘤相关知识健康教育 □吞咽功能康复训练	□完成头部 MRI 检查 □配合完成生活质量调查、心理评估 □学习颈静脉孔区肿瘤健康教育知识及视频 □吞咽功能康复训练	□汇报家居康复情况 □配合完成生活质量调查、心理评估 □学习颈静脉孔区肿瘤健康教育知识及视频 □完成头部 MRI 检查

第十二节　脑干肿瘤

一、概述

脑干肿瘤是指起源于脑干的肿瘤，以神经胶质细胞瘤多见，其次是血管网状细胞瘤和海绵状血管瘤。胶质瘤中又以星形细胞瘤和多形性胶质母细胞瘤多发。神经胶质细胞瘤在脑干内多呈浸润性生长，沿神经轴向上下两个方向发展，通常脑桥为好发部位。见图 5-12-1～图 5-12-3。

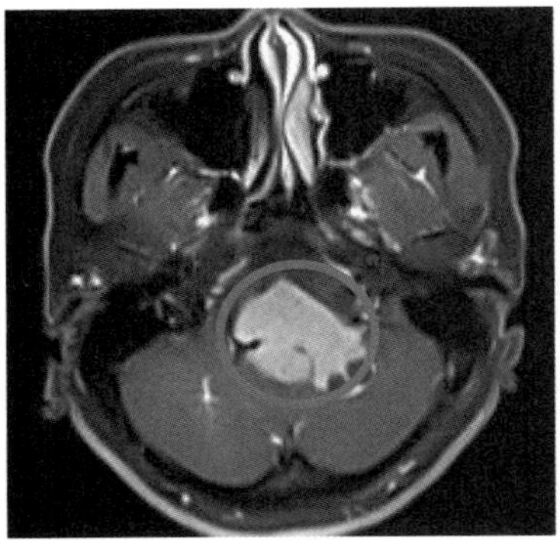

图 5-12-1　MRI 横断位

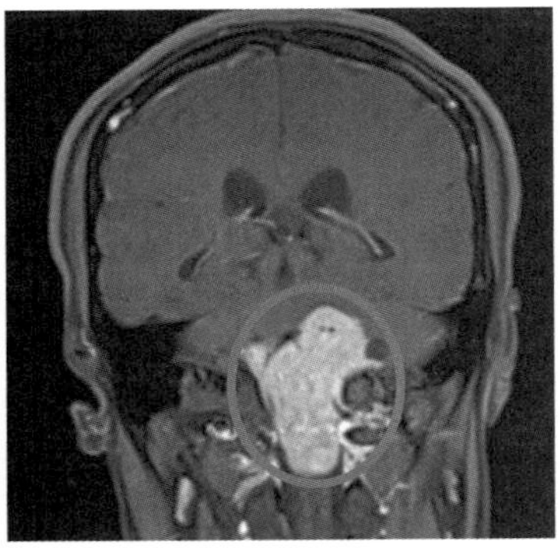

图 5-12-2　MRI 冠状位

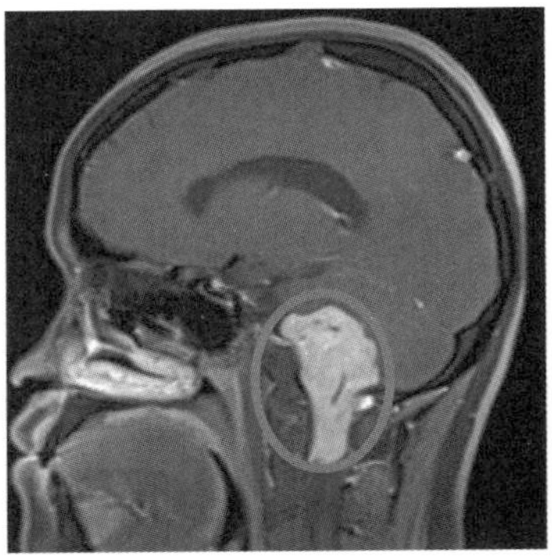

图 5-12-3　MRI 矢状位

生长于脑干的肿瘤，其临床表现与肿瘤的发生部位密切相关。

1. 中脑内肿瘤

患者可出现眼睑下垂等动眼神经瘫痪症状。由于肿瘤向背侧发展，造成第四脑室或中脑导水管的狭窄或闭锁，故早期即可出现颅内压增高症状，患者常有头痛、眩晕、躁动不安，伴有恶心与呕吐等。随着肿瘤的压迫和发生占位效应，可表现出典型的中脑损害临床综合征。

2. 脑桥肿瘤

表现为眼球内斜、复视、嘴歪、面部麻木等展神经、面神经或三叉神经受累症状；并有运动、感觉障碍和小脑症状等。该部位肿瘤的颅内压增高出现较晚，因肿瘤多呈浸润性生长，故症状和体征表现较为复杂。

3. 延髓肿瘤

存在明显的症状和体征，如延髓两侧性损害，可表现为双侧后组脑神经麻痹，患者吞咽呛咳、声音嘶哑、舌肌麻痹和萎缩等。随着肿瘤的发展，累及脑干腹侧面的锥体束时，则出现交叉性瘫痪，表现为同侧的脑神经麻痹和对侧的肢体肌力下降、肌张力增高、腱反射亢进及病理征阳性。肢体的瘫痪常先从一侧下肢开始，继之发展到该侧上肢。但有些生长缓慢的肿瘤早期表现常不明显。延髓肿瘤早期一般无颅内压增高症状，但肿瘤内出血或囊性变影响脑脊液循环时，则可出现颅内压增高。此外，小脑体征亦不少见，表现为步态不稳、闭目难立征阳性、眼球震颤及共济失调。晚期可出现双侧脑神经受累和锥体束征。部分患者还可因肿瘤侵及延髓及上颈髓而出现强迫头位等。

目前，手术治疗是脑干占位病变最主要的治疗方法，但由于脑干结构的复杂性与功能的重要性，手术切除及活检都存在很大风险，放射治疗和化学药物治疗是脑干肿瘤治疗的主要辅助手段。本章节以延髓胶质瘤为例。

二、出院标准

（1）标准住院日　14 天。

（2）出院指征　生命体征平稳；切口愈合良好，切口无感染，无皮下积液（或门诊可以处理的少量积液）；无发热；无脑脊液伤口漏。

三、全病程管理路径

（一）院前管理（入院前准备 1～2 日）

1. 主要诊疗

神经外科门诊就诊，询问患者并进行专科体查，确认患者有无眼球内斜、复视、嘴歪、面部麻木等展神经、面神经或三叉神经受累症状，以及运动、感觉异常和小脑症状等。询问患者既往史、用药史等。预约颅底 CT、MRI 检查，完成脑神经功能检查（视力、视野、听力），神经电生理检查［主要包括脑干听觉诱发电位（BAEP）、脑干体感诱发电位（SEP）、脑干运动诱发电位（MEP）等检查］，评估脑干功能。完成三大常规、凝血功能、肝肾功能、感染性疾病筛查（梅毒、丙肝、乙肝、艾滋病）、腹部 B 超、心电图及胸部 X 线片检查，根据患者病情，必要时行心、肺功能检查。评估患者手术禁忌证：弥散型脑干肿瘤累及整个脑干（中脑、脑桥、延髓）；伴有软脑膜播散或种植的脑干胶质瘤；Karnofsky 功能状态评分（KPS）＜50 分，脑干功能严重衰竭；合并多脏器功能异常，无法耐受手术。无上述手术禁忌证患者，办理预住院手续。

2. 个案管理、嘱患者配合事项

详见本章第十节“听神经瘤”。

（二）院中管理

1. 住院第 1 日（入院当日）

（1）主要诊疗　主管医生询问患者病史及评估肌力、肌张力、脑神经功能（具体方法见下文体格检查），完成入院记录、首次病志。分析院前检查结果，完成专科眼底及视力、视野检查、语言分辨能力、电子纤维喉镜、有烟酒嗜好或既往有高血压、糖尿病、慢性支气管疾病患者属于麻醉气道高危风险，需要行肺功能（动脉血气测试、心肺功能运动试验）或心

脏彩超检查。必要时，申请 MDT 会诊。上级医师查房与术前评估，初步确定手术日期和手术方式，完成上级医师查房记录。积极治疗基础疾病，观察患者病情变化。对症治疗。

体格检查介绍如下。

① 肌力　令患者做肢体伸屈动作，检查者从相反方向给予阻力，观察患者对阻力的克服力量，并注意两侧比较。

② 肌张力　嘱患者充分放松，检查者用手握其肌肉并体会其紧张程度，然后持患者的肢体做被动屈伸运动并感受其阻力。

③ 嗅神经　让患者闭眼，用手指压闭一侧鼻孔，然后取易于挥发、对黏膜无强烈刺激物质（如香皂、牙膏、香水等），要求其嗅出。

④ 视神经　粗侧视野，患者背光与检查者对面而坐，相距约 60cm，测试左眼时，患者以右手遮其右眼，以左眼注视检查者的右眼，检查者以食指或其他试标在两人中间位置分别从上内、下内、上外和下外的周围向中央移动，直至患者看见，并与检查者本人的正常视野比较。

⑤ 动眼、滑车、展神经　观察瞳孔大小、形状、对称性、对光反应和调节反射。观察瞳孔对光反应时，可令患者向远方注视，以光源从侧面照射瞳孔，正常瞳孔应缩小。观察眼球运动，嘱患者头部不动，双眼随检查者手指向各个方向移动。

⑥ 三叉神经检查法　以针、棉签以及盛有冷、热水的试管分别测试面部三叉神经分布区皮肤的痛觉、触觉和温度觉，注意内外侧对比，左右两侧对比。观察双侧颞肌及咬肌有无萎缩，以双手触按颞肌及咬肌，并让其做咀嚼动作；露齿动作，以上下门齿的中缝线为标准，观察张口时下颌有无偏斜。脑干病变可引起交叉性感觉障碍、同侧感觉障碍、对侧感觉障碍，三叉神经脊束核部分损害时，感觉障碍呈同侧洋葱皮样分布，并有感觉分离（痛、温觉消失，触觉存在）。

⑦ 听神经　主要检查听力及听反射，检查常用方法有低语、表声、音叉试验。检查自发性眼球震颤（检查者用手指引导患者的视线向上、向下、向左、向右，观察在各方向下有无眼球震颤及震颤情况），进行前庭功能试验（包括变温试验、旋转试验等）。

⑧ 面神经　观察患者面部表情肌及其运动是否对称，注意两侧额纹、眼裂、鼻唇沟是否对称。

⑨舌咽、迷走、舌下神经　注意患者发音是否清楚，有无声嘶、失音，有无吞咽困难及进食反呛。此三对脑神经发自延髓，在延髓损害时可以受累，导致声嘶、吞咽困难等症状。

（2）重点医嘱

① 长期医嘱　普食、糖尿病饮食或低盐低脂饮食，二级护理，基础疾病药物治疗。

② 临时医嘱　颅内压增高者，可术前行脑室外引流。必要时，进行语言分辨能力、电子纤维喉镜、眼底及视力检查；60 岁以上患者及高危人群，进行血脂、血液黏稠度、下肢深静脉及颈动脉 B 超、视力、视野、肺功能、心脏彩超等检查。

（3）专科护理

① 评估患者基本信息、主诉、现病史、既往史；测量基础生命体征；评估患者四肢肌力、肌张力，生活自理能力，根据自理能力制订护理级别。评估存在或潜在的护理风险（跌倒、压力性损伤、深静脉血栓、误吸）等。

② 了解患者有无头痛、吞咽困难、饮水呛咳，是否出现呼吸困难、耳鸣、面肌麻痹、感觉功能减退及运动困难，有无嗜睡、心动过速等表现及出现时间。

③ 评估呼吸功能。脑桥和延髓为呼吸、心血管、吞咽等的重要中枢。延髓下端的前内

侧部和后外侧缘与呼吸运动相关。刺激内侧部产生吸气，刺激后外侧缘产生呼气，两部位交替刺激时，产生正常型呼吸。呼吸功能障碍提示延髓出现损伤，需认真评估呼吸的频率、节律、幅度，尤其应注意有无睡眠呼吸的存在。

④ 评估意识状态。患者意识障碍甚至出现昏迷是肿瘤发展造成脑干网状结构受累的表现。

⑤ 评估神经功能。患者早期出现复视是由于中脑肿瘤累及动眼神经和滑车神经核团所致的；出现眼球外展运动障碍、面神经周围性和面部感觉减退，提示脑桥肿瘤累及展神经核团、滑车神经核、面神经核和部分三叉神经核；当病变累及前庭神经时，出现听力减退、眼球震颤和眩晕；延髓肿瘤可累及后组脑神经核，可出现声音嘶哑、吞咽困难和舌肌瘫痪的表现；当肿瘤向脑干腹侧发展时，出现脑干长束损伤的症状，表现为对侧肢体瘫痪。

⑥ 吞咽功能评估见“听神经瘤”。

（4）个案管理　详见本章第十节“听神经瘤”。

（5）嘱患者配合事项　配合测量生命体征、身高、体重，配合入院评估及宣教；配合医生询问现病史、既往史、用药情况，配合专科体格检查及疾病资料收集；在护士协助与指导下自理日常生活。既往基础疾病者，遵医嘱用药，普通饮食或遵医嘱补充营养制剂，正常活动。

2. 住院第 2 日（手术前 1 日）

（1）主要诊疗　上级医师查房，根据患者病情确定手术方案，向患者和家属交代手术必要性及手术风险：麻醉意外、术中大出血危及患者生命；术后昏迷、植物状态；由于神经与肿瘤粘连紧密，术中不能全切肿瘤，术后肿瘤复发，需要再次手术或行伽玛刀治疗；术后出现瘫痪、生活不能自理；手术损伤后组脑神经，患者出现咳嗽、吞咽困难，需留置胃管鼻饲甚至气管切开，呼吸机辅助呼吸；术后可能出现肺部感染、脑脊液漏等并发症。MDT 团队(科主任、主刀医生、主管医生、麻醉师、手术室护士、营养师、康复师、药师、个案管理师、护士长、责任护士、必要时其他专科医生）术前讨论与小结，向患者和家属交代围手术期注意事项；签署手术同意书、输血同意书、签字授权委托书。准备病理学检查单及术后 CT、MRI 复查单。麻醉医师与手术室护士术前访视，进行麻醉、术中压力性损伤、深静脉血栓等风险评估。向患者及家属交代麻醉注意事项并签署麻醉知情同意书。

（2）重点医嘱

① 长期医嘱　普食、糖尿病饮食或低盐低脂饮食，一级或二级护理，既往基础疾病用药治疗。

② 临时医嘱　明日全麻下行开颅探查脑干病灶切除术，术前禁食 6～8h，禁饮 2～4h，术前 30min 局部备头皮，交叉配血，术中静滴抗生素，行神经功能电生理监测，术后复查头颅 CT 及 MRI，行脑肿瘤组织病理学检查，其他特殊医嘱。

（3）营养干预　术前营养状况筛查及风险评估可以确保术后高质量的康复。有糖尿病、高血压等基础疾病患者食用治疗饮食。制订术后肠内及肠外营养计划。高血糖患者应控制血糖在可进行手术的范围内。术前存在营养不良的患者，给予口服营养制剂，以达到目标摄入量。当经口摄入能量少于正常摄入量的 60％时，口服肠内营养辅助制剂。对于存在严重营养不良的患者，需静脉补充。

（4）康复干预　针对患者术后可能存在的咳嗽、吞咽反射减弱，面神经功能障碍，呼吸功能障碍，平衡功能异常，肢体感觉及运动功能障碍，制订个性化术后康复计划。

（5）专科护理

① 常规护理　术前准备宣教，包括备皮、交叉配血、术前禁食及禁饮时间、告知麻醉访视、签字事宜。指导患者术前沐浴、更换病服，及术后患者用物准备，指导保持充足睡眠，防止感冒。完成晨晚间护理，做好患者安全管理、心理护理。

② 护理重点

a. 心理护理。脑干是机体生命中枢所在，患者对疾病本身以及手术后生活存在顾虑与恐惧，护理人员应使用通俗易懂的语言，多使用肢体语言对患者进行主动安慰。应耐心讲解脑干疾病相关知识，向患者传达积极的疾病信息，如介绍成功病例，或寻找相同疾病手术后的患者与其交流，使患者对显微外科技术有初步的感性认识，以减轻患者对手术的顾虑。

b. 讲述手术前后准备的必要性以及重要性，使患者理解和配合。

c. 注意询问患者的睡眠质量，必要时于手术前一晚使用镇静药物，保证睡眠；提前告知手术室的大致环境和当日手术流程，并介绍减轻疼痛的措施，帮助患者消除对疼痛的顾虑。

d. 参与患者术前讨论，评估患者落实禁烟酒以及训练深呼吸、咳嗽、床上排便的效果；肺功能异常者，继续指导爬楼梯、吹气球等肺功能锻炼，行呼吸道抗生素、祛痰药、平喘类药物雾化治疗。

（6）个案管理、嘱患者配合事项　详见本章第十节“听神经瘤”。

3. 住院第 3 日（手术当日）

（1）主要诊疗

① 常规工作　核对患者基本信息及手术部位、手术方式，实施手术，完成手术记录及术后病程记录。术后行头部 CT 检查，判断有无颅内出血及脑组织肿胀程度。麻醉清醒后，评估神经系统功能。观察神志、瞳孔、生命体征变化。

② 重点诊疗　患者取俯卧位，头架固定，脑干诱发电位监测，彻底清洗及消毒手术切口，留置导尿管。采用后正中入路，在纤维束导航及术中神经电生理监测的引导下避开脑干内重要的传导束和核团，选择脑干表面离肿瘤最近的区域进入，应沿纤维束走形方向切开脑干，避免对纤维束过多的损伤。术中尽可能减少对脑干的机械牵拉，避免对脑干正常供血动脉和引流静脉的损伤。如脑脊液循环障碍，应做脑室外引流或脑室-腹腔分流。枕部肌肉应分层严密缝合，以免形成假性囊肿或脑脊液漏。术中发现乳突气房已开放者应严密封闭，以避免脑脊液漏和颅内感染。预防性使用抗生素，切开皮肤前 30min（麻醉诱导时）给药，手术超过 3h 或者失血量超过 1500mL，应补充 1 个剂量的抗生素，必要时可用第 3 剂。

脑干听觉诱发电位在手术中具有预警作用，其生理变异小，很少受外界干扰，且能恒定引出。因此，术中观察脑干听觉诱发电位潜伏期和波幅的变化可监测听神经和脑干的功能。见图 5-12-4、图 5-12-5。

术中电生理监测包括以下几方面的内容。

a. 脑神经监测　应根据肿瘤的位置监测术中可能损伤的脑神经。脑神经监测的意义在于定位神经走行；提示术中操作对神经的刺激和损害。通常的脑神经监测内容包括动眼神经（上睑提肌或下斜肌）、三叉神经（咬肌）、面神经（眼轮匝肌、口轮匝肌、颏肌）、迷走神经（环甲肌）、副神经（斜方肌）、舌下神经（舌肌）、舌咽神经（茎突咽肌）。脑神经监测方式包括自发肌电和电刺激诱发肌电。监测过程中应注意避免肌松剂对结果的干扰。

b. 脑干听觉诱发电位（BAEP）　是反映听神经和脑干功能状态的指标之一，即使手术同侧的耳蜗神经术前已受损害或在术中受到损伤，仍可根据对侧 BAEP 的变化了解脑干功能状态。术中听觉脑干通路的损伤与 BAEP 变化关系密切。BAEP 的Ⅲ、Ⅴ峰潜伏期和

Ⅰ～Ⅲ、Ⅲ～Ⅴ、Ⅰ～Ⅴ峰间潜伏期均是术中监护的关键性参数。同侧的反应潜伏期突然延长为 0.5～1.5 ms，应积极寻找原因。

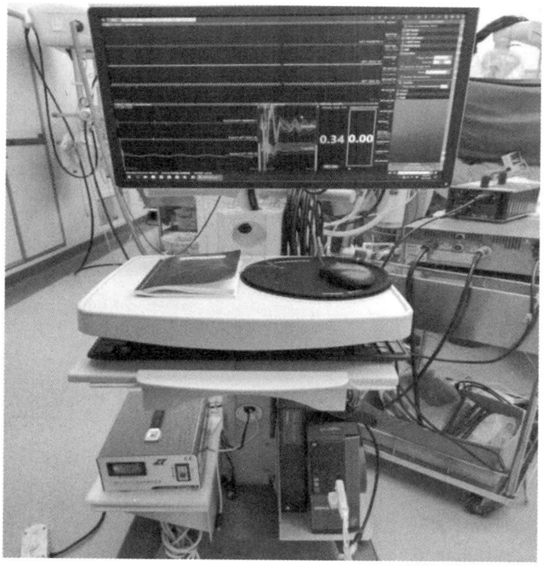

图 5-12-4　神经电生理监测机器

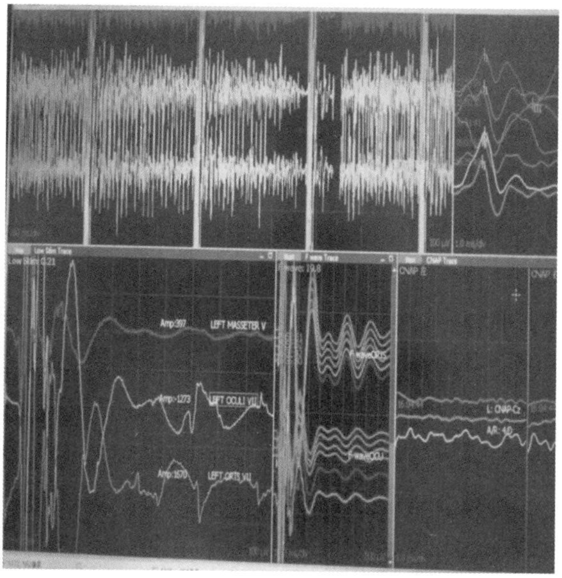

图 5-12-5　术中神经电生理监测波形图

c. 体感诱发电位（SEP）　脑干病变累及内侧丘系者均可表现出相应的 SEP 改变，主要表现为 N13～N20 峰间潜伏期延长，N20 波幅和潜伏期改变。对于脑干及毗邻部位手术，SEP 要求监测双侧上肢 SEP 和外周监护电位，SEP 一般以诱发电位波幅下降 50%或潜伏期延长 10%为报警标准。

d. 运动诱发电位（MEP）　能够反映皮质脊髓束（CST）的功能状况。建议有条件的单位综合应用经颅 MEP 技术和皮质下刺激定位技术。皮质下白质的刺激可用双极刺激器或单极刺激器，皮质下刺激的关键是定位运动传导束的距离。术中明确 CST 的位置，需结合 DTI 导航（指示纤维束的宏观位置）、经颅 MEP（确保整个运动通路的完整性）和皮质下电刺激（确定 CST 的精确位置）。对于脑干背侧、第四脑室底附近的手术，建议用神经核团定位技术，目的是确定面神经和展神经核及其神经的位置，避免其损伤。

（2）重点医嘱

① 长期医嘱　神经外科全麻术后护理常规，重症监护或一级护理，禁食、禁饮 4～6h。氧气吸入，心电监测，抬高床头 15°～30°，控制血压和血糖，抗酸、止血、抗炎及营养支持治疗。

② 临时医嘱　抗菌药物术前 0.5h 用，查血常规、凝血四项、电解质、血气分析等。行头颅 CT 排除颅内出血、脑水肿，必要时脱水、止呕对症处理。其他特殊医嘱。

（3）专科护理

① 饮食营养　无吞咽障碍者，4h 后可饮水，6h 后进食清流质，一旦患者恢复肠道通气可由流质饮食转为半流质饮食，摄入量可根据胃肠道的耐受情况逐渐增加。对于预计不能经口进食的患者或者经口进食不能满足 60%总能量和蛋白需求的患者，例如手术或病变影响后组脑神经功能，造成吞咽困难、饮水呛咳的患者，此时经口进食难以达到目标摄入量，应遵医嘱在术后 24h 内给予导管喂养，同时给予补充性肠外营养，推荐采用“全合一”混合液

的形式输注，并进行神经功能锻炼，早日恢复经口进食。

② 体位　患者手术伤口在后枕部，最佳体位为侧卧位。为患者摆放卧位时，于患者肩下放一软枕，使颈部伸直，以保持呼吸道通畅，减轻呼吸困难症状。翻身时保持头、颈、躯干在同一水平线上，防止扭曲颈部，使患者呼吸困难或停止。协助患者翻身，1～2h 一次，防止压力性损伤形成。

③ 活动　患者麻醉清醒后，即可早期进行床上活动，如下肢屈曲、踝泵运动、抬臀、翻身等肢体功能锻炼，以提高患者的机体耐受性。

④ 导管　留置尿管的时间不应超过 24h，早期拔除尿管可减轻患者尿路刺激引起的疼痛和烦躁，还可降低泌尿系统感染的风险。对于术中使用的各类外周静脉留置针、中心静脉导管、动脉导管等血管内导管，每日进行评估，定期更换敷料，尽早拔除。对于留置的术区引流管或脑脊液外引流管，应严密监测患者的神志、瞳孔及神经功能障碍的程度，记录引流液的量、性状、颜色及引流速度。术区引流管尽量在短时间内（＜48h）拔除，脑脊液外引流术的持续时间为 7～10 天，一般不超过两周，在达到引流目的后应尽早拔除，以降低感染的风险。

⑤ 并发症预防

a. 脑疝　脑干肿瘤术后水肿或血肿可导致枕骨大孔疝（又称小脑扁桃体疝，特指小脑扁桃体疝入枕骨大孔），大多发生于颅后窝血肿或占位性病变，直接引起幕下颅腔压力严重增高，使小脑扁桃体受挤压，向下疝出。枕骨大孔疝瞳孔的变化出现晚甚至不出现，早期主要表现为生命体征的变化：呼吸抑制，表现为呼吸缓慢、不规则，发展迅速可突然呼吸停止；血压短暂上升后逐渐下降，脉搏变细快，最后循环衰竭；可出现双侧锥体束征，由于小脑受损，肌张力和深反射均消失。术后早期遵医嘱予以甘露醇、甲泼尼龙控制脑干水肿，严密观察患者的意识状态、生命体征、脑干反射，根据病情变化及时复查头颅 CT。对呼吸骤停者，应立即协助行气管插管予以辅助呼吸并同时行脑室穿刺引流，同时遵医嘱给予静脉内注射脱水药物，做好急诊手术准备。

b. 呼吸道梗阻　观察患者呼吸频率、节律、深度的变化，注意患者皮肤、黏膜的颜色，注意有无发绀，动态监测动脉血氧饱和度，必要时遵医嘱留取血气分析标本，检测血氧分压变化。

保持呼吸道通畅，由于咳嗽反射差，加之手术后气管插管、麻醉药物的刺激引起呼吸道分泌物增多，患者不能自行排痰，极易导致窒息的发生。应加强气道护理及基础护理，确保气道湿化及吸痰的有效性和及时性。

翻身叩背，1 次/（1～2）h，以刺激痰液排出。

常规给予持续吸氧，防止低氧血症的发生，如出现三凹征、嘴唇青紫等需及时吸痰并加大给氧，建议 4～6L/min。

血气分析结果 $PaCO_2$＞5.98kPa（45mmHg）、PaO_2＜7.98kPa（60mmHg）时，应嘱患者深呼吸，加大氧流量，给予面罩吸氧。患者出现自主呼吸浅快或浅慢，需采用间断呼吸机辅助通气，并根据血气分析 PaO_2 及 $PaCO_2$ 水平，调整给氧浓度，加强排痰措施，以有效防止 $PaCO_2$ 潴留。当延髓血管中枢受损可出现血压下降、脉搏细数，呼吸浅而慢，应同时密切监测耗氧量。备好抢救仪器及各型号气管插管，以备抢救时使用，气管插管型号应符合患者的气道条件，插入深度适宜，固定牢固，并应监测气囊压力。

c. 后组脑神经功能障碍　为延髓肿瘤的常见术后并发症，主要表现为咳嗽反射变弱、咳痰障碍、声音嘶哑、饮水呛咳、伸舌及吞咽困难。单侧后组脑神经麻痹，症状较轻者可首先保留气管插管，观察神经功能的代偿或恢复情况。如果症状较重，短时间内无法恢复，对侧无法代偿，应尽早行气管切开、鼻饲饮食。

气管切开指征：患者昏迷或估计短时间内难以清醒；患者呼吸功能受损，短期内无法恢复；后组脑神经功能障碍，表现为主动、被动咳嗽无力，伸舌困难，吞咽困难。

拔除气管插管的标准：患者意识清醒；主动咳嗽有力；被动咳嗽有力；吞咽功能正常。

吞咽功能Ⅲ级及以上时，禁止经口进食，需留置胃管鼻饲流质。鼻饲患者注意鼻饲安全，鼻饲后1h内严禁翻身、吸痰等操作，鼻饲时注意抬高床头。经口进食的患者应从健侧进食，并注意进食速度及量。

d. 肺部并发症　是脑干肿瘤术后常见的并发症，与后组脑神经功能障碍导致的咳痰不畅、误吸以及长期卧床有关。气道护理至关重要，避免误吸、及时排痰是预防肺部感染的关键。遵医嘱留取标本行痰培养和药敏试验，合理使用抗生素进行抗感染治疗。

e. 消化道应激性溃疡或出血　为延髓肿瘤的常见并发症，因脑干区域术后直接或间接导致自主神经功能紊乱，致胃酸分泌增加，胃蠕动增强，血管痉挛，胃肠黏膜缺氧溃烂和出血；同时也因糖皮质激素的应用，可诱发上消化道出血。术后遵医嘱应用抑酸药物、保护消化道黏膜药物等予以预防。观察患者有无顽固性呃逆，留置胃管进行胃液监测，若发现胃液呈深咖啡色，继而出现黑粪，同时发现患者烦躁等出血征象，应警惕消化道出血的发生，及时将病情报告医生，留取胃液标本检查，并遵医嘱给予止血、胃肠减压等相应处理，必要时做好剖腹探查手术准备。

f. 中枢性高热　由于丘脑下部受损致功能紊乱，术后体温呈稽留热。高热作为脑干手术常见并发症，直接影响预后，尤其是可使血脑屏障通透性增加，使某些有害物质进入神经系统，直接造成脑损害；还可使脑脊液分泌增加，速度加快；同时加重脑耗氧，导致脑水肿；使组织代谢增加，耗氧量增加，加重脑缺氧，形成一个恶性循环而危及生命。因此，及时有效地降温、缩短高热持续时间非常重要。具体护理措施可见本章第九节“颅咽管瘤”。

（4）个案管理、嘱患者配合事项　详见本章第十节“听神经瘤”。

4. 住院4~6日（术后1~3日）

（1）主要诊疗　上级医师查房，评估患者意识、瞳孔、生命体征、咳嗽、吞咽、伤口、引流管等情况。检查血液指标（包括血常规、电解质、凝血常规、血气分析等），结合结果对症处理。当延髓呼吸、血管中枢受损可出现血压下降、脉搏细数、呼吸浅而慢，应及时行气管切开术，必要时呼吸机辅助呼吸。注意保持呼吸道通畅，机械辅助排痰，有发热、脑膜刺激征阳性者，调整抗生素用药频次或更改敏感抗生素。评估肌力、肌张力，后组脑神经损伤，出现咳嗽无力、吞咽功能Ⅲ级及以上时，需留置胃管。＞60岁患者，使用分级加压弹力袜＋间歇充气加压泵预防血栓，进行早期床上肢体康复运动，复查头颅MRI，确认肿瘤切除情况。

（2）重点医嘱

① 长期医嘱　一级护理，普食或胃管鼻饲流质，氧气吸入，心电监测，机械辅助排痰，抬高床头15°～30°，轴线翻身，气压治疗，抗炎、抗酸治疗（预防应激性溃疡），有眼睑闭合不全者予以滴眼药水、涂眼膏保护角膜。

② 临时医嘱　头部换药，必要时行气管切开术，呼吸机辅助呼吸，脱水、止呕对症处理，维持出入量平衡。

（3）专科护理

① 常规护理　密切观察患者意识、瞳孔、生命体征及肢体活动情况，出现病情变化及

时报告医生。吞咽功能Ⅲ级及以上者，留置胃管鼻饲流质，防止误吸。观察头部敷料有无松脱及伤口渗血、渗液。协助患者轴线翻身。落实体位护理、晨晚间护理、生活护理、心理护理。肿瘤造成交叉性麻痹（即病变侧的脑神经损害，对侧长束功能障碍），患者一般卧床时间长，易出现肌力减退、肌肉萎缩以及深静脉血栓。护理时要做到以下几方面。a. 术后当天即可于床上进行手泵运动、足泵运动、气压治疗。术后第二日即可进行肢体功能锻炼，活动大小关节 3～4 次/天，每次 15～30min。b. 卧位时肢体保持功能位。c. 对于能够下床活动进行康复锻炼的患者，叮嘱其穿橡胶底的布鞋，增加摩擦力，防止滑倒受伤。d. 对头痛、呕吐、眼睑闭合不全、脑脊液漏等情况予以对症处理并完成护理记录。

② 护理重点　监测呼吸频率及节律、血氧饱和度情况，指导患者正确咳嗽、咳痰、床上翻身及体位排痰。意识障碍患者，评估有无舌根后坠、喉头水肿、气道黏膜损伤出血，进行痰液黏稠度分级，听诊肺部情况并进行体位管理（侧卧位或半坐卧位），保持呼吸道通畅，必要时行气管插管或气管切开。落实口腔护理，防止口腔分泌物流入气道引起窒息。对于合并麻醉气道高危因素的患者，强化抗生素、祛痰药、平喘类药物雾化吸入治疗，指导其进行吹气球肺康复锻炼。

（4）个案管理、嘱患者配合事项　详见本章第十节“听神经瘤”。

5. 住院 7～13 日（术后 4～10 日）

（1）主要诊疗

① 常规工作　上级医师查房，查看头部伤口愈合情况，检查有无头皮下积液，头部换药。评估意识、瞳孔、生命体征、肢体功能、咳嗽、吞咽反射等情况，听诊肺部情况，行血气分析，痰培养连续进行 3 天，必要时复查头部、肺部 CT，对症支持治疗。

② 重点诊疗　肢体、呼吸、吞咽功能早期康复，请高压氧科会诊，待病情稳定后行高压氧治疗。发热、呼吸道痰多者，请求医院感染科医生会诊，更改抗生素种类及用药频次。加强营养指导。

（2）重点医嘱

① 长期医嘱　一级护理，胃管鼻饲流质，保持呼吸道通畅

② 临时医嘱　伤口换药，行血气分析，痰培养连续 3 天，必要时复查头部、肺部 CT。请高压氧科及医院感染科医生会诊。

（3）专科护理

① 常规护理　观察患者意识、瞳孔、生命体征及肢体活动情况，病情变化时及时报告医生。落实饮食指导、体位护理、活动管理、伤口护理，观察口服药物不良反应实。落实晨晚间护理、心理护理，完成护理病历书写。

② 护理重点　做好头痛、呕吐、发热、脑脊液漏等症状护理。防范坠床/跌倒、压力性损伤、下肢深静脉血栓形成、误吸、肺部感染等并发症发生。指导康复训练。

（4）个案管理、嘱患者配合事项　详见本章第十节“听神经瘤”。

6. 住院第 14 日（出院日）

（1）主要诊疗　评估伤口愈合情况及出院指征：生命体征平稳；切口愈合良好，切口无感染，无皮下积液（或门诊可以处理的少量积液）；无发热；无脑脊液伤口漏。开具出院医嘱，签署出院告知书，完成出院记录，开具出院诊断证明书，完成出院病历书写。

向患者及家属交代出院后注意事项：见本章第十节“听神经瘤”。

（2）重点医嘱　参见本章第十一节出院日相关内容。

（3）专科护理 告知患者办理出院、医保结算流程，出院带药服用方法，伤口异常情况处理措施，合理饮食营养。指导吞咽功能障碍、面神经功能障碍和眼睑闭合不全的患者进行康复训练，防止误吸和角膜溃疡。完成患者出院满意度调查，介绍全病程服务项目和内容，告知门诊复查时间、携带资料、流程等，指导就医及家居康复。

（4）个案管理 签署健康管理知情同意书，评估出院照护需求，制订出院随访计划（短期、中期、长期计划），出院复诊计划（3个月、6个月、9个月、12个月），制订下转路径，联系下转对口医院。

（5）嘱患者配合事项 详见本章第十节“听神经瘤”。

（三）院后管理

详见本章第十节“听神经瘤”。

（四）家居康复指引

1. 心理及环境准备

家属需要掌握基础护理技能，患者因害怕在家庭中失去原有的医疗环境，对自身疾病的担忧及怕增加家庭负担而忧心忡忡，家属要做好患者心理安抚。

患者出院第一天应整理房间、室内通风，保持适当的温湿度。有偏瘫、行走困难者在床上加床栏，浴室厕所安装扶手等；有认知障碍者专人陪护，并去除环境中危险物。应创造一切有利于康复的环境，让患者有信心完成这个漫长的康复阶段。

2. 运动功能康复

偏瘫及行走困难的患者可采取主动和被动运动形式进行肢体功能锻炼。保持正确的肢体位置及体位，进行关节被动和主动运动，肌肉做等张和等长训练。

平衡练习：坐位、立位的平衡训练。从静态平衡进展到动态平衡，逐步加大难度。

移动训练：掌握重心移动。从床上移向轮椅或移向其他地方的训练。

步行训练：先做准备工作，如患脚前后摆动、踏步、屈膝、伸髋练习。扶助步行或在平行杠内步行，再扶杖步行，最后徒手步行。也可进行上下台阶练习或其他复杂步行练习，以增加下肢力量及步行的稳定性、协调性。

学会使用轮椅、自助器。

3. 生活自理能力训练

生活自理能力训练是患者实现自我照顾，获得独立生活能力的主要方法。进行日常生活动作的训练，在患者能进行床上活动时便开始这方面的训练，如进食、保持个人卫生等，以后逐步进行穿着、床椅转移、持物、书写、沐浴等有关日常生活的动作训练。如患者手功能恢复差，可训练健手操以期达到生活自理。有尿床、溢粪者可采取饮食调节做排便训练。但要注意与以往排便习惯相符，便前做腹部按摩，便前15min喝一杯开水引起胃肠反射，取坐位排便。

4. 交流障碍训练

要循序渐进，逐步增加训练量，训练内容应符合患者的文化水平和生活情趣，速度因人而异。为创造良好的语言环境，可采取个别训练、集体或家庭训练。书写练习，先练抄写，再默写，最后听写，以期达到有意义书写和自发书写水平。家属耐心协助，不可操之过急，对患者的每一个进步都给予肯定及鼓励，切不可责怪患者而打击其自信心，从而产生自卑感。

5. 认知障碍训练

记忆训练，要求记住每次的内容。注意力训练可采取猜测游戏、删除作业、时间感训练等方法。思维训练包括推理、分析、综合、比较、抽象、概括等过程，如指出报刊内容中的消息、排列数字等。

（胡　婷　刘　庆）

附表 5-12-1　脑干肿瘤全病程管理路径——院前及院中管理

项目＼时间	院前管理	院中管理				
	院前准备 1～2 日	住院第 1～2 日（手术前 1 日）	住院第 3 日（手术当日）	住院第 4～6 日（术后 1～3 日）	住院第 7～13 日（术后 4～10 日）	住院第 14 天（出院日）
专科诊疗	□排除新冠肺炎病史 □常规术前血液检查 □头部 MRI、颅底 CT 检查 □手术麻醉风险评估 □办理预住院	□采集病史 □专科体查（脑神经功能及肌力、肌张力检查） □脑干诱发电位、肌电图检查 □纤维喉镜检查 □基础疾病相关检查与会诊 □分析检查结果 □确定手术方案 □手术风险谈话 □多学科术前讨论	□手术入路方式：后正中入路脑干肿瘤切除术 □术中生理监测 □完成手术记录和病程记录 □向患者及家属交代手术情况和注意事项 □密切观察患者术后病情	□观察病情，评估后组脑神经功能（有无面瘫、咳嗽、吞咽障碍、声音嘶哑、味觉减退、胸锁乳突肌和斜方肌瘫痪） □脑脊液漏处理 □发热处理 □伤口评估与处理 □术后 MRI 复查 □肺部感染的预防与处理 □必要时气管切开 □呼吸机辅助呼吸	□术后并发症处理：发热、脑脊液漏、肺部感染、深静脉血栓等处理 □行腰椎穿刺脑脊液检查 □抗菌药物更改 □评估伤口愈合情况	□出院标准评估 □交代出院注意事项 □办理出院/转院手续
重点医嘱		□一级护理 □普通饮食、糖尿病饮食或其他 □相关检查（脑干诱发电位、肌电图、纤维喉镜检查） □基础疾病治疗	□一级护理 □禁食、禁饮 4～6h □局部手术备皮 □生命体征监测（重点关注呼吸情况） □根据病情下达相应医嘱 □基础疾病治疗	□一级护理或重症监护 □禁食、禁饮 4～6h □心电、血氧饱和度监测 □输氧，保持呼吸道通畅 □预防性使用镇痛药物 □吞咽、面神经功能评定 □抗炎、止呕、抗酸、神经营养药物、营养支持治疗 □对症治疗 □CT 检查	□一级护理 □普食、糖尿病饮食或胃管鼻饲 □吞咽功能评定及训练 □药物治疗（抗炎、止呕、抗酸、神经营养支持治疗） □伤口处理 □防跌倒、深静脉血栓 □生命体征监测，Q4h □防止误吸 □MRI 复查 □拔除尿管	□出院或转院医嘱

续表

时间 项目	院前管理	院中管理				
	院前准备 1～2 日	住院第 1～2 日 (手术前 1 日)	住院第 3 日 (手术当日)	住院第 4～6 日 (术后 1～3 日)	住院第 7～13 日 (术后 4～10 日)	住院第 14 天 (出院日)
专科护理		□入院评估及宣教 □预防跌倒/坠床宣教 □密切观察意识、瞳孔及生命体征变化 □专科检查注意事项宣教 □完善术前准备 □气道风险评估及肺部康复训练指导	□局部手术切口备皮 □禁食、禁饮宣教 □肺部康复训练指导 □心理指导	□重点病情监测(意识、瞳孔、生命体征、血氧饱和度、脑神经功能) □吞咽功能评定及记录 □保持呼吸道通畅，预防误吸 □术后 4～6h 指导进食	□病情监测(意识、瞳孔、生命体征、血氧饱和度) □保持呼吸道通畅 □吞咽功能评定及训练 □ERAS 早期康复指导(饮食营养、管道、运动、并发症预防等)	□出院流程指导 □转诊流程指导 □家居康复指导 □家居随访指导
个案管理	□收集患者个案信息	□评估患者心理状况及社会支持能力 □健康宣教 □制订术前照护计划	□制订患者术后体位、早期活动计划 □疼痛管理 □制订气道康复及饮食营养计划	□评估患者病情 □健康指导 □肺康复指导	□实施早期康复计划 □制订出院计划	□出院照护需求评估 □制订出院随访计划 □制订居家康复计划
嘱患者配合事项	□入院前准备 □办理预住院	□配合术前病情评估 □接受术前健康宣教 □完成术前准备	□配合术前谈话 □及时报告不适 □呼吸锻炼	□配合专科诊疗、护理 □及时报告不适 □呼吸锻炼	□配合 ERAS 早期康复措施落实 □及时报告不适	□办理出院手续

附表 5-12-2 脑干肿瘤全病程管理路径——院后管理

时间 项目	院后管理		
	短期随访 (出院后 1～30 日)	中期随访 (出院后 31～90 日)	长期随访 (出院后 91～365 日)
主要诊疗		□颅脑 MRI 平扫＋增强 □神经功能评估(后组脑神经：有无面瘫、吞咽障碍、声音嘶哑、味觉减退、胸锁乳突肌和斜方肌瘫痪) □必要时行纤维喉镜检查 □脑干诱发电位、体感诱发电位、肌电图检查 □分析患者检查报告，指导后期治疗 □调查患者健康状况及术后生活质量 □接受疾病问题咨询	□颅脑 MRI 平扫＋增强 □神经功能评估(后组脑神经：有无面瘫、吞咽障碍、声音嘶哑、味觉减退、胸锁乳突肌和斜方肌瘫痪) □脑干诱发电位、体感诱发电位、肌电图检查 □必要时行纤维喉镜检查 □分析患者检查报告，指导后期治疗 □调查患者健康状况及术后生活质量 □接受疾病问题咨询

续表

时间 项目	院后管理		
	短期随访 （出院后 1～30 日）	中期随访 （出院后 31～90 日）	长期随访 （出院后 91～365 日）
专科护理	□出院一周内电话随访 □伤口愈合情况评估 □家居饮食、活动与休息、服药、观察指导 □心理指导 □患者吞咽功能训练指导 □家居防跌倒宣教		
个案管理	□出院 14 天、1 个月电话回访 □回答患者咨询问题 □脑干肿瘤家居健康教育软文及视频推送 □并发症护理指导 □回访数据归集 □信息反馈（向专科团队反馈患者吞咽功能恢复情况），询问患者吞咽功能训练依从性	□出院 85 天电话提醒复诊 □了解患者居家康复效果及并发症护理 □出院 3 个月电话随访 □接受患者疾病相关问题咨询 □吞咽功能恢复情况反馈 □随访数据归集	□出院 175 天、265 天、360 天提醒复诊 □出院 5 个月、8 个月、11 个月电话随访 □调查患者健康状况及术后生活质量，完成患者心理状态评估 □接受问题咨询 □吞咽功能恢复情况反馈 □进行社会适应能力健康教育 □归集随访数据
嘱患者 配合事项	□报告自身不适 □进行居家康复 □接受脑干肿瘤相关知识健康教育 □进行吞咽功能康复训练	□出院 3 个月医院面诊 □完成头部 MRI 检查 □配合完成生活质量调查、心理评估 □学习脑干肿瘤健康教育知识及视频 □进行吞咽功能康复训练	□出院 6 个月、12 个月、9 个月医院面诊 □汇报家居康复情况 □配合完成生活质量调查、心理评估 □学习脑干肿瘤健康教育知识及视频 □完成头部 MRI 检查

第十三节　小脑肿瘤

一、概述

小脑是颅内肿瘤的好发区，成人和儿童均可发生，常见肿瘤为髓母细胞瘤、星形细胞瘤、血管母细胞瘤、室管膜瘤等。其中以髓母细胞瘤较为常见。髓母细胞瘤是儿童最为常见的一种颅内肿瘤，约占儿童肿瘤的 18%，儿童髓母细胞瘤占髓母细胞瘤的 94%。髓母细胞瘤存在两个发病高峰，分别为 3～4 岁和 8～10 岁。髓母细胞瘤起源部位在小脑的下蚓部胚胎残余组织，肿瘤向前方的第四脑室呈膨胀性生长，瘤体压迫第四脑室底，约 1/3 的肿瘤与脑室底有粘连。瘤体向下生长进入枕大池，少数可以长入椎管内，到达 C1 水平。

根据 WHO 2016 分类定义，髓母细胞瘤分为不同的病理亚型，见表 5-13-1。

表 5-13-1　髓母细胞瘤的不同病理亚型

分类	主要特点或表现
经典型髓母细胞瘤	最常见，预后居中，具有细胞密度高和增殖指数高的特点
促结缔组织增生/结节型髓母细胞瘤	预后较好，以镜下缺少网状蛋白的区域表现为缺乏染色的苍白的孤岛，呈现结节状，并伴有肿瘤细胞广泛地异型增生
广泛结节型髓母细胞瘤	预后较好，与促纤维增生结节型相比，具有更大的结节，称为小叶，且结节内充满中性粒细胞样组织
大细胞型/间变型髓母细胞瘤	预后差，镜下可见显著的细胞核多形性和不典型有丝分裂现象

髓母细胞瘤常见首发症状为头痛、呕吐、步态不稳，随后可出现复视、共济失调、视力减退、强迫头位、头颅增大、呛咳，严重时可有蛛网膜下腔出血和小脑危象。肿瘤常侵犯小脑下蚓部，导致向后倾倒，致患侧肢体共济，原发于小脑半球者可表现小脑性语言、眼肌共济失调；肿瘤压迫延髓可有吞咽呛咳和锥体束征，肿瘤不断增长使第四脑室和/或中脑导水管受压，使颅内压增高；侵及脑干者常有复视及脑神经功能障碍；出现小脑扁桃体疝时常有颈强直、斜颈表现；肿瘤可沿着脑脊液循环通路向软脑膜扩散，沿蛛网膜下腔播散至脊髓、马尾神经、前颅凹底，少数转移至大脑各部位，即发生远处血行转移。手术治疗是首选，辅助行放疗、化疗。化疗时间为放疗后。小脑髓母细胞瘤 MRI 表现，见图 5-13-1、图 5-13-2。

表 5-13-2 所列为髓母细胞瘤的分期，表 5-13-3 所列为儿童髓母细胞瘤的危险分层。

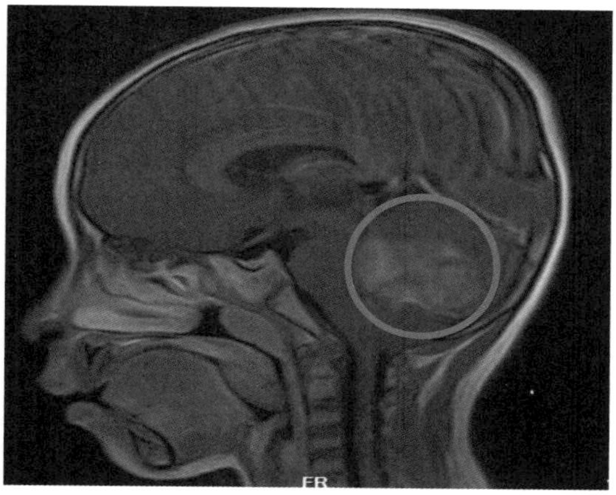

图 5-13-1 髓母细胞瘤矢状位 MRI（T2）

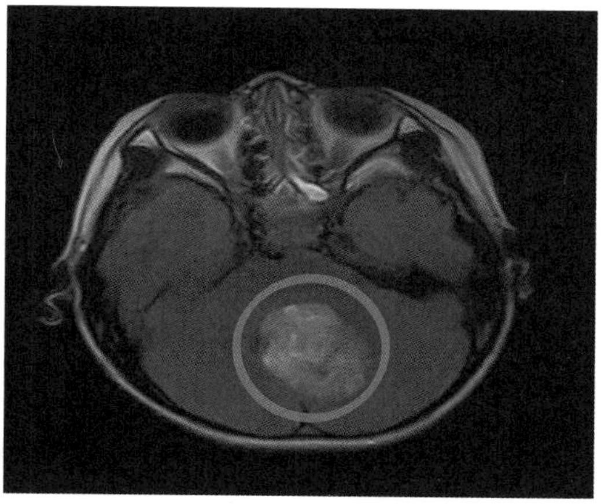

图 5-13-2 髓母细胞瘤横断位 MRI（T2）

表 5-13-2 髓母细胞瘤的分期

项目	分期	主要特点或表现
髓母细胞瘤位于原位的分期	T1	肿瘤直径＜3cm；局限于蚓部、第四脑室顶部或者部分侵入小脑半球
	T2	肿瘤直径≥3cm；进一步侵犯邻近结构或者部分填塞第四脑室
	T3	肿瘤侵入两个以上邻近结构或者完全填塞第四脑室（延伸至导水管、第四脑室后正中孔或两侧孔）并伴明显的脑积水
	T4	肿瘤进一步通过导水管延伸至第三脑室或向下延伸至上段颈髓
肿瘤播散转移的分期	M0	无蛛网膜下腔转移证据
	M1	脑脊液细胞学检查发现肿瘤细胞
	M2	在脑部蛛网膜下腔或侧脑室、第三脑室发现结节性转移灶
	M3	在脊髓蛛网膜下腔发现结节性转移灶
	M4	向中枢神经系统外转移

表 5-13-3 儿童髓母细胞瘤的危险分层

高危因素	低危因素
年龄小于 3 岁	年龄大于 3 岁
大部切除肿瘤	全切或近全切除肿瘤
肿瘤侵犯脑干或转移	无脑干侵犯或转移

二、出院标准

（1）标准住院日 10天。

（2）出院标准 复查头部MRI显示颅内肿瘤切除满意；切口愈合良好；无皮下积液；无继发性脑积水；无颅内感染；无需住院处理的缄默症、肢体功能障碍、吞咽功能障碍等并发症。

三、全病程管理路径

（一）院前管理（入院前准备1~2日）

1. 主要诊疗

① 常规工作 门诊预约挂号，入院前采集用药史、既往史、现病史，预约颅底CT、MRI检查时间，完成三大常规、凝血功能、肝肾功能、腹部B超、心电图及胸部X线片检查，评估患儿视力视野、平衡功能及随意运动情况。

② 诊疗重点 评估患儿有无手术禁忌证，完成麻醉前风险评估，预约床位，办理预住院手续。

2. 个案管理

评估患儿有无手术禁忌证，收集患儿个案信息，采集患儿用药史、既往史、现病史。协助患儿办理床位预约及预住院手续。

3. 嘱患儿配合事项

患儿家属陪同患儿配合院前完成手术及麻醉风险评估，完成术前常规血液化验及检查，预约床位，办理预住院手续，到医院医保科备案，便于后期医保报销。

（二）院中管理

1. 住院第1日（入院当日）

（1）主要诊疗 主管医生询问患儿病史及进行体格检查。小脑半球症状：主要表现为患侧肢体共济失调，如指鼻试验、轮替试验幅度增大、缓慢、笨拙，步行时手足运动不协调，常向患侧倾倒；小脑蚓部症状：主要表现为躯干性和下肢远端的共济失调，行走时步态蹒跚或左右摇晃如醉汉。评估肌力及肌张力，粗测视力。完成入院记录、首次病志。完成眼底及视力、视野检查，语言分辨能力检查。上级医师查房与术前评估，初步确定手术日期和手术方式，完成上级医师查房记录。

（2）重点医嘱

① 长期医嘱 普食，二级护理，预防跌倒。

② 临时医嘱 进行脑干诱发电位、体感诱发电位、肌电图、神经电图（双侧F波）检查，以及前庭功能试验。必要时，进行语言分辨能力、眼底及视力视野检查。有共济失调或视力下降患儿需预防跌倒。

（3）专科护理

① 常规护理 完成入院评估及健康宣教。评估患儿基本信息、主诉、现病史、既往史；评估其生活自理能力；评估存在或潜在的护理风险（跌倒）。告知患儿家属需24h陪护及学会使用床旁及卫生间呼叫器，以便随时可以取得帮助；保持床尾刹车固定牢固，如发现不稳及时告知护士；医务人员将床栏拉起时，请患儿家属不要自行放下，切勿翻越，切忌从床栏

中间下地；早晚湿性拖地后或发现地面有水渍时，请减少患儿不必要的活动；介绍病室环境，病房设施和设备，医院住院制度、安全制度、陪护与探视制度等。建立入院护理病历，按照医嘱执行二级护理。完成患儿卫生处置，指导患儿更换病服。落实晨晚间护理、患儿安全管理、心理护理。

② 护理重点　完成跌倒风险评估、ADL 评估、疼痛评估，了解术前疼痛的程度分级、表现及伴随症状，为术后预防性镇痛提供依据。进行营养风险筛查，测量身高、体重，了解患儿食欲、饮食习惯。指导患儿训练深呼吸、床上排便。为患儿家属进行跌倒预防相关宣教。

（4）个案管理　采集患儿个案信息，评估患儿家属对疾病认知情况、情绪和心理状况及社会支持能力，了解患儿医保、商业保险等医疗费用支付方式，做好患儿及家属心理指导。了解患儿家属心理状况、家庭经济状况，如经济状况不佳者了解社会支持情况。

（5）嘱患儿配合事项　配合测量生命体征、身高、体重，配合完成入院评估及宣教；配合医生询问现病史、既往史、用药情况，配合完成专科体格检查及疾病资料收集；在护士及家属协助与指导下自理日常生活。

2. 住院第 2 日（手术前 1 日）

（1）主要诊疗　麻醉医师术前访视，进行麻醉、术中压力性损伤、深静脉血栓等风险评估。向家属交代麻醉注意事项并签署麻醉知情同意书、麻醉药品使用知情同意书。签署手术同意书，向患儿家属交代手术风险：术后现有症状，如平衡障碍、共济失调等可能无改善甚至加重，术后可能存在平衡功能障碍、精细活动不能、共济失调、瘫痪、语言障碍、听力障碍、面瘫、眩晕、耳鸣、视物模糊、内分泌代谢紊乱、声音嘶哑、吞咽困难、饮食返呛、咳嗽咳痰困难、咽喉部感觉运动障碍、眼球眼睑活动障碍、复视、感觉障碍、口角歪斜、闭目不能、表情障碍、面容异常、舌瘫、角膜炎、角膜溃疡、失明、疱疹、高热、癫痫、呼吸功能障碍、循环功能异常、昏迷、植物状态等相关并发症。

（2）重点医嘱

① 长期医嘱　普食，二级护理。

② 临时医嘱　明日全麻下行开颅探查小脑（四脑室）占位性病灶切除术，术前禁食 6～8h，禁饮 2～4h，术前 30min 局部备头皮，交叉配血，术中静滴抗生素，行神经功能电生理监测，术后复查头颅 CT 及 MRI，行脑肿瘤组织病理学检查。

（3）营养干预　评估患儿术前营养状况及术后营养风险，对患儿进行饮食指导及膳食设计，指导进食高热量、高蛋白（鱼、肉、鸡蛋、牛奶、豆奶等）、富含纤维素（韭菜、芹菜等）、富含维生素（新鲜蔬菜、水果）营养丰富的食物。忌食高脂肪、辛辣刺激食物，不宜饮用含糖饮料（如可乐、雪碧）。避免食用过硬、不易咬碎或易致误咽的食物。遵循患儿的饮食习惯，为患儿制订个性化营养调理方案。

（4）用药指导　结合患儿年龄、体重调整用药剂量，对患儿术中、术后合理用药进行指导，保证患儿用药安全。接受儿科及药剂科医生用药咨询。交代患儿家属按时按量服药。

（5）康复干预　对患儿术后可能存在的平衡功能障碍、精细活动不能、共济失调、瘫痪、语言障碍、听力障碍、面瘫、吞咽困难、饮食返呛、咳嗽咳痰困难、咽喉部感觉运动障碍、眼球眼睑活动障碍、复视、感觉障碍、口角歪斜、闭目不能、表情障碍、面容异常、舌瘫等相关并发症，制订个性化的术后康复计划。

（6）专科护理

① 常规护理　术前准备宣教，包括备皮、交叉配血、术前禁食及禁饮时间、告知麻醉访视、签字事宜。嘱患儿术前沐浴、更换病服，指导术后患儿用物准备，集中操作，减少对患儿的刺激，以减少哭闹次数。交代患儿家属防止感冒。完成晨晚间护理，做好患儿安全管理、心理护理。

② 护理重点　参与患儿术前讨论，行呼吸道抗生素、祛痰药、平喘类药物雾化治疗。

（7）个案管理　协助患儿及家属理解手术及治疗方案，完成术前照护管理（健康教育）计划，告知术前备皮、配血、禁食、禁饮、沐浴、物品准备的目的，汇总营养师、药师、康复师、麻醉师术前讨论意见，向患儿及家属做好解释与宣教，制订患儿术后康复计划。

（8）嘱患儿配合事项　配合测量生命体征、询问排便情况；配合完善术前相关化验、检查；患儿在家属陪同下接受髓母细胞瘤疾病知识、手术前准备（配合完成局部备头皮，交叉配血，术前禁食6～8h，禁水2～4h，家属陪同下观看手术室宣教视频）宣教；配合医师完成手术谈话，术前签字；配合个案管理师完成康复计划解释与宣教；正常活动。

3. 住院第3日（手术当日）

（1）主要诊疗　核对患者基本信息及手术部位、手术方式，实施小脑肿瘤切除手术，完成手术记录及术后病程记录。术后行头颅CT检查，判断有无颅内出血及脑组织肿胀程度。麻醉清醒后，评估神经系统功能，观察神志、瞳孔、生命体征变化。

（2）重点医嘱

① 长期医嘱　神经外科全麻术后护理常规，重症监护或一级护理，禁食、禁饮4～6h。氧气吸入，心电监测，抬高床头15°～30°，大型肿瘤术后当天禁患侧卧位，控制血压，抗酸、止血、抗炎及营养支持治疗，预防性镇痛。

② 临时医嘱　术前0.5h用抗菌药物，查血常规、凝血常规、肝肾功能、电解质、输血前四项、血型、血气分析等。行头颅CT排除颅内出血、脑水肿，必要时脱水、止呕对症处理。其他特殊医嘱。

（3）专科护理

① 护理重点　监测患儿意识、瞳孔、生命体征、肢体活动、血氧饱和度情况；麻醉清醒后4～6h，评估患儿有无颅内高压症状及神经功能定位体征。

② 并发症预防

a. 误吸　及时清除口腔内分泌物，患儿呕吐时，头偏向一侧，防止呕吐物、口腔分泌物吸入气道。评估吞咽功能时，禁止用牛奶、鸡汤、肉汤等含脂质物质，防止吸入性肺炎发生。意识障碍患儿，保持呼吸道通畅，充分湿化气道，机械辅助排痰，必要时吸痰，防止肺部感染。

b. 颅内压增高　评估患儿是否有头痛、恶心呕吐、视盘水肿、意识障碍加重及瞳孔改变等颅内压增高症状。根据CT或MRI影像学资料（可表现为脑室受压变窄移位、中线移位、脑沟变浅消失、脑水肿或脑积水等），行脑室内压力监测。床头抬高30°，以利于静脉回流，降低颅压；维持呼吸道通畅，尽量减少吸痰，刺激导致颅内压增高；适当降低体温，快速静滴甘露醇（同时应维持血浆渗透压在300～320mOsm/kg，注意监测患儿尿量，复查肝肾功能、电解质），静脉仅输注等渗或高渗液体。

c. 跌倒　对康复训练的益处和预防跌倒的重要性进行强化教育。告知患儿及家属同种病例发生跌倒的案例、跌倒后导致的不良后果（影响患儿的心理健康及降低参与日常生活及康复活动的意愿，甚至造成创伤，影响康复进程，延长住院时间等），而照护者良好的防护意识及行为可以减少患儿跌倒发生，增强其心理和肢体康复活动意愿，增进康复进程。患儿依从性差，告知家属跌倒危险的相关因素（年龄、神志、跌倒病史、药物、自主活动等），让患儿家属明白患儿是高危人群，同时告知家属跌倒是可以通过良好的自护行为有效防范的。告知功能康复训练的益处，通过核心稳定性训练，减少运动肌代偿，提高平衡能力，促进正常姿势及运动的出现，从根本上预防跌倒发生。

d. 缄默症　缄默症主要发生在巨大的髓母细胞瘤手术后，可能与损伤小脑的齿状核有关系，患儿有两种不同的临床表现类型：多数患儿表现为表情呆滞，不说话，不回答问题；极少数患儿表现为哭闹但无眼泪，在床上翻动，不说话。由于患儿对声音及光线变化敏感，所以应保持病室内安静、光线柔和，集中治疗和护理的时间，减少不必要的人员走动。鼓励患儿在每日的日常生活活动中独立思考，选择患儿喜欢的游戏、玩具、音乐来培养患儿的认知能力和操作能力，以缓解精神症状，促进情感障碍恢复，使其可以配合临床治疗。

e. 伤口愈合不良　可能与患儿营养障碍及恶病质有关。结合患儿血液检查结果分析患儿伤口愈合不良的原因，营养不良者可予以静脉补充或留置胃管，早期进行肠内营养，适当运用药物，着重于刺激食欲、促进机体合成代谢、抑制和/或拮抗炎症相关细胞因子、抗炎治疗、减少骨骼肌消耗等措施。

（4）个案管理　详见本章第十节“听神经瘤”。

（5）嘱患儿配合事项　根据医嘱吸氧，进行心电监测，配合护士定时监测生命体征、意识、瞳孔、肢体活动情况。卧床休息，抬高床头 15°～30°。及时向医护人员报告身体不适，保持引流管引流通畅，防止意外拔管。无吞咽功能障碍者可自主体位，进食清流质。

4. 住院 4~5 日（术后 1~2 日）

（1）主要诊疗

① 常规工作　上级医师查房，评估患儿意识、瞳孔、生命体征、伤口、引流管等情况。检查血液指标（包括血常规、电解质、凝血常规、降钙素原、血沉、CRP 等），结合结果对症处理。有发热、脑膜刺激征阳性者，需予以物理降温并行腰椎穿刺术。合并脑积水的患儿，常规药物治疗，应用利尿剂（或渗透性利尿剂）；必要时行非分流手术（第三脑室造瘘术）或脑室分流术（常用方法有脑室腹腔分流术、脑室-腰蛛网膜下腔分流术）。

② 重点诊疗　术后管理主要包括胃肠道反应预防和治疗、术后进食、引流管的拔除、术后镇痛、体重增长及营养状况评估等方面。术后恶心、呕吐是手术、麻醉等诸多因素导致的常见并发症。预防性使用地塞米松和昂丹司琼可有效减少术后恶心、呕吐的发生。预防恶心、呕吐，不仅可以减少患儿不适反应，同时能够促进患儿早期进食及快速康复。尽早拔除各类引流管，有助于减少术后并发症的发生，促进术后早期活动，减少术后引流管所致的疼痛和恐惧情绪。对于手术时间较长，术中需要留置导尿管的患儿，术后可立即拔除。优化围手术期镇痛方案，包括非阿片类药物的使用和局部区域镇痛。对于吵闹患儿，可给予安抚奶嘴、吸吮少量高糖液体、拥抱、安抚等措施。复查头部 MRI，确认肿瘤切除情况。

（2）重点医嘱

① 长期医嘱　一级护理，流质饮食，氧气吸入，心电监测，抬高床头 15°～30°，平卧位，抗酸治疗（预防应激性溃疡），抗菌药物应用。

② 临时医嘱　脱水、止呕对症处理，维持出入量平衡；根据血液化验指标予以对症处理；头部换药，拔除头部引流管，必要时行腰椎穿刺术。

（3）专科护理

① 密切观察患儿意识、瞳孔、生命体征；出现病情变化及时报告医生。

② 关注患儿言语功能、吞咽功能、肢体功能及精神状态。

③ 吞咽功能正常，意识清醒者，术后第一天早餐流质，中餐半流质或软食，晚餐恢复至普通饮食，以清淡为主。意识障碍或吞咽功能障碍者，留置胃管鼻饲流质，防止误吸。

④ 观察头部敷料有无松脱及伤口渗血、渗液。

⑤ 拔除尿管后关注患儿自行排尿情况。

⑥ 评估患儿肢体活动情况，肢体功能正常者指导并协助患儿离床活动。肢体功能障碍患儿，常规进行肢体锻炼至少 2 次/日。

⑦ 对头痛、呕吐、脑脊液漏等情况予以对症处理并完成护理记录。落实体位护理、晨晚间护理、生活护理、心理护理。

⑧ 术后第一天起，采用制订的针对口咽部肌肉运动障碍和精神异常的护理干预措施进行护理。

标准吞咽功能评估量表（SSA，见表 5-13-4）用于评估口咽部肌肉运动障碍患儿干预前后的吞咽功能。分为两个阶段：第 1 阶段为临床检查，对意识、直立坐位、呼吸困难、流涎、舌的活动范围、构音障碍、咽反射、自主咳嗽能力进行判断，评分为 8～23 分，分数越低代表吞咽功能越好。第 2 阶段，如果第 1 阶段正常（重复 3 次，2 次以上正常），那么给予吞咽 60mL 烧杯中的水；如果患儿不能正常吞咽 5mL 的水（即尝试 3 次中多于 1 次出现咳嗽或者气哽）或者出现吞咽后声音嘶哑（即喉功能减弱），则不再继续第 2 阶段。在第 2 阶段中出现咳嗽或气哽，或出现吞咽后声音嘶哑，就认为是不安全吞咽。

表 5-13-4 标准吞咽功能评估量表（Standardized Swallowing Assessment，SSA）

第一步：初步评估				分值/分
意识水平	1＝清醒			
	2＝嗜睡，可唤醒并可做出言语应答			
	3＝呼唤有反应，但闭目不语			
	4＝仅对疼痛刺激有反应			
头部和躯干控制	1＝能正常维持坐位平衡			
	2＝能正常维持坐位平衡但不能持久			
	3＝不能正常维持坐位平衡，但能部分控制头部平衡			
	4＝不能控制头部平衡			
唇控制（唇闭合）	1＝正常	2＝异常		
呼吸方式	1＝正常	2＝异常		
软腭运动	1＝对称	2＝不对称	3＝减弱或缺乏	
声音强弱	1＝正常	2＝减弱	3＝消失	
咽反射	1＝正常	2＝减弱	3＝消失	
自主咳嗽	1＝正常	2＝减弱	3＝消失	
合计				
第二步：饮 1 勺水（量约 5mL），重复三次				分值/分
口角流水	1＝没有或一次	2＝＞1 次		
吞咽时有喉部运动	1＝有	2＝没有		
吞咽时有反复的喉部运动	1＝没有或一次	2＝＞1 次		
吞咽时哽咽或喘鸣	1＝没有	2＝有		
吞咽后的喉功能	1＝正常	2＝减弱或声音嘶哑	3＝不能发音	
合计				
注：如果第二步的 3 次吞咽中有 2 次正常或 3 次完全正常，则进行下面第三步				
第三步：饮一杯水（量约 60mL）				分值/分
能够完全饮完	1＝是	2＝否		
吞咽中或完毕咳嗽	1＝无或一次	2＝＞1 次		

续表

第三步：饮一杯水(量约60mL)				分值/分
吞咽中或完毕哽咽	1＝无	2＝有		
吞咽后的喉功能	1＝正常	2＝减弱或声音嘶哑	3＝不能发音	
误吸是否存在	1＝没有	2＝可能	3＝有	
合计				
总分				

针对口咽部肌肉运动障碍的护理干预措施：充分咀嚼食物时不仅增强了口腔肌肉的力量，而且舌在搅拌食物的过程中，其灵活度、肌肉及本体感均得到了良好的锻炼。据相关文献报道，6:00～7:00、14:00～16:00、19:00～21:00为人类精神活动提高的时间区，表现为精神兴奋，愿意与人接近，乐意配合各项临床护理，因此护理干预时间可选择在此时间段进行，以达到事半功倍的效果；根据患儿的生活习惯，把训练时间安排在9时和19时这两个时间段，每次反复8～10次。指导患儿用硅胶牙刷按摩口腔双颊，每天2次，每次30min，以增强患儿口腔本体感；食用流质时，要求患儿用吸管吸食，以加强患儿的口腔肌肉力量；指导患儿做舌的前后及侧方交替运动，以促使患儿的口腔协调运动；护士利用患儿喜欢的棒棒糖或者巧克力棒，放在口内或口边，让患儿用舌来舔；对年龄较小，不能自行伸舌的患儿，护士用纱布将其舌头包住，并辅助其舌头进行上下左右牵拉运动。

Barthes指数评定：评估精神异常患儿的自理能力情况，包括进食、修饰、洗澡、穿衣、控制大小便、如厕、床椅转移、平地行走、上下楼梯10个项目，总分范围0～100分，分值越高，提示自理能力越好。

针对精神异常患儿的护理干预措施：鼓励患儿在每日的日常生活活动中独立思考；选择患儿喜欢的游戏、玩具、音乐来培养患儿的认知能力和操作能力，以缓解精神症状，促进情感障碍恢复，使其可以配合临床治疗；由于患儿对声音及光线变化敏感，所以应保持病室内安静、光线柔和，集中治疗和护理的时间，减少不必要的人员走动；利用患儿睡觉的时间，与家属交谈，告知患儿家属患儿的精神异常与疾病的关系，鼓励家属与患儿进行情感交流；护理人员用积极情绪感染家属，使其理智对待患儿，与患儿互动，积极参加并完成治疗计划。

⑨ 康复干预。相关文献表明2个月内肢体功能恢复效果可以达到最佳程度，且康复运动训练介入越早，患者的肢体功能恢复的疗效就越好。平衡功能评估与检查见表5-13-5。

表5-13-5 Berg平衡量表评定方法及评分标准

检查项目	完成情况	评分/分	计分/分
1. 从坐到站	不用手扶能够独立地站起并保持稳定	4	
	用手扶着能够独立地站起	3	
	若干次尝试后自己用手扶着站起	2	
	需要他人少量的帮助才能站起或保持稳定	1	
	需要他人中等或最大量的帮助才能站起或保持稳定	0	
2. 无支持站立	能够安全站立2min	4	
	在监护下能够站立2min	3	
	在无支持的条件下能够站立30s	2	
	需要若干次尝试才能无支持地站立达30s	1	
	无帮助时不能站立30s	0	

续表

检查项目	完成情况	评分/分	计分/分
3. 无靠背坐位，但双脚着地或放在一个凳子上	能够安全地保持坐位 2min	4	
	在监护下能够保持坐位 2min	3	
	能坐 30s	2	
	能坐 10s	1	
	没有靠背支持，不能坐 10s	0	
4. 从站到坐	最小量用手帮助安全地坐下	4	
	借助于双手能够控制身体的下降	3	
	用小腿的后部顶住椅子来控制身体的下降	2	
	独立地坐，但不能控制身体的下降	1	
	需要他人帮助坐下	0	
5. 转移	稍用手扶着就能够安全地转移	4	
	绝对需要用手扶着才能够安全地转移	3	
	需要口头提示或监护才能够转移	2	
	需要一个人的帮助	1	
	为了安全，需要两个人的帮助或监护	0	
6. 无支持闭目站立	能够安全地站立 10s	4	
	监护下能够安全地站立 10s	3	
	能站 3s	2	
	闭眼不能达 3s，但站立稳定	1	
	为了不摔倒而需要两个人的帮助	0	
7. 双脚并拢无支撑站立	能够独立地将双脚并拢并安全站立 1min	4	
	能够独立地将双脚并拢并在监护下站立 1min	3	
	能够独立地将双脚并拢，但不能保持 30s	2	
	需要别人帮助将双脚并拢，但能够双脚并拢站立 15s	1	
	需要别人帮助将双脚并拢，双脚并拢站立不能保持 15s	0	
8. 站立位时上肢向前伸展并向前移动	能够向前伸出＞25cm	4	
	能够安全地向前伸出＞12cm	3	
	能够安全地向前伸出＞5cm	2	
	上肢可以向前伸出，但需要监护	1	
	在向前伸展时失去平衡或需要外部支持	0	
9. 站立位时从地面捡起物品	能够轻易地且安全地将地面物品（如鞋）捡起	4	
	能够将地面物品（如鞋）捡起，但需要监护	3	
	伸手向下达 2～5cm 且独立地保持平衡，但不能将地面物品（如鞋）捡起	2	
	试着做伸手向下捡物品的动作时需要监护，但仍不能将地面物品（如鞋）捡起	1	
	不能试着做伸手向下捡物品（如鞋）的动作，或需要帮助，免于失去平衡或摔倒	0	
10. 站立位转身向后看	能从左右侧向后看，身体转移良好	4	
	仅能从一侧向后看，另一侧身体转移较差	3	
	仅能转向侧面，但身体的平衡可以维持	2	
	转身时需要监护	1	
	需要帮助以防失去平衡或摔倒	0	
11. 原地旋转 360°	在 4s 的时间内，安全地转身 360°	4	
	在 4s 的时间内，仅能从一个方向安全地转身 360°	3	
	能够安全地转身 360°，但动作缓慢	2	
	需要密切监护或口头提示	1	
	转身时需要帮助	0	

续表

检查项目	完成情况	评分/分	计分/分
12. 无支持站立时将一只脚放在台阶或凳子上	能够安全且独立地站立，在 20s 的时间内完成 8 次	4	
	能够独立地站立，完成 8 次的时间>20s	3	
	无需辅助具在监护下能够完成 4 次	2	
	需要少量帮助，能够完成>2 次	1	
	需要帮助以防止摔倒或完全不能做	0	
13. 一脚在前的无支持站立	能够独立地将双脚一前一后地排列（无距离）并保持 30s	4	
	能够独立地将一只脚放在另一只脚的前方（有距离）并保持 30s	3	
	能够独立地迈一小步并保持 30s	2	
	向前迈步需要帮助，但能保持 15s	1	
	迈步或站立时失去平衡	0	
14. 单腿站立	能够独立抬腿并保持>10s	4	
	能够独立抬腿并保持 5～10s	3	
	能够独立抬腿并保持≥3s	2	
	试图抬腿，不能保持 3s，但可维持独立站立	1	
	不能抬腿或需要帮助以防摔倒	0	
合计			

注：Berg 平衡量表中对 14 个项目进行评分，每个项目最低 0 分，最高 4 分，总分 56 分，得分高表明平衡功能好，<40 分提示有跌倒的危险性。为方便分析将第 2、3、6、7、13、14 共 6 项测试静态平衡功能的项目得分相加，用静态总分表示；将其余 8 项动态平衡功能的项目得分相加，用动态总分表示。

核心稳定性训练：主要是进行促通核心区域的核心肌群收缩，带动核心的协调运动。主要包括平衡训练，步行训练，骨盆前后倾的训练，躯干的选择性运动训练，腹压调整训练，肩胛带控制训练，辅助患儿上肢屈曲到前伸、肩关节前屈、后伸腕关节及手指的功能活动训练，下肢屈曲、伸展及踝关节背屈、跖屈训练。

（4）个案管理　评估患儿病情及配合情况，执行术后照护管理（健康教育）计划，督促医生、护士落实并发症预防及健康宣教，指导患儿配合并发症防范（跌倒/坠床、压力性损伤、深静脉血栓、肺部感染、误吸等），给予患儿心理护理。

（5）嘱患儿配合事项　配合医师行脑神经功能的检查及行腰椎穿刺（必要时），定期抽血化验。视体力情况下床活动，循序渐进，配合康复师进行平衡能力及核心稳定性训练，以防止跌倒。一级护理，根据病情逐渐由流食过渡至普食，遵守探视及陪伴制度。

5. 住院 6~9 日（术后 3~6 日）

（1）主要诊疗

① 常规工作　上级医师查房，查看头部伤口愈合情况，检查有无头皮下积液，头部换药。观察意识、瞳孔、生命体征、面神经功能等病情变化，必要时复查头部 CT，行腰椎穿刺术，完成常规病历书写。对症支持治疗。

② 重点诊疗　头皮下积液者，抽吸积液并加压包扎。持续发热者，行肺部 CT 检查。加强营养指导。恢复良好的患儿，停止输液。

（2）重点医嘱

① 长期医嘱　一级护理，普食。

② 临时医嘱　伤口换药，必要时复查头部、肺部 CT，行腰椎穿刺术。

（3）专科护理

① 常规护理　观察患儿意识、瞳孔、生命体征及肢体活动情况，病情变化时及时报告

医生。落实饮食指导、体位护理、活动管理、伤口护理，观察口服药物不良反应。做好晨晚间护理、心理护理，完成护理病历书写。

② 护理重点　做好头痛、呕吐、口咽部肌肉运动障碍、缄默症、脑脊液漏等症状护理。防范坠床/跌倒、压力性损伤、下肢深静脉血栓形成、误吸、肺部感染等并发症发生，指导康复训练。

（4）个案管理　评估患儿身体、情绪、认知、心理和社会支持状态并针对性地进行健康教育，监测并管理住院时长，组织 MDT 对个案病例进行讨论，评价患儿对康复计划内容掌握情况及医护康复计划的实施进度，拟定出院时间，制订出院准备计划，进行出院前患儿及家属沟通。

（5）嘱患者配合事项　配合定时监测生命体征、每日询问排便，配合护士晨晚间护理，二级护理，普食，正常活动。配合功能恢复训练，接受出院前康复宣教及出院注意事项指导。

6. 住院第 10 日（出院日）

（1）主要诊疗　上级医师查房，评估伤口愈合情况及有无手术并发症。开具出院医嘱，完成出院记录。向患儿及家属交代出院后注意事项、复诊时间地点及项目。交代出现头痛、呕吐、意识障碍、伤口渗液、伤口流脓、脑脊液漏等异常情况时的紧急处理方法。开具出院诊断证明书，签署出院告知书，打印病历首页，完成出院病历书写。后续诊疗方案：重点交代患儿家属术后四周内接受放疗，晚于 49 天放疗患儿预后明显不佳；术后放疗照射范围包括全脑＋肿瘤局部＋全脊髓；高危病情的患儿在放疗后四周内进行药物化疗，间断进行 3～5 年，以提高生存率。告知患儿家属放化疗的必要性及相关并发症，介绍如下。

① 内分泌功能障碍、神经认知功能以及感觉功能障碍　常见于全脑全脊髓放疗后，其严重程度与患儿放疗时年龄和放疗剂量相关。

② 神经毒性　长春新碱被公认具有多种神经毒性，长期使用可造成脑神经受累（动眼神经常见）、自主神经功能障碍（如便秘）、远端感觉异常以及腱反射消失等。长春新碱所造成的神经损害大多数为一过性（膝跳反射除外），患者症状可能在化疗结束后一段时间继续加重，然后逐渐缓解，儿童比成人更容易恢复。

③ 听力毒性　顺铂有神经毒性和耳毒性，用药前应常规检测听力，并定期监测。

④ 肝脏毒性　每次化疗前需要检查肝功能，谷丙转氨酶和/或谷草转氨酶达正常高限 10 倍或以上时需延缓化疗。

⑤ 肾脏毒性　每疗程化疗前需检查肾功能及计算肾小球滤过率，若明显降低，铂类药物需适当减量。化疗药物中异环磷酰胺、酰胺均可引起出血性膀胱炎，患儿可出现尿急、尿频及尿少，以及排尿时烧灼痛。

⑥ 血液副作用　血红蛋白 60g/L 以下可以通过输注红细胞缓解。血小板计数在$<20\times10^9$/L 时应输注血小板，伴有明显出血症状或感染表现时输注指征可适当放宽，及早输注。化疗后出现粒细胞缺乏者可在化疗后 24h 开始给予粒细胞集落刺激因子注射。粒细胞缺乏合并感染时应在取送各种培养后，立即给予初始经验性治疗，待病原体明确后，再进行针对性治疗。

⑦ 预防卡氏肺囊虫感染　建议长期服用复方磺胺甲噁唑预防卡氏肺囊虫感染，直至化疗结束后 3 个月。

（2）重点医嘱　参见本章第十一节。

（3）专科护理

① 常规护理　出院带药服用方法及注意事项宣教。合理饮食营养及吞咽功能康复指导，防止误吸。完成患儿家属出院满意度调查，指导患儿办理出院手续，指导复诊与就医。

② 护理重点　出院指导及家居康复指导。

（4）个案管理、嘱患者配合事项　详见本章第十节“听神经瘤”。

（三）院后管理——居家随访

由个案管理师组织主管医生、责任护士、营养师、康复师、药师共同制订居家随访及计划，见表 5-13-6。

表 5-13-6　患儿居家随访及计划

出院时间	随访形式	随访内容	随访计划
1～30 天	电话回访	了解患儿放疗进展情况；了解患儿肢体活动情况，随访有无缄默症、脑积水等并发症	短期随访
31～90 天	门诊回访	了解患儿化疗进行情况，复查手术效果，评估神经功能恢复状态，了解家居康复效果	中期随访
91～365 天	门诊回访	了解患儿复查 MRI 扫描及脑脊液细胞学检查结果；了解长期存活的患儿是否有认知功能下降、智力下降、生长发育迟缓、内分泌功能紊乱、不孕不育和继发第二肿瘤等远期副作用；关注患儿健康状态，评估其生理、心理、社会适应能力并进行指导；评估并发症恢复情况	长期随访

1. 短期随访（出院后 1～30 日）

（1）责任护士（1～7 日）　家居适应评估，即评估患儿家居康复情况。了解患儿头痛的部位、性质，初步判断是伤口疼痛还是颅内高压性疼痛。指导居家饮食、活动与休息、遵医嘱服药。评估头部伤口是否完全拆线，有无伤口发痒、发红、流脓、破溃出血，有无皮下积液等。指导患儿进行吞咽、肢体功能训练，给予心理安慰及异常情况就医指导。

（2）个案管理师（8～30 日）　对下转患儿接收转诊机构信息进行反馈。出院家居康复患儿，电话随访，出院 14 天推送健康软文，接受问题咨询，落实并发症护理、吞咽及肢体功能康复锻炼健康教育。归集随访数据。

2. 中期随访（出院后 31～90 日）

（1）个案管理师　详见本章第十节“听神经瘤”。

（2）主要诊疗　颅脑 MRI 平扫＋增强；小脑功能：罗姆伯格征检查；必要时对患儿健康状况进行简易调查（SF-36 表），对髓母细胞瘤术后生活质量进行调查，完成心理评估。

3. 长期随访（出院 91～365 日）

全脑全脊髓放疗是术后辅助治疗的重要组成部分，但放疗的远期副作用不容忽视，尤其是年龄较小的患儿，长期存活的患儿可有认知功能下降、智力下降、生长发育迟缓、内分泌功能紊乱、不孕不育和继发第二肿瘤等远期副作用。

（1）个案管理　出院 175 天、265 天、360 天提醒复诊，出院 5 个月、8 个月、11 个月电话随访，推送健康软文、视频，接受问题咨询，进行健康教育（缄默症、肢体活动、随意运动、平衡功能、饮食、药物、脑脊液漏等），归集随访数据。

（2）主要诊疗　颅脑 MRI 平扫＋增强；小脑功能：罗姆伯格征检查；健康状况简易调查（SF-36 表），髓母细胞瘤术后生活质量调查，心理评估。分析患儿检查报告，了解患儿手术效果，评估神经功能恢复状态，了解家居康复效果。调查患儿健康状况及术后生活质量，完成患儿心理状态评估。指导促进神经功能康复药物使用，指导复诊（6 个月、9 个月、12 个月各一次）。接受疾病问题咨询，指导康复治疗及训练。

（四）家居康复指引

1. 预防家居跌倒

使患儿尽早自理日常生活，维持日常活动量，在家属陪同下外出，防止摔伤。家居环境地面清洁、干燥，房间内光线充足，房间内无障碍物，避免碰撞；患儿裤腿不要盖过足背，穿防滑鞋，防止跌倒；平衡能力障碍者，循序渐进地进行平衡功能训练，从坐位→站立平衡→行走训练。出现头晕、恶心、出冷汗、眼前发黑等症状，立即卧床休息，避免意外情况发生。

2. 正确治疗

髓母细胞瘤术后放疗最为有效，髓母细胞瘤局限于原位生长较为少见，故需术后全脑全脊髓放疗，以提高患儿术后生存率。

3. 精细动作训练

小脑被认为是精细运动的控制中枢，参与动作的预测，对于动作表现和动作过程至关重要。小脑在降低运动表现精确性方面也发挥着重要的作用，日常需要训练患儿手指的抓握能力，双手协调能力，手腕内收、外展、旋转、穿、插、套动作能力，前三指的开合能力，写、画动作能力，手指手腕力量，手指定向，手腕运用，双手配合，手眼协调，前臂运用，手部平衡，脚趾脚踝控制等。

4. 及时复诊

（1）复诊时间　术后第一年、第二年，每 3 个月复查一次（分别为 3 月、6 月、9 月、12 月），第三、第四年每半年复查一次（6 月、12 月），第五年开始每年一次（9 月）。

（2）检查内容　主要包括头部及脊髓 MRI，对于接受放射治疗的患者还应进行内分泌检查和神经心理监测。出现头痛、呕吐、意识改变、脑积水、伤口流脓、伤口破溃、皮下积液量多且脑脊液漏卧床时间超过 1 周未愈等情况，应及时来院就诊。

（唐丕君　刘　庆）

附表 5-13-1　髓母细胞瘤全病程管理路径——院前及院中管理

时间 项目	院前管理	院中管理				
	院前准备 1～2 日	住院第 1～2 日（手术前 1～2 日）	住院第 3 日（手术当日）	住院第 4～5 日（术后 1～2 日）	住院第 6～9 日（术后 3～6 日）	住院第 10 日（出院日）
专科诊疗	□排除新冠肺炎病史 □常规术前血液检查 □头部 MRI＋脊髓 MRI □颅底 CT 检查 □手术麻醉风险评估 □办理预住院	□采集病史（头痛、呕吐、步态不稳、复视、共济失调等） □专科体查（脑神经功能及肌力、肌张力检查） □脑干诱发电位、肌电图检查 □视力、视野、语言分辨能力检查	□手术方式：后正中入路小脑肿瘤切除术 □术中电生理监测 □完成手术记录和病程记录 □向患者及家属交代手术情况和注意事项 □密切观察患者术后病情	□观察病情，评估后组脑神经功能（有无面瘫、咳嗽、吞咽障碍、声音嘶哑、肌力及肌张力异常、颅内高压症状表现） □脑脊液漏处理 □发热处理 □伤口评估与处理	□术后并发症处理：发热、脑脊液漏、肺部感染、深静脉血栓、缄默症、共济失调等处理 □行腰椎穿刺脑脊液检查 □抗菌药物更改 □评估伤口愈合情况	□出院标准评估 □交代出院注意事项 □办理出院/转院手续

续表

项目＼时间	院前管理	院中管理				
	院前准备1～2日	住院第1～2日(手术前1～2日)	住院第3日(手术当日)	住院第4～5日(术后1～2日)	住院第6～9日(术后3～6日)	住院第10日(出院日)
专科诊疗		□基础疾病相关检查与会诊 □分析检查结果 □确定手术方案 □手术风险谈话 □多学科术前讨论		□术后MRI复查 □肺部感染的预防与处理 □必要时气管切开 □呼吸机辅助呼吸		
重点医嘱		□一级护理 □普食 □防跌倒/坠床 □生命体征监测，Q4h □相关检查(脑干诱发电位、肌电图、视力、视野、语言分辨能力检查)	□一级护理 □禁食、禁饮4～6h □局部手术备皮 □生命体征监测，Q4h(重点关注呼吸情况) □根据病情下达相应医嘱	□一级护理或重症监护 □禁食、禁饮4～6h或进食流质 □心电、血氧饱和度监测 □吸氧，保持呼吸道通畅 □预防性使用镇痛药物 □吞咽、面神经功能评定 □抗炎、止呕、抗酸、神经营养药物、营养支持治疗 □对症治疗 □CT检查	□一级护理 □普食或胃管鼻饲 □生命体征监测，Q4h □防跌倒、深静脉血栓 □防止误吸 □药物治疗(抗炎、止呕、抗酸、神经营养支持) □吞咽功能评定及训练 □伤口处理 □MRI复查 □拔除尿管	出院或转院医嘱
专科护理		□入院评估及宣教 □预防跌倒/坠床宣教 □密切观察意识、瞳孔及生命体征变化 □专科检查注意事项宣教 □完善术前准备	□局部手术切口备皮 □禁食、禁饮宣教 □心理指导	□重点病情监测(意识、瞳孔、生命体征、血氧饱和度、脑神经功能、肌力、肌张力、颅内高压症状) □吞咽功能评定及记录 □保持呼吸道通畅，预防误吸 □术后4～6h指导进食	□病情监测(意识、瞳孔、生命体征、血氧饱和度) □保持呼吸道通畅 □吞咽功能评定及训练 □ERAS早期康复指导(饮食营养、管道、运动、并发症预防等)	□出院流程指导 □转诊流程指导 □家居康复指导 □家居随访指导
个案管理	□收集患者个案信息	□评估患者社会支持能力 □健康宣教 □制订术前照护计划	□制订患者术后体位、早期活动计划 □疼痛管理 □制订饮食营养计划	□评估患者病情 □健康指导 □吞咽、平衡能力康复指导	□实施早期康复计划 □制订出院计划	□出院照护需求评估 □出院随访计划制订 □居家康复计划制订

续表

项目＼时间	院前管理	院中管理				
	院前准备 1～2 日	住院第 1～2 日（手术前 1 日）	住院第 3 日（手术当日）	住院第 4～5 日（术后 1～2 日）	住院第 6～9 日（术后 3～6 日）	住院第 10 日（出院日）
嘱患者配合事项	□入院前准备 □办理预住院	□配合术前病情评估 □接受术前健康宣教 □完成术前准备	□及时报告不适 □配合病情评估	□配合专科诊疗、护理 □及时报告不适 □配合病情评估	□配合 ERAS 早期康复措施落实 □及时报告不适	□办理出院手续

附表 5-13-2 髓母细胞瘤全病程管理路径——院后管理

项目＼时间	院后管理		
	短期随访（出院≤30 日）	中期随访（出院后 31～90 日）	长期随访（出院后 91～365 日）
主要诊疗	□根据病检结果放疗或化疗 □监测放疗或化疗效果及不良反应	□颅脑 MRI 平扫＋增强 □神经功能评估（后组脑神经：有无面瘫、吞咽障碍、声音嘶哑） □颅内高压症状评估（头痛、呕吐等） □小脑症状评估（罗姆伯格征检查） □脑干诱发电位、体感诱发电位、肌电图检查 □视力、视野、语言分辨能力检查 □分析患者检查报告 □后期放疗、化疗指导 □调查患者健康状况及术后生活质量 □接受疾病问题咨询 □术后 3 个月面诊患儿	□颅脑 MRI 平扫＋增强 □神经功能评估（后组脑神经：有无面瘫、吞咽障碍、声音嘶哑） □脑干诱发电位、体感诱发电位、肌电图检查 □认知功能、智力水平评估 □生长发育、内分泌功能评估 □调查患者健康状况及术后生活质量 □血常规、肝肾功能、凝血常规检查 □接受疾病问题咨询 □术后 6 个月、9 个月、12 个月面诊患儿
专科护理	□出院一周内电话随访 □伤口愈合情况评估 □家居饮食、活动与休息、服药、观察指导 □心理指导 □患者吞咽功能训练指导 □家居防跌倒宣教		
个案管理	□出院 14 天、1 个月电话回访 □回答患者咨询问题 □小脑肿瘤家居健康教育软文及视频推送 □并发症护理指导 □回访数据归集 □信息反馈（向专科团队反馈患者吞咽功能恢复情况），询问患儿吞咽功能训练依从性	□出院 85 天电话提醒复诊 □了解患儿居家康复效果及并发症护理 □出院 3 个月电话随访 □接受患者疾病相关问题咨询 □吞咽功能恢复情况反馈 □随访数据归集	□出院 175 天、265 天、360 天提醒复诊 □出院 5 个月、8 个月、11 个月电话随访 □调查患者健康状况及术后生活质量，完成患者心理状态评估 □接受问题咨询 □吞咽功能恢复情况反馈 □社会适应能力健康教育 □归集随访数据

续表

项目＼时间	院后管理		
	短期随访（出院≤30 日）	中期随访（出院后 31～90 日）	长期随访（出院后 91～365 日）
嘱患者配合事项	□报告自身不适 □进行居家康复 □接受小脑肿瘤相关知识健康教育 □进行吞咽功能康复训练	□出院 3 个月医院面诊 □完成头部 MRI 检查 □配合完成生活质量调查、心理评估 □学习小脑肿瘤健康教育知识及视频 □进行吞咽功能康复训练	□出院 6 个月、9 个月、12 个月医院面诊 □汇报家居康复情况 □配合完成生活质量调查、心理评估 □学习小脑肿瘤健康教育知识及视频 □完成头部 MRI 检查

第十四节　颅内转移癌

一、概述

颅内转移瘤原发于身体其他部位，肿瘤细胞通过某种途径转移到颅内，并在颅内形成新的病灶。颅内转移瘤的发病年龄高峰为 40～60 岁，男性多于女性。最容易发生脑转移的原发肿瘤为肺癌（40%～50%），其次还有乳腺癌（15%～20%）、皮肤癌（5%～10%）和胃肠道癌（4%）。本节以肺癌脑转移为例。

肺癌脑转移最常见的转移部位为大脑半球，其次为小脑和脑干。临床表现介绍如下。

（1）颅内压增高　表现为头痛、呕吐和视盘水肿。除这 3 个主要症状外，还可出现复视、黑蒙、视力减退、头晕、淡漠、意识障碍、二便失禁、脉搏缓慢和血压增高等征象。症状常常呈进行性加重，当转移瘤囊性变或瘤内卒中时可出现急性颅内压增高症状。

（2）局灶性症状和体征　不同部位肿瘤可产生不同的定位症状和体征。

① 精神症状　常见于额叶转移，可表现为性情改变、反应迟钝、痴呆等。

② 癫痫发作　额叶转移较多见，其次为颞叶、顶叶。可为全身阵挛性大发作或局限性发作。

③ 感觉障碍　为顶叶转移瘤的常见症状，表现为两点辨别觉、实体觉和对侧肢体的位置觉障碍。

④ 运动障碍　表现为肿瘤对侧肢体或肌力减弱或完全性上运动神经元瘫痪。

⑤ 失语症　见于优势大脑半球语言中枢区转移瘤，可表现为运动性失语、感觉性失语、混合性失语和命名性失语等。

⑥ 视野损害　枕叶、顶叶、颞叶深部肿瘤因累及视辐射，而引起对侧同象限性视野缺损或对侧同向性偏盲。

⑦ 丘脑转移瘤可产生丘脑综合征　主要表现为对侧的感觉缺失和/或刺激症状，对侧不自主运动，并可有情感和记忆障碍。

⑧ 小脑转移瘤的临床表现　小脑半球肿瘤可导致出现爆破性语言、眼球震颤、患侧肢体协调动作障碍、同侧肌张力减低、腱反射迟钝、易向患侧倾倒等症状；小脑蚓部肿瘤主要表现为步态不稳、行走困难、站立时向后倾倒；肿瘤阻塞第四脑室的早期即出现脑积水和颅内压增高表现。

⑨ 脑干转移瘤大都出现交叉性瘫痪症状　即病灶侧脑神经周围性瘫痪、对侧肢体中枢

性瘫痪和感觉障碍。根据受损脑神经可定位转移瘤的位置，如第Ⅲ对脑神经麻痹则肿瘤位于中脑；第Ⅴ、Ⅵ、Ⅶ、Ⅷ对脑神经麻痹则肿瘤位居脑桥；第Ⅸ、Ⅹ、Ⅺ、Ⅻ对脑神经麻痹则肿瘤侵犯延髓。

肿瘤脑转移患者生存质量下降迅速，早诊断、早治疗是提高肿瘤脑转移患者疾病预后的重要手段。美国国立综合癌症网络（NCCN）指南提出 MRI 可作为目前颅内转移瘤最佳的影像学检查手段（见图 5-14-1～图 5-14-3），但脑转移瘤 MRI 表现为 T1WI 不均匀稍低信号，T2WI 稍高或高信号，且常合并瘤周水肿，特别是在表现不典型时，利用常规影像学进行鉴别往往比较困难，在原发肿瘤病史不明确的情况下，很有可能会误诊。临床上通常结合 CT 平扫和增强、全身辅助检查（例如 PET-CT、B 超、放射性核素扫描、全消化道钡餐检查、胃镜肠镜、胸片、胸部 CT 等），尽可能寻找原发灶。早期的肿瘤标志物检查也是很重要的指标。

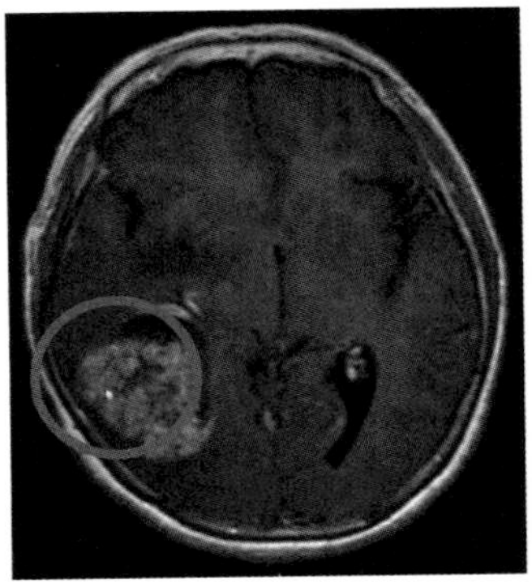

图 5-14-1　MRI 横断位

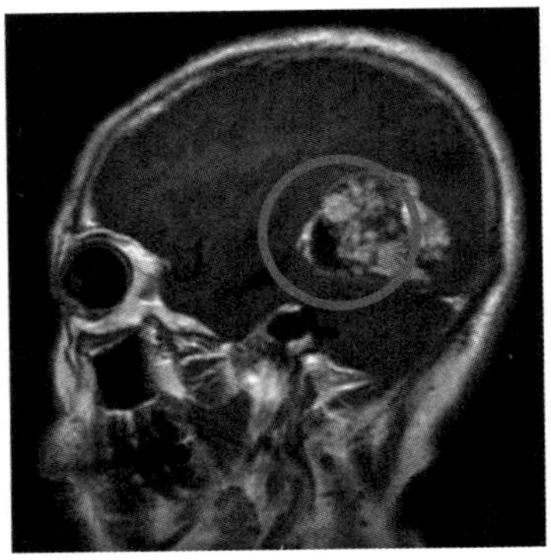

图 5-14-2　MRI 冠状位

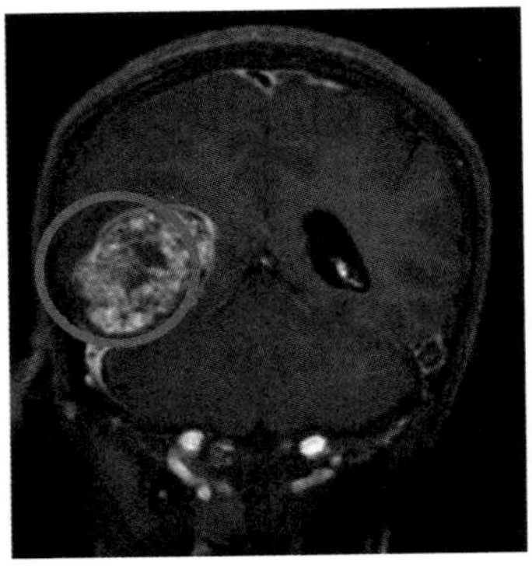

图 5-14-3　MRI 矢状位

二、出院标准

（1）标准住院日　10 天。

（2）出院标准　切口愈合良好；无颅内感染；无需住院处理的并发症和/或合并症；复查头部 MRI 显示颅内肿瘤切除满意。

三、全病程管理路径

（一）院前管理（入院前准备 2 日）

1. 主要诊疗

（1）常规工作　门诊预约挂号，入院前采集用药史、既往史、现病史，完成头部 MRI、头部及肺部 CT、腹部 B 超、必要时全身 PET-CT（能够评价肿瘤和正常组织的代谢差异，有助于肿瘤的定性诊断，同时可寻找原发肿瘤）、放射性核素骨扫描（针对骨痛或容易引起骨转移的肿瘤）、肺功能检查、三大常规、凝血功能、肝肾功能、降钙素原、心电图、腰椎穿刺和脑脊液检查及肿瘤全套。

（2）重点诊疗　评估患者原发病灶、转移灶及有无手术禁忌证，完成麻醉前风险评估，预约床位，办理预住院手续。

脑转移瘤手术适应证：①单发的实体肿瘤，特别是最大径 3 cm 以上，占位效应明显的；②多发的实体肿瘤，但有明确责任病灶导致严重临床症状的；③肿瘤性质不明难以明确诊断的；④患者全身状况良好，无恶病质及严重肝肾功能不全等手术绝对禁忌证，且原发肿瘤稳定，预计生存期大于 3～6 个月的患者。

位于语言、记忆区肿瘤的左利手患者需完善颈内动脉异戊巴比妥试验（WADA 试验），以明确优势半球。WADA 试验是判断语言优势半球的“金标准”。继发癫痫的患者，术前需完善发作期长程视频脑电图监测，以明确癫痫病灶和异常脑电波形。对于术中需麻醉唤醒的患者，在术前应由手术医生、麻醉医生和神经心理医生明确告知患者及家属手术及麻醉的潜在风险和并发症，并详细介绍全麻唤醒手术的具体流程及相关事宜，便于患者及家属了解术中唤醒技术以及相关的功能监测技术，让其理解功能区保护的重要性。除此之外，详细告知患者术中唤醒中可能出现的不适感以避免患者术中出现恐慌，例如憋尿感、口干、寒战、头颈部不适等。根据涉及的功能区设计相关的唤醒术中任务。

2. 个案管理

收集患者个案信息，采集患者用药史、既往史、现病史。评估患者有无手术禁忌证，指导患者到门诊评估手术麻醉风险，适合手术者，协助患者办理床位预约及预住院手续。

3. 嘱患者配合事项

配合院前完成手术及麻醉风险评估，完成术前常规血液化验及检查，预约床位，办理预住院手续，到医院医保科备案，便于后期医保报销。

（二）院中管理

1. 住院第 1 日（入院当日）

（1）主要诊疗

① 常规工作　主管医生询问患者病史及进行专科体格检查，完成入院记录、首次病志。完善专科脑电图、肌电图、视力视野及眼底、听力等检查。完善血清肿瘤标志物检查，肺癌相关的血清肿瘤标志物包括癌胚抗原（CEA）、细胞角蛋白片段 19（CYFRA21-1）、鳞状上皮细胞癌抗原（SCC）等，小细胞肺癌（SCLC）具有神经内分泌特征，可有促胃泌素释放肽前体（ProGRP）、神经元特异性烯醇化酶（NSE）、肌酸激酶 BB（CK-BB）以及嗜铬蛋白 A（CgA）等异常升高。分子病理检测：对于腺癌或含腺癌成分的其他类型肺癌，应在进行病理诊断的同时常规进行表皮生长因子受体（EGFR）基因突变、间变性淋巴瘤激酶（ALK）融合基因和 ROS1 融合基因检测；必要时，需完成智力测定，以及语言分辨能力、电子纤维喉镜检查。有烟酒嗜好或既往有高血压、糖尿病、慢性支气管疾病患者属于麻醉气道高危风险，需要行肺功能或心脏彩超检查。申请 MDT 会诊。上级医师查房与术前评估，初步确定手术日期和手术方式，完成上级医师查房记录。积极治疗基础疾病，观察患者病情变化。对症治疗。

② 重点诊疗　脑转移瘤患者的治疗应该在全身治疗的基础上进行针对脑转移瘤的治疗，包括外科手术、全脑放疗（WBRT）、立体定向放疗（SRT）、内科治疗在内的多学科综合治疗。目前，对浅层、单发、较高转移率的脑转移瘤多采用手术治疗，部分轻症者可采用伽玛刀治疗，虽无法根除肿瘤，但可提高肿瘤局部控制率，适当延长患者的生存时间，优化其生活质量。通过手术与术后辅助放疗和/或辅助化疗，可提高脑转移瘤的局控率。

所有患者术前需常规完善颅脑 MRI 检查，以确认肿瘤的范围及与周围重要神经的关系，以此来设计手术入路和规划手术范围。而 MRI 检查内容应选择性增加 T1 薄层、功能性磁共振成像（BOLD）、弥散加权成像（DWI）、弥散张量成像（DTI）、振波谱成像（MRS）、磁共振灌注成像（PWI）。薄层 MRI 有利于了解转移瘤邻近的重要结构受累情况，用于指导手术入路；BOLD 可对运动、感觉、语言及视觉区进行无创定位；DTI 可定位神经纤维，判断神经纤维走行与占位之间的关系；MRS 可了解颅内占位的代谢水平，对判断转移瘤的恶性程度及鉴别诊断其他颅内肿瘤有明确意义；PWI 可了解病灶及周围的血流灌注情况，并可与脑脓肿相鉴别。

完成营养状态、PONV 风险、呼吸功能、焦虑/抑郁评估。术前存在营养不良者，给予口服营养制剂或静脉营养治疗，以达到目标摄入量；呼吸功能不全者，制订术前肺部康复训练计划；予以心理支持；糖尿病患者，避免出现严重的高血糖（血糖＞16.6mmol/L），应控制血糖在可进行手术的范围。

（2）重点医嘱

① 长期医嘱　普食、糖尿病饮食或低盐低脂饮食，二级护理，基础疾病药物治疗。

② 临时医嘱　根据患者颅内转移病灶的具体位置，开具专科脑电图、肌电图、前庭功能试验、智力测定、电子纤维喉镜、眼底及视力视野、听力检查单；60 岁以上患者及高危人群，进行血脂、血液黏稠度、下肢深静脉及颈动脉 B 超、头部 CTA、心功能、肺功能、心脏彩超等检查。

（3）专科护理

① 心理护理　术前了解患者的心理状况，患者多有不同程度的紧张、焦虑、恐惧表现，应遵循伦理道德原则，鼓励患者树立积极的治疗心态，告知其手术治疗的有效性，尽可能满足其心理诉求，以舒缓患者的心理。并指导其转移注意力，通过阅读杂志、报刊，聆听轻音乐等形式放宽心态，提高治疗依从性。一般遭受癌症病痛折磨的患者，对护理人员的言行十分敏感，若护理人员仅机械性地执行医嘱，以粗鲁的态度面对患者，将可能使其产生愤怒、惧怕、屈辱、抗拒的心理反应，并增加机体应激水平，进一步加重病情。因此在临床护理工作中，必须以伦理准则为基础，做到以人为本，尊重病人，平等待人，富有同情心，重视语言修养，构建良好的护患关系，使患者感受到关爱，并配合治疗。

② 预防跌倒　患者在肺癌发生脑转移后，常伴随着颅内压的升高，致使患者易发生跌倒，对患者造成二次损伤，进一步加重患者的病情。由于患者体质较差，跌倒对患者的损害比常人更为严重，针对这种情况，应预见性地对患者进行跌倒风险评估，悬挂防跌倒标识，向家属宣教，嘱患者身边长期不离人，以预防该情况的发生。

③ 预防压力性损伤　对于偏瘫或意识障碍需长期卧床的患者，针对性地给予预防压力性损伤的护理。压力性损伤的危害性较大，轻度者会造成患者出现局部麻木等情况，严重者甚至会引起患者出现骨坏死，加重患者的病情。护理人员要对患者进行定时翻身，避免局部受到重压。受压发红的部位，禁止按摩，可覆盖减压贴进行保护。保持患者皮肤及床铺清洁，床铺平整柔软，必要时给予气垫床保护。

④ 预防坠床、烫伤　患者在肺癌脑转移后常会出现意识障碍、平衡能力下降、感知功能障碍、行动迟缓，严重时甚至出现精神恍惚等症状，此时患者极易出现翻身时从床上坠落现象，对于易坠床的患者注意拉好防护栏，告知家属需要在身旁陪同，且应增加护理人员不定时的巡视，患者需要的日常用品放在其手边。感觉障碍的患者需预防烫伤，禁止使用热水袋，水、食物保持在常温状态以防烫伤，特别注意防止低温烫伤。

⑤ 病理性骨折护理　骨转移的早期多无明显的症状，最常见的是转移的对应部位出现疼痛，护理人员在与患者交流时，对患者的主诉要认真对待，仔细进行鉴别，必要时给予相关的检查，以明确诊断，做到早发现早治疗。对于已明确诊断的患者，如颈椎骨转移的患者，给予颈托进行保护；脊椎骨转移患者避免使用软床，给予硬板床，避免患者做弯腰侧腰

动作；上下肢出现转移的患者，避免负重情况出现，以预防病理性骨折产生。

⑥ 术前准备 围绕以人为本展开，根据患者情况，给予个性化的术前营养支持方案，并完善疾病相关检查，进行常规头颅手术备皮操作，合并颅内压增高者作降压处理，确保患者大便通畅。建立每位患者个性化的信息档案，包括既往病史及各项检查结果，有无手术禁忌证等。

⑦ 面对面交流 以问卷调查的形式明确患者对手术的态度及信心，建立情感交流，聆听患者的诉求，释放其焦虑情绪。全面评估患者，有效启发与引导，指导患者换位思考，从社会、家庭、个人等方面评估自我，正确认识其价值，并积极、乐观地面对手术。

（4）个案管理、嘱患者配合事项 详见本章第四节“大脑凸面脑膜瘤”。

2. 住院第 2 日（手术前 1 日）

（1）主要诊疗

① 常规工作 上级医师查房，根据患者病情确定手术方案，向患者和家属交代手术必要性；术前风险再评估；MDT 团队（科主任、主刀医生、原发病灶相关科室医生、主管医生、麻醉师、手术室护士、营养师、康复师、药师、个案管理师、护士长、责任护士、必要时其他专科医生）术前讨论与小结，向患者和家属交代围手术期注意事项；签署手术同意书、输血同意书、签字授权委托书、自费项目协议书，指导患者购买手术麻醉安全保险；准备病理学检查单及术后 CT、MRI 复查单。

② 重点诊疗 麻醉医师与手术室护士术前访视，进行麻醉、术中压力性损伤、深静脉血栓等风险评估，组织 MDT 术前讨论，对于存在营养不良者，继续给予口服营养制剂或静脉营养治疗，以达到目标摄入量。向患者及家属交代麻醉注意事项并签署麻醉知情同意书、麻醉药品使用知情同意书。应告知常见手术风险：a. 麻醉意外，术中大出血。术中术后心、肺、脑、肝、肾等脏器功能障碍。术中术后并发症，患者潜在疾病发作，特异性体质等。b. 术后现有症状可能无法改善甚至加重：可能出现瘫痪、语言障碍、高热、癫痫、失明、复视、眼球眼睑活动障碍、智能障碍、感觉障碍等神经功能障碍；c. 术中术后可能出现颅内血肿、脑梗死、脑肿胀、脑水肿、颅内感染、脑脊液漏等开颅手术风险；d. 术中病变可能复发或发展、扩散或播散，可能需要进行放化疗等其他治疗；e. 术中术后可能出现肺部感染、尿路感染、皮肤压力性损伤、败血症、静脉炎、深静脉血栓、肺栓塞等情况；f. 术中必要时植入人工材料或使用血液制品，可能存在颅内感染、排异反应；g. 患者肺部存在占位性病变，术中术后可能肺部病情加重而影响呼吸。

（2）重点医嘱

① 长期医嘱 普食、糖尿病饮食或低盐低脂饮食，二级护理，既往基础疾病用药治疗。

② 临时医嘱 明日全麻下行显微镜下幕上深部病变（根据具体位置）切除术，术前禁食、禁饮 6～8h，术前备头皮，交叉配血，术中静滴抗生素，行神经功能电生理监测，术后复查 CT 及预约术后 3 天内的 MRI 复查，行组织病理的快速及石蜡切片包埋检查。

评估呼吸循环功能，必要时可能需要呼吸机辅助呼吸或行气管切开术。

（3）专科护理

① 常规护理 术前准备宣教，包括备皮、交叉配血、术前禁食及禁饮时间、告知麻醉访视、签字事宜。指导患者术前沐浴、更换病服，及术后患者用物准备，指导保持充足睡眠，防止感冒。完成晨晚间护理，做好患者安全管理、心理护理。

② 护理重点 参与患者术前讨论，评估患者落实禁烟酒以及训练深呼吸、咳嗽、床上

排便的效果；肺功能异常者，继续指导其进行爬楼梯、吹气球等肺功能锻炼，行呼吸道抗生素、祛痰药、平喘类药物雾化治疗。

（4）营养干预　评估患者术前营养状况及术后营养风险，对患者进行饮食指导及膳食设计，遵循患者的饮食习惯，为患者制订个性化营养调理方案。有糖尿病、高血压基础疾病患者食用治疗饮食。制订术后肠内及肠外营养计划。

① 经口进食注意事项　进食前，深呼吸、咳嗽，将呼吸道痰液排出。进食时，取坐位或半坐位，选择不易出现误咽的果冻样或糊状食物，吞咽与空吞咽交互进行，速度缓慢，吞咽时头偏向一侧（左/右），不要用吸管饮水，不要说话。进食后，静坐 30min 再躺下或活动，漱口，清除聚集在口腔左右两边的食物残渣，保持口腔清洁。

② 饮食指导　加强营养，进食高热量、高蛋白、高维生素、清淡、易消化、富含粗纤维高营养的食物，少量多餐。忌食辛辣、油腻、刺激性食物。多吃青菜、水果，保持大便通畅。大便干燥者，按结肠行走方向按摩，刺激肠蠕动，必要时给予四磨汤口服液及缓泻剂。适宜的食品包括以下四种：a. 宜进抗脑瘤的食物，如小麦、薏米、荸荠、海蜇、芦笋、炸壁虎、炸全蝎、炸蜈蚣、炸蚕蛹、鲎、海带；b. 宜吃具有保护颅内血管作用的食物，如芹菜、荠菜、菊花脑、茭白、向日葵籽、海带、海蜇、牡蛎、文蛤；c. 宜吃具有防治颅内高压作用的食物，如玉米须、赤豆、核桃仁、紫菜、鲤鱼、鸭肉、石莼、海带、蟹、蛤蜊。d. 宜吃具有保护视力的食物，如菊花、马兰头、荠菜、羊肝、猪肝、鳗鲡。

（5）用药指导　对患者术中、术后合理用药进行指导，保证患者用药安全。接受医生用药咨询。化疗药物需在肿瘤科专科医生指导下应用。肺癌脑转移大体分为两大类：非小细胞和小细胞肺癌脑转移，其中非小细胞肺癌还需根据突变位点（EGFR 突变、ALK 突变、驱动基因阴性）及耐药性来选择化疗方案。

（6）康复干预　针对患者术后可能存在的语言功能障碍、平衡功能异常，制订个性化术后康复计划。对于语言功能障碍的患者，要给予其足够的自信心，指导其从简单的单音、双音到简短的句子进行语言康复练习，对于患者每一小步的进步都及时给予赞扬和鼓励。平衡功能障碍者，循序渐进地进行平衡功能训练，从坐位→站立平衡→行走训练。出现头晕、恶心、出冷汗、眼前发黑等症状，立即卧床休息，避免意外情况发生。

（7）个案管理　协助患者及家属理解手术及治疗方案，完成术前照护管理（健康教育）计划，告知术前备皮、配血、禁食、禁饮、沐浴、物品准备的目的，汇总营养师、药师、康复师、麻醉师术前讨论意见，向患者及家属做好解释与宣教，制订患者术后康复计划。

（8）嘱患者配合事项　详见本章第四节“大脑凸面脑膜瘤”。

3. 住院第 3 日（手术当日）

（1）主要诊疗

① 常规工作　核对患者基本信息及手术部位、手术方式，向患者及家属交代手术过程情况及注意事项，实施手术，完成手术记录及术后病程记录。术后行头颅 CT 检查，判断有无颅内出血及脑组织肿胀程度。麻醉清醒后，评估神经系统功能（根据病变部位）。

② 重点诊疗　在立体定向仪导航下设计手术切口，置导尿管，摆放体位，头架固定，行电生理监测，消毒液彻底清洗及消毒头部。根据病变在颅内的具体部位选择相应手术入路。使用动力系统开颅，根据病变部位选择使用显微镜或者神经内镜，在镜下明确病变范围及辨认神经血管后，在保留神经功能的前提下尽量全切除肿瘤，减轻对神经纤维束和功能区皮质的手术损伤。对于脑膜转移的患者，可植入 Ommaya 储液囊行脑室内化疗；对合并交通性脑积水的患者，可行脑室-腹腔分流术，以降低颅内压、缓解症状，但脑室-腹腔分流术

可能增加肿瘤腹腔转移的概率。预防性使用抗生素，切开皮肤前 30min（麻醉诱导时）给药，手术超过 3h 或者失血量超过 1500mL，应补充一个剂量的抗生素，必要时可用第三剂。

（2）手术辅助技术　目前，多模态神经影像技术、神经导航、术中超声以及术中电生理监测等辅助措施能最大限度地减少手术损伤。

① 神经导航技术。即无框架立体定向导航技术或影像导向外科技术。以该技术为基础发展的神经导航系统，能将数字影像数据与神经系统实际解剖结构建立动态关系，实时向神经外科医生反馈手术过程。术前需根据影像学结构和功能图像信息融合，术中需注册参考架和参考点，在神经导航的辅助下找到肿瘤体表投影边界和范围，再次确认手术切口及手术入路，做好标记。

② 术中神经电生理监测。脑功能区与术中病灶定位及切除程度的确认方法除了常规采用术前功能性磁共振与术中导航的融合以外，术中皮质电刺激及神经电生理监测仍然是脑功能区界定和保护的“金标准 ”性监测手段。考虑到个体差异，通过影像学及解剖学来定位脑功能区存在一定误差，且由于肿瘤邻近或累及重要脑功能区，脑功能区可能会出现移位。有研究表明清醒状态下皮质电生理监测更为敏感及时，从而可及时调整手术操作使患者神经功能得到很好的保留。

③ 脑转移瘤继发癫痫的患者，术前需完善发作期长程视频脑电图监测以明确致痫灶和放电起始，剪开硬脑膜后常规进行皮质脑电图监测，结合痫样放电部位及脑功能区确定手术范围，切除病灶后再进行一次皮质脑电图监测，以减少患者术后癫痫的发生率。

④ 术中唤醒。对于优势侧额下回后部（Broca 区）肿瘤可以采取术中唤醒进行肿瘤最大范围的安全切除。对于感觉运动区和语言区可选择在唤醒麻醉下行神经导航＋电生理监测下占位切除术。麻醉唤醒开颅手术对患者的基础状况及配合度要求较高，并非所有的功能区脑转移瘤患者都需要在麻醉唤醒下进行手术。对于年龄过大或者过小，不能耐受唤醒麻醉的患者可以选择气管插管全麻下行神经导航＋电生理监测下病变切除术。

（3）重点医嘱

① 长期医嘱　神经外科全麻术后护理常规，重症监护或一级护理，禁食、禁饮 4～6h。氧气吸入，心电监测，抬高床头 15°～30°，控制好目标血压和血糖，抑酸、止血、抗炎及营养支持治疗，预防性镇痛。预防下肢深静脉血栓。

② 临时医嘱　抗菌药物术前 0.5h 用，查血常规、凝血四项、电解质、血气分析等。行头颅 CT 排除颅内出血、脑水肿，必要时脱水、止呕对症处理。

a. 肺癌脑转移患者常伴有颅内压升高导致的头痛、恶心、呕吐等症状，首先应积极给予脱水和利尿治疗，以降低颅内压，可选择的药物包括甘露醇、甘油果糖、白蛋白和呋塞米等。必要时可以辅助使用糖皮质激素，常用药物如甲泼尼龙、地塞米松可减轻脑水肿，但糖尿病及怀疑颅内感染患者慎用。

b. 控制症状，包括抗癫痫和镇痛治疗，由于抗癫痫药物不能降低无癫痫症状的非小细胞肺癌（NSCLC）脑转移患者的癫痫发作风险，因此一般仅用于有癫痫发作症状的患者，不做预防性应用；头痛明显患者可予镇痛对症治疗。

（4）专科护理

① 护理重点　监测患者意识、瞳孔、生命体征、肢体活动、血氧饱和度情况；麻醉清醒后 4～6h，评估患者有无颅内高压症状及神经功能定位体征。额叶转移瘤患者评估记忆、社会认知、表达能力等认知功能；颞叶转移瘤患者评估命名、理解能力、记忆能力、社会认知能力等；间脑和胼胝体转移瘤患者评估记忆功能；枕顶叶转移瘤患者评估视觉空间识别能力、语言

能力和社会认知能力。简易评估听力情况（用手机打电话或听手机声音）；评估面神经功能（嘱患者做皱额、闭眼、龇牙、鼓腮、吹哨五个动作，观察是否有额纹变浅、患侧眼睑闭合不全、口角歪斜等症状）；评估咳嗽、吞咽动作（操作者将右手食指放于患者喉结上，嘱患者做空吞咽动作，观察喉结是否上下移动；嘱深呼吸、咳嗽，观察患者咳嗽是否有力）。患者无呕吐，即可进行吞咽功能障碍筛查，无吞咽障碍者，4h后可饮水，6h后进食清流质。

② 并发症预防

a. 脑水肿　脑转移患者常伴有脑水肿，通常表现为头疼加重、呕吐、恶心等。如果出现相应症状，应首先排除颅内高压，再予以对症处理。剧烈呕吐者需侧身，避免误吸。

b. 偏瘫及感觉障碍　肿瘤损伤中枢神经系统，使患者肢体及感觉出现障碍。偏瘫会让患者长期卧床，护士需协助患者定时翻身拍背，指导呼吸功能训练，预防发生坠积性肺炎。同时应防止偏瘫导致的关节挛缩和肌肉萎缩，指导患者进行功能锻炼，有条件者请康复科医生会诊。保持患者身体干燥，防止压力性损伤发生。对于感觉障碍的护理，应防止烫伤，注意保暖，禁止使用暖水袋。

c. 深静脉血栓　患者麻醉清醒后，即可指导其翻身、床上进行拳泵运动、踝泵运动，禁止下肢输液，指导患者多饮水，进行每日两次气压治疗，鼓励早期下床，防止深静脉血栓发生。

d. 失明、失语　对于失语患者，要鼓励其多读报纸，多收听广播，多交流，大声进行朗读，对患者进行听力及言语的阅读理解，训练其口语表达能力。失明患者大多自卑、焦虑，同其交流言语要斟酌，注意心理护理。

4. 住院第4~6日（术后1~3日）

（1）主要诊疗

① 病情观察

a. 头痛　患者出现定位性头痛；慢性颅内压增高的患者，可有频繁呕吐而无明显头痛；急性颅内压增高的患者，头痛剧烈；如剧烈头痛伴频繁呕吐和烦躁，常是脑疝的前期症状。

b. 呕吐　患者出现呕吐，应注意区别是颅内压增高所致还是治疗所致，前者常无恶心感，为突然出现喷射状呕吐，常在剧烈头痛时发生，呕吐后头痛减轻；后者常有恶心感，为非喷射状呕吐。

c. 瞳孔　颅内压增高早期，多是一侧瞳孔缩小，然后进行性扩大，对光反应迟钝或消失，继而双侧瞳孔散大至固定，对光反应消失，对侧肢体瘫痪，去大脑强直，提示脑疝形成。

d. 意识　急性颅内压增高患者嗜睡、迟钝，逐渐昏迷；慢性颅内压增高患者，随着病情发展可出现淡漠和呆滞。

e. 生命体征　注意观察生命体征，颅内压增高时，生命体征无多大变化。颅内压升高早期血压升高，脉搏缓慢，呼吸变慢，可有中枢性发热；后期呼吸浅、急促、不规则，脉搏逐渐变弱，体温血压下降。

② 重点诊疗　鼓励患者早期床上康复运动并坐起，指导患者在陪护扶助下下床静坐或活动。评估面神经功能，后组脑神经损伤，出现咳嗽无力、吞咽功能Ⅲ级及以上时，需留置胃管。24h内拔除导尿管，大于60岁患者，使用分级加压弹力袜＋间歇充气加压泵预防血栓。复查头颅MRI，确认肿瘤切除情况。

（2）重点医嘱

① 长期医嘱　一级护理，普食或胃管鼻饲流质，氧气吸入，心电监测，机械辅助排痰，

抬高床头 15°～30°，抗酸治疗（预防应激性溃疡），抗菌药物应用。

② 临时医嘱 头部换药，必要时行腰椎穿刺术。脱水、止呕对症处理，维持出入量平衡。

（3）专科护理

① 评估意识水平和精神状态的改变 因肿瘤压迫可引起不同程度的意识障碍，严重者出现昏迷。有时患者会出现不同类型以及不同程度的精神障碍，如躁狂、抑郁、有攻击行为、痴呆、癫痫发作等，不能够配合治疗、护理。

② 肢体活动障碍 肿瘤侵犯大脑运动中枢的患者往往容易出现单侧或者双侧的肢体瘫痪或伴有皮肤感觉障碍。长期卧床或某种强迫体位，容易使局部的皮肤受压，出现血液循环障碍，产生皮肤压力性损伤甚至皮肤感染。同时血流速度缓慢后可使血液中的细胞成分停驻于血管壁最后形成血栓。

③ 情绪和心理的变化 脑转移癌的二次打击及难以忍受的痛苦，以及陌生的环境、缺少亲人陪伴、其他患者死亡、医护人员紧张的工作气氛等因素，往往使患者出现极度的恐惧不安、情绪忧伤、对治疗失去信心等心理障碍，并随着病情的发展恶化（如肢体瘫痪、共济失调及视力障碍等）而加重。

④ 颅内高压 由于肿瘤压迫，致使脑脊液循环障碍，颅内压急剧增高，导致出现头痛、呕吐、两眼视物模糊等症状往往容易引起窒息和摔倒。

⑤ 药物性因素 甘露醇等脱水降压药物及利尿剂、抗癫痫类药物均有可能导致出现视物模糊、嗜睡、低血压等副作用，这些是导致患者摔倒的危险因素。

⑥ 环境因素 脑转移癌患者通常伴有不同程度的意识障碍或者肢体运动障碍，这些因素往往容易造成患者自我防护能力降低。因此，周围环境，如地面湿滑、床档或约束带使用不当、物品放置不当、光线不足、病床高度不适以及病床、平车脚刹固定不牢等都是潜在的护理安全隐患。

由于患者肿瘤侵犯部位不同，造成的脑功能损害也不同，出现的护理安全危险因素自然也有很大的差别。如何评估每个患者存在的安全危险因素，制订个体化护理方案，对于提高患者的护理质量是非常重要的，同时也能充分利用护理资源，提高效率。此外，应重视健康教育。

癌症作为一类恶性刺激，对患者心理状态可能产生严重负面影响，导致负性情绪产生，从而降低机体免疫抵抗能力，影响机体对癌细胞的免疫，活跃癌细胞，并促进其进展。在护理工作中，需明确患者的思想动态，恰当合理地解答患者预后、转归的疑虑，告知手术治疗的有效性，使患者获得精神支持，提高治疗的依从性，并做好术前准备工作，使手术顺利进行。术后密切关注患者生命体征的变化，监测有无异常反应，警惕并发症发生，做好预防处理，制订健康、合理的饮食计划，指导并督促患者进行功能恢复锻炼，以促进神经功能的恢复。

（4）嘱患者配合事项 根据医嘱吸氧，进行心电监测，配合护士定时监测生命体征、意识、瞳孔、肢体活动情况。卧床休息，抬高床头 15°～30°。及时向医护人员报告身体不适，保持引流管引流通畅，防止意外拔管。可进食清流质，自主体位。

5. 住院 7～9 日（术后 4～6 日）

（1）主要诊疗

① 常规工作 查看头部伤口愈合情况，检查有无头皮下积液，头部换药和拆线，观察意识、瞳孔、生命体征、神经功能等病情变化，必要时复查头部 CT，行腰椎穿刺术，完成

常规病历书写。

② 重点诊疗　恢复良好的患者，减少无必要的输液。头皮下积液者，抽吸积液并加压包扎。发热、呼吸道痰多者，行肺部 CT 检查。加强营养指导。

（2）重点医嘱

① 长期医嘱　一级护理，普食，控制血压和血糖等内科用药（口服）。

② 临时医嘱　伤口换药，必要时复查头部、肺部 CT，行腰椎穿刺术。

（3）专科护理

① 常规护理　观察患者意识、瞳孔、生命体征及肢体活动情况，病情变化时及时报告医生。落实饮食指导、体位护理、活动管理、伤口护理，观察口服药物不良反应。做好晨晚间护理、心理护理，完成护理病历书写。

② 护理重点　做好头痛、呕吐、眼睑闭合不全、脑脊液漏等症状护理。防范坠床/跌倒、压力性损伤、下肢深静脉血栓形成、误吸、肺部感染等并发症发生。指导康复训练。

（4）个案管理　评估患者身体、情绪、认知、心理和社会支持状态并针对性地进行健康教育，监测并管理住院时长，组织 MDT 对个案病例进行讨论，评价患者对康复计划内容掌握情况及医护康复计划的实施进度。

（5）嘱患者配合事项　配合定时监测生命体征、每日询问排便，配合护士晨晚间护理，二级护理，普食，正常活动。配合功能恢复训练。

6. 住院第 10 天（出院日）

（1）主要诊疗　评估是否达到出院标准：伤口无红肿、渗血、渗液、流脓；无皮下积液；体温正常，无肺部感染、无脑脊液漏等并发症。向患者及家属交代出院后注意事项、复诊时间地点及项目。交代出现头痛、呕吐、意识障碍、伤口渗液、伤口流脓、脑脊液漏等异常情况紧急处理方法。开具出院诊断证明书，签署出院告知书，打印病历首页，完成出院病历书写。

（2）重点医嘱　出院医嘱：包括出院带药及用药指导，康复训练、复诊指导，MDT 门诊评估下一步诊疗等。

（3）专科护理　出院宣教，注意事项宣教。合理饮食营养及吞咽功能康复指导，防止误吸。完成患者出院满意度调查，指导患者办理出院手续，指导复诊、康复与就医。

（4）个案管理　拟定出院时间，制订出院准备计划，进行出院前与患者及家属沟通。签署健康管理知情同意书，评估出院照护需求（交通、照护需求），制订出院随访计划（短期、中期、长期计划）、出院复诊计划（3 个月、9 个月）、出院照护路径（转诊/就医、远程健康管理、居家随访、居家自护）。组织相关科室医生、康复师、营养师、药师及社工制订患者居家康复计划。

（5）需患者配合事项　接受出院前康复宣教及出院注意事项指导。配合出院告知谈话，出院签字，取出院带药，接受出院宣教，办理出院手续，了解复查程序。填写出院满意度调查表。

（三）院后管理

详见本章第四节“大脑凸面脑膜瘤”。

（四）家居康复指导

1. 心理护理

不良情绪（如焦虑、抑郁等）在脑转移癌患者中极为常见，甚至有绝望无助表现，对生活依恋、对家人不舍，加之对治疗中经济问题的考虑，使患者心理压力极大。对此，护理人员需做好患者心理动态变化分析，充当患者倾诉对象，使患者将内心情感诉诸，有助于负性心理的缓解。同时，应鼓励亲人朋友勤探视，使患者生命最后时刻感受到人情味。

2. 生活护理

为提高患者在临终前舒适度，可考虑完善病房环境，如合理控制温湿度，保持光线与通风，或将鲜花、患者喜爱的照片与电视机等置于病房内。同时，护理人员与患者家属需协助患者做好个人卫生工作，勤换床单与衣物，加强口腔护理与皮肤护理等。

3. 疼痛护理

疼痛症状在脑转移癌患者中表现明显，通常夜间疼痛症状加剧，患者活动、情绪、睡眠等多方面都会受到影响。护理中可考虑引入疼痛转移方式，如听广播或播放音乐，或讨论患者感兴趣的话题，以转移患者疼痛感。对于疼痛程度严重患者，可根据医嘱给予阶梯给药方式，并注意观察用药中是否发生不良反应等。

4. 营养护理

机体功能下降是脑转移癌患者的主要特征，由于能量不断消耗，加之营养吸收困难，导致机体营养不足，要求护理时做好饮食指导工作，如在食物选择上要求满足易消化、高维生素与高蛋白等要求，且应确保患者机体体液平衡，在营养支持下提高患者机体免疫功能。

（刘　访　刘　庆）

附表 5-14-1　肺癌脑转移全病程管理路径——院前及院中管理

项目＼时间	院前管理	院中管理（住院）					
	院前 1～2 日	住院第 1 日（入院日）	住院第 2 日（手术前 1 日）	住院第 3 日（手术日）	住院第 4～6 日（术后 1～3 日）	住院第 7～9 日（术后 4～6 日）	住院第 10 日（出院日）
主要诊疗	□完成术前准备 □评估手术风险 □办理预住院	□询问病史 □专科体查 □完善术前检验与检查	□确定手术方案 □全面身体状况评估 □手术风险谈话	□手术入路方式：开颅大脑半球胶质瘤切除术	□评估患者意识、瞳孔、生命体征、肢体活动、语言功能 □伤口及引流管处理	□查看头部伤口愈合情况 □检查有无头皮下积液 □头部换药	□评估伤口能否拆线 □评估出院指征 □交代出院注意事项
重点医嘱		□基础疾病药物治疗 □对症支持治疗（抗癫痫、脱水降压治疗） □安全管理（防跌倒/坠床、走失、深静脉血栓） □专科体查	□一级护理 □禁食、禁饮 □生命体征监测 □补液治疗 □根据病情下达相应医嘱	□术后常规医嘱 □一级护理 □24h 抗癫痫药物持续泵入 □禁食、禁饮 4～6h □营养支持治疗	□一级护理 □药物治疗（抗癫痫、脱水降压、营养支持治疗） □伤口处理 □预防跌倒/坠床、深静脉血栓 □MRI 复查 □腰椎穿刺测压 □早期康复训练 □基因检测	□一级护理 □普食 □药物治疗 □伤口换药 □头部 CT 检查	□出院医嘱

续表

项目＼时间	院前管理	院中管理(住院)					
	院前1～2日	住院第1日（入院日）	住院第2日（手术前1日）	住院第3日（手术日）	住院第4～6日（术后1～3日）	住院第7～9日（术后4～6日）	住院第10日（出院日）
专科护理		□入院评估 □入院宣教 □遵医嘱对症处理 □执行基础疾病药物治疗 □饮食指导	□术前准备 □术前宣教 □心理指导	□病情评估与监测 □专科并发症预防	□病情监测 □饮食、活动与体位、药物、功能锻炼指导 □导管护理 □对症处理 □心理指导	□病情监测 □对症处理 □心理指导	□出院指导 □家居康复指导
个案管理	□收集患者个案信息 □协助患者办理预住院	□评估患者 □术前准备宣教	□术前照护计划制订	□全面评估患者身体、情绪、认知、心理和社会支持状态 □落实患者术后早期康复计划	□评估患者病情及配合情况 □执行术后照护管理(健康教育)计划	□评价患者对康复计划内容掌握情况及医护康复计划的实施进度 □拟定出院时间 □制定准备出院计划	□制订居家照护及随访计划 □居家康复指导
嘱患者配合事项	□入院前准备 □办理预住院	□配合完成术前病情评估 □完成专科疾病相关检查 □配合入院宣教	□完成术前准备	□配合落实专科治疗与护理 □及时报告不适	□配合落实专科治疗与护理 □及时报告不适 □自动体位 □普通饮食	□按照计划表落实康复措施	□办理出院手续

附表 5-14-2 肺癌脑转移全病程管理路径——院后管理

项目＼时间	院后管理		
	短期随访（出院后1～30日）	中期随访（出院后31～90日）	长期随访（出院后91～365日）
主要诊疗		□常规检查颅脑MRI平扫+增强 □分析患者检查报告 □了解患者手术效果 □评估神经功能恢复状态 □指导后期治疗 □了解家居康复情况 □接受患者疾病问题咨询 □指导并发症康复治疗及训练 □必要时行脑电图检查及抗癫痫药物血药浓度检查	□复诊(医院面诊) □常规检查颅脑MRI平扫+增强 □分析患者检查报告 □调查患者健康状况及术后生活质量 □完成患者心理状态评估 □完成患者肢体功能、语言功能康复效果评估
专科护理	□出院一周内电话随访 □异常情况评估，包括不适症状及头部伤口 □家居饮食、活动与休息、服药指导 □康复训练指导 □心理指导		

续表

时间 项目	院后管理		
	短期随访 （出院后 1～30 日）	中期随访 （出院后 31～90 日）	长期随访 （出院后 91～365 日）
个案管理	□出院 14 天、1 个月电话回访 □回答患者咨询问题 □颅内转移瘤家居健康教育软文及视频推送 □并发症护理指导 □回访数据归集 □信息反馈（向专科团队反馈患者情况）	□出院 85 天电话提醒复诊 □了解患者居家康复效果及并发症护理 □出院 3 个月电话随访 □接受患者疾病相关问题咨询 □随访数据归集	□出院 265 天提醒复诊 □出院 5 个月、8 个月、11 个月电话随访 □调查患者健康状况及术后生活质量，完成患者心理状态评估 □接受问题咨询 □社会适应能力健康教育 □归集随访数据
嘱患者配合事项	□报告自身不适 □进行居家康复 □接受颅内转移瘤相关知识健康教育	□出院 3 个月医院面诊 □完成头部 MRI、脑电图等检查 □配合完成生活质量调查、心理评估 □学习颅内转移瘤健康教育知识及视频	□出院 9 个月医院面诊 □汇报家居康复情况 □配合完成生活质量调查、心理评估 □学习颅内转移瘤健康教育知识及视频 □完成头部 MRI 检查

第十五节　颅内动脉瘤

一、概述

颅内动脉瘤为颅内动脉壁瘤样异常突起（见图 5-15-1），是造成蛛网膜下腔出血的首位病因，在脑血管意外中，仅次于脑血栓和高血压脑出血。好发于 40～60 岁，约 2% 的动脉瘤在幼时发病。颅内动脉瘤大多发生于颅底动脉环（Willis 环）上，前循环多见。颅内动脉瘤发病原因尚不十分清楚，通常认为存在先天性的易发因素，同时后天因素起作用。管壁中层缺少弹力纤维、平滑肌较少、管壁的中层有裂隙、胚胎血管的残留、先天动脉发育异常或缺陷（如内弹力板及中层发育不良）都是动脉瘤形成的重要因素。先天动脉发育不良不仅可发展成囊性动脉瘤，也可演变成梭形动脉瘤。在上述先天因素、动脉硬化、感染或外伤等破坏的基础上，加上血流的冲击是动脉瘤形成的原因。临床表现分为出血症状、局灶症状、缺血症状、癫痫和脑积水。

（一）动脉瘤的分类

（1）根据形态分类　分为囊状动脉瘤、梭形动脉瘤、夹层动脉瘤。

（2）根据大小分类　≤0.5cm 为小型动脉瘤；0.5～1.5cm 为一般动脉瘤；1.5～2.5cm 为大型动脉瘤；≥2.5cm 为巨型动脉瘤。

（3）根据部位分类　分为前交通动脉瘤（最常见的）、后交通动脉瘤、大脑中动脉瘤、基底动脉顶端动脉瘤等。

（二）动脉瘤的治疗

（1）保守治疗　对于比较小的动脉瘤，或者年龄较大的未破裂动脉瘤患者，可以定期观察随访，根据随访结果采取不同策略，对于没有变化的动脉瘤可以始终观察。

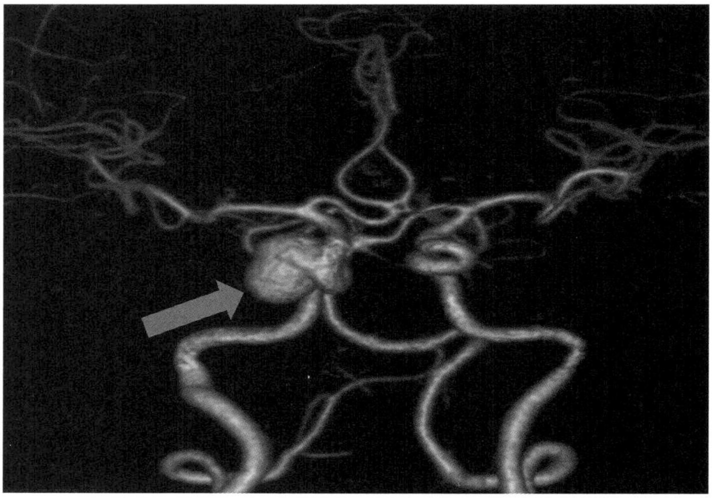

图 5-15-1 颅内动脉瘤 CTA

（2）手术治疗 包括开颅手术和血管内介入治疗，手术的目的就是防止动脉瘤出血或者再出血，同时解除相应的对周围神经结构压迫等占位效应。

二、出院标准

（1）标准住院日 开颅术 10 天。

（2）出院标准 手术切口愈合良好；无电解质紊乱、凝血功能异常、发热或颅内感染等；无需住院处理的并发症和/或合并症；复查头部 CT 显示颅内动脉瘤夹闭满意。

三、全病程管理路径

（一）院前管理（入院前准备 1~2 日）

1. 主要诊疗

（1）门诊就诊 预约挂号，门诊医生采集现病史、既往史、用药史、过敏史、输血史、传染病史等，小而未破裂的动脉瘤无症状，完成头部 CT、MRI 检查及 DSA 预约，完成三大常规、凝血功能、血型及输血前四项、血糖、血脂、肝肾功能、电解质、腹部 B 超、心电图及胸部 X 线片检查。无手术禁忌证，预约床位，办理预住院手续。

（2）急诊就诊 因剧烈头痛头晕、意识障碍等急诊，CT 检查诊断为颅内动脉瘤破裂出血的患者，入急诊抢救室，急诊抽血查血常规、凝血常规、肝肾功能、血型及输血前四项、血糖、血脂、肝肾功能及电解质，完成腹部 B 超、心电图及胸部 X 线片等相关检查，做好相关术前准备。术后入住 ICU。

2. 个案管理

收集患者个案信息，采集患者现病史、既往史、用药史、过敏史等。询问患者既往是否患有原发性高血压、糖尿病、心脏病等慢性病及肝炎、结核等传染性疾病；是否有手术、外伤及住院史，有无药物、食物的过敏史；患者家族成员中有无患有同类疾病的人员。了解患者一般情况，有无特殊嗜好与宗教信仰，饮食、睡眠、排便习惯。评估患者自理能力，指导患者到门诊评估手术及麻醉风险，协助患者办理床位预约及预住院手续。

3. 嘱患者配合事项

积极参与医护的诊疗计划，改善生活方式，遵医嘱服药，配合院前完成手术及麻醉风险评估，配合疫情防控相关要求，完成术前常规血液检验及辅助检查，预约床位，办理预住院手续，主动提交医保信息，便于后期医保报销。

（二）院中管理

1. 住院第 1 日（入院当日）

（1）主要诊疗

① 常规工作　主管医生询问患者病史及进行专科体格检查，评估神经功能。动脉瘤临床上分为五级。Ⅰ级：无症状，或轻微的头痛及轻度颈强直；Ⅱ级：中度至重度的头痛、颈强直，除有神经麻痹外，无其他神经功能缺失；Ⅲ级：嗜睡，意识模糊，或轻微的局灶性神经功能缺失；Ⅳ级：木僵，中度至重度偏瘫，可能有早期的去大脑强直及自主神经系统功能障碍；Ⅴ级：深昏迷，去大脑强直，濒死状态。

此外，少数出血的动脉瘤因影响到邻近的神经或脑部结构而产生特殊的综合征，主要的神经损害与动脉瘤的部位有着密切的关系，常见的症状有眼眶及额部的疼痛、复视、双侧瞳孔不等大、垂体功能不全、视力视野障碍、言语困难、动眼神经麻痹等。进行体查评估时应判断患者出现了哪些中枢神经受损的症状，进而能够初步了解患者病变的部位，便于进行针对性的观察及处理。完成入院记录、首次病志。完善影像学（CT、MRI、DSA）检查，以及眼底及视力、视野检查，必要时行颅骨 X 线平片检查。有烟酒嗜好或既往有高血压、糖尿病、高脂血症、慢性支气管疾病患者，需要行肺功能或心脏彩超检查。上级医生进行查房与术前评估，初步确定手术日期和手术方式，完成上级医生查房记录。

② 重点诊疗　完成营养状态、PONV 风险、NIHSS、焦虑/抑郁评估，完成脑血管造影检查。积极治疗基础疾病，控制血压、血糖、血脂。予以心理支持。

（2）重点医嘱

① 长期医嘱　神经外科常规护理，普食、糖尿病饮食或低盐低脂饮食，二级护理，监测生命体征、意识、瞳孔，必要时绝对卧床休息。基础疾病药物治疗，使用血压调控药物，将血压维持在 140mmHg 左右。需要介入治疗患者术前服用抗血小板药物。

② 临时医嘱　肌电图、脑电图、眼底及视力检查，局麻下行 DSA 检查等。

（3）专科护理

① 常规护理　完成入院评估，介绍科室环境，告知主管医生、护士及护士长姓名，进行入院宣教。观察患者病情变化，遵医嘱执行基础疾病药物治疗。脑血管造影前指导患者：a. 更换好病号服，必要时外阴备皮；b. 指导患者在床上进行大小便训练，指导患者床上翻身及做踝泵运动；c. 准备好 2 袋约 0.5kg 的沙袋或食盐，用于术后压迫穿刺点；d. 必要时建立静脉通路。

② 护理重点　予以心理护理，缓解患者紧张及焦虑情绪，必要时遵医嘱予以镇静药物。询问及查看每日大小便情况，保持大小便通畅，便秘患者予以缓泻药物。进行疼痛综合评定，必要时遵医嘱予以镇痛药物。控制血压，动脉瘤患者术前血压过高，可使颅内压增高，引起动脉瘤破裂出血或再出血。理想的血压根据患者的基础血压而定，一般患者收缩压降低 10%～20%即可，高血压患者收缩压降低 20%～25%。控制颅内压，颅内压波动可诱发出血。颅内压骤降会加大颅内血管壁内外压力差，诱发动脉瘤破裂，应维持颅内压在 100mmH_2O 左右。建议控制血压的范围：糖尿病患者 BP 低于 135/85mmHg，其他患者 BP

低于 140/90mmHg，大于 70 岁的患者 BP 低于 150/90mmHg。

(4) 个案管理 采集患者详细疾病信息，评估患者对疾病认知情况、情绪和心理状况。了解患者家庭生活是否和谐，亲戚间是否亲密，家庭成员对患者的关爱程度，患者对卫生及疾病知识期望了解的程度，是否对支付医疗费用在经济上感到难以承受。予以患者安全宣教。

(5) 嘱患者配合事项 配合测量生命体征、身高、体重，检查瞳孔，入院评估，以及接受宣教；配合医生询问现病史、既往史、用药情况，配合专科体格检查及疾病资料收集；既往有基础疾病者，遵医嘱用药。普通饮食或遵医嘱特殊饮食，卧床休息，保持情绪平稳，完成 DSA 检查。

2. 住院第 2 日（手术前 1 日）

(1) 主要诊疗

① 常规工作 上级医生查房，根据患者病情确定手术方案：行动脉瘤夹闭术。向患者和家属交代手术必要性；术前风险再评估，MDT 团队术前讨论与小结，向患者和家属交代围手术期注意事项；签署手术同意书、输血同意书、授权委托书、自费项目协议书；准备术后 CT、MRI 复查单。

② 重点诊疗 麻醉医生与手术室护士术前访视，评估麻醉及术中护理风险。动脉瘤位于 Willis 环前部的患者，应在术前继续进行颈动脉压迫试验及练习，以建立侧支循环。实施颈动脉压实验，可用特制的颈动脉压迫装置或手指按压患侧颈总动脉，直到同侧颞浅动脉搏动消失。开始每次压迫 5min，以后逐渐延长压迫时间，直至持续压迫 20～30min 患者仍能耐受，不出现头晕、黑蒙、对侧肢体无力和发麻等表现时，方可实施手术。

(2) 重点医嘱

① 长期医嘱 神经外科常规护理，普食、糖尿病饮食或低盐低脂饮食，二级护理，监测生命体征、意识及瞳孔，必要时绝对卧床休息，基础疾病药物治疗。

② 临时医嘱 全麻下行开颅探查动脉瘤夹闭术。术前禁食 6～8h，禁饮 2～4h，交叉配血，术前 30min 备皮，术中用抗生素或抗血栓药物，行神经功能电生理监测，术后复查 CT 及 MRI，其他特殊医嘱。

(3) 专科护理

① 常规护理 嘱患者注意卧床休息，减少不必要的活动。全麻手术前禁食 6～8h，禁饮 4h；糖尿病患者注意监测血糖，必要时给予静脉补充营养。术前准备包括完成术前检查、交叉配血、备皮；指导患者保持术侧髋关节和膝关节稳定在床上翻身及踝泵运动（包括背屈、内翻、外翻等，每日 3 次，每次 10～15min)；指导患者床上咳嗽及大小便；告知手术及麻醉方法和签字事宜。指导患者术前沐浴、更换病服，及术后患者用物准备，指导保持充足睡眠，防止感冒。完成晨晚间护理，做好患者安全管理、心理护理。

② 护理重点 参与患者术前讨论，评估患者落实禁烟酒以及训练深呼吸、咳嗽、床上排便的效果。可以将术前状态、手术过程及配合需要、相关知识的科普、注意事项等内容制作成画面明亮清新的动画视频，转移患者注意力，舒缓其心理压力，以降低焦虑等负性情绪。行 DSA 患者观察 DSA 穿刺部位有无出血、皮下淤血、皮下血肿。沙袋压迫伤口 2～4h，穿刺侧肢体制动 6～12h，观察穿刺侧肢体的颜色、温度及足背动脉搏动情况，询问是否疼痛，与健侧相比较观察有无明显差异。DSA 术后 24h 拆除敷料。指导患者术后 1～2 天内穿刺部位不宜水浴，不要抓挠伤口，以免引起感染。

(4) 个案管理 协助患者及家属理解手术及治疗方案，向患者及家属做好术前解释与宣教，制订术后康复计划。

（5）嘱患者配合事项 配合测量生命体征，告知医护人员大小便情况；配合完善术前相关化验、检查；接受颅内动脉瘤疾病相关知识、手术前宣教；配合医生完成手术谈话，术前签字；配合个案管理师完成康复计划解释与宣教。

3. 住院第3日（手术当日）

（1）主要诊疗 核对患者基本信息及手术部位、手术方式，实施手术。应根据动脉瘤特点（位置、形状、瘤颈宽度、大小、是否存在血栓等）、患者特点（年龄和健康状态）和医生因素（如医疗团队对于特定治疗方式的经验）来决定最佳治疗方式。动脉瘤手术的总体治疗原则是彻底闭塞动脉瘤的同时保护载瘤动脉及穿支动脉的通畅，但动脉瘤手术的目的是预防动脉瘤出血并解除瘤体的占位效应。行动脉瘤手术应该考虑血流动力学和近端血流控制，以防动脉瘤在夹闭前破裂。在夹闭后需要仔细探查手术区域，包括检查是否存在穿支动脉的意外夹闭或是动脉瘤颈的残留。因此，需要尽可能地将动脉瘤与周边组织彻底分离，必要时可切除动脉瘤或电凝使动脉瘤缩小。常规应用多普勒流量计和ICG血管造影确认血管的通畅性。可使用神经内镜观察隐藏在动脉瘤和动脉瘤夹后的视线死角。在撤除牵开器后，如果动脉瘤夹头端被脑组织推挤，可以切除部分脑组织为动脉瘤夹头部留出一定空间，亦可将动脉瘤夹替换成与脑组织不接触的其他型号。可通过将动脉瘤夹头部缝合到硬膜组织上固定动脉瘤夹，在动脉瘤夹头部和视神经中间放置小块肌肉组织也能防止动脉瘤夹压迫重要的脑组织结构，如视神经。蛛网膜成形术可以避免硬膜下积液或血肿。术中行多普勒检查等，向患者及家属交代手术过程情况及注意事项，完成手术记录及术后病程记录。术后行头颅CT检查，判断有无颅内出血、缺血及水肿。麻醉清醒后，评估相关神经功能，密切观察患者意识、瞳孔及生命体征变化。

（2）重点医嘱

① 长期医嘱 神经外科全麻术后护理常规，重症监护或一级护理，禁食、禁饮4～6h。氧气吸入，心电监测及血氧饱和度监测，抬高床头15°～30°，控制血压和血糖，予以扩血管、抗癫痫、护脑、抗炎及营养支持治疗，预防性镇痛。

② 临时医嘱 开颅手术患者注意抗癫痫治疗，查血常规、凝血常规、肝肾功能、电解质、血气等。行头颅CT排除颅内出血、脑水肿，必要时镇痛、止呕对症处理。拔除导尿管。其他特殊医嘱。

（3）专科护理 密切监测患者意识、瞳孔、生命体征（尤其是血压管理）、血氧饱和度、语言功能、肢体活动情况，评估患者有无颅内高压症状及神经功能定位体征。抬高床头30°，术后24h液体维持，如果患者术后2～3天进食少，每天输注2000～3000mL液体，维持足够脑灌注量。血压维持在目标血压，不能过低过高。术后对患者进行严密心电监测，监测血压、心率、尿量的变化，并且注意对患者意识、瞳孔进行动态评估。如果患者收缩压持续＜90mmHg，则应快速补液扩容，同时予以多巴胺或间羟胺维持血压，直至血压在不应用血管活性药物情况下恢复正常（收缩压＞90mmHg）并维持6h。介入治疗术后因使用抗血小板药物治疗，患者也要注意有无呕血、血尿、黑粪情况。评估咳嗽、吞咽功能；患者无呕吐，即可进行吞咽功能障碍筛查，无吞咽障碍者，4h后可饮水，6h后进食流质；患者有呕吐，头偏向一侧，防止误吸，暂禁食。做好术后宣教，针对不同并发症进行专科护理。

① 继发性出血 a. 观察意识、瞳孔、血压、呼吸、脉搏，1次/2h，并及时记录，尤其需要注意血压的变化。b. 观察临床症状的改变，如视、听、运动等功能障碍，提示有脑水肿或再出血。c. 避免一切导致出血的诱发因素，防止出血或再出血的发生。d. 遵医嘱正确

使用药物控制血压及镇静。e. 限制探视人员，保持病房安静。告诫家属不要刺激患者，以免造成患者情绪波动。f. 鼓励患者多饮水，多食新鲜的蔬菜、水果，保证排便的通畅。g. 尽量将治疗和护理时间集中，保证患者充分的睡眠。

② 脑血管痉挛　动脉瘤夹闭手术刺激脑血管，易诱发脑血管痉挛，表现为一过性神经功能障碍，如头痛、短暂的意识障碍、肢体瘫痪和麻木、失语症等，早期发现及时处理，可避免脑缺血缺氧造成不可逆的神经功能障碍。临床上使用钙离子拮抗剂尼莫地平注射液改善微循环，输注时要用输注泵控制速度，一般 2～5mL/h（未稀释）或 25～50mL/h（稀释后），用药期间观察有无胸闷、面色潮红、血压下降、心率减慢等不良反应，注意尿量，有患者因肾血管扩张而尿量增加，应保证有足够血容量，并应注意保持出入水量平衡。

③ 脑梗死　由术后血栓形成或栓塞引起，表现为患者出现一侧肢体无力、偏瘫、失语甚至意识障碍等，嘱患者绝对卧床休息，遵医嘱予以扩血管、扩容、溶栓治疗。

④ 深静脉血栓　由于术后患肢制动、血流缓慢等因素均可导致下肢深静脉血栓形成。为预防下肢深静脉血栓形成，术后应指导患者做双足踝泵运动。踝泵运动包括踝关节背伸、趾屈和旋转活动，先最大角度向上勾脚，使脚尖朝向自己，保持 10s，后用力绷脚，脚尖用力向下踩，在最大位置保持 10s，最后踝关节旋转 10s，每 10～15 次为一组，每天进行 3～4 组。可指导患者翻身，拔除患者下肢留置针，改为上肢输液，必要时进行气压治疗（2 次/天）。

（4）个案管理　根据病情落实患者体位、早期活动、疼痛管理、血压控制及饮食营养早期康复计划。

（5）嘱患者配合事项　根据医嘱吸氧，进行心电监测，配合护士定时监测生命体征、意识、瞳孔、肢体活动等情况。卧床休息，抬高床头 15°～30°。及时向医护人员报告身体不适，保持引流管引流通畅，防止意外拔管。取舒适卧位，遵医嘱进食，加强营养。

4. 住院 4～9 日（术后 1～6 日）

（1）主要诊疗

① 常规工作　上级医生查房，评估患者意识、瞳孔、生命体征、伤口、引流管、肢体活动等情况。检查血液指标（包括血常规、电解质、凝血常规等），结合结果对症处理。有发热、脑膜刺激征阳性者，需行腰椎穿刺检查。注意保持呼吸道通畅，机械辅助排痰及气压治疗。完成常规病历书写。

② 重点诊疗　鼓励患者早期床上康复运动并下床活动，评估有无神经损伤，在出现咳嗽无力、吞咽功能Ⅲ级及以上时，需协助吸痰、留置胃管。

（2）重点医嘱

① 长期医嘱　一级护理，普食或胃管鼻饲流质，氧气吸入，心电监测，抬高床头 15°～30°，自主体位，气压治疗，控制血压和血糖。

② 临时医嘱　头部换药，必要时行腰椎穿刺术，脱水、止呕对症处理，维持出入量平衡。

（3）专科护理

① 常规护理　密切观察患者意识、瞳孔、生命体征及肢体活动情况，出现病情变化及时报告医生。床头抬高 30°，遵医嘱使用扩血管药、脱水药、激素药、抗癫痫药等，注意观察药物并发症，输液时注意有无药液外渗。吞咽功能正常，意识清醒者，指导进食。吞咽功能Ⅲ级及以上者，留置胃管鼻饲流质，防止误吸。观察头部敷料有无松脱及伤口渗血、渗液。指导并协助患者下床静坐、离床活动。对下床活动患者进行防跌倒宣教。对头痛、呕吐、发热等情况予以对症处理并完成护理记录。落实晨晚间护理、生活护理、心理护理。

② 护理重点 密切监测生命体征，其中血压的监测尤为重要。注意观察患者的意识、瞳孔、神经功能状态、肢体活动情况、伤口及引流液等的变化，观察有无颅内压增高或再出血迹象。遵医嘱补液，维持有效脑灌注；遵医嘱控制血压；指导患者正确咳嗽、咳痰、床上翻身及体位排痰。意识障碍患者，评估有无舌根后坠、喉头水肿、气道黏膜损伤出血，对其痰液黏稠度分级，听诊肺部情况并进行体位管理（侧卧位或半坐卧位），保持呼吸道通畅，必要时行气管插管或气管切开。落实口腔护理，防止口腔分泌物流入气道引起窒息。介入栓塞治疗术后穿刺点加压包扎，患者卧床休息24h，术侧髋关节制动6h，观察穿刺部位有无血肿，触摸穿刺侧足背动脉搏动及皮温是否正常。

（4）个案管理 评估患者病情及配合情况，执行术后照护管理（健康教育）计划，督促医生、护士落实并发症预防及健康宣教，指导患者配合并发症防范（跌倒/坠床、压力性损伤、深静脉血栓、肺部感染、误吸等），给予患者心理护理。

（5）嘱患者配合事项 观察伤口敷料和引流液有无异常情况，保持伤口部位清洁，监测体温，抬高床头，正确记录出入液量，头痛、呕吐需告知医生，出现肢体感觉异常或活动力减弱需告知医生。配合医生查房，了解病情，配合医生行脑神经功能的检查及行腰椎穿刺（必要时），定期抽血化验。按时、按量服药。视体力情况下床活动，循序渐进，注意防止跌倒。一级护理，根据病情逐渐由流食过渡至普食，遵守探视及陪伴制度。

5. 住院第10日（出院日）

（1）主要诊疗 上级医生查房，评估伤口愈合情况及出院指征：切口愈合良好，开颅术后7～8天拆线，无颅内感染，无需住院处理的并发症和/或合并症，复查头部CT动脉瘤术后效果满意即可出院。开具出院医嘱，完成出院记录。向患者及家属交代出院后注意事项：坚持进行康复训练，保持乐观的情绪和心态的平静。无功能障碍的患者，尽量从事一些力所能及的工作，不要强化病人角色；坚持服用抗高血压、抗癫痫、抗痉挛等药物，不要擅自停药、改药，以免病情波动；教会患者测量血压，便于血压的观察和控制；告诫患者饮食要清淡、少盐、富有纤维素，保持大便通畅；若再次出现症状，及时就诊；每3～6个月复查1次。开具出院诊断证明书，签署出院告知书，打印病历首页，完成出院病历书写。

（2）重点医嘱 今日结账出院，口服尼莫地平、丙戊酸钠、奥拉西坦，监测血压，每3～6个月复查1次。

（3）专科护理

① 常规护理 出院带药（常用口服用药有尼莫地平、丙戊酸钠、奥拉西坦等）服用方法及注意事项宣教。定期监测血压，合理饮食营养及吞咽功能康复指导，防止误吸，肢体障碍患者继续进行康复训练。完成患者出院满意度调查，指导患者办理出院手续，指导复诊与就医。

② 护理重点 出院指导及家居康复指导，向患者讲解全病程全部内容，请患者复述出院后的注意事项，并从“HCCM平台”推送全病程服务内容。

（4）药物指导 对于动脉瘤介入术后患者的治疗药物主要是抗血小板聚集药物。一般单纯弹簧圈栓塞（裸栓）不用药。应用支架辅助时必需要用药：一般是术后双抗3个月，单抗1年；对于密网支架也是上述同样方式。双抗指的是阿司匹林100mg/d，氯吡格雷75mg/d；单抗指的是其中之一。服药应注意观察牙龈有无出血、皮肤黏膜有无出血点或瘀斑等现象，定期检测出血、凝血时间。其实更准确的是根据血栓弹力图、个体情况、动脉瘤闭塞情况、载瘤动脉狭窄情况来调整用药（药物代谢存在个体差异），双抗时间可调整至6个月，单抗时间可调整至6个月或2年。其他药物还包括：阿托伐他汀20mg/晚，或瑞舒伐他汀10mg/晚；尼莫地平片服用3个月，60mg/次，3次/天（对破裂患者）。

（5）个案管理 签署健康管理知情同意书，评估出院照护需求（交通、照护需求），制订出院随访计划（短期、中期、长期计划）、出院复诊计划（3个月、6个月、12个月）、出院照护路径（转诊/就医、远程健康管理、居家随访、居家自护）。组织康复师、营养师、药师及社工制订患者居家康复计划。

（6）嘱患者配合事项 配合出院告知谈话，出院签字，取出院带药，接受出院宣教，办理出院手续，了解复查程序，加入全病程管理，填写出院满意度调查表。保持伤口清洁干燥，观察有无红肿感染等情况，严格遵医嘱服药，不可擅自增减；高血压者坚持血压自我监测并不间断服药；服用抗癫痫药物者定期测血药浓度；服用抗凝药物者定期复查凝血功能并能识别出血倾向，学会识别伤口感染、头痛、呕吐、肢体活动异常等。

（三）院后管理——居家随访

一般术后1个月、3个月、6个月、12个月要对患者进行随访。随访可以是电话随访，也可以是回院随访。随访主要是观察弹簧圈栓塞治疗颅内动脉瘤的安全性和有效性，是否已经治愈，有无复发，有无破裂风险。术后3个月和术后6个月，至少一次回院随访，并行DSA评估，其他的可为CTA或增强MRA影像评估。目前脑血管病以DSA为金标准，但CTA与MRA为无创检查，各有优劣。如果DSA检查没有复发，之后（一般是术后6个月、12个月、24个月）可以行CTA/MRA复查。

1. 短期随访（出院后1～30日）

（1）专科护理（1～7日） 出院后1周，以生活指导、饮食指导、用药指导内容为主。评估患者家居环境及康复情况。了解患者头痛的部位、性质，初步判断是伤口疼痛还是颅内高压性疼痛。指导居家饮食、活动与休息、遵医嘱服药，指导血压、血糖自测。评估头部伤口是否完全拆线，有无伤口发痒、发红、流脓、破溃出血，有无皮下积液等。指导患者进行吞咽、肢体功能训练，给予心理安慰及异常情况就医指导。

评估介入患者伤口是否愈合。有无假性动脉瘤，口服抗血小板药物注意牙龈、小便、皮肤黏膜有无出血倾向。

（2）个案管理（8～30日） 电话随访家居康复患者，出院14天、30天推送动脉瘤相关宣教知识及视频，向患者讲解手术后的康复及神经功能恢复的知识，鼓励患者坚持进行锻炼，以逐步实现生活自理，最终回到工作岗位。接受患者问题咨询，记录归集随访资料与数据。出院后1个月，以体位指导和运动指导为主。

2. 中期随访（出院后31～90日）

（1）个案管理 出院后85天提醒复诊。出院3个月电话随访，接受患者问题咨询，评估患者饮食、运动、药物、心理、吞咽障碍康复、血压监测依从性，归集随访数据。

（2）专科诊疗

① 常规检查 颅脑CT平扫＋增强，评估神经功能。出院后3个月，以康复指导和疾病复发自检内容为主。

② 重点诊疗 分析患者检查报告，了解患者手术效果，评估其神经功能恢复状态、血压管理，指导后期治疗。了解家居康复情况。调查患者健康状况及术后生活质量，完成患者

心理状态评估。接受疾病问题咨询，指导并发症康复治疗及训练。

3. 长期随访（出院后 91～730 日）

（1）个案管理　电话提醒复诊。接受患者问题咨询，评估饮食、运动、药物、血压管理、伤口护理、癫痫等并发症预防效果，归集随访数据。每次随访开始前对上一次随访效果进行评估，对于患者未掌握的内容或仍需要改进的地方进行再次强调，将效果评价结果记录在 HCCM APP 中并做好标记和备注，以便及时了解患者出院后的康复情况。每次随访完成后，再通过 HCCM APP 推送回访的相关知识，并填写医院自制的随访责任表。

（2）专科诊疗

① 常规检查　颅脑 CT 平扫＋增强，评估神经功能，完成心理评估。

② 重点诊疗　分析患者检查报告，了解患者手术效果，评估神经功能恢复状态，了解家居康复效果。调查患者健康状况及术后生活质量，完成患者心理状态评估。指导促进神经功能康复药物使用，提醒复诊（6 个月、12 个月、24 个月各 1 次），接受疾病问题咨询，指导康复治疗及训练。

（四）家居康复指引

1. 饮食

给予清淡、低盐、富含纤维素的饮食（如韭菜、芹菜等），保证营养供给（鱼、肉、鸡蛋、牛奶、豆奶等），防止便秘。

2. 运动

尽早自理日常生活，维持日常活动量，注意劳逸结合，避免重体力劳动，避免提取重物。在家属陪同下外出，防止摔伤。家居环境要适宜：地面清洁、干燥，房间内光线充足，房间内无障碍物，避免碰撞。出现头晕、恶心、出冷汗、眼前发黑等症状，立即卧床休息，避免意外情况发生。

3. 药物

规律服药，积极治疗高血压、高血脂、糖尿病、心脏病等原发病。高血压患者更应严密监测血压，如果血压波动较大应及时到高血压门诊调整药物。建议控制血压的范围：糖尿病患者 BP 低于 135/85mmHg，其他患者 BP 低于 140/90mmHg，大于 70 岁的患者 BP 低于 150/90mmHg。如控制不佳，请及时到心内科门诊就诊。术后常服用的药物还有扩血管药物、抗癫痫药物等，遵医嘱服药，按时、按量服药，不要随意停药或减量，不盲目投医问药。

4. 症状观察

① 观察患者的精神、情绪状态，询问患者有无头痛、眼眶疼痛的表现，及时发现动脉瘤破裂的先兆。

② 当患者出现呕吐时，观察呕吐特点、时间，呕吐物的性质、颜色、数量，并记录。

③ 注意患者大便的排泄是否顺利，防止因便秘造成出血或再出血。

④ 观察临床症状的改变，如视、听、运动等功能有无逐渐变差。

⑤ 观察患者有无癫痫发作。

⑥ 控制性降血压时，监测用药效果与反应，一般将收缩压降低 10％～20％即可，原发

性高血压病患者则降低收缩压30%～35%，防止血压过低造成脑供血不足而引起脑缺血性损害。

5. 心理调适

安慰患者，嘱患者不可过度紧张，保持情绪稳定，以利于控制病情。不要夸大病情，避免造成或加重患者焦虑、恐惧的心理。提供准确的医疗程序信息（包括主观信息、客观信息），帮助患者解除疾病引起的思想顾虑和悲观情绪。劝慰患者面对现实，正确对待疾病。耐心听取患者的诉说，鼓励患者恢复日常活动与社会交往。

（唐云红　阳　旭　陈风华）

附表 5-15-1　颅内动脉瘤全病程管理路径——院前及院中管理

时间 项目	院前管理	院中管理(住院)				
	院前1～2日	住院第1日 （入院日）	住院第2日 （手术前1日）	住院第3日 （手术日）	住院第4～9日 （术后1～6日）	住院第10日 （出院日）
主要诊疗	□完成术前准备(完成三大常规、凝血功能、血型及输血前四项、血糖、血脂肝肾功能、电解质、腹部B超、心电图及胸部X线片检查） □评估麻醉手术风险 □办理预住院 □动脉瘤破裂出血急诊入院	□询问病史 □专科体查(动脉瘤神经功能损伤） □完善CT、MRI、DSA检查 □完善眼底及视力、视野检查 □颅骨X线平片检查 □肺功能或心脏彩超检查	□实施颈动脉压实验 □确定手术方案 □多学科团队会诊 □手术风险谈话	□手术方式：开颅动脉瘤夹闭术	□评估患者意识、瞳孔、生命体征、肢体活动情况 □伤口及引流评估 □血液指标(包括血常规、电解质、凝血常规等)检查并对症处理 □评估头部伤口愈合情况 □控制血压和血糖	□评估伤口能否拆线 □评估出院指征 □交代出院注意事项 □血小板聚集药物治疗
重点医嘱		□二级护理 □普食、糖尿病饮食或低盐低脂饮食 □监测生命体征、意识及瞳孔 □绝对卧床休息 □基础疾病药物治疗 □血压调控：将收缩压维持在140mmHg左右 □介入治疗患者术前服用抗血小板药物 □眼底及视力检查 □局麻下行DSA检查等	□一级护理 □禁食、禁饮4～6h □生命体征监测 □必要时绝对卧床休息 □基础疾病药物治疗	□一级护理 □禁食、禁饮4～6h □氧气吸入 □心电监测及血氧饱和度监测 □抬高床头15°～30° □控制血压和血糖，予以扩血管、抗癫痫、护脑、抗炎及营养支持治疗 □预防性镇痛	□一级护理 □普食、糖尿病饮食或低盐低脂饮食 □控制血压和血糖，予以扩血管、抗癫痫、护脑、抗炎及营养支持治疗 □自主体位 □伤口处理 □MRI复查 □腰椎穿刺测压	□出院医嘱 □监测血压 □每3～6个月复查1次

续表

项目＼时间	院前管理	院中管理(住院)				
	院前 1～2 日	住院第 1 日(入院日)	住院第 2 日(手术前 1 日)	住院第 3 日(手术日)	住院第 4～9 日(术后 1～6 日)	住院第 10 日(出院日)
专科护理		□入院评估及宣教 □保持患者情绪稳定或药物镇静 □观察血压变化 □保持大便通畅 □执行基础疾病药物治疗 □DSA 术后护理	□术前准备 □术前宣教 □心理护理 □血压监测	□病情评估与监测[监测患者意识、瞳孔、生命体征(尤其是血压管理)、血氧饱和度、语言功能、肌力及肢体活动情况] □评估患者有无颅内高压症状及神经功能定位体征 □专科并发症预防	□病情监测(患者意识、瞳孔、生命体征) □患者血压管理 □饮食、活动与体位、药物、功能锻炼指导 □导管护理 □对症处理	□出院指导 □家居康复指导
个案管理	□收集患者个案信息 □协助患者办理预住院	□评估患者 □术前准备宣教	□术前照护计划制订	□全面评估患者身体、情绪、认知、心理和社会支持状态 □落实患者术后早期康复计划	□评估患者病情及配合情况 □执行术后照护管理(健康教育)计划 □评价患者对康复计划内容掌握情况及医护康复计划的实施进度 □拟定出院时间 □制订准备出院计划	□制订居家照护及随访计划 □居家康复指导
嘱患者配合事项	□入院前准备 □办理预住院	□配合完成术前病情评估 □完成专科疾病相关检查 □入院宣教 □血压监测与调控	□完成术前准备 □基础疾病治疗 □血压监测 □压颈试验	□配合专科治疗与护理 □病情监测 □及时报告不适 □配合早期康复	□病情监测 □及时报告不适 □自动体位 □普通饮食 □按照计划表落实康复措施	□办理出院手续

附表 5-15-2　颅内动脉瘤全病程管理路径——院后管理

项目＼时间	院后管理		
	短期随访(出院后 1～30 日)	中期随访(出院后 31～90 日)	长期随访(出院后 91～730 日)
主要诊疗		□术后第 3 个月医院面诊 □颅脑 CTA＋MRA,DSA 检查 □凝血功能及血栓弹力图检查 □分析患者检查报告 □了解患者手术效果 □评估神经功能恢复状态 □指导后期治疗 □接受患者疾病问题咨询	□术后第 6 个月医院面诊 □颅脑 CTA＋MRA □凝血功能及血栓弹力图检查 □分析患者检查报告 □评估患者健康状况 □调查术后生活质量 □完成患者心理状态评估

续表

项目＼时间	院后管理		
	短期随访（出院后1～30日）	中期随访（出院后31～90日）	长期随访（出院后91～730日）
专科护理	□出院一周内电话随访，包括饮食、活动与休息等评估 □口服药阿司匹林、氯吡格雷用药指导 □异常情况评估：注意观察牙龈有无出血、皮肤黏膜有无出血点或瘀斑、小便有无出血等现象 □血压、血糖自测指导 □心理指导		
个案管理	□出院14天、1个月电话回访 □回答患者咨询问题 □动脉瘤家居健康教育软文及视频推送 □评估饮食、运动、药物、血压管理、伤口护理、癫痫等并发症情况 □回访数据归集 □信息反馈（对下转基层医院患者，向专科团队反馈患者情况）	□出院85天电话提醒复诊 □了解患者居家康复效果及并发症护理 □出院3个月电话随访 □接受患者疾病相关问题咨询 □随访数据归集	□出院5个月、8个月、11个月电话随访 □调查患者健康状况及术后生活质量，完成患者心理状态评估 □接受问题咨询 □社会适应能力健康教育 □归集随访数据
患者配合	□报告自身不适 □自测血压、血糖 □接受健康教育及康复指导 □按照医嘱服用抗凝药物及降血压药物	□出院3个月医院面诊 □完成颅脑CTA＋MRA、DSA检查 □完成凝血功能及血栓弹力图检查 □学习动脉瘤健康教育知识及视频	□出院175天、360天、725天复诊提醒 □出院6个月、12个月、24个月医院面诊 □配合完成生活质量调查、心理评估 □完成颅脑CTA＋MRA □完成凝血功能及血栓弹力图检查

第十六节　脑血管畸形

一、 概述

脑血管畸形是脑血管先天性、非肿瘤性发育异常，是指脑血管发育障碍而引起的脑局部血管数量和结构异常，并对正常脑血流产生影响。脑血管畸形出血发病比较突然，包括剧烈运动、过度劳累等都有可能诱发脑血管畸形出血。脑血管畸形分脑动静脉畸形、海绵状血管瘤、毛细血管扩张症、静脉血管瘤。随着年龄的增长，脑血管畸形可能会逐渐增大，部分病例存在后天增长。数字减影脑血管造影（DSA）是确诊脑血管畸形的“金标准”。DSA可以确定畸形血管团位置、大小、范围、供血动脉、引流静脉、血流速度、是否合并动脉瘤或静脉瘤和盗血现象。脑血管畸形的DSA是最具特征性的（图5-16-1）。脑血管畸形所产生的症状主要是出血症状和畸形及与血肿压迫部位有关的症状。患者表现为持续、反复发作的头痛，癫痫，以及运动、语言、听力、感觉等神经系统功能障碍。

脑血管畸形的治疗目标是避免颅内出血以及保护脑功能状态。临床中对于脑血管畸形的治疗主要以介入栓塞治疗为主，该方法治疗的总体效果良好，并且具有创伤小、术中出血量少、操作简单以及手术时间短等特点。本节以脑动静脉畸形介入治疗为例进行全病程管理路径介绍。

二、出院标准

（1）脑动静脉畸形介入治疗标准住院日　7天。

（2）出院标准　穿刺点愈合良好；无电解质紊乱、凝血功能异常等；无需住院处理的并发症和/或合并症；复查头部DSA显示脑动静脉畸形栓塞治疗满意。

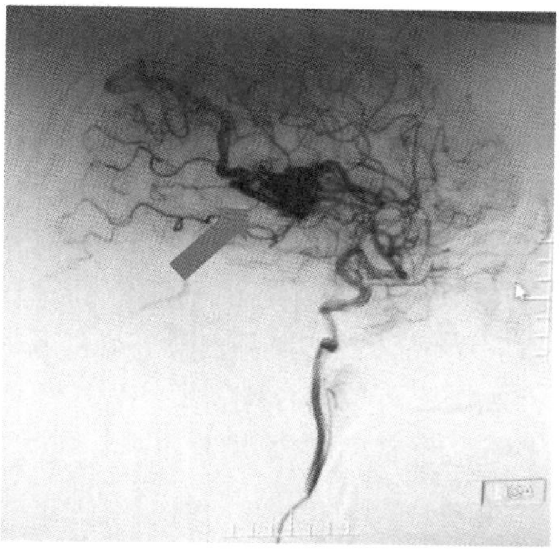

图5-16-1　脑动静脉畸形DSA

三、全病程管理路径

（一）院前管理（入院前准备1~2日）

1. 主要诊疗

门诊就诊，了解患者症状出现的时间及原因，了解患者发病初期有无持续、反复发作的头痛，是否出现癫痫以及运动、语言、听力、感觉等神经系统功能障碍的表现。门诊医生采集患者现病史、既往史、用药史、过敏史、输血史、传染病史等，完成头部CT、MRI检查，预约DSA检查，完成三大常规、凝血功能、血型及输血前四项、血糖、血脂、肝肾功能、电解质、腹部B超、脑电图、心电图及胸部X线检查。评估患者有无手术禁忌证，开具住院证，预约床位，办理预住院手续。

2. 个案管理

收集患者个案信息，了解患者的一般情况以及既往饮食、睡眠、排便习惯，评估其自理能力与心理状态。评估患者及亲友对于疾病知识的了解程度，家庭经济状况及费用支付方式。采集患者现病史、既往史、用药史、过敏史等。指导患者到门诊评估手术及麻醉风险，协助患者办理预住院手续。

3. 嘱患者配合事项

积极参与医护的诊疗计划，改善生活方式，遵医嘱服药，配合院前完成手术及麻醉风险评估，配合疫情防控相关要求，完成术前常规血液检验及辅助检查，预约床位，办理预住院手续。

（二）院中管理

1. 住院第1日（入院当日）

（1）主要诊疗　主管医生询问患者专科病史及进行专科体格检查，评估患者有无肢体偏瘫、失语、幻视、幻嗅等特定部位功能损伤表现，是否出现震颤、不自主运动、肢体笨拙等基底核损害的症状，以及共济失调、听力减退、呼吸节律紊乱等脑桥及延髓病变的表现。血管畸形可发生在不同部位，大脑半球最多见，内囊、基底核或脑室次之，少部分颅内血管畸形是多发的，对神经功能造成的伤害与发生的部位有着密切的关系。分析院前检查结果，完善头部CT、MRI及DSA检查，以及眼底及视力、视野检查，必要时行MRA检查。完成入院记录、首次病志。上级医生进行查房与术前评估，初步确定手术日期和手术方式，完成上级医生查房记录。积极治疗基础疾病，观察患者病情变化，予以对症治疗。

（2）重点医嘱

① 长期医嘱　神经外科常规护理，普食或低盐低脂饮食，二级护理，监测生命体征、意识及瞳孔，指导服用抗凝药物、抗癫痫药物，基础疾病药物治疗。

② 临时医嘱　局麻下行 DSA 检查，紧张及焦虑患者予以镇静药物，便秘患者予以缓泻药物，头痛患者予以镇痛药物等。

（3）专科护理

① 常规护理　完成入院评估及健康宣教，观察患者病情变化，遵医嘱用药。测量身高、体重，了解患者饮食、睡眠、心理及大小便情况，有无消化系统疾病病史等。带领患者及家属熟悉医疗环境，告知责任医生、护士及护士长姓名。进行入院宣教，包括：适当卧床休息，术前检查，DSA 注意事项，发放脑动静脉畸形知识手册，进行药物宣教等。建立入院护理病历，按照医嘱执行二级护理，完成患者卫生处置，指导患者更换病服。落实晨晚间护理、患者安全管理。

② 护理重点　保持病房安静，尽量减少外界不良因素的刺激，以稳定患者情绪，使其保证充足睡眠。控制血压，避免颅内压增高的诱因，如便秘、咳嗽、癫痫发作等。注意观察抗凝药不良反应，如胃肠道不适、齿龈出血、皮肤有出血点等。穿刺侧腹股沟部位备皮。观察 DSA 穿刺部位有无皮下淤血、皮下血肿，及时发现有无下肢动脉栓塞，观察穿刺侧肢体的颜色、温度及搏动情况，询问是否疼痛，与健侧相比较有无明显差异。DSA 术后 24h 拆除敷料。指导患者术后 1～2 天内穿刺部位不宜水浴，不要抓挠伤口，以免引起感染。

（4）个案管理　采集患者信息，评估患者对疾病认知情况，进行安全宣教及心理指导。

（5）嘱患者配合事项　配合测量生命体征、身高、体重，以及检查瞳孔，接受入院评估及宣教；配合医生询问病史（既往史、用药情况等），配合专科体格检查及疾病资料收集；在护士协助与指导下进行日常生活。既往有基础疾病者，遵医嘱用药。普通饮食或遵医嘱特殊饮食，适当卧床休息，保持情绪平稳，控制血压在正常范围，不做剧烈运动，保持大小便通畅，防止畸形血管破裂出血，完成 DSA 检查。

2. 住院第 2 日（手术前 1 日）

（1）主要诊疗　上级医生查房，根据患者病情确定手术方案，向患者和家属交代手术必要性；术前风险再评估，向患者和家属交代围手术期注意事项；签署手术同意书、授权委托书、自费项目协议书，必要时签输血同意书；准备术后 CTA、MRA 或者 DSA 复查申请单。麻醉医生术前访视，向患者及家属交代麻醉注意事项并签署麻醉知情同意书、麻醉药品使用知情同意书。

（2）重点医嘱

① 长期医嘱　神经外科常规护理，普食或低盐低脂饮食，二级护理，监测生命体征、意识及瞳孔，必要时绝对卧床休息，基础疾病药物治疗。

② 临时医嘱　全麻下行脑动静脉畸形介入栓塞术，术前禁食 6～8h，禁饮 2～4h，术前 30min 备皮，术中用抗血栓形成药物，行神经功能电生理监测，术后复查 CTA、MRA 或 DSA，其他特殊医嘱。

（3）专科护理　抬高床头 15°～30°，以利于静脉回流，嘱患者减少不必要的活动。术前准备包括完成术前检查、告知术前禁食禁饮时间、备皮、指导保持充足睡眠，防止感冒。完成晨晚间护理，做好患者安全管理，参与患者术前讨论，耐心与患者进行沟通，建立良好的护患关系。向患者及家属详细介绍介入栓塞术治疗的目的、必要性，术中、术后注意事项和可能出现的并发症，告知患者成功案例，让患者对成功治疗充满信心，以舒缓其心理压力，减少焦虑等负性情绪。

（4）个案管理 协助患者及家属理解手术及治疗方案，完成术前照护管理（健康教育）计划，告知术前备皮、配血、禁食、禁饮、沐浴、物品准备的目的，汇总营养师、药师、康复师、麻醉师术前讨论意见，向患者及家属做好解释与宣教，制订患者术后康复计划。

（5）嘱患者配合事项 配合测量生命体征、询问排便情况；配合完善术前相关化验、检查；接受脑动静脉畸形相关知识，配合手术前准备（配合完成备皮，术前禁食 6～8h，禁饮 2～4h）及宣教；配合医生完成手术谈话，术前签字；配合个案管理师完成康复计划解释与宣教。

3. 住院第 3 日（手术当日）

（1）主要诊疗 核对患者基本信息及手术部位、手术方式，向患者及家属交代手术过程情况及注意事项。实施手术：单纯介入治疗脑动静脉畸形（bAVMs）的完全性栓塞主要针对中、小型 bAVMs，一般为 Spetzler-Martin Ⅰ～Ⅲ级。位置表浅的、大多数能够完全栓塞的 bAVMs，也可通过手术完全切除；但是对于位于深部的 bAVMs，介入治疗具有显著的优势，完全性栓塞能够起到重要的作用。应该避免栓塞剂单纯栓塞供血动脉末端，而应使栓塞剂尽量渗入畸形团，降低复发的可能性。术中多普勒超声检查，术后 DSA 检查，判断有无残留病灶，完成手术记录及术后病志。麻醉清醒后，评估患者相关神经功能，密切观察患者意识、瞳孔及生命体征变化。

（2）重点医嘱

① 长期医嘱 神经外科全麻术后护理常规，重症监护或一级护理，禁食、禁饮 4～6h。氧气吸入，心电监测及血氧饱和度监测，抬高床头 15°～30°，评估肌力及语言功能，控制血压和血糖，予以扩血管、抗癫痫、抗血栓形成及营养支持等治疗。

② 临时医嘱 查血常规、凝血常规、肝肾功能、电解质等。行头颅 CT 排除颅内出血、脑水肿，必要时予镇痛、止呕对症处理。拔除导尿管。其他特殊医嘱。

（3）专科护理

① 常规护理 密切监测患者意识、瞳孔、生命体征、血氧饱和度情况；评估患者有无颅内高压症状及神经功能定位体征；评估语言功能、肌力及电解质水平，失语及肌力下降时要及时处理；遵医嘱指导患者服用抗血小板药物，注意全身皮肤有无青紫，有无呕血、血尿、黑粪情况。术后 24h 内，注意触摸两侧足背动脉的搏动，并进行对比，注意术侧足背动脉搏动是否减弱或消失，如有提示有动脉栓塞的可能；还需注意观察穿刺点皮肤是否有出血、血肿或包块形成。术后 2h 内，如患者未出现恶心、呕吐等不适，予以清淡易、消化的食物，嘱患者多吃新鲜的水果蔬菜及粗纤维含量丰富的食物以防止便秘，多饮水以帮助脑血管造影残留的造影剂排出。指导患者做踝泵运动，预防深静脉血栓形成。进行吞咽功能评定，做好其他术后宣教。

② 并发症预防

a. 颅内出血是 bAVMs 介入治疗最严重的并发症，多发生在术后 24～72h，应严密观察患者生命体征，尤其严密观察血压（血压＜150/90mmHg）、意识（术前患者意识清楚，术后不能按时清醒，神经系统查体出现新的阳性体征，术后清醒患者突然出现躁动，GCS 评分较低，均提示可能存在出血）和瞳孔的变化（术后瞳孔一侧散大，对光反应消失，或瞳孔大小多变而对光反应灵敏度减弱，同时有肢体活动改变，均提示存在脑出血的可能）。老年患者出现血压＞150/90mmHg，儿童患者血压＞110/70mmHg，均需高度警惕颅内出血。一旦发现有出血征象，护士须立即通知医生复查颅脑 CT 并做好再次手术的准备。

b. 缺血性脑神经功能障碍，严重的脑血管痉挛可导致急性脑水肿、脑梗死，致颅内压增高。患者表现为神经功能障碍加重或出现新的神经功能定位体征，如偏瘫、失语、偏盲及共济失调等。术后严密观察患者意识、言语、感觉、肢体活动情况等，并与术前进行比较分析，以尽早发现异常。控制血压是维持脑灌注量的重要措施之一，血压降低过多会造成脑灌注不足引起脑损害，血压应控制在正常或轻度升高范围内。如血压波动太大，或术后出现肌力、言语等神经功能障碍应及时报告医生处理。护士每次巡视时尤其加强对患者意识、言语、感觉及肌力的检查，若血压波动幅度达20/10mmHg，应高度警惕缺血性脑神经功能障碍。老年患者基础疾病较多，血管弹性较差，血压值波动较大，故需对老年患者进行个体化监测。术前3天进行动态血压监测，观察血压的波动范围，找出最低血压值，作为术后的参考值，便于术后结合患者血压变化及其他症状进行观察。

c. 对以癫痫为主要临床表现或术中可能出现癫痫的患者进行重点护理观察，保持病室内安静，避免强光刺激，遵医嘱给予抗癫痫药物治疗。对于无法进食的患者可以静脉使用抗癫痫药物（丙戊酸钠），病情许可者口服抗癫痫药。注意监测血药浓度，防止药物过量导致患者意识障碍或过敏症状发生。护理人员加强与患者及家属的沟通，向其介绍疾病的发展过程，消除其紧张焦虑的情绪。当术后发生癫痫时积极采取处理措施，防止误吸、舌咬伤或者跌倒。发作控制后给予低流量吸氧、镇静治疗，同时监测血生化指标，防止电解质紊乱的发生，必要时行头颅CT检查，明确是否发生颅内出血。

（4）个案管理　详见本章第十五节“颅内动脉瘤”。

（5）嘱患者配合事项　根据医嘱吸氧，进行心电监测，配合护士定时监测生命体征、意识、瞳孔、肢体活动等情况。卧床休息，抬高床头15°～30°。观察有无抗凝药不良反应，及时向医护人员报告身体不适。取舒适卧位，遵医嘱进食，加强营养。

4. 住院4～6日（术后1～3日）

（1）主要诊疗　上级医生查房，评估患者意识、瞳孔、生命体征、伤口、语言功能、肢体活动情况。检查血液指标（包括血常规、电解质、凝血常规等），根据结果对症处理。鼓励患者早期床上康复运动并坐起，指导患者早期下床活动，评估有无神经功能障碍表现，出现咳嗽无力、吞咽功能Ⅲ级及以上时，需协助吸痰、留置胃管。

（2）重点医嘱

① 长期医嘱　一级护理，普食或胃管鼻饲流质，氧气吸入，心电监测，抬高床头15°～30°，自主体位，控制血压和血糖。

② 临时医嘱　手术部位绷带拆除，予以换药，维持出入量平衡。

（3）专科护理　密切观察患者意识、瞳孔、生命体征及肢体活动情况，其中血压的监测尤为重要，有颅内压增高或出血迹象要及时报告医生。意识清醒后抬高床头15°～30°，以利于颅内静脉回流。遵医嘱使用扩血管药物、抗血栓形成药物、抗癫痫药物等，注意观察有无药物不良反应，输液时注意有无药液外渗。指导患者进食，患者下床活动时，指导其预防跌倒。对头痛、呕吐、发热等情况予以对症处理并完成护理记录。落实晨晚间护理、生活护理、心理护理。介入术后24h无特殊情况可拆除绷带，查看穿刺点皮肤情况。

（4）个案管理　评估患者病情及配合情况，督促医生、护士落实并发症预防及健康宣教，向患者讲述手术的过程，以及术后的确切诊断，告诉患者手术后可得到治愈，消除其思想顾虑。

（5）嘱患者配合事项　观察伤口敷料及周围皮肤有无异常情况，保持伤口部位清洁，监测体温，抬高床头，出现头痛、呕吐、肢体感觉异常或活动力减弱需告知医生。配合医生查房，了解病情，行脑神经功能的检查，定期抽血化验。按时、按量服药。一级护理，根据病情逐渐由流食过渡至普食，遵守探视及陪伴制度。

5. 住院第 7 日（出院日）

（1）主要诊疗　上级医生查房，评估患者出院指征：穿刺点愈合良好；无电解质紊乱、凝血功能异常等；无需住院处理的并发症和/或合并症；复查头部 DSA 显示脑动静脉畸形栓塞治疗满意。开具出院医嘱。向患者及家属交代出院后注意事项：鼓励患者早日并坚持进行康复训练，保持乐观的情绪和心态的平静，不可因某种事情而烦恼；无功能障碍或轻度功能障碍者，尽量从事一些力所能及的工作，不要强化病人角色；坚持服用各种药物，如抗癫痫药物，不可擅自停药、改药，以免加重病情；若再次出现头痛、呕吐、意识障碍、肢体活动障碍、失语等神经功能障碍症状，应及时就诊；每 3～6 个月复查 1 次。签署出院告知书，完成出院记录，开具出院诊断证明书，完成出院病历书写。

（2）重点医嘱　今日结账出院，尼莫地平、丙戊酸钠、阿司匹林、氯吡格雷等抗凝药等口服，肢体功能、语言、吞咽功能等康复训练，每 3～6 个月复查 1 次。

（3）专科护理

① 出院带药（常用药有尼莫地平、丙戊酸钠、阿司匹林、氯吡格雷等抗凝药等）服用方法及注意事项宣教。

② 指导患者办理出院手续，予以家居康复指导，嘱患者戒烟、戒酒，避免熬夜，规律生活；加强营养支持，避免辛辣、刺激的食物；避免情绪激动，保持良好的心态；预防感冒。

（4）个案管理　签署健康管理知情同意书，制订出院随访计划（短期、中期、长期计划）、复诊计划（3 个月、9 个月）。

（5）嘱患者配合事项　配合出院告知谈话，出院签字，取出院带药，接受出院宣教，办理出院手续，了解复查程序，填写出院满意度调查表。保持伤口清洁干燥，观察有无红肿感染等情况，严格遵医嘱服药，不可擅自增减；高血压者坚持血压自我监测并不间断服药；服用抗癫痫药物者定期测血药浓度；服用抗凝药物者定期复查凝血功能并能识别出血倾向，学会识别伤口感染、头痛、呕吐、失语、肢体活动异常等。

（三）院后管理

详见本章第十五节“颅内动脉瘤”。

（四）家居康复指引

1. 饮食

进食高热量、高蛋白（鱼、肉、鸡蛋、牛奶、豆奶等）、富含纤维素（韭菜、芹菜等）、富含维生素（新鲜蔬菜、水果）营养丰富的食物。每天饮水约 2500mL，不宜饮用含糖饮料（如可乐、雪碧等）。忌食高脂肪、辛辣刺激食物，戒烟酒。避免食用过硬、不易咬碎或易致误咽的食物。保持大便通畅。

2. 抗凝治疗

术后需要常规服用抗凝药阿司匹林、氯吡格雷，遵医嘱服药，按时、按量服药，不要随意停药或减量，不盲目投医问药。餐前服用阿司匹林肠溶片可以明显降低胃肠道不良反应发生率，对于餐后服用阿司匹林肠溶片出现上腹痛、烧灼感等不适症状的患者，改为餐前20～30min服药后大部分患者不再出现消化道不适症状。

3. 预防脑出血

① 观察并记录意识、瞳孔、血压、呼吸、脉搏的变化，每2h 1次，尤其需要注意血压的变化，防止血压过高或过低。

② 观察临床症状的改变，如视、听、运动等功能有逐渐下降趋势提示脑出血或脑水肿。

③ 注意观察有无一过性运动性失语、脑内出血及正常灌注压突破综合征（normal perfusion pressure breakthrough）的表现，即由于脑动静脉畸形盗血，造成畸形血管周围的正常脑组织供血不足，而使这部分血管扩张，失去自动调节能力，当手术切除畸形血管后，原来被盗取的血液重新流入病理性扩张的血管，导致血管源性脑水肿、脑实质出血。

4. 预防癫痫

开颅术后出现癫痫发作，必须采取措施及时加以控制，以防诱发脑水肿、颅内出血、脑缺氧等加重脑的损害。

① 按时口服抗癫痫药物，如苯妥英钠、卡马西平等，不可漏服或增减药物剂量，智力障碍者需待患者将药服下后方可离开。定时进行血药浓度的监测，防止药物浓度不够达不到控制癫痫的目的或浓度过高造成药物中毒。

② 指导患者保持情绪稳定，避免情绪过度激动，诱发癫痫。

③ 当癫痫发作时，立即使患者平卧，保持呼吸道通畅。

（唐云红　阳　旭　陈风华）

附表 5-16-1　脑动静脉畸形全病程管理路径——院前及院中管理

项目＼时间	院前管理	院中管理(住院)				
	院前1～2日	住院第1日（入院日）	住院第2日（手术前1日）	住院第3日（手术日）	住院第4～6日（术后1～3日）	住院第7日（出院日）
主要诊疗	□完成术前准备（完成三大常规、凝血功能、血型及输血前四项、血糖、血脂、肝肾功能、电解质、腹部B超、心电图及胸部X线片检查） □评估麻醉手术风险 □办理预住院	□询问病史（持续、反复发作的头痛，癫痫，运动、语言、听力、感觉等神经系统功能障碍） □专科体查（肢体偏瘫、失语、幻视、幻嗅等，震颤、不自主运动等） □完善CT、MRI、DSA检查 □眼底及视力、视野检查 □肺功能或心脏彩超检查	□确定手术方案 □多学科团队会诊 □手术风险谈话	□手术方式：脑动静脉畸形介入栓塞术 □头部CT检查	□评估患者意识、瞳孔、生命体征、肢体活动情况 □评估颅内高压症状及神经功能定位体征 □服用抗血小板药物 □查看全身皮肤有无青紫 □注意有无呕血、血尿、黑粪情况 □触摸两侧足背动脉的搏动 □控制血压和血糖 □预防癫痫	□评估出院指征 □交代出院注意事项 □扩血管、抗血栓形成、抗癫痫药物治疗

续表

项目＼时间	院前管理	院中管理(住院)				
	院前1～2日	住院第1日(入院日)	住院第2日(手术前1日)	住院第3日(手术日)	住院第4～6日(术后1～3日)	住院第7日(出院日)
重点医嘱		□二级护理 □低盐低脂饮食 □监测生命体征、意识及瞳孔 □抗凝、抗癫痫药物治疗 □基础疾病药物治疗 □眼底及视力检查 □局麻下行DSA检查等	□一级护理 □禁食、禁饮4～6h □生命体征监测 □卧床休息 □基础疾病药物治疗	□一级护理 □禁食、禁饮4～6h □氧气吸入 □心电监测及血氧饱和度监测 □抬高床头15°～30° □控制血压和血糖，予以扩血管、抗癫痫、护脑、抗炎及营养支持治疗 □预防性镇痛 □头部CT检查	□一级护理 □低盐低脂饮食 □控制血压和血糖，予以扩血管、抗癫痫、护脑、抗炎及营养支持治疗 □自主体位 □伤口处理 □MRA复查	□出院医嘱 □监测血压 □每3～6个月复查1次
专科护理		□入院评估及宣教 □保持患者情绪稳定或药物镇静 □观察血压变化 □保持大便通畅 □执行基础疾病药物治疗 □DSA术后护理	□术前准备 □术前宣教 □心理护理 □血压监测	□病情评估与监测[监测患者意识、瞳孔、生命体征(尤其是血压管理)、血氧饱和度、语言功能、肌力及肢体活动情况] □评估患者有无颅内高压症状及神经功能定位体征 □专科并发症预防	□病情监测(患者意识、瞳孔、生命体征) □患者血压管理 □饮食、活动与体位、药物、功能锻炼指导 □导管护理 □对症处理	□出院指导 □家居康复指导
个案管理	□收集患者个案信息 □协助患者办理预住院	□评估患者 □术前准备宣教	□术前照护计划制订	□全面评估患者身体、情绪、认知、心理和社会支持状态 □落实患者术后早期康复计划	□评估患者病情及配合情况 □执行术后照护管理(健康教育)计划 □评价患者对康复计划内容掌握情况及医护康复计划的实施进度 □拟定出院时间 □准备出院计划	□制订居家照护及随访计划 □居家康复指导

续表

项目＼时间	院前管理	院中管理(住院)				
	院前 1～2 日	住院第 1 日（入院日）	住院第 2 日（手术前 1 日）	住院第 3 日（手术日）	住院第 4～6 日（术后 1～3 日）	住院第 7 日（出院日）
嘱患者配合事项	□入院前准备 □办理预住院	□配合完成术前病情评估 □完成专科疾病相关检查 □入院宣教 □血压监测与调控	□配合完成术前准备 □基础疾病治疗 □血压监测 □配合完成压颈试验	□配合专科治疗与护理 □配合病情监测 □及时报告不适 □配合早期康复	□配合病情监测 □及时报告不适 □自动体位 □普通饮食 □按照计划表落实康复措施	□办理出院手续

附表 5-16-2 脑动静脉畸形全病程管理路径——院后管理

项目＼时间	院后管理		
	短期随访（出院后 1～30 日）	中期随访（出院后 31～90 日）	长期随访（出院后 91～730 日）
主要诊疗		□出院 3 个月医院面诊 □颅脑 CTA+MRA,DSA 检查 □凝血功能及血栓弹力图检查 □分析患者检查报告 □了解患者手术效果 □评估神经功能恢复状态 □指导后期治疗 □接受患者疾病问题咨询	□出院 6 个月、12 个月、24 个月医院面诊 □颅脑 CTA+MRA □凝血功能及血栓弹力图检查 □分析患者检查报告 □评估患者健康状况 □调查术后生活质量 □完成患者心理状态评估
专科护理	□出院一周内电话随访 □饮食、活动与休息等评估 □口服药(阿司匹林、氯吡格雷)服用指导 □异常情况评估:注意观察牙龈有无出血、皮肤黏膜有无出血点或瘀斑、小便有无出血等现象 □血压、血糖自测 □心理指导		
个案管理	□出院 14 天、1 个月电话回访 □回答患者咨询问题 □血管畸形家居健康教育软文及视频推送 □评估饮食、运动、药物、血压管理、伤口护理、癫痫等并发症情况 □回访数据归集 □信息反馈(对下转基层医院患者,向专科团队反馈患者情况)	□出院 85 天电话提醒复诊 □了解患者居家康复效果及并发症护理 □出院 3 个月电话随访 □接受患者疾病相关问题咨询 □随访数据归集	□出院 5 个月、8 个月、11 个月电话随访,出院 175 天、360 天、725 天医院复诊及提醒复诊 □调查患者健康状况及术后生活质量,完成患者心理状态评估 □接受问题咨询 □社会适应能力健康教育 □归集随访数据
嘱患者配合事项	□报告自身不适 □自测血压、血糖 □接受健康教育及康复指导 □按照医嘱服用抗凝药物及降血压药物	□出院 3 个月医院面诊 □颅脑 CTA+MRA,DSA 检查 □凝血功能及血栓弹力图检查 □学习血管畸形健康教育知识及视频	□出院 6 个月、12 个月、24 个月医院面诊 □配合完成生活质量调查、心理评估 □颅脑 CTA+MRA □凝血功能及血栓弹力图检查

第十七节 烟雾病

一、概述

烟雾病是一种病因不明的，以双侧颈内动脉末端及大脑前动脉、大脑中动脉起始部慢性进行性狭窄或闭塞为特征，并继发颅底异常血管网而形成的一种脑血管疾病。由于这种颅底异常血管网在脑血管造影图像上形似“烟雾”，故称为“烟雾病”。烟雾状血管是扩张的穿通动脉，起着侧支循环的代偿作用，是该病的重要特征。

烟雾病有两个发病年龄高峰，5～10岁的儿童和35～45岁成人。儿童和成人烟雾病的临床表现各异。大多数儿童患者表现为短暂性脑缺血发作（transient ischaemic attacks，TIAs）或脑梗死（图5-17-1），约30%成人患者首发症状为颅内出血（图5-17-2）。

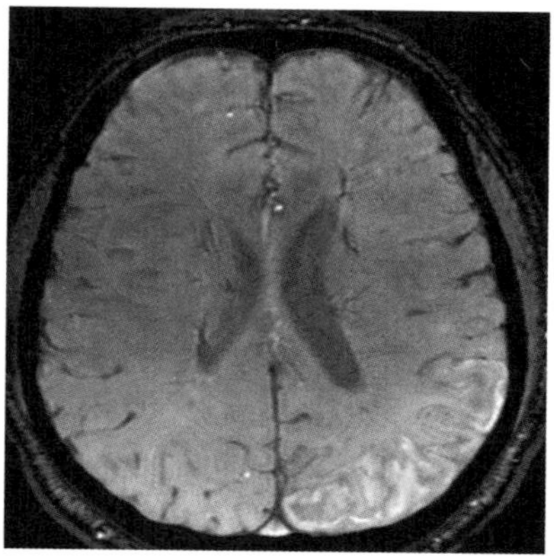

图5-17-1 缺血型

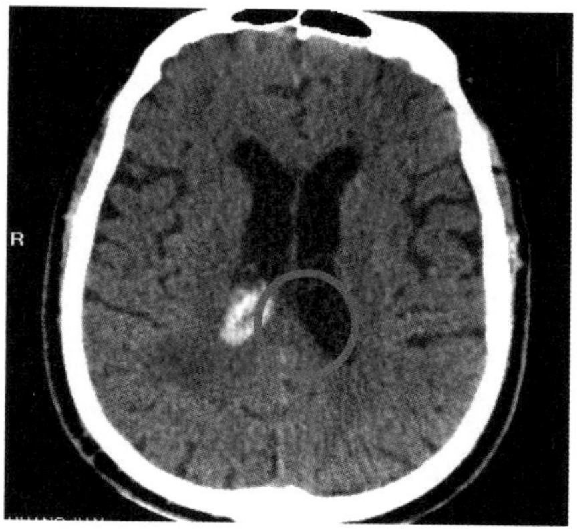

图5-17-2 出血型

烟雾病的治疗包括药物治疗和外科手术治疗两大类。用于烟雾病治疗的药物有钙通道阻滞药、抗血小板药物、他汀类药物、神经保护药等，癫痫患者可以使用抗癫痫药物。目前尚无有效的药物能够降低烟雾病患者出血率。烟雾病手术治疗疗效明显优于药物治疗，诊断明确后应尽早手术治疗，要重视围手术期管理和术后并发症的预防。

由于烟雾病病变仅局限于颈内动脉系统，目前的外科治疗多通过建立颈外动脉系统至大脑皮质的侧支血供，从而达到重建血运的目的，以改善脑供血，恢复正常神经功能。

二、出院标准

（1）烟雾病标准住院日 10～12天。

（2）出院标准 切口愈合良好；无颅内感染；无需住院处理的并发症和/或合并症；复查头部CT无新发脑出血或脑梗死。

三、全病程管理路径

（一）院前管理（入院前准备1~2日）

详见本章第十六节“脑血管畸形”。

（二）院中管理

1. 住院第 1 日（入院当日）

（1）主要诊疗

① 常规工作　主管医生询问患者病史及进行专科体格检查，完成入院记录、首次病志。有烟酒嗜好或合并慢性疾病患者，可能属于麻醉高危风险，需要进行心脏彩超、动态心电图、肺功能等检查，必要时申请 MDT 会诊。上级医师查房与术前评估，初步确定手术日期和手术方式，完成上级医师查房记录。积极治疗基础疾病，观察患者病情变化，对症治疗。

② 重点诊疗　完成认知功能、智力、营养状态、呼吸功能、焦虑/抑郁评估，予以心理支持。监测患者生命体征、神志及瞳孔，了解术前血气分析中二氧化碳分压水平。有神经功能障碍者予以康复指导。

（2）重点医嘱

① 长期医嘱　普食、糖尿病饮食或低盐低脂饮食，二级护理，基础疾病药物治疗。

② 临时医嘱　NIHSS 评分，脑血管造影，血气分析。

（3）专科护理

① 常规护理　完成入院评估及健康宣教。询问患者基本信息、主诉、现病史、既往史，测量生命体征、神志、瞳孔、身高、体重，进行跌倒、压力性损伤、深静脉血栓、疼痛等评估并予以相关指导。为患者系手腕带，指导患者更换病服，介绍病室环境，病房设施和设备，以及医院住院制度、安全制度、陪护与探视制度等。建立入院护理病历，按照医嘱执行二级护理，观察患者病情变化，遵医嘱执行基础疾病药物治疗，落实晨晚间护理、患者安全管理、心理护理。

② 护理重点　脑血管造影者，按脑血管造影护理常规，监测血压，以了解基础血压，为围手术期控制血压提供依据。监测体温及术前静息状态下二氧化碳分压。应特别注意异常血流动力学应激导致的血管破裂和出血的症状，以及癫痫发作和肢体运动障碍的迹象。指导患者戒烟酒，训练床上排便。

（4）个案管理　采集患者信息，评估患者对疾病认知情况、情绪、心理状况及社会支持情况，了解医保、商业保险等医疗费用支付方式。予以患者安全宣教及心理指导。

（5）嘱患者配合事项　配合测量生命体征、身高、体重；配合进行入院评估及健康宣教；配合医护询问病史（既往史、用药情况），配合专科体格检查及疾病资料收集；在护士协助与指导下自理日常生活。既往基础疾病者，遵医嘱用药，避免食用过冷、过烫、辛辣等刺激性食物，避免剧烈运动及情绪激动，婴幼儿避免哭闹，禁做深呼吸运动。

2. 住院第 2 日（手术前 1 日）

（1）主要诊疗

① 常规工作　上级医师查房，根据患者病情确定手术方案，向患者和家属交代手术必要性；术前风险再评估，MDT 团队进行术前讨论与小结，向患者和家属交代围手术期注意事项；签署手术同意书、输血同意书、授权委托书、自费项目协议书，指导患者购买手术麻醉安全保险；准备术后 CT、MRI 复查单。

② 重点诊疗　缺血性烟雾病患者，术前应予以阿司匹林抗血小板治疗，必要时完善血栓弹力图以及阿司匹林抑制实验，并了解抗血小板疗效。麻醉医师与手术室护士术前访视，进行麻醉、术中压力性损伤、深静脉血栓等风险评估。向患者及家属交代麻醉注意事项并签署麻醉知情同意书、麻醉药品使用知情同意书。

（2）重点医嘱

① 长期医嘱　普食、糖尿病饮食或低盐低脂饮食，二级护理，既往基础疾病用药。

② 临时医嘱　拟明日全麻插管下行血管重建术，术前禁食 6～8h，禁饮 2～4h，术前 30min 局部备头皮，交叉配血，术中静滴抗生素，术后复查头颅 CT 及 MRI，行动脉血气分析，术前 8h 开始匀速补液，其他特殊医嘱。

（3）专科护理

① 常规护理　术前准备宣教，包括备皮、交叉配血、术前禁食及禁饮时间、告知麻醉访视、签字事宜。指导患者术前沐浴、更换病服，及术后患者用物准备，指导保持充足睡眠，防止感冒。完成晨晚间护理，做好患者安全管理、心理护理。

② 护理重点　全麻患者应在术前一晚禁食禁饮后予以静脉补液。参与患者术前讨论，指导床上训练咳嗽、排便动作。监测患者神志、瞳孔及生命体征变化，维持目标血压。

（4）个案管理、嘱患者配合事项　详见本章第十六节“脑血管畸形”。

3. 住院第 3 日（手术当日）

（1）主要诊疗

① 常规工作　核对患者基本信息及手术部位、手术方式，向患者及家属交代手术过程情况及注意事项，实施手术，完成手术记录及术后病程记录。术后行 CT 检查，判断有无颅内出血及脑组织肿胀程度。麻醉清醒后，评估神志、瞳孔、生命体征变化、肢体活动、语言分辨能力情况。

② 重点诊疗　摆放体位→头架固定→多普勒超声沿颞浅动脉设计切口→严格消毒铺单→留置导尿管。切开头皮，分离颞浅动脉、肌肉，铣刀取骨瓣，剪开硬脑膜，找到与颞浅动脉血管口径一致的大脑中动脉颞部分支，进行血管端侧吻合，检查无漏血，并用吲哚菁绿造影证实吻合血管通畅，术野止血后翻转硬膜，部分颞肌覆盖至脑表面，还纳骨瓣，固定颅骨，分层缝合头皮，伤口适度加压包扎。预防性使用抗生素，切开皮肤前 30min（麻醉诱导时）给药，手术超过 3h 或者失血量超过 1500mL，应补充一个剂量的抗生素，必要时可用第三剂。

（2）重点医嘱

① 长期医嘱　神经外科全麻术后护理常规，重症监护或一级护理，禁食、禁饮 6～8h。氧气吸入，心电监测，抬高床头 15°～30°，控制血压和血糖，抗炎、抗癫痫及营养支持治疗，预防性镇静镇痛，24h 维持匀速补液，行动脉血气分析，记录 24h 出入水量，口腔护理、会阴冲洗、气压治疗等。

② 临时医嘱　复查血常规、凝血功能、肝肾功能、电解质等。行头颅 CT 排除颅内出血、脑水肿，必要时予以脱水、护胃、止呕对症处理。

（3）专科护理

① 手术后评估　床旁交接患者病情及用物。了解患者手术方式、手术体位、手术时间、术中出血量、输血量等；了解麻醉方式、术中麻醉情况、患者麻醉复苏状态、有无麻醉后反应，必要时查血气分析；了解留置管道名称、放置位置、引流的目的，查看引流液的量、颜色、性状，注意管道是否引流通畅，固定是否妥当，做好管道标识，详细记录留置时间；观察全身皮肤有无压红、破溃、损伤及皮肤感染情况；评估日常生活能力、VTE、跌倒/坠床、压力性损伤风险；评估输液管路是否通畅，了解术中输液量及药物名称、药物作用。落实生活护理及心理护理。

② 护理重点　严密观察并记录患者的生命体征、意识、瞳孔、肌力、GCS 评分、认知功能、智力及语言功能等。对于间接颅内外血管重建术后患者，术后血压应高于基础血压 10%（或者在基础血压上加 10mmHg）左右，也不应过高，防止颅内出血。对于联合颅内外血管重建术后患者，术后血压维持在基础血压水平，上下波动在 10%范围内为最佳。术后二氧化碳分压应维持在基础值之上，但不应高于 45mmHg。对于躁动及病情变化者，术后应严密监测二氧化碳分压。二氧化碳分压低于基础值时，可以予以面罩给氧，并根据二氧化碳分压适当调节氧流量。患者术后体温高者，首先予以温水擦浴、冰敷等物理降温方法。慎用“美林”等发汗退热药物，以免减少有效血容量。对于出汗较多的患者更换汗湿的被服，补充水容量，保证出入量平衡。限制探视人数，密切监测体温变化。患者无呕吐，即可进行吞咽功能障碍筛查。无吞咽障碍者，4h 后可饮水，6h 后进食流质。

③ 并发症预防

a. 颅内出血　是术后最危险的并发症，常发生于术后 24～72h，颅内出血与患者呼吸不畅、躁动、呕吐或异常血流动力学压力所致使侧支血管破裂有关。若患者麻醉清醒后逐渐嗜睡、反应迟钝甚至昏迷、肢体活动障碍、瞳孔不等大、血压持续升高等，应警惕并发颅内出血的可能。及时通知医师，行头颅 CT 检查进行确诊。

b. TIA 和脑梗死　是最常见并发症。患者因手术、麻醉、术后疼痛等应激及卧床、输液、行动受限等所致的焦虑情绪均有可能加重或诱发其缺血性症状的发作。要加强巡视，观察患者意识、瞳孔、生命体征、有无疼痛、肢体活动情况，注意血压变化，发现问题及时通知医师处理；加强健康宣教，消除患者紧张、恐惧心理，树立其战胜疾病的信心。严格控制探视，创造安静、舒适的休养环境；密切观察生命体征，防止低脑灌注状态下引起脑梗死。

（4）个案管理、嘱患者配合事项　详见本章第十六节“脑血管畸形”。

4. 住院 4～6 日（术后 1～3 日）

（1）主要诊疗

① 常规工作　上级医师查房，评估患者意识、瞳孔、生命体征、伤口等情况。检查血液指标（包括血常规、电解质、凝血常规、动脉血气分析等），结合结果对症处理。有发热、脑膜刺激征阳性者，需行腰椎穿刺术，调整抗生素用药频次或更改敏感抗生素。注意保持呼吸道通畅，机械辅助排痰。完成常规病历书写。

② 重点诊疗　鼓励患者早期床上康复运动并坐起，指导患者在陪护扶助下下床静坐，评估患者肢体活动、言语功能，出现咳嗽无力、吞咽功能Ⅲ级及以上时，需留置胃管。24h 内拔除导尿管，卧床患者使用分级加压弹力袜＋间歇充气加压泵预防血栓。复查头颅 MRI。

（2）重点医嘱

① 长期医嘱　一级护理，普食或胃管鼻饲流质，氧气吸入，心电监测，机械辅助排痰，抬高床头 15°～30°，气压治疗，控制血压和血糖，抗酸治疗（预防应激性溃疡），抗菌药物应用，镇静、抗癫痫治疗。

② 临时医嘱　头部换药，如有发热及感染指标异常等，必要时行腰椎穿刺术，维持出入量平衡。

（3）专科护理

① 常规护理　密切观察患者意识、瞳孔、生命体征及肢体活动情况，出现病情变化及时报告医生。吞咽功能正常，意识清醒者，术后第一天早餐流质，中餐半流或软食，晚餐恢复至普通饮食，以清淡为主。吞咽功能Ⅲ级及以上者，留置胃管鼻饲流质，防止误吸。观察

头部敷料有无松脱及伤口渗血、渗液。拔除尿管，关注患者自行排尿情况。指导并协助患者下床静坐。对头痛、呕吐、癫痫发作等情况予以对症处理并完成护理记录。落实体位护理、晨晚间护理、生活护理、心理护理。

② 护理重点　观察手术切口有无渗血、渗液，保持切口干燥、清洁。发现切口有渗血、渗液时及时报告医师处理，并更换敷料。颞浅动脉位于头皮皮下组织，位置表浅，一旦受到压迫，易造成吻合血管闭塞及血管内血栓形成，临床表现为颞浅动脉搏动减弱。补足液体量的同时预防过度灌注综合征（脑血流量增加导致高灌注）。术后前两天，输液尽量24h匀速输入。监测呼吸频率及节律、血氧饱和度情况，指导患者正确咳嗽、咳痰、床上翻身及体位排痰。

（4）个案管理、嘱患者配合事项　详见本章第十六节“脑血管畸形”。

5. 住院7~9日（术后4~6日）

（1）主要诊疗

① 常规工作　上级医师查房，查看头部伤口愈合情况，检查有无头皮下积液，头部换药。观察神志、瞳孔、生命体征、肢体活动及言语功能等病情变化，必要时复查头部CT，完成常规病历书写。对症支持治疗。

② 重点诊疗　恢复良好的患者，停止输液，嘱多饮水，逐步下床活动。加强营养指导，检查双下肢血管彩超。

（2）重点医嘱

① 长期医嘱　一级护理，普食，控制血压和血糖等内科用药（口服），口服抗癫痫药物。

② 临时医嘱　伤口换药，必要时复查头部、肺部CT，行腰椎穿刺术。

（3）专科护理

① 常规护理　观察患者意识、瞳孔、生命体征及肢体活动情况，病情变化时及时报告医生。落实饮食指导、体位护理、活动管理、伤口护理，观察口服药物不良反应。落实晨晚间护理、心理护理，完成护理病历书写。

② 护理重点　烟雾病的饮食要求忌辛辣、忌过热，因为食用辛辣、过热的饮食会诱发患者过度通气，导致二氧化碳分压下降，进而诱发血管痉挛收缩，使缺血症状发作。出现意识障碍、一侧肢体无力或偏瘫、感觉障碍、失语、偏盲等神经功能缺失表现时立即告知医生。早期半卧位卧床休息，适度下床活动，后期活动量应逐渐增加。术后可帮助患者在床上做肢体被动活动，以促进血液循环，嘱患者多饮水，维持循环血容量，防止深静脉血栓形成。对于儿童或者躁动患者可以使用苯巴比妥钠适当镇静。做好头痛、呕吐、癫痫发作等症状护理。预防坠床/跌倒、压力性损伤、下肢深静脉血栓形成、误吸、肺部感染等并发症发生。指导康复训练。

（4）个案管理　评估患者病情及配合情况，督促医生、护士落实并发症预防及健康宣教，向患者讲述手术的过程，以及术后的确切诊断，实施康复措施，告诉患者手术后可得到治愈，指导患者保持情绪稳定，消除其思想顾虑。

（5）嘱患者配合事项　观察伤口敷料及周围皮肤有无异常情况，保持伤口部位清洁，监测体温，抬高床头，出现头痛、呕吐、肢体感觉异常或活动力减弱需告知医生。配合医生查房，了解病情，行脑神经功能的检查，定期抽血化验。功能障碍患者配合康复治疗，按时、按量服药，注意观察有无出血现象，一级护理，根据病情逐渐由流食过渡至普食，遵守探视及陪伴制度。

6. 住院第10日（出院日）

（1）主要诊疗

① 常规工作　上级医师查房，评估伤口愈合情况及有无手术并发症。开具出院医嘱，完成出院记录。向患者及家属交代出院后注意事项、复诊时间地点及项目。交代出现发热、头痛、呕吐、意识障碍、偏瘫、伤口愈合不良等异常情况的紧急处理方法。开具出院诊断证明书，签署出院告知书，打印病历首页，完成出院病历书写。

② 重点诊疗　评估出院指征：切口愈合良好，术后7～8天拆线，无颅内感染，无需住院处理的并发症和/或合并症，复查头部MRI未见新发脑出血或脑梗死，即可出院。

（2）重点医嘱　详见本章第十一节出院日相关内容。

（3）专科护理

① 常规护理　出院带药（常用抗癫痫药物、营养神经药物等，缺血型烟雾病出院后服用阿司匹林，注意服药期间有无出血倾向，如牙龈出血、皮肤黏膜出血、血尿等）服用方法及注意事项宣教，抗癫痫药物及抗凝药物的服用方法、剂量、观察及注意事项应写清楚。合理饮食营养及吞咽功能康复指导，防止误吸。完成患者出院满意度调查，指导患者办理出院手续，指导复诊与就医。

② 护理重点　出院指导及家居康复指导。

（4）个案管理、嘱患者配合事项　详见本章第十六节“脑血管畸形”。

（三）院后管理——居家随访

一般出院1个月、5个月、8个月、11个月要对患者进行随访。出院3个月和6个月医院面诊，并行DSA、CTA或MRA影像检查进行血运重建评估，行脑灌注检查。

1. 短期随访（出院后1～30日）

（1）专科护理（1～7日）　出院后1周内，以生活指导、饮食指导、用药指导内容为主。评估患者家居环境及康复情况。了解患者头痛的部位、性质。了解有无缺血症状，指导居家饮食、活动与休息、遵医嘱服药，血压、血糖自测指导。评估头部伤口是否完全拆线。指导患者进行肢体功能训练，给予心理安慰及异常情况就医指导。缺血性烟雾病口服抗血小板药物的患者，应注意牙龈、小便、皮肤黏膜有无出血倾向。

（2）个案管理（8～30日）　电话随访家居康复患者，出院14天推送烟雾病相关宣教知识及视频，向患者讲解手术后的康复及神经功能恢复的知识，鼓励患者坚持进行锻炼，逐步达到生活自理，最终回到工作岗位。接受患者问题咨询，记录归集随访资料与数据。出院后1个月，以体位指导和运动指导为主。

2. 中期随访（出院后31～90日）

（1）个案管理　出院85天提醒复诊，接受患者问题咨询，评估患者饮食、运动、药物、心理、肢体康复、服药依从性，随访数据归集。

（2）专科诊疗

① 常规检查　颅脑MRI（平扫＋DWI＋PWI），神经功能评估。出院后3个月，以康复指导为主。

② 重点诊疗　分析患者检查报告，了解患者手术效果，评估神经功能恢复状态、有无缺血症状发作，指导后期治疗。了解家居康复情况。调查患者健康状况及术后生活质量，完成患者心理状态评估。接受患者疾病问题咨询，指导并发症康复治疗及训练。

3. 长期随访（出院 91～365 日）

（1）个案管理 出院 265 天提醒复诊，出院 5 个月、8 个月、11 个月电话随访，接受患者疾病问题咨询，评估饮食、运动、药物管理、伤口护理、癫痫等并发症预防效果，归集随访数据。每次随访开始前对上一次随访效果进行评估，对于患者未掌握的内容或仍需要改进的地方进行再次强调。

（2）专科治疗 参见本章第十五节“颅内动脉瘤”相关内容。

（四）家居康复指引

（1）对出院患者做好心理指导 嘱患者保持心情舒畅，避免情绪激动，保持情绪稳定。

（2）注意劳逸结合 加强语言与肢体功能锻炼，保持充足的睡眠，避免剧烈运动。

（3）用药指导 按时按量遵医嘱服药，不要随意停药或减量，同时向患者介绍口服抗血小板聚集药的注意事项，使其了解出血的临床表现及体征。

（4）加强营养 给予高蛋白、富含维生素的饮食，饮食宜清淡，多食新鲜水果、蔬菜，少吃维生素 K 含量高的食物（如韭菜、菠菜、香菜等）。忌烟酒，养成定时排便的习惯。

（5）定时复查 掌握复查时间及自查方法（是否感觉头晕、头痛、手足麻木无力等）。告知患者及家属术后 1～3 个月内避免剧烈运动。一般认为颅内外血管建立良好的侧支循环需要 6～8 个月，故要定期复查。

（6）注意事项 术后 6～8 个月避免术侧颞浅动脉受压而影响向颅内供血，告诉患者睡觉时避开手术侧，戴眼镜时去除术侧眼镜架等。告知患者及家属因颅外血管移向颅内可能会影响同侧头皮供血而影响术后头皮生长。特别告知家属要严防头部外伤，防止引起颅内血管受伤、断裂，避免因供血通路中断造成脑组织不能供血而造成患者脑卒中、偏瘫甚至昏迷等严重后果。教会患者及家属简单的症状护理和康复锻炼方法，早期进行康复训练能够达到脑功能区的转移或重组，创造损伤神经修复或代偿的条件，使遭到破坏的运动反射在良好的条件刺激下重新建立起来。加强患者的自我护理能力，尽早、最大限度地恢复功能，以恢复工作能力，回归社会。

（7）随访 随访目的包括：①识别提示 TIA 或脑卒中、头痛、运动障碍、癫痫发作和认知障碍的神经系统症状；②监测提示多发性硬化的任何非神经系统临床征象；③监测其他血管危险因素（尤其是高血压）并考虑预防因素；④评估每种治疗方法的耐受性和适应证（特别是抗血小板药和高血压药）；⑤评估认知和运动功能状态，可考虑物理治疗和康复医学专家会诊；⑥评估心理状态和医疗社会负担，必要时实施教育和/或采取职业适应措施。

（唐云红 肖 珂 陈凤华）

附表 5-17-1 烟雾病全病程管理路径——院前及院中管理

项目＼时间	院前管理	院中管理(住院)				
	院前 1～2 日	住院第 1 日（入院日）	住院第 2 日（手术前 1 日）	住院第 3 日（手术日）	住院第 4～9 日（术后 1～6 日）	住院第 10 日（出院日）
主要诊疗	□完成术前准备（完成三大常规、凝血功能、血型及输血前四项、血糖、血脂、肝肾功能、电解质、腹部 B 超、心电图及胸部 X 线片检查）	□询问病史（短暂性缺血与脑梗死表现） □专科体查（认知功能、智力、营养状态、呼吸功能） □完善 CT、MRI、DSA 检查	□确定手术方案 □医疗组术前讨论 □手术风险谈话 □血栓弹力图检查、阿司匹林抑制实验	□手术方式：血管吻合术 □吲哚菁绿造影	□评估患者意识、瞳孔、生命体征、肢体活动情况 □评估颅内高压症状及神经功能定位体征 □服用抗血小板药物	□评估出院指征 □交代出院注意事项 □扩血管、抗血栓形成、抗癫痫药物治疗

续表

项目＼时间	院前管理	院中管理(住院)				
	院前1～2日	住院第1日（入院日）	住院第2日（手术前1日）	住院第3日（手术日）	住院第4～9日（术后1～6日）	住院第10日（出院日）
主要诊疗	□评估麻醉手术风险 □办理预住院	□血气分析 □肺功能或心脏彩超检查			□查看全身皮肤有无青紫 □注意有无呕血、血尿、黑粪情况 □控制血压和血糖 □预防癫痫 □血常规、电解质、凝血常规、动脉血气分析	
重点医嘱		□二级护理 □低盐低脂或糖尿病饮食 □监测生命体征、意识及瞳孔 □抗癫痫、抗凝治疗 □基础疾病药物治疗 □局麻下行DSA检查等	□一级护理 □禁食、禁饮4～6h □生命体征监测 □卧床休息 □基础疾病药物治疗 □血栓弹力图检查、阿司匹林抑制实验	□一级护理 □禁食、禁饮4～6h □氧气吸入 □心电监测及血氧饱和度监测 □抬高床头15°～30° □控制血压和血糖，予以扩血管、抗癫痫、护脑、抗炎及营养支持治疗 □预防性镇痛 □头部CT	□一级护理 □低盐低脂饮食 □控制血压和血糖，予以扩血管、抗癫痫、护脑、抗炎及营养支持治疗 □自主体位 □伤口处理 □MRA复查 □血常规、电解质、凝血常规、动脉血气分析	□出院医嘱 □监测血压 □每3～6个月复查1次
专科护理		□入院评估及宣教 □保持患者情绪稳定或药物镇静 □观察血压变化 □保持大便通畅 □执行基础疾病药物治疗 □DSA术后护理	□术前准备 □术前宣教 □心理护理 □血压监测	检查病情评估与监测[监测患者意识、瞳孔、生命体征（术后血压应高于基础血压10%；或者在基础血压上加10mmHg）、血氧饱和度、语言功能、肌力及肢体活动情况] □术后二氧化碳分压应维持在基础值之上，不高于45mmHg □评估患者有无颅内高压症状及神经功能定位体征 □专科并发症预防	□病情监测（患者意识、瞳孔、生命体征） □患者血压管理 □饮食、活动与体位、药物、功能锻炼指导 □对症处理 □注意手术切口有无渗血、渗液 □注意颞浅动脉搏动 □监测呼吸频率及节律、血氧饱和度情况	□出院指导 □家居康复指导

续表

项目＼时间	院前管理	院中管理(住院)				
	院前 1～2 日	住院第 1 日(入院日)	住院第 2 日(手术前 1 日)	住院第 3 日(手术日)	住院第 4～9 日(术后 1～6 日)	住院第 10 日(出院日)
个案管理	□收集患者个案信息 □协助患者办理预住院	□评估患者 □术前准备宣教	□术前照护计划制订	□全面评估患者身体、情绪、认知、心理和社会支持状态 □落实患者术后早期康复计划	□评估患者病情及配合情况 □执行术后照护管理(健康教育)计划 □评价患者对康复计划内容掌握情况及医护康复计划的实施进度 □拟定出院时间 □制订准备出院计划	□制订居家照护及随访计划 □居家康复指导
嘱患者配合事项	□入院前准备 □办理预住院	□配合完成术前病情评估 □完成专科疾病相关检查 □配合入院宣教 □配合血压监测与调控 □禁深呼吸运动	□完成术前准备 □基础疾病治疗 □血压监测	□配合专科治疗与护理 □配合病情监测 □及时报告不适 □配合早期康复	□配合病情监测 □及时报告不适 □自动体位 □普通饮食 □按照计划表落实康复措施	□办理出院手续

附表 5-17-2　烟雾病全病程管理路径——院后管理

项目＼时间	院后管理		
	短期随访(出院后 1～30 日)	中期随访(出院后 31～90 日)	长期随访(出院后 91～365 日)
主要诊疗		□出院 3 个月医院面诊 □颅脑 MRI 平扫＋MRA＋DWI＋SWI＋PWI 或颅脑 CT 平扫＋CTA＋CTP □复查血常规、肝肾功能 □神经功能、认知能力评估 □分析患者检查报告 □了解患者手术效果 □评估神经功能恢复状态 □指导后期治疗 □接受患者疾病问题咨询	□出院 9 个月医院面诊 □颅脑 CTA＋MRA □凝血功能及血栓弹力图检查 □分析患者检查报告 □评估患者健康状况 □调查术后生活质量 □完成患者心理状态评估
专科护理	□出院一周内电话随访,包括饮食、活动与休息等评估 □口服药(阿司匹林、氯吡格雷)服用指导 □异常情况评估:注意观察牙龈有无出血、皮肤黏膜有无出血点或瘀斑、小便有无出血等现象 □指导血压、血糖自测 □心理指导		

续表

项目＼时间	院后管理		
	短期随访（出院后 1～30 日）	中期随访（出院后 31～90 日）	长期随访（出院后 91～365 日）
个案管理	□出院 14 天、1 个月电话回访 □回答患者咨询问题 □烟雾病家居健康教育软文及视频推送 □评估饮食、运动、药物、血压管理、伤口护理、癫痫等并发症情况 □回访数据归集 □信息反馈（对下转基层医院患者，向专科团队反馈患者情况）	□出院 85 天电话提醒复诊 □了解患者居家康复效果及并发症护理 □出院 3 个月电话随访 □接受患者疾病相关问题咨询 □随访数据归集	□出院 265 天提醒复诊 □出院 5 个月、8 个月、11 个月电话随访 □调查患者健康状况及术后生活质量，完成患者心理状态评估 □接受问题咨询 □社会适应能力健康教育 □归集随访数据
嘱患者配合事项	□报告自身不适 □自测血压、血糖 □接受健康教育及康复指导 □按照医嘱服用抗凝药物及降血压药物 □避免剧烈运动 □防止头部受伤	□出院 3 个月医院面诊 □颅脑 MRI 平扫＋DWI＋PWI □凝血功能及血栓弹力图检查 □学习烟雾病健康教育知识及视频	□出院 9 个月医院面诊 □配合完成生活质量调查、心理评估 □复查颅脑 MRI 平扫＋DWI＋PWI □凝血功能及血栓弹力图检查

第十八节 颈动脉狭窄

一、概述

颈动脉狭窄是指颈动脉血管内腔管径的缩小，好发于颈总动脉分叉处（见图 5-18-1）。颈动脉粥样硬化是一组颈动脉发生粥样硬化改变的非炎性病变，主要病变特征是颈动脉内膜下脂质沉积，并伴有平滑肌细胞和纤维基质成分的增殖，逐步发展形成动脉粥样硬化性斑块。

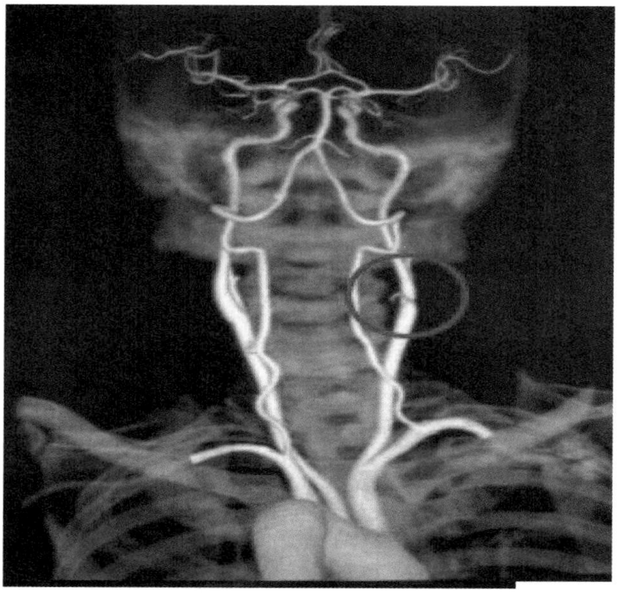

图 5-18-1 颈动脉狭窄

通常情况下，颈动脉狭窄被认为是老年疾病，高龄是最重要的独立危险因素，男性发病率高于女性，常合并其他外周血管硬化。其他独立危险因素还有：高血压、糖尿病、冠心病、高脂血症、吸烟、久坐（缺乏锻炼）等。

目前评价颈动脉狭窄程度的方法主要有两种，即欧洲颈动脉外科试验法（ECST）和北美症状性颈动脉内膜剥脱试验法（NASCET）。两者采用相同的狭窄分度方法，根据血管造影图像将颈内动脉的狭窄程度分为四级。

（1）轻度狭窄　动脉内径缩小＜30％。

（2）中度狭窄　动脉内径缩小30％～69％

（3）重度狭窄　动脉内径缩小70％～99％。

（4）完全闭塞　闭塞前状态NASCET测量狭窄度＞99％。

二、出院标准

（1）颈动脉狭窄标准住院日≤10天。

（2）出院标准　切口愈合良好；无颅内缺血症状（一侧肢体活动障碍、感觉麻木或言语障碍等）；无需住院处理的并发症和/或合并症；复查头颅弥散加权成像（DWI）明确无新梗死，复查头颅CT灌注成像（CTP）明确颅内血供情况改善。

三、全病程管理路径

（一）院前管理（入院前准备1～2日）

1. 主要诊疗

（1）常规工作　门诊预约挂号，入院前采集用药史、既往史、现病史。颈动脉超声、头部CTA、头部MRI和脑血管DSA可证实颈动脉存在明确的不同程度的狭窄，预约检查时间。完成三大常规、凝血功能、肝肾功能、血型、输血前四项、电解质、激素水平、腹部B超、心电图及胸部CT检查。

（2）诊疗重点　评估患者有无手术禁忌证，完成麻醉前风险评估，预约床位，办理预住院手续。

2. 个案管理、嘱患者配合事项

详见本章第十六节“脑血管畸形”。

（二）院中管理

1. 住院第1日（入院当日）

（1）主要诊疗

① 常规工作　主管医生询问患者病史及进行专科体格检查，完成入院记录、首次病志。完善专科检查：颈部血管多普勒彩超、数字减影血管造影（DSA）、TCD、CTA、MRA检查。有烟酒嗜好或既往有高血压、糖尿病、慢性支气管疾病患者属于麻醉气道高危风险，需要行肺功能或心脏彩超检查。必要时，申请MDT会诊。上级医师查房与术前评估，初步确定手术日期和手术方式，完成上级医师查房记录。积极治疗基础疾病，观察患者病情变化。对症治疗。

② 重点诊疗　完成营养状态、NIHSS评分、呼吸功能、焦虑/抑郁评估，予以心理支持；糖尿病患者，避免出现严重的高血糖（血糖＞16.6mmol/L），应控制血糖在可进行手术的范围。

（2）重点医嘱

① 长期医嘱　低盐低脂饮食或糖尿病饮食，二级护理，基础疾病药物治疗。

② 临时医嘱　完成颅脑CT灌注成像（CTP），颅脑磁共振平扫增强＋DWI＋SWI检查。60岁以上患者及高危人群，进行血脂、血液黏稠度、下肢深静脉、视力、视野、肺功能、心脏彩超等检查。

（3）专科护理

① 常规护理　完成入院评估及健康宣教。评估患者基本信息、主诉、现病史、既往史；评估存在或潜在的护理风险（跌倒、压力性损伤、深静脉血栓、误吸、走失及气道梗阻）。介绍病室环境，病房设施和设备，以及医院住院制度、安全制度、陪护与探视制度等。建立入院护理病历，按照医嘱执行二级护理，观察患者病情变化，遵医嘱执行基础疾病药物治疗。完成患者卫生处置，指导患者更换病服。落实晨晚间护理、患者安全管理、心理护理。

② 护理重点　完成ADL评估、跌倒风险评估，了解血压及血糖情况，询问有无头晕、头痛、走路不稳等症状；营养风险筛查，测量身高、体重，了解患者食欲、饮食习惯，以及有无高血压、糖尿病、消化系统疾病等病史。指导患者戒烟酒，训练深呼吸、咳嗽、床上排便。

（4）个案管理、嘱患者配合事项　详见本章第十六节“脑血管畸形”。

2. 住院第2日（手术前1日）

（1）主要诊疗

① 常规工作　上级医师查房，根据患者病情确定手术方案，向患者和家属交代手术必要性；术前风险再评估，MDT团队（科主任、主刀医生、主管医生、麻醉师、手术室护士、营养师、康复师、药师、个案管理师、护士长、责任护士、必要时其他专科医生）术前讨论与小结，向患者和家属交代围手术期注意事项；签署手术同意书、输血同意书、签字授权委托书、自费项目协议书，指导患者购买手术麻醉安全保险；准备术后CT复查单。

② 重点诊疗　麻醉医师与手术室护士术前访视，进行麻醉、术中压力性损伤、深静脉血栓等风险评估，组织MDT术前讨论，对于存在营养不良者，继续给予口服营养制剂或静脉营养治疗，以达到目标摄入量。向患者及家属交代麻醉注意事项并签署麻醉知情同意书、麻醉药品使用知情同意书。

（2）重点医嘱

① 长期医嘱　低盐低脂饮食或糖尿病饮食，二级护理，既往基础疾病用药治疗，保持足够的血量，对低血容量者给予必要的静脉补液。

② 临时医嘱　明日全麻下行颈动脉内膜剥脱术，术前禁食6～8h，禁饮2～4h，交叉配血，术中静滴抗生素。术后复查颅脑CT平扫＋颅脑动脉成像（CTA）、颅脑CT灌注成像（CTP）、颈部动脉成像（CTA）。其他特殊医嘱。

（3）专科护理

① 常规护理　术前准备宣教，包括备皮、交叉配血、术前禁食及禁饮时间、告知麻醉访视、签字事宜。指导患者术前沐浴、更换病服，及术后患者用物准备，指导保持充足睡眠，防止感冒。完成晨晚间护理，做好患者安全管理、心理护理。

② 护理重点　参与患者术前讨论，评估患者落实禁烟酒以及训练深呼吸、咳嗽、床上排便的效果。

（4）个案管理、嘱患者配合事项　详见本章第十六节“脑血管畸形”。

3. 住院第3日（手术当日）

（1）主要诊疗

① 常规工作　核对患者基本信息及手术部位、手术方式，向患者及家属交代手术过程情况及注意事项，实施手术，完成手术记录及术后病程记录。术后行头颅CT检查，判断有无颅内出血及脑缺血。清醒后判断有无喉上神经及喉返神经损伤，观察患者有无伸舌困难、唇沟变浅等面神经、舌下神经损伤的表现。保持血压正常，观察神志、瞳孔、生命体征变化。

② 重点诊疗　颈动脉内膜剥脱术是切除增厚的颈动脉内膜粥样硬化斑块，以预防由于斑块脱落引起的脑卒中。有症状性颈动脉狭窄程度，且无创检查颈动脉狭窄度≥70%或血管造影发现狭窄度超过50%是绝对指征。术后要密切监测血压、呼吸，观察颈部伤口情况。

（2）重点医嘱

① 长期医嘱　神经外科全麻术后护理常规，重症监护或一级护理，禁食、禁饮6～8h。氧气吸入，心电监测，抬高床头15°～30°，控制血压和血糖，预防感染，护胃、护脑、扩容、扩血管、营养、补液及对症支持治疗。

② 临时医嘱　术前0.5h用抗菌药物，查血常规、凝血四项、电解质、血气分析等。行头颅CT排除颅内出血、脑缺血，必要时脱水、止呕对症处理。其他特殊医嘱。

（3）专科护理

① 常规护理　进行术后评估，床旁交接患者病情及用物。了解患者手术方式、手术体位、手术时间、术中出血量、输血量、有无血肿压迫呼吸道等；了解麻醉方式、术中麻醉情况、患者麻醉复苏状态、有无麻醉后反应，必要时查血气分析；了解留置管道名称、放置位置、引流的目的，查看引流液的量、颜色、性状，评估管道是否引流通畅，固定是否妥当，做好管道标识，详细记录留置时间；观察全身皮肤有无压红、破溃、损伤及感染情况；评估日常生活能力，评估VTE、跌倒/坠床、压力性损伤风险；评估输液管路是否通畅，了解术中输液量、药物名称及药物的作用。落实生活护理及心理护理。

② 护理重点　术后早期颈部制动，更换体位时动作幅度不可过大，嘱患者不能用力咳嗽、打喷嚏等，以免增加颈部的压力诱发出血；床边备好气管切开包，以防窒息发生。重点监测血压并维持血压的稳定，遵医嘱严格进行个体化血压管理。患者目标血压值应低于术前基础血压的10%，或根据患者术中TCD变化时相应血压调整值指导术后血压的管理。必要时应使用药物维持血压，根据血压高低随时调节药物泵入速度，降压过程要平缓，避免血压忽高忽低，必要时加用口服抗高血压药物。对于术后伤口疼痛、情绪紧张、大小便不畅等引起的血压升高及时处理。

③ 并发症预防　脑过度灌注综合征是颈内动脉内膜剥脱术后少见但病死率高的并发症，一般多发生于重度狭窄、长期低灌注的患者。临床表现包括额颞部和眼眶周围的搏动性头痛、眼面部的疼痛、恶心、呕吐、意识障碍、认知障碍和患侧神经功能损害等。在颈内动脉内膜剥脱术中，术侧的颈内动脉被开放，血流突然增加，血流速度增快，部分患者可通过脑血管自主调节机制，使颅内的小动脉收缩，术侧血流速度在一定时间内可恢复正常，但是有部分颈动脉狭窄的患者，由于大脑半球长期处于低灌注，脑血管自主调节机制受损，血流速度无法恢复，反而持续升高，导致一侧大脑半球处于高灌注状态，颅内压增高，患者持续剧烈头痛，血压持续升高，这样的状态反过来又加重脑组织高灌注，于是形成恶性循环，最终导致脑出血。脑过度灌注综合征的观察及护理要点在于积极预防和及时发现并进行救治，有效监测并控制血压，严密观察患者意识、生命体征和四肢肌力变化情况，加强与患者的交流沟通，听取患者主诉，对出现的症状高度重视，保持警觉，如出现异常情况应立即通知上级医师紧急处理。

（4）个案管理　全面评估患者身体、情绪、认知、心理和社会支持状态，根据病情落实患者体位、早期活动、疼痛管理、血压控制、饮食营养及早期康复计划。

（5）嘱患者配合事项　详见本章第十六节“脑血管畸形”。

4. 住院 4～9 日（术后 1～6 日）

（1）主要诊疗

① 常规工作　上级医师查房，评估患者意识、瞳孔、生命体征、伤口、引流管等情况。检查血液指标（包括血常规、电解质、凝血常规等），结合结果对症处理。保持正常血压，预防由于血管狭窄引起的血流过度灌注造成脑水肿；应用抗凝药物预防血栓形成，同时要注意患者是否有神经系统症状；注意保持呼吸道通畅，机械辅助排痰。完成常规病历书写。

② 重点诊疗　在患者病情稳定的前提下，提倡早期下床活动，但早期活动幅度不宜太大，避免用力，以患者不觉劳累为宜，防止颅内压突然增高。严密观察伤口敷料有无渗血，伤口有无红肿、渗液，保持伤口敷料干燥整洁，切忌抓挠伤口，避免伤口感染。注意颈部皮下引流液的颜色、性质和引流量，引流管切勿打折、扭曲，注意伤口周围有无局部肿胀和包块形成，注重患者主诉，询问患者有无疼痛、呼吸困难、说话含糊等气管压迫症状，警惕皮下血肿形成，如有异常，应立即汇报医生，及时探查伤口，一般术后 24～48h 拔除伤口引流管。

按时换药，注意观察颈部伤口愈合情况，使用抗血小板药物注意观察局部伤口及全身有无出血倾向，查血常规及肝肾功能，术后指导患者说话及饮水。

（2）重点医嘱

① 长期医嘱　一级护理，普食或胃管鼻饲流质，氧气吸入，心电监测，机械辅助排痰，抬高床头 15°～30°，气压治疗，预防脑出血或脑缺血。

② 临时医嘱　颈部换药，检查凝血系列及肝肾功能，止呕对症处理，维持出入量平衡。

（3）专科护理

① 常规护理　密切观察患者意识、瞳孔、生命体征及肢体活动情况，出现病情变化及时报告医生。吞咽功能正常，意识清醒者，术后第一天早餐流质，中餐半流质或软食，晚餐恢复至普通饮食，以清淡为主。吞咽功能Ⅲ级及以上者，留置胃管鼻饲流质，防止误吸。观察颈部敷料有无松脱及伤口渗血、渗液。拔除尿管，关注患者自行排尿情况。指导并协助患者下床静坐、离床活动。对头痛、呕吐、声音嘶哑、呼吸困难等情况予以对症处理并完成护理记录。落实体位护理、晨晚间护理、生活护理、心理护理。

② 护理重点　监测呼吸频率及节律、血氧饱和度情况，指导患者正确咳嗽、咳痰、床上翻身及体位排痰。意识障碍患者，评估舌根有无后坠、喉头有无水肿、气道黏膜有无损伤出血，进行痰液黏稠度分级，听诊肺部情况并进行体位管理（侧卧位或半坐卧位），保持呼吸道通畅，必要时行气管插管或气管切开。落实口腔护理，防止口腔分泌物流入气道引起窒息。

（4）个案管理　评估患者病情及配合情况，执行术后照护管理（健康教育）计划，督促医生、护士落实并发症预防及健康宣教，注意观察有无声嘶及呼吸困难等症状，指导患者配合并发症防范（跌倒/坠床、压力性损伤、深静脉血栓、误吸等），做好相关指导（如饮食、测量血压及药物正确服用等），给予患者心理护理。

（5）嘱患者配合事项　观察颈部伤口敷料有无异常情况，保持伤口部位清洁，抬高床头，出现头晕、声音嘶哑及吞咽困难等症状需告知医生。配合医生查房，了解病情。视体力情况下床活动，循序渐进，注意防止跌倒。一级护理，根据病情逐渐由流食过渡至普食，遵守探视及陪伴制度。

5. 住院第 10 天（出院日）

（1）主要诊疗　上级医师查房，评估伤口愈合情况，术后 7～8 天拆线，评估出院指征：切口愈合良好；无颅内缺血症状（一侧肢体活动障碍、感觉麻木或言语障碍等）；无需住院处理的并发症和/或合并症；复查头颅弥散加权成像（DWI）明确无新梗死，复查头颅 CT 灌注成像（CTP）明确颅内血供改善情况。开具出院医嘱，完成出院记录。向患者及家属交代出院后注意事项：饮食以高蛋白、低盐、低胆固醇、低脂肪、易消化食物为主，少食多餐，不要食用过酸、过辣等刺激性食物和油腻性食物；出院后监测血压，严格控制在合理范围内；遵医嘱服用抗血小板药、抗凝药、降脂药、抗高血压药，按时按量用药，家属参与患者的用药监督；患者自我检查有无皮肤出血点或瘀斑、牙龈出血、血便和血尿等出血倾向，术后 2～3 个月复查颈部血管多普勒彩超；患者若出现任何异常症状，如伤口红肿痛、头晕头痛、原有症状加重等，及时去医院就诊。签署出院告知书，开具出院诊断证明书，打印病历首页，完成出院病历书写。

（2）重点医嘱　详见本章第十一节相关内容。

（3）专科护理　出院后严格控制血压在合理范围内；饮食以高蛋白、低盐、低胆固醇、低脂肪、易消化食物为主，少食多餐，忌食用过酸、过辣等刺激性、油腻性食物；告知患者服用抗血小板药、抗凝药、降脂药、抗高血压药的重要性，使患者养成按时按量用药的习惯，增强依从性，避免随意加量、减量、停药现象的发生，并且鼓励患者家属参与患者的用药监督；嘱患者保持起居规律，睡眠充足，情绪稳定；坚持戒烟，避免剧烈运动，禁饮浓茶或咖啡等刺激性饮料；定时复查凝血功能以便调整药物剂量，指导患者自我检查有无皮肤出血点或瘀斑、牙龈出血、血便和血尿等出血倾向，术后 2～3 个月复查颈部血管多普勒彩超；若出现任何异常症状，如伤口红肿痛、头晕头痛、原有症状加重等，及时去医院就诊。

（4）个案管理、嘱患者配合事项　详见本章“第十六节脑血管畸形。”

（三）院后管理

1. 短期随访（出院后 1～30 日）

（1）责任护士（1～7 日）　家居适应评估：评估患者家居环境，照护人员情况（照护人数，有无照护技能、照护意愿），家居康复情况。观察患者有无喉上神经及喉返神经损伤，有无伸舌困难、鼻唇沟变浅等面神经、舌下神经损伤的表现。评估伤口有无发痒、红肿等。指导居家饮食、活动与休息、遵医嘱服药。指导患者进行肢体功能训练，给予血压管理及异常情况就医指导。

（2）个案管理师（8～30 日）　出院 14 天、30 天电话回访，回答患者问题咨询，评估饮食、运动、药物、血压管理、伤口护理、癫痫等并发症，询问患者头晕症状是否改善，做好相关指导，指导患者可以适当运动，注意防跌倒，做好回访登记。

2. 中期随访（出院后 31～90 日）

（1）个案管理师　了解患者居家康复效果及并发症护理，建议患者回医院复查一次，做好相关检查，了解患者脑灌注情况，指导患者干一些力所能及的劳动，对于需要继续康复治疗的患者，做好心理护理。

（2）主要诊疗

① 常规检查　颈部 CTA、MRA、DSA，彩色多普勒超声辅助检查。患者健康状况简

易调查（SF-36 表），颈动脉狭窄术后生活质量调查，心理评估。

② 重点诊疗　分析患者检查报告，了解患者手术效果，评估神经功能恢复状态，指导后期治疗。了解家居康复情况。调查患者健康状况及术后生活质量，完成患者心理状态评估。接受疾病问题咨询，指导并发症康复治疗及训练。

3. 长期随访（出院 91~365 日）

（1）个案管理师　出院后 5 个月、8 个月、11 个月电话随访，建议术后 1 年来医院复诊，调查患者健康状况及术后生活质量，完成患者心理状态评估，做好社会适应能力健康教育。

（2）主要诊疗

①常规检查　颈部 CTA、MRA，彩色双功能超声辅助检查。健康状况简易调查（SF-36 表），颈动脉狭窄术后生活质量调查，心理评估。

② 重点诊疗　分析患者检查报告，了解患者手术效果及血压管理情况，评估神经功能恢复状态，了解家居康复效果。调查患者健康状况及术后生活质量，完成患者心理状态评估。指导促进神经功能康复药物使用，接受疾病问题咨询，指导康复治疗及训练。

（四）家居康复指引

1. 饮食

加强营养，低脂、低胆固醇饮食，多吃水果、蔬菜等高纤维素食物，生活规律，保持睡眠充足，情绪稳定。戒烟戒酒，避免剧烈运动，禁饮浓茶或咖啡等刺激性饮料。保持大便通畅。

2. 运动

尽早自理日常生活，维持日常活动量，注意劳逸结合，避免重体力劳动，避免提取重物。外出时专人看护。

3. 血压管理

每日测量血压 4～6 次，观察并记录基础血压的变动情况，作为术后控制血压的数据基础，督促患者遵医嘱服用抗高血压药控制血压。遵医嘱服用抗血小板药物，并监测血液黏稠度、出凝血时间，能有效地预防术后脑血栓的发生。

4. 正确服药

患者遵医嘱用药，服用抗血小板聚集药、抗凝药、降血脂药、抗高血压药，养成按时按量用药的习惯，增强依从性，避免随意加量、减量、停药现象的发生，患者家属参与患者的用药监督。

5. 预防脑出血或脑缺血

患者注意保暖，提高机体免疫力，避免感冒；进行深呼吸锻炼，改善呼吸功能；告知患者戒烟，尼古丁（又称烟碱）可引起血管痉挛，加重脑缺血的症状，戒烟可降低脑卒中发生的危险。完善各项检查，包括各种血液检查、彩超、CTA、TCD 定位等。注意观察患者局部伤口和全身有无出血倾向，如针眼、牙龈、皮肤、黏膜、鼻腔等处有无异常出血；观大小便颜色，女性患者警惕月经量有无增多，严重者有颅内出血的表现。偶有药物过敏反应，如寒战、发热、荨麻疹、哮喘等，发现后遵医嘱停药。定期检查凝血功能及肝肾功能，监测患者出凝血时间。

（唐云红　朱　艳　陈凤华）

附表 5-18-1　颈动脉狭窄全病程管理路径——院前及院中管理

时间 项目	院前管理	院中管理(住院)				
	院前 1～2 日	住院第 1 日 (入院日)	住院第 2 日 (手术前 1 日)	住院第 3 日 (手术日)	住院第 4～9 日 (术后 1～6 日)	住院第 10 日 (出院日)
主要诊疗	□完成术前准备(完成三大常规、凝血功能、血型及输血前四项、血糖、血脂、肝肾功能、电解质、腹部 B 超、心电图及胸部 X 线片检查) □评估麻醉手术风险 □办理预住院	□询问病史(高龄、高血压、糖尿病、冠心病、高脂血症、吸烟、久坐) □专科体查(评估认知功能、智力、营养状态、呼吸功能) □肺功能或心脏彩超检查 □血液黏稠度检查 □视力、视野检查	□确定手术方案 □医疗组术前讨论 □手术风险谈话 □颅脑 CT 灌注成像(CTP) □完善 CTA、MRA、DSA 检查 □肺部 CT 检查 □颈部血管多普勒彩超检查	□手术方式:颈动脉内膜剥脱术 □术后复查颅脑 CT 平扫+颅脑动脉成像(CTA)、CT 颅脑灌注成像(CTP)、颈部动脉成像(CTA)	□评估患者意识、瞳孔、生命体征、肢体活动情况,密切监测血压、呼吸 □评估脑神经功能损伤定位体征(舌下、喉上和迷走神经损伤) □保持呼吸道通畅 □观察颈部伤口情况 □避免脑血流过度灌注造成脑水肿 □抗凝药物预防血栓形成 □查看全身皮肤有无青紫 □注意有无呕血、血尿、黑粪情况 □控制血压和血糖 □检查血常规、电解质、凝血常规	□评估出院指征 □交代出院注意事项 □抗凝药物治疗
重点医嘱		□二级护理 □低盐低脂饮食或糖尿病饮食 □监测生命体征、意识及瞳孔 □抗凝治疗 □基础疾病药物治疗 □肺功能或心脏彩超检查 □血液黏稠度检查 □视力、视野检查	□一级护理 □禁食、禁饮 4～6h □生命体征监测 □卧床休息 □基础疾病药物治疗 □颅脑 CT 灌注成像(CTP)检查 □完善 CTA、MRA、DSA 检查 □肺部 CT 检查 □颈部血管多普勒彩超检查 □局麻下行 DSA 检查等	□一级护理 □禁食、禁饮 4～6h □氧气吸入 □心电监测及血氧饱和度监测 □抬高床头 15°～30° □控制血压和血糖,予以扩血管、抗癫痫、护脑、抗炎及营养支持治疗 □预防性镇痛 □复查颅脑 CT 平扫+颅脑动脉成像(CTA)、颅脑 CT 灌注成像(CTP)、颈部动脉成像(CTA)	□一级护理 □低盐低脂饮食 □评估患者意识、瞳孔、生命体征、肢体活动情况,密切监测血压、呼吸 □控制血压和血糖,予以扩血管、抗癫痫、护脑、抗炎及营养支持治疗 □自主体位 □颈部伤口处理 □MRA 复查 □血常规、电解质、凝血常规检查	□出院医嘱 □监测血压 □每 3～6 个月复查 1 次

续表

项目＼时间	院前管理	院中管理(住院)				
	院前 1～2 日	住院第 1 日(入院日)	住院第 2 日(手术前 1 日)	住院第 3 日(手术日)	住院第 4～9 日(术后 1～6 日)	住院第 10 日(出院日)
专科护理		□入院评估及宣教 □保持患者情绪稳定或药物镇静 □观察血压变化 □保持大便通畅 □执行基础疾病药物治疗 □DSA 术后护理	□术前准备 □术前宣教 □心理护理 □血压监测	□病情评估与监测[患者意识、瞳孔、生命体征(血压值应低于术前基础血压的 10%)、血氧饱和度、语言功能、肌力及肢体活动情况] □脑过度灌注综合征观察(疼痛、恶心、呕吐、意识障碍、认知障碍和患侧神经功能损害) □颈部制动，避免用力咳嗽、打喷嚏 □评估脑神经功能损伤定位体征(舌下、喉上和迷走神经损伤)	□病情监测(患者意识瞳孔、生命体征) □患者血压管理 □饮食、活动与体位、药物、功能锻炼指导 □对症处理 □注意颈部切口有无渗血、渗液 □保持呼吸道通畅 □监测呼吸频率及节律、血氧饱和度情况	□出院指导 □家居康复指导
个案管理	□收集患者个案信息 □协助患者办理预住院	□评估患者 □术前准备宣教	□术前照护计划制订	□全面评估患者身体、情绪、认知、心理和社会支持状态 □落实患者术后早期康复计划	□评估患者病情及配合情况 □执行术后照护管理(健康教育)计划 □评价患者对康复计划内容掌握情况及医护康复计划的实施进度 □拟定出院时间 □制订准备出院计划	□制订居家照护及随访计划 □居家康复指导
嘱患者配合事项	□入院前准备 □办理预住院	□配合完成术前病情评估 □完成专科疾病相关检查 □接受入院宣教 □配合血压监测与调控	□完成术前准备 □基础疾病治疗 □配合血压监测	□配合专科治疗与护理 □配合病情监测 □及时报告不适 □配合早期康复 □配合颈部制动	□配合病情监测 □及时报告不适 □自动体位 □普通饮食 □按照计划表落实康复措施	□办理出院手续

附表 5-18-2 颈动脉狭窄全病程管理路径——院后管理

项目＼时间	院后管理 短期随访 （出院后 1～30 日）	 中期随访 （出院后 31～90 日）	 长期随访 （出院后 91～365 日）
主要诊疗		□出院 3 个月医院面诊 □颈部 CTA、MRA、DSA、彩色多普勒超声辅助检查 □抽血复查血常规、肝肾功能 □神经功能、认知能力评估 □分析患者检查报告 □了解患者手术效果 □评估神经功能恢复状态 □指导后期治疗 □接受患者疾病问题咨询	□出院 12 个月医院面诊 □颈部 CTA、MRA、DSA、彩色多普勒超声辅助检查 □凝血功能及血栓弹力图检查 □分析患者检查报告 □评估患者健康状况 □调查术后生活质量 □完成患者心理状态评估
专科护理	□出院一周内电话随访，包括：饮食、活动与休息等评估 □口服药（抗血小板聚集、抗凝药、降血脂药物、抗高血压药）用药指导 □异常情况评估：注意观察牙龈有无出血、皮肤黏膜有无出血点或瘀斑、小便有无出血等现象 □血压、血糖自测 □心理指导	□服药的重要性	
个案管理	□出院 14 天、30 天电话回访 □回答患者咨询问题 □颈动脉狭窄家居健康教育软文及视频推送 □评估饮食、运动、药物、血压管理、伤口护理、癫痫等并发症情况 □回访数据归集 □信息反馈（对下转基层医院患者，向专科团队反馈患者情况）	□出院 85 天电话提醒复诊 □了解患者居家康复效果及并发症护理 □出院 3 个月电话随访 □接受患者疾病相关问题咨询 □随访数据归集	□出院 360 天提醒复诊 □出院 5 个月、8 个月、11 个月电话随访 □调查患者健康状况及术后生活质量，完成患者心理状态评估 □接受问题咨询 □社会适应能力评估 □归集随访数据
嘱患者配合事项	□报告自身不适 □自测血压、血糖 □接受健康教育及康复指导 □按照医嘱服用抗凝药物、降脂及降血压药物 □避免剧烈运动 □防止头部受伤	□出院 3 个月医院面诊 □颈部 CTA、MRA、DSA、彩色多普勒超声辅助检查 □凝血功能及血栓弹力图检查 □学习颈动脉狭窄健康教育知识及视频	□出院 12 个月医院面诊 □配合完成生活质量调查、心理评估 □颈部 CTA、MRA、DSA、彩色多普勒超声辅助检查 □凝血功能及血栓弹力图检查

第十九节 高血压脑出血

一、概述

高血压脑出血（HICH）指具有明确高血压病史的患者突然发生基底核区、丘脑、脑室、小脑及脑干等部位的脑实质出血，并排除外伤、血管结构异常性疾病、凝血功能障碍、血液性疾病、系统性疾病及肿瘤性疾病引起的继发性脑出血。高血压脑出血具有高发病率、高病死率、高致残率、高复发率的特点。因此，其防治需要多学科（如急诊科、影像科、神经内科、神经外科、重症医学科及康复科等）通力合作。

手术适应证：①患者出现意识障碍，或者无论血肿部位如何，病情迅速恶化者。②幕上血肿量＞30mL，中线结构移位＞1cm者；幕下血肿量＞10mL，有脑干或第四脑室受压者。③血肿位于壳核或经壳核向苍白球及丘脑扩展，未破入脑室系统；④经内科保守治疗无效，病情继续加重，无手术绝对禁忌证。

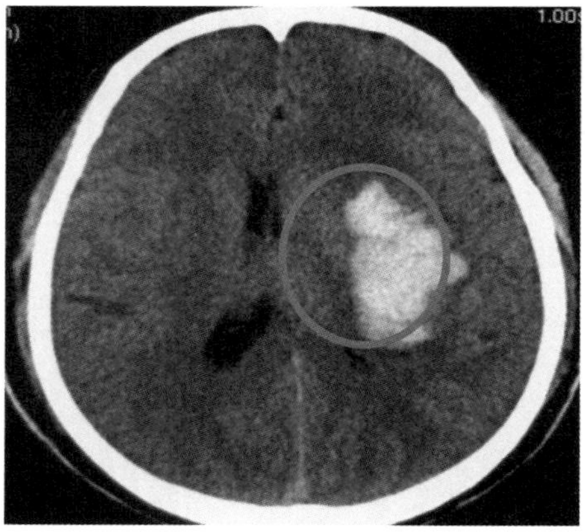

图 5-19-1 左侧基底节出血

开放手术包括常规骨瓣开颅术和小骨窗开颅术。与小骨窗开颅术相比，骨瓣开颅术对头皮和颅骨损伤较大，但可在直视下彻底清除血肿，止血可靠，减压迅速，必要时还可行去骨瓣减压术，是高血压脑出血最为常用和经典的开颅手术入路。小骨窗开颅术对头皮和颅骨损伤小，操作相对简单，可迅速清除血肿，直视下止血也较满意。本节主要介绍高血压脑出血急诊手术患者（图 5-19-1）全病程管理路径。

二、出院标准

（1）高血压脑出血标准住院日 ≤14 天。

（2）出院标准 患者病情稳定，生命体征平稳；体温正常，与手术相关各项检查化验（血常规、凝血功能、血糖、血脂、肝肾功能、电解质、肌酐、尿常规、心电图）无明显异常；手术切口愈合良好；意识及肢体功能障碍患者，如果生命体征平稳，可以转院继续康复治疗。

三、全病程管理路径

（一）院前急救

急救人员评估患者病情，一般分为四级：Ⅰ级属于急危症（出现心搏呼吸骤停、气道堵塞、休克、意识丧失、脑疝等危及生命的现象，需要立即抢救）；Ⅱ级为急重症（出现活动性胸痛、严重疼痛、突发意识改变等，不符合Ⅰ级，不需要紧急抢救）；Ⅲ级为急症（哮喘、嗜睡、间断癫痫发作、中重度疼痛等）；Ⅳ级为非急诊（病情平稳）。Ⅰ级、Ⅱ级患者直接送达医院内急诊“红区”，院前医疗急救人员将提前与院内医疗急救机构取得联系，建立急救绿色通道；Ⅲ级、Ⅳ级送达医院“黄区”“绿区”。

院前处理的关键是迅速判断疑似高血压脑出血的患者，急救人员应首先获取患者的主要病史信息，包括症状发作的时间、既往史、药物史及家庭成员联系方式等。若患者有突发头痛、呕吐、意识状态下降、肢体运动障碍、失语等表现，特别是伴有高血压或糖尿病病史时，应高度怀疑脑卒中。立即拨打 120 急救电话，先检查患者生命体征、意识状况及瞳孔变化，如心搏、呼吸已停止，应立即进行胸外心脏按压和人工呼吸；如呼吸道不通畅，应立即清理气道分泌物；如呼吸频率异常，血氧饱和度下降，可现场气管插管，球囊辅助呼吸；如循环系统不稳定，心搏、血压出现异常，可快速建立静脉通道进行补液和用药，纠正循环系统的异常。在因地制宜进行初步的诊断、心肺复苏、气道处理和循环支持后，需快速将患者转运至有条件的医院。急救人员应提前通知急诊科有疑似脑卒中患者即将到来，以便启动脑卒中绿色通道，并通知相关科室。这样可以在患者到达之前启动救治环节或路径。急诊医疗服务体系能有效缩短从发病至到达医院及进行 CT 扫描的时间。最近有研究表明，有远程放射诊断支持的院前车载移动 CT 扫描对脑卒中具有较高的诊断价值。急救人员在院前不能盲目降血压。降压的时候要在一定幅度之内，短期之内降幅不要超过基础血压的 20%。

（二）院中管理

1. 急诊处理流程

（1）常规持续监测生命体征、心电图及血氧饱和度等；动态评估意识、瞳孔大小及肢体活动情况；注意有无恶心呕吐、视盘水肿等颅内高压情况；保持呼吸道通畅，及时清理呼吸道，防止舌根后坠；如患者昏迷，或吸氧及无创辅助通气不能维持正常的血氧饱和度，则需进行气管插管，防止误吸，必要时进行机械通气辅助呼吸。采用脑血管病评估量表格拉斯哥昏迷量表（GCS）、卒中量表（NIHSS）评估病情的严重程度。

（2）迅速建立静脉通道，昏迷患者应留置导尿管。

（3）快速进行头颅 CT 或磁共振成像（MRI）检查，以明确诊断。

（4）完善必要的急诊常规实验室检查，主要包括：①血常规、血糖、肝肾功能、电解质和尿常规；②心电图和心肌缺血标志物；③凝血酶原时间、国际标准化比值和活化部分凝血活酶时间等。

（5）若患者存在脑疝表现，濒临死亡，除进行心肺支持外，应迅速降低颅压，常用的降颅压药物有甘露醇、甘油果糖等；头部冰袋降温，同时立即邀请相关学科会诊进行紧急处理。

（6）在排除脑疝和颅内高压所导致的 Cushing 反应后，可考虑在维持正常脑灌注的前提下，进行控制性降血压，收缩压在 150～220mmHg 且无急性降压治疗禁忌证的高血压脑出血患者，急性期将收缩压降至 140mmHg。

（7）有条件的医院尽早进行专科治疗，以预防血肿扩大，控制脑水肿，防止并发症，降低颅内压（ICP），防止脑疝的形成等。

（8）高血压脑出血患者可能发生急性心肌梗死、急性肾衰竭、低钠血症、胃肠道出血等各种并发症，应积极对各种并发症及早筛查、评估及监测，力求早预防、早发现、早治疗。

（9）入院当天为急诊手术当天，在急诊室完善相关术前准备（备头皮、配血等），办好入院手续。

2. 住院第 1 日（手术当日）

（1）主要诊疗

① 常规工作　核对患者基本信息及手术部位、手术方式，向患者及家属交代手术过程情况及注意事项，需要手术患者应尽早手术。

a. 对于小脑幕上高血压脑出血患者，若出现严重颅内高压甚至脑疝，应紧急手术清除血肿。血肿清除可以在一定程度上降低病死率并改善神经功能，利用立体定向血肿穿刺联合纤溶药物治疗大型小脑幕上血肿（＞30mL）是安全的，血肿残存量＜15mL 可能会改善预后。神经内镜与传统开颅血肿清除术相比，可能对小脑幕上 HICH 患者预后的改善更好。

b. 对于伴严重颅内高压的小脑幕上患者，去骨瓣减压术联合或不联合血肿清除术均可以降低病死率。脑室外引流可以降低大多数脑室出血患者病死率。

c. 对于出血量＞10mL，小脑出血合并脑干受压或梗阻性脑积水患者，开颅手术可以挽救生命；对于重型脑干出血（血肿量＞5mL，GCS≤ 8 分）患者，手术治疗可以降低病死率；早期手术（发病 6～24h）可以改善预后。

实施手术后，完成手术记录及术后病程记录，行术后头颅 CT 检查，判断有无颅内出血及脑组织肿胀程度。

② 重点诊疗　预防性使用抗菌药物，切开皮肤前 30min（麻醉诱导时）给药，手术超过 3h 或者失血量超过 1500mL，应补充一个剂量的抗菌药物。

（2）重点医嘱

① 长期医嘱　神经外科全麻术后护理常规，重症监护或一级护理，禁食、禁饮 4～6h。氧气吸入，心电监测，颅内压监测，抬高床头 15°～30°，止血、抗感染及营养支持治疗，预防性镇痛和镇静，预防性使用抗癫痫药物，使用降压药物，设定目标血压，将血压控制在目标值。

② 临时医嘱　术前 0.5h 用抗菌药物，查血常规、血糖、凝血常规、电解质、血气分析等。行头颅 CT 排除颅内出血、脑水肿，必要时脱水、止呕对症处理。其他特殊医嘱。

（3）专科护理

① 手术后评估　床旁交接患者病情及用物。了解患者手术方式、手术体位、手术时间、术中出血量、输血量等；了解麻醉方式、术中麻醉情况、患者麻醉复苏状态、有无麻醉后反应，必要时查血气分析；了解留置管道名称、放置位置、引流的目的，查看引流液的量、颜色、性状，评估管道是否引流通畅，固定是否妥当，做好管道标识，详细记录留置时间；观察全身皮肤有无压红、破溃、损伤及感染情况；评估日常生活能力，评估 VTE、跌倒/坠床、压力性损伤风险；评估输液管路是否通畅，了解术中输液量、药物名称及药物的作用。落实生活护理及心理护理。

② 护理重点　监测患者意识、瞳孔、生命体征、肢体活动、血氧饱和度情况；持续心电监测及颅内压监测，维持血压、颅内压在目标值。麻醉清醒后 4～6h，评估患者有无颅内高压症状及神经功能定位体征。床头抬高 30°，若患者无呕吐，即可进行吞咽功能障碍筛查。无吞咽障碍者，4h 后可饮水，6h 后进食清流质。控制高血糖和加强营养支持，高血压脑出血患者的血糖升高是人体的一种保护性反应，利于身体对危重病变的对抗，但由于脑组织缺血缺氧，大量葡萄糖经无氧酵解使组织细胞能量生成减少及能量代谢障碍，乳酸生成增多，直接损伤脑组织，因而脑出血急性期即可使用胰岛素治疗。有文献报道胰岛素治疗越早期用药效果越好，可使瘫痪肢体恢复时间提前，病死率明显降低，生存质量提高。

③ 并发症预防

a. 消化道出血　高血压脑出血术后易发生应激性溃疡而引起上消化道出血，多发生于术后 3～4 天，表现为呕吐或胃内抽出咖啡色液体，并有柏油样便。早期应使用胃黏膜保护药。鼻饲前抽吸胃液观察有无胃出血，如有出血应及早控制，可用云南白药、凝血酶、磷酸铝凝胶（吉胃乐）等从胃管内注入，夹闭 2h 后放开。肠内营养可保护胃黏膜，利于肠内功能的恢复，提高机体免疫力，减少感染，从而减少应激性溃疡的发生。因此，患者应尽早行肠内营养；使用足下垂防治枕，防治足下垂，生命体征平稳后尽早进行肢体康复治疗；落实好各项措施，预防肺部感染、导管相关性血流感染、尿路感染、足下垂、窒息、静脉血栓等的发生。

b. 持续性高热　持续性高热可造成机体过度消耗，增加脑的耗氧量，造成乳酸堆积，加重脑水肿，导致全身衰竭。因此，术后患者发热应遵医嘱予以物理降温或药物降温，如乙醇浴、输入冰液体、在大血管位置放置冰袋、头戴冰帽、使用亚低温仪等。放置冰袋时用毛巾或双层布包裹，定时更换部位，注意观察降温部位，防冻伤。如体温高于 39℃，建议使用亚低温治疗仪，同时使用冰帽和冰毯对患者行降温处理，使患者体温尽快恢复正常，以降低脑细胞的代谢和耗氧量，防止或减轻脑水肿，减轻脑损伤的继发性病理损害，从而促进神经功能恢复。如体温下降后再度升高或高热持续不退，应警惕颅内感染的发生。

c. 预防肺部感染 严重意识障碍的患者，咳嗽及吞咽反射减弱或消失，存在误吸风险，又长期卧床，可引起坠积性肺炎，加之机体免疫能力低下，易发生肺部感染。所以保持呼吸道通畅、预防肺部感染是围手术期护理的重要措施之一。每两小时翻身拍背一次，机械深度排痰 2～4 次/日。加强气道湿化，雾化吸入每日 3～4 次，动态评估痰液黏稠度，痰液黏稠时及时报告医师并根据情况及时调整湿化方案。保证供给足够的氧气，提高血氧浓度，预防和纠正缺氧。遵医嘱按时按量使用抗生素并定时做痰培养＋药物敏感试验，根据药物敏感试验结果选用敏感的抗生素。严格病房管理，限制探视，减少人员流动，注意手卫生，控制交叉感染。吸痰时应严格无菌操作。

（4）个案管理 评估患者身体、情绪、认知、心理和社会支持状态，根据病情，制订患者体位、早期活动、疼痛、气道及饮食营养康复计划。对于轻中度病情的患者（NIHSS 评分＜20 分），在发病后 24～72h 进行早期离开床位的康复活动（根据病情不同进行坐、站、走等活动），较常规卧床早期康复治疗更有利于神经功能改善。

（5）嘱患者配合事项 根据医嘱吸氧，进行心电监测，配合护士定时监测生命体征、意识、瞳孔、肢体活动等情况。保持情绪稳定，大便通畅。卧床休息，抬高床头 15°～30°。如有头晕、头痛等及时向医护人员报告。保持引流管引流通畅，防止意外拔管。可进食清流质，自主体位。

3. 住院第 2～4 日（术后 1～3 日）

（1）主要诊疗

① 常规工作 上级医师查房，评估患者意识、瞳孔、生命体征、伤口、引流管等情况。复查头颅 CT 了解颅内情况，检查血液指标（包括血常规、血糖、电解质、凝血常规及肝肾功能等），结合结果对症处理。注意保持呼吸道通畅，机械辅助排痰。完成常规病历书写。

② 重点诊疗 垫气垫床，肢体障碍患者请康复科会诊以及早进行康复治疗。翻身拍背每 2h 1 次，协助床上运动，摇高床头 30°～45°。进食前都要评估患者吞咽功能，对意识障碍，吞咽功能Ⅲ级及以上者，建议留置空肠管。高危血栓患者，使用分级加压弹力袜＋间歇充气加压泵预防血栓。无论既往是否有糖尿病，均应监测患者血糖，并将血糖控制在正常范围，避免过高或过低。应控制患者发热，防止体温过高（＞38.5℃）。

（2）重点医嘱

① 长期医嘱 一级护理，普食或胃管鼻饲流质，氧气吸入，心电监测及颅内压监测，机械辅助排痰，抬高床头 15°～30°，气压治疗，血糖监测 4 次/日，抗酸治疗（预防应激性溃疡），抗菌药物应用。对于血肿累及皮质区患者，预防性使用抗癫痫药物。根据颅内压情况间断使用脱水药物。根据患者血压进行控制性降压，常见的静脉降压药包括乌拉地尔、盐酸艾司洛尔及尼卡地平等。以乌拉地尔为例，在高血压脑出血急性期，推荐先静脉注射负荷量，建议剂量为 12.5～25mg，并连续监测血压，血压无变化，每 2min 可重复注射 1 次，总量可达 100mg，达到目标血压后持续静脉输注，并维持给药平稳控制血压。

② 临时医嘱 头部 2～3 天换药一次，止呕对症处理，维持出入量平衡，镇痛镇静管理。

（3）专科护理

① 常规护理　密切观察患者意识、瞳孔、生命体征及肢体活动情况，出现病情变化及时报告医生。吞咽功能正常，意识清醒者，术后第一天流质饮食，以清淡为主。意识障碍患者、吞咽功能Ⅲ级及以上者，留置胃管鼻饲流质，防止误吸。观察头部敷料有无松脱及伤口渗血、渗液。保持引流管通畅，对头痛、呕吐等情况予以对症处理并完成护理记录。落实体位护理、晨晚间护理、生活护理、心理护理。

② 护理重点　术后 24h 内容易出现颅内再次出血，当患者意识障碍继续加重、呼吸变慢、脉搏慢而有力、血压升高、突然出现鼾式呼吸等，应考虑颅内再次出血可能，应及时报告医师处理，必要时行二次手术。

留置脑室引流管患者，做好脑室引流管护理。

a. 保持脑室引流的有效性，脑室引流管置管时行头皮缝合内固定，视患者情况，必要时二次固定，防止脑室引流管意外脱出。保持引流通畅，避免引流管受压、扭曲。引流袋位置悬挂于床头有刻度的固定架上，引流管最高处距侧脑室平面 10～15cm。

b. 病情观察记录。第一，观察引流液的量、颜色、性质。正常脑脊液无色透明，无沉淀，术后 1～2 日内略带血性，后转为淡黄色。每日引流量不超过 500mL。脑脊液颜色鲜红，提示有脑室内出血。若每小时引流脑脊液超过 15～20mL 时应注意及时补充水、电解质，防止低颅压。如脑脊液引流过少，应警惕堵管或存在颅内高压的风险。第二，观察生命体征、意识、瞳孔及头痛情况，至少每 2～4h 1 次。第三，视患者引流量情况更换引流袋，袋满即换。

（4）个案管理　评估患者病情及配合情况，执行术后照护管理（健康教育）计划，督促医生、护士落实并发症预防及健康宣教，指导患者配合并发症防范（跌倒/坠床、压力性损伤、深静脉血栓、肺部感染、误吸等），给予患者心理护理。

（5）嘱患者配合事项　配合定时监测生命体征，观察意识、瞳孔、肢体活动情况。配合医师查房，了解病情，配合医师行脑神经功能的检查及行腰椎穿刺（必要时），定期抽血化验。了解血糖情况，按时、按量服用降压药物、抗癫痫药物及神经细胞营养药。每日观察排便情况，注意有无黑粪，注意防止引流管意外脱管、压力性损伤、跌倒等不良事件。视体力情况下床活动，循序渐进，积极配合早期康复锻炼，避免发生血栓及肺部感染等并发症。一级护理，根据病情逐渐由流食过渡至软食，遵守探视及陪伴制度。

4. 住院 5～13 日（术后 4～12 日）

（1）主要诊疗

① 常规工作　上级医师查房，查看头部伤口愈合情况，检查有无头皮下积液，头部换药。术后 7～10 天头部伤口拆线；脑室持续引流一般 7～10 天，根据情况延长拆线时间。观察意识、瞳孔、生命体征等病情变化，必要时复查头部 CT，完成常规病历书写。对症支持治疗。

② 重点诊疗　恢复良好的患者，停止输液。头皮下积液者，抽吸积液并加压包扎。发热、呼吸道痰多者，行胸部 CT 检查。肢体障碍患者加强康复训练，加强营养指导。

（2）重点医嘱

① 长期医嘱　一级护理，普食，控制血压和血糖等内科用药。

② 临时医嘱　伤口换药，拆线，必要时复查头部、胸部 CT。

（3）专科护理

① 常规护理　观察患者意识、瞳孔、生命体征及肢体活动情况，病情变化时及时报告

医生。落实饮食指导、体位护理、活动管理、伤口护理，观察口服药物不良反应。落实晨晚间护理、心理护理，完成护理病历书写。

② 护理重点　持续性高热不仅造成机体过度消耗，增加脑的耗氧量，造成乳酸堆积，还可加重脑水肿，促进全身衰竭。因此，术后患者发热应遵医嘱予以物理降温、药物降温，如乙醇浴、输入冰液体、在大血管位置放置冰袋、头戴冰帽、使用亚低温治疗仪等。放置冰袋时用毛巾或双层布包裹，定时更换部位，防止冻伤。发热患者抽血查血常规，如考虑颅内感染就是做腰穿取脑脊液检验，呼吸道感染做胸部 CT、痰涂片和培养。除此之外还可以做血培养。如果长期发热，宜更换抗生素，请医院感染科会诊。

（4）个案管理　评估患者身体、情绪、认知、心理和社会支持状态并针对性地进行健康教育，监测并管理住院时长，组织 MDT 对个案病例进行讨论，评价患者对康复计划内容掌握情况及医护康复计划的实施进度，拟定出院时间及其他出院准备计划，进行出院前患者及家属沟通。

（5）嘱患者配合事项　配合定时监测生命体征、每日询问排便，配合护士晨晚间护理，二级护理，普食，正常活动。配合功能恢复训练，接受出院前康复宣教及出院注意事项指导。

5. 住院第 14 日（出院日/转院日）

（1）主要诊疗

① 常规工作　上级医师查房，评估伤口愈合情况及有无手术并发症。开具出院医嘱，完成出院记录。向患者及家属交代出院后注意事项、复诊时间地点及项目。交代出现头痛、呕吐、意识障碍、伤口渗液、伤口流脓、血压过高等异常情况的紧急处理方法。开具出院诊断证明书，签署出院告知书，打印病历首页，完成出院病历书写。

② 重点诊疗　评估出院指征：切口愈合良好，无颅内感染，无需住院处理的并发症和/或合并症，复查头部 CT 即可出院。

（2）重点医嘱　出院医嘱：出院带药及用药指导（如降血压药物、抗癫痫药物、促进神经康复药物的用药指导），康复训练、复诊指导。

（3）专科护理

① 常规护理　嘱患者出院带药按时按量服用，特别是抗高血压药，不要随意停药或减量，要定期测量血压，根据血压及医嘱及时调整药物及剂量。合理饮食营养及吞咽功能康复指导，防止误吸。完成患者出院满意度调查，指导患者办理出院手续，指导复诊与就医。

② 护理重点　出院转院指导及家居康复指导。

（4）个案管理　签署健康管理知情同意书，评估出院照护需求（交通、照护需求），制订出院随访计划（短期、中期、长期计划），出院复诊计划（3 个月、6 个月、9 个月、12 个月），出院照护路径（转诊/就医、远程健康管理、居家随访、居家自护）。组织康复师、营养师、药师及社工制订患者居家康复计划。

（5）嘱患者配合事项　配合出院告知谈话，出院签字，取出院带药，接受出院宣教，办理出院手续，了解复查程序。填写出院满意度调查表。

（三）院后管理——居家随访

详见本章第一节“颅骨骨折”。

（四）家居康复指引

1. 饮食

以低脂肪、低热量、低盐饮食为主，保证高蛋白、高纤维素的摄入，饮食清淡，多食蔬菜水果，限制腌制类食物，不宜药补。

2. 运动

鼓励其尽可能自理日常生活和做些力所能及的活动，注意劳逸结合。教会患者或家属进行肢体活动与体能锻炼，制订康复计划，要求患者每天由易到难按计划完成康复训练，家属鼓励、协助患者按时完成。

3. 正确服药

遵医嘱按时按量服药，特别是抗高血压药，不要随意停药或减量。要定期测量血压，选择上臂式电子血压计，袖带的捆绑位置与心脏在同一水平线上，早晚各测一次血压，早上在进食前，晚上在睡觉前测量最好，测血压时避免剧烈活动。根据血压及医嘱及时调整药物及剂量，如果血压调控不佳，及时到医院心内科就诊，在医生指导下正确服用降压药。

4. 伤口照护

头部伤口拆线后48～72h可拆除头部敷料，外出时，可戴帽子保护伤口。拆线后两周，伤口完全愈合即可洗头。避免直接用手抓挠伤口，防止伤口破溃出血，造成感染。伤口出现发红、发痒、流脓、破溃、渗血、渗液，及时咨询医生，必要时到医院就诊。去骨瓣患者注意保护脑组织不受伤，及时进行补颅骨手术。

（唐云红　孟　潇　陈凤华）

附表 5-19-1　高血压脑出血全病程管理路径——院前及院中管理

时间/项目	院前管理	院中管理			
	入院前(急诊)	住院第1日(手术日)	住院第2～4日(术后1～3日)	住院第5～13日(术后4～12日)	住院第14日(出院或转院日)
主要诊疗	□紧急诊病情评估 □对症处理 □采集病史 □开具检查单 □术前风险评估及准备	□确定手术方案 □完成术前准备 □复查头颅CT □ICU监护 □预防肺部感染 □保持呼吸道通畅 □控制血压 □颅内血肿清除术+去骨瓣减压	□病情监测(意识、瞳孔、生命体征) □保持呼吸道通畅 □对症处理(降血压、营养支持、抗酸、镇静治疗) □伤口处理及管道观察 □随时复查头颅CT □必要时腰穿 □抗感染治疗 □颅内压监测	□对症处理 □伤口处理 □酌情拔管 □复查头颅CT □必要时腰穿 □视病情转出ICU □指导早期康复训练 □颅内压监测	□评估伤口 □交代出院及转院注意事项 □完成出院记录
重点医嘱		□重症监护 □禁食4～6h □完善相关检查 □颅内血肿清除术+去骨瓣减压 □对症治疗	□重症监护 □胃管鼻饲 □药物治疗(降血压、营养支持、抗酸、镇静、抗感染治疗) □伤口换药	□重症监护或一级护理 □药物治疗 □伤口换药 □复查血液、CT	□出院/转院医嘱

续表

项目＼时间	院前管理	院中管理			
	入院前(急诊)	住院第1日(手术日)	住院第2～4日(术后1～3日)	住院第5～13日(术后4～12日)	住院第14日(出院或转院日)
专科护理		□入院评估 □健康宣教 □术前准备 □病情监测(血压) □并发症预防	□病情监测(血压) □饮食指导 □脑室引流护理 □颅内压监测 □对症处理 □并发症预防	□病情监测(血压) □饮食指导 □脑室引流护理 □对症处理 □并发症预防 □情况允许时指导下床活动	□出院指导 □家居康复指导
个案管理	□收集患者个案信息	□评估患者病情 □完成术后健康教育计划	□制订患者体位、早期活动计划 □气道及饮食营养康复管理	□评估患者病情 □健康指导 □评价康复效果 □制订出院计划	□出院或下转照护需求评估 □联系下转医院 □出院随访计划制订 □居家康复计划制订
嘱患者配合事项	□完成术前检查	□完成术前检查 □完成体格检查	□配合病情测量：生命体征、意识、瞳孔、肢体活动 □告知自身不适及异常感受 □接受健康教育及康复指导	□根据病情进行康复锻炼 □自动体位 □低盐低脂饮食 □配合护士晨晚间护理	□配合伤口拆线及注意事项宣教 □功能锻炼 □学习出院注意事项及复查程序 □办理出院手续

附表5-19-2　高血压脑出血全病程管理路径——院后管理

项目＼时间	院后管理		
	短期随访(出院后1～30日)	中期随访(出院后31～90日)	长期随访(出院后91～180日)
主要诊疗	□复查头颅CT □完成血常规，肝、肾功能及血药浓度检查 □完成术后生活质量调查、心理评估 □出院1个月医院面诊		□了解患者家居康复情况 □调查患者健康状况及术后生活质量，完成心理状态评估 □接受疾病问题咨询 □指导并发症康复治疗及训练 □必要时行头部CT检查 □出院6个月医院面诊
专科护理	□出院1周内电话随访 □异常情况评估 □不适症状及头部伤口评估 □家居饮食、活动与休息、服药指导 □康复训练指导 □心理指导		
个案管理	□出院14天、30天电话随访 □回答患者咨询问题 □高血压脑出血健康教育软文及视频推送 □并发症护理指导 □数据归集 □下转医院信息反馈	□出院3个月电话随访 □回答患者咨询问题 □健康教育效果评价，健康教育软文及视频推送 □并发症护理指导 □数据归集 □出院85天复诊提醒	□出院5个月电话随访 □回答患者咨询问题 □评估患者恢复情况，包括存在并发症，对疾病的接受程度，生理、心理、社会适应能力评估 □归集随访数据 □出院175天复诊提醒

续表

项目＼时间	院后管理		
	短期随访 （出院后 1～30 日）	中期随访 （出院后 31～90 日）	长期随访 （出院后 91～180 日）
患者配合	□低盐低脂饮食 □血压监测 □术后第 1 个月医院面诊 □完成头部 CT 检查 □完成血常规、肝肾功能及血药浓度检查 □配合完成生活质量调查、心理评估 □学习高血压脑出血健康教育知识及视频	□配合完成生活质量调查、心理评估 □学习高血压脑出血健康教育知识及视频	□出院 6 个月医院面诊 □汇报家居康复情况 □完成血常规、肝肾功能及血药浓度检查 □配合完成生活质量调查、心理评估 □完成头部 CT 检查

第二十节　小儿癫痫

一、概述

癫痫是一组疾病或综合征，是一种以大脑神经元异常放电引发的突然、短暂且反复发作的脑部功能失常为特征的慢性脑部疾病，具有突然发生、反复发作的特点。因神经元异常放电涉及的部位和放电扩散范围不同，该病可引起运动、感觉、意识和自主神经等出现不同形式和不同程度的功能障碍，临床表现为反复发作的肌肉抽搐以及意识、感觉及情感等方面短暂异常。

（一）分类

（1）特发性癫痫　又称原发性癫痫，该病由遗传因素决定，长期反复发作，不存在症状性癫痫可能性。

（2）症状性癫痫　又称继发性癫痫，痫性发作与脑内器质性病变密切关联。

（3）隐源性癫痫　这种疾病虽然怀疑是症状性癫痫，但是并没有找到相关患病的原因。

（二）典型症状

见表 5-20-1。

表 5-20-1　癫痫的发作类型及临床表现

发作类型	表现形式
儿童癫痫大发作	又称全面强直-阵挛发作，大发作时突然神志丧失、全身强直阵挛性抽动、呼吸暂停、口吐白沫、四肢抽动，同时可能伴有舌咬伤和尿失禁。持续 1～5min，抽动停止后入睡，醒后头痛、无力，对发作无记忆
儿童癫痫局限性发作	又称为简单部分运动性发作，表现为病灶对侧口角、眼睑、手指、足趾或一侧面部及肢体末端短阵性抽搐或麻木、刺痛。抽搐有时可由手指至上肢扩展到对侧，症状持续数分钟以上，发作时意识不丧失
肌阵挛发作	患儿表现为某一块肌肉或肌肉群突然有力的快速抽动，有的呈局部，有的可引起一侧或双侧肢体抽动，抽动时手中拿的东西掉出或甩出。躯干肌肉受累时表现突然频繁用力点头、弯腰或后仰，站立时突然摔倒
失神发作	失神小发作 5～7 岁发病，表现为突然发生和突然中止的短暂意识障碍，不抽动。在发作的时候患儿会静止不动，脸色略有苍白，言语活动暂停，手不能握住物品，有时会站不稳，发病频繁，一般持续在 2～15s，智力正常
热性惊厥附加症	有热性惊厥史的儿童，6 岁后仍有热性惊厥，或出现不伴发热的全面强直-阵挛发作，其有明显的遗传倾向

（三）治疗方法

（1）药物治疗　口服抗癫痫药物。

（2）手术治疗　根据癫痫的病因治疗，包括去除病因，查找癫痫病灶，手术切除致痫灶，迷走神经刺激术。

（3）生酮饮食。

二、出院标准

（1）标准住院日　≤12 天。

（2）出院标准　患儿恢复良好，病情稳定，切口愈合良好，癫痫未发作。

三、全病程管理路径

（一）院前管理（入院前准备 1~2 日）

1. 主要诊疗

（1）常规工作　门诊预约挂号，入院前采集用药史、既往史、现病史，预约头部 CT、MRI、脑电图检查时间，完成三大常规、凝血功能、肝肾功能、腹部 B 超、心电图及胸部 X 线片检查。

（2）诊疗重点　评估患儿有无手术禁忌证，完成麻醉前风险评估，预约床位，办理预住院手续。

2. 个案管理

收集患儿个案信息，采集患儿用药史、既往史、现病史。进行癫痫病史调查，包括家族史、发育史。个人史和既往史：有无难产窒息、高热惊厥、颅脑外伤和感染，首次发作年龄，诱发因素，发作时间，发作时表现，用药史等。评估患儿有无手术禁忌证，指导患儿及家属到门诊评估手术麻醉风险，适合手术者，协助患儿家属办理预住院手续。

3. 嘱患儿配合事项

院前完成手术及麻醉风险评估，完成术前常规血液化验及检查。

（二）院中管理

1. 住院第 1 日（入院当日）

（1）主要诊疗

① 常规工作　主管医生询问患儿病史及进行专科体格检查，完成入院记录、首次病志。完善专科脑干诱发电位、体感诱发电位、肌电图、磁共振（MRI）、数字视频脑电图（VEEG）、脑磁图（MEG）、PET-CT 等检查，完善癫痫患儿 Griffiths 发育评估表、韦氏儿童智力量表，必要时需完成眼底及视力、视野检查。上级医师查房与术前评估，初步确定手术日期和手术方式，完成上级医师查房记录。观察患儿病情变化，控制癫痫发作，对症治疗。

② 重点诊疗　完成营养状态评估，术前存在营养不良者，给予口服营养制剂或静脉营养治疗，以达到目标摄入量；合并先天性心脏病患儿评估心脏功能；肺部感染的患儿，控制肺部感染。

（2）重点医嘱

① 长期医嘱　普食，二级护理，基础疾病药物治疗。

② 临时医嘱　专科脑干诱发电位、体感诱发电位、肌电图监测、神经电图（双侧F波）、脑电发生源定位、皮层脑电图、脑电图录像监测、听性脑电反应、感觉阈值测量、脑神经监测、多功能神经肌肉功能监测。必要时行眼底及视力检查，颅内压监测。

（3）专科护理

① 常规护理　完成入院评估，评估患儿基本信息、主诉、现病史、既往史；评估跌倒、误吸、走失的风险。建立入院护理病历，按照医嘱执行二级护理。观察患儿的病情变化，癫痫发作的频率和发作类型，以及患儿癫痫发作的干预，指导患儿使用抗癫痫药物，观察药物的不良反应。重视患儿及家属的心理问题，及时提供护理帮助，遵医嘱执行基础疾病药物治疗。完成患儿卫生处置，指导患儿更换病服，落实晨晚间护理，患儿晚上睡觉时检查护栏是否拉起，指导患儿家属预防跌倒的措施，对高危走失患儿填写信息卡让其随身携带并佩戴黄色手腕带。

② 护理重点　测量身高、体重，了解患儿食欲、饮食习惯，有无消化系统疾病病史等。

（4）个案管理　采集患儿信息，评估患儿家属对疾病认知情况、情绪、心理状况及社会支持能力，了解家属对手术治疗效果的期望值，了解其医疗费用支付方式，对患儿及家属进行安全宣教。

（5）嘱患儿配合事项　配合测量生命体征、身高、体重，配合入院评估；配合医生完善专科体格检查及疾病资料收集；在护士及家属指导下自理日常生活，正常活动。

2. 住院第2日（手术前1日）

（1）主要诊疗　上级医师查房，根据患儿病情确定手术方案，向家属交代手术必要性；MDT团队（科主任、主刀医生、主管医生、麻醉师、手术室护士、营养师、康复师、药师、个案管理师、护士长、责任护士、必要时其他专科医生）术前讨论手术中、术后风险：可能继发手术部位或其他部位颅内血肿、脑水肿等并发症，严重者需要二次手术。小儿手术麻醉插管风险更高，手术中应注意麻醉的深度及麻醉中用药。向家属交代围手术期注意事项；签署手术同意书、输血同意书；准备术后CT、MRI复查单。麻醉医师与手术室护士术前访视。

（2）重点医嘱

① 长期医嘱　普食，二级护理，陪护。

② 临时医嘱　全麻开颅癫痫病灶切除术/颅内电极置入术，术前禁食6～8h，禁饮2～4h，术前30min局部备头皮，交叉配血，术中静滴抗生素，行神经功能电生理监测，术后复查头颅CT及MRI，其他特殊医嘱。

（3）营养干预　评估患儿术前营养状况及术后营养风险，对患儿饮食营养配方进行指导。

（4）用药指导　对患儿术中、术后合理用药进行指导，保证患儿用药安全。接受医生用药咨询，给患儿家属提供服用抗癫痫药物的指导。术前行视频脑电图时，电极置入术后停用抗癫痫药，何时继续口服抗癫痫药，详细交代家属。

（5）康复干预　针对患儿术后可能存在的咳嗽、吞咽反射减弱，面神经功能障碍，平衡功能异常，偏瘫，言语功能障碍，认知功能障碍等，制订个性化的术后康复计划。

（6）专科护理　参与患儿术前讨论，完善术前准备，包括备皮、交叉配血、告知术前禁食及禁饮时间；7岁以下患儿评估血管条件，对穿刺困难的患儿建议PICC置入；术后患儿用物的准备等，做好患儿安全管理。

（7）个案管理　协助患儿家属理解手术及治疗方案，向患儿家属做好解释与宣教，制订患儿术后康复计划。

（8）嘱患儿配合事项　配合测量生命体征、询问排便情况；完善术前相关化验、检查；手术前准备（局部备头皮、交叉配血、术前禁食及禁饮）；正常活动。

3. 住院第 3 日（手术当日）

（1）主要诊疗　核对患者手术部位、手术方式，实施手术，完成手术记录及术后病程记录。术后行头颅 CT 检查，判断有无颅内出血及脑组织肿胀程度。麻醉清醒后，评估患儿四肢肌力、肌张力、语言表达能力。观察神志、瞳孔、生命体征变化，交代患儿家属做好引流管的保护，避免意外拔管。

① 颅内电极置入术　先在局麻下用钢钉在双侧额部及顶部固定骨性标记点四个，行头颅 CT 扫描定位后，再设计规划电极路径。头部 CT 定位扫描后，设计规划电极路径，包括靶点及入针点，路径设计避开血管（包括皮质静脉及脑内动静脉）。插管全麻下，将神经外科手术机器人影像融合并确定骨性标记点坐标注册后常规消毒铺巾，先置入右侧额下回-直回后部电极，机器人根据路径将机械臂置于电极路径，于路径处切开头皮肌肉约 0.2cm，电钻钻穿颅骨，予以单极电凝烧开硬膜并止血，予以引导后固定颅骨导向螺钉，核对各坐标点后予以细针缓慢进针穿刺靶点，退出针后，按计算电极长度置入深部电极，旋转螺钉固定电极并记录电极颜色标记。按此相同方法依 BCDEFGHIJKLM 顺序依次置入其余 12 根电极。将所有电极固定妥当后结束手术。

② 显微镜下颅底病损切除术（右侧）+显微镜下选择性杏仁核海马切除术　患儿取仰卧位，经右侧翼点入路，头架固定，常规消毒铺巾，切开头皮，向下分开颞肌至中颅底，锯开额颞骨瓣，止血后悬吊硬膜，弧形剪开硬膜，悬吊。分开外侧颞，找出颞极动脉和颞前动脉，予以电灼后剪断，在颞叶内侧切开脑组织，直达颞角，扩大切开脑组织以显露海马的头部和体部，在海马外侧切开脑组织直至颅中窝底，再在颞极后方约 4.5cm 处切断颞干，将外侧颞叶组织切除，再在海马内侧分开脉络裂，将约 3.0cm 的海马切除，充分止血后，连续缝合硬膜，回纳骨瓣并用小钛片，骨瓣外置引流管一根，依次关颅。结束手术。

（2）重点医嘱

① 长期医嘱　神经外科全麻术后护理常规，重症监护或一级护理，禁食、禁饮 4～6h。氧气吸入，心电监测，抬高床头 15°～30°。躁动患儿遵医嘱予以保护性的约束，遵医嘱予以丙戊酸钠液体静脉泵入；癫痫发作频繁患儿遵医嘱使用地西泮静脉注射，并备好小儿球囊于床旁；监测患儿体温，高热患儿予以物理降温（如温水擦浴）或药物降温（布洛芬口服），患儿汗湿衣物指导家属及时更换。

② 临时医嘱　术前 0.5h 用抗菌药物，查血常规、凝血四项、电解质、血气分析等。行头颅 CT 排除颅内出血、脑水肿，必要时脱水、止呕对症处理，镇静镇痛处理，其他特殊医嘱。

（3）专科护理

① 癫痫持续状态护理　患儿癫痫发作时，保持呼吸道通畅，将缠有纱布的压舌板放在患儿上下磨牙之间，避免咬伤舌头或者面颊，及时解开患儿衣领。持续发作面色发绀紧急情况下及时联系麻醉科插管。准确遵医嘱用镇静药，静脉推注地西泮时备好呼吸气囊和血氧饱和度夹在床旁，推注时要缓慢，时间大于 15min。患儿躁动时，防止受伤，落实床旁照护，必要时约束四肢。

② 保持呼吸道通畅　及时清除口腔内分泌物，患者呕吐时，头偏向一侧，防止呕吐物、口腔分泌物吸入气道。评估吞咽功能时，禁止用牛奶、鸡汤、肉汤等含脂质物质，防止吸入

性肺炎发生。吞咽功能Ⅲ级及以上时，禁止经口进食，需留置胃管鼻饲流质。意识障碍患者，充分湿化气道，必要时吸痰，防止肺部感染。呼吸道分泌物多时及时吸痰，有呼吸困难时及时吸氧。

（4）个案管理　评估患儿身体、情绪、认知、心理状态，根据病情制订早期康复计划，见表5-20-2。

表5-20-2　患儿早期康复计划

时间	体位	早期活动	疼痛管理	气道管理	饮食营养
手术当日	哭闹不安患儿家属可在床上抱起患儿	家长可抚触患儿四肢、轻拍，增进患儿安全感和舒适感	拔除尿管，控制疼痛评分在3分以内，患儿不哭闹	按需吸氧，患儿侧卧，防止哭闹导致呕吐、误吸	无呕吐，麻醉清醒后即可饮水，4～6h后进食清流质
术后第1日	鼓励患儿自己坐起、站立	家属协助活动四肢，病情允许时下床活动	患儿偶尔哭闹，睡眠时间大于8h	按需吸氧，侧卧。有效咳嗽，至少4～6次/天；雾化吸入，2次/天	恢复术前饮食，吞咽功能及意识障碍患儿，留置胃管鼻饲流质
术后2～7日	自主体位	下床活动，肢体功能障碍患儿进行被动肢体锻炼，至少2次/天	患儿不哭闹，睡眠时间大于8h	有效咳嗽，至少3次/天；雾化吸入，2次/天	少食多餐，根据患儿消化情况酌情增减食物量

（5）嘱患儿配合事项　吸氧，进行心电监测，配合护士定时监测生命体征、意识、瞳孔、肢体活动情况。卧床休息，抬高床头15°～30°。保持引流管引流通畅，防止意外拔管。可进食清流质，自主体位。

4. 住院4～6日（术后1～3日）

（1）主要诊疗　上级医师查房，评估患儿意识、瞳孔、生命体征、伤口、引流管等情况。检查血常规、电解质、凝血常规。有发热、脑膜刺激征阳性者，需行腰椎穿刺术，调整抗生素用药频次或更改敏感抗生素。术后麻醉清醒即拔除导尿管，以减少患儿不适，避免引发哭闹。复查头颅MRI，确认病灶切除情况。

（2）重点医嘱

① 长期医嘱　一级护理，普食，氧气吸入，心电监测，抬高床头15°～30°，控制抽搐（丙戊酸钠持续泵入，苯巴比妥钠肌内注射），抗酸治疗（预防应激性溃疡），抗菌药物应用，神经细胞营养药物（醒脑静注射液等）应用。

② 临时医嘱　头部换药，必要时行腰椎穿刺术。脱水、止呕对症处理，癫痫发作预防和处理，维持出入量平衡，监测电解质情况。

（3）专科护理

① 密切观察患儿意识、瞳孔、生命体征及肢体活动情况，出现病情变化及时报告医生。

② 监测呼吸频率及节律、血氧饱和度情况，指导患儿正确咳嗽、咳痰，防止口腔分泌物流入气道引起窒息。

③ 观察有无癫痫发作，发作的频率、类型、主要表现及伴随症状等。

④ 观察手术伤口情况，注意局部敷料是否干燥、固定，评估伤口愈合情况。

（4）个案管理　评估患儿病情及配合情况，执行术后照护管理（健康教育）计划。

（5）嘱患儿配合事项　配合定时监测生命体征、每日询问排便，配合观察意识、瞳孔、肢体活动情况。配合医师查房，了解病情，行脑神经功能的检查及行腰椎穿刺（必要时），定期抽血化验。按时、按量服用抗癫痫药物（奥卡西平片、丙戊酸钠缓释片、左乙拉西坦、丙戊酸钠口服液）。一级护理，普食。

5. 住院 7~10 日（术后 4~7 日）

（1）主要诊疗 上级医师查房，查看头部伤口愈合情况，检查有无头皮下积液，头部换药，必要时，抽吸积液并加压包扎。询问癫痫是否发作，抗癫痫药物继续口服，必要时调整抗癫痫药物剂量。癫痫发作频繁、躁动不配合患儿予以苯巴比妥钠肌内注射等镇静处理。观察意识、瞳孔、生命体征、肢体活动、言语功能、面神经功能，必要时复查头部 CT，行腰椎穿刺术。完成常规病历书写。对症支持治疗。

（2）重点医嘱

① 长期医嘱 一级护理，普食，抗癫痫药物继续口服。

② 临时医嘱 伤口换药，必要时复查头部、胸部 CT，监测丙戊酸钠血药浓度，行腰椎穿刺术。

（3）专科护理 观察患儿意识、瞳孔、生命体征及肢体活动情况，病情变化时及时报告医生。落实饮食指导、体位护理、活动管理、伤口护理，观察口服药物不良反应。做好头痛、呕吐、躁动、癫痫发作等症状护理。防范坠床/跌倒、误吸。

（4）个案管理 评估患儿康复效果及实施进度，监测并管理住院时长，拟定出院计划，做好出院前家属沟通。

（5）嘱患儿配合事项 配合定时监测生命体征、每日询问排便，二级护理，普食，正常活动。配合功能恢复训练。

6. 住院第 11 日（出院日）

（1）主要诊疗 上级医师查房，评估伤口愈合情况及出院指征：切口愈合良好，术后 7～8 天拆线，无颅内感染，无需住院处理的并发症和/或合并症，复查头部 MRI，癫痫不再发作，即可出院。开具出院医嘱，完成出院记录。向家属交代出院后注意事项、复诊时间地点及项目。交代出现头痛、呕吐、意识障碍、伤口渗液、伤口流脓等异常情况的紧急处理方法。开具出院诊断证明书，签署出院告知书，打印病历首页，完成出院病历书写。

（2）重点医嘱 出院带药及用药指导（如促进神经康复药物的用药指导），康复训练、复诊指导。

（3）专科护理 出院带药（常用口服用药有丙戊酸钠口服液、丙戊酸钠缓释片、奥卡西平片、左乙拉西坦）服用方法及注意事项宣教。合理饮食营养及吞咽功能康复指导，防止误吸。完成患儿及家属出院满意度调查，指导患儿家属办理出院手续，指导复诊与就医。家居康复指导。

（4）个案管理 制订出院随访计划（短期、中期、长期计划）、复诊计划（术后 3 个月、9 个月），联系下转医院继续康复，制订患儿居家康复计划。

（5）嘱患儿家属配合事项 配合出院告知谈话，出院签字，取出院带药，接受出院宣教，办理出院手续，了解复查程序。填写出院满意度调查表。

（三）院后管理

1. 短期随访（出院后 1~30 日）

（1）责任护士（1～7 日） 评估患儿在下级医院治疗情况，评估头部伤口是否完全拆线，有无伤口发痒、发红、流脓、破溃出血、皮下积液等，是否存在癫痫发作情况，服用药物情况等。给予家属心理安慰及居家照护指导。

（2）个案管理师（8～30 日） 出院 14 天、1 个月电话随访，对下转患儿接收转诊机构信息进行反馈。如患儿已经出院，了解患儿家居康复情况，推送小儿癫痫相关知识，接受家属问题咨询，归集随访数据。

2. 中期随访（出院后 31～90 日）

（1）个案管理师 出院 85 天提醒复诊及电话随访，给予饮食、运动、药物、健康指导，记录随访结果。

（2）医生 常规检查：颅脑 MRI 平扫＋增强，脑电图视频监测。分析患儿检查报告，了解患儿手术效果，询问癫痫是否再次发作，评估神经功能恢复状态，指导后期治疗。调查患儿生长、发育情况及术后生活质量。

3. 长期随访（出院后 91～365 日）

（1）个案管理师 出院 265 天提醒复诊，出院 5 个月、8 个月、11 个月电话随访，评估饮食、运动、药物依从性，记录随访结果。

（2）医生 常规检查：颅脑 MRI 平扫＋增强，视频脑电图监测，丙戊酸钠血药浓度测定。分析患儿检查报告，评估患儿健康状态，落实生长发育、智力情况、学习情况、精细动作，以及生理、心理、社会适应能力评估及指导，完成并发症恢复评估。

（四）家居康复指引

1. 饮食

避免过饥过饱，勿暴饮暴食，少喝含咖啡因的饮料，避免辛辣、刺激性食物，不进食或饮用巧克力、咖啡、红牛、可乐等有兴奋作用的食物及饮料，避免诱发癫痫。多吃新鲜蔬菜水果，保持大便的通畅。

2. 运动

鼓励患儿做好日常生活中力所能及的事情，穿宽松的衣物、合适的鞋子。癫痫控制良好的患儿可正常上体育课、做体操、跑步等；家长可带患儿多进行室外活动，亲近大自然，呼吸新鲜空气，但应避免过度劳累，禁止游泳、攀高、骑车、坐摩天轮等危险的活动。

3. 用药

① 必须严格遵医嘱用药，不擅自停药、不规则服药或自行调药，突然停药会引起癫痫持续状态，不规则用药是诱发癫痫发作的主要原因。

② 癫痫患儿术后仍需要长期服药或终身服用抗癫痫药，长期服用抗癫痫药物会造成骨的损害，导致骨密度低及继发性骨折危险增加，家长要定期监测患儿骨代谢相关指标，及时补钙及维生素 D_3，家长每 3 个月测量患儿的身高、体重，根据患儿身高、体重遵医嘱调整药量。

4. 心理指导

① 患儿方面 多鼓励患儿，用患儿听得懂的方式与其沟通交流，教会患儿正视自己的疾病，消除恐惧自卑的心理。家长应多讲正能量的故事，给患儿增强战胜疾病的信心和勇气，让患儿保持积极健康向上的心态；培养患儿的爱好，提高患儿的专注能力，日常生活中挖掘患儿的潜能和优势。

② 家长方面　长期的照护和寻医往往会让家长身心疲惫和焦虑，但家长都应积极应对，保持心平气和的态度，家庭氛围温馨融洽患儿才能更好地康复和健康成长，家长也可以积极寻求社会支持和帮助。

5. 癫痫发作时的处理

① 癫痫发作时，首先要让患儿侧躺，这样有助于呼吸道内的分泌物排出，可避免吸入气道引起吸入性肺炎；如果身体姿势无法调整，可将患儿的头部向两侧偏转，并及时擦去分泌物。

② 取下患儿身上的尖锐物品，松开患儿的衣领，解开或脱掉紧身衣服，使患儿可以顺畅呼吸。

③ 不要强行按压患儿肢体，以免引起骨折；冷静等待发作停止，记录发作时间和停止的时间；如有必要请拨打急救电话。

6. 言语训练

家长可以给患儿进行按摩，按摩的部位为头部、颈部、肩部、背部，3 岁以下患儿家长还可以进行抚触，通过按摩和抚触使患儿达到放松的状态，放松后再指导患儿进行嘴部运动、呼吸训练，让患儿对着镜子练习，鼓励患儿练习卷舌、摩擦音、撮口音等，增加患儿的面部肌肉运动，从一个音一个音的训练，平时多给患儿读绘本、故事书等。

（陈咏华　贺菊红　赵　杰）

附表 5-20-1　小儿癫痫手术全病程管理路径——院前及院中管理

时间/项目	院前管理	院中管理				
	院前（1～2 日）	住院第 1～2 日（术前准备）	住院第 3 日（手术日）	住院第 4～6 日（术后 1～3 日）	住院第 7～10 日（术后 4～7 日）	住院第 11 日（出院或转院日）
主要诊疗	□门诊预约挂号 □采集病史（癫痫发作史、用药史等） □完成三大常规、肝肾功能及凝血功能检查 □完成腹部 B 超、心电图、X 线胸片检查 □完成 CT、MRI 检查，预约脑电图检查 □术前麻醉风险评估及准备 □办理预住院	□采集病史（询问癫痫发作的类型、频率，目前口服何种抗癫痫药物） □患儿生长发育评估 □患儿韦氏智力评估 □完善视频脑电图监测、听力检查及眼底、视力、视野检查 □合并先天性心脏病患儿，防止肺部感染 □确定手术方案 □交代手术风险（颅内出血、感染、术后癫痫大发作） □完成术前准备	□手术入路方式：颅内电极置入术或癫痫病灶切除术 □头部 CT 检查 □交代家属术后注意事项	□严密观察病情变化（四肢肌力评估、语言能力评估），警惕颅内出血及癫痫大发作与持续状态 □保持呼吸道通畅 □癫痫发作的控制和预防 □对症处理 □脑脊液漏处理 □伤口与管道评估及处理 □必要时腰穿 □抗感染、抗酸治疗 □肺部感染的预防与处理 □术后 MRI 复查	□对症处理 □伤口处理 □早期康复指导 □复查头颅 CT □必要时腰穿	□评估伤口情况 □交代出院注意事项 □完成出院记录

续表

时间 / 项目	院前管理	院中管理				
	院前（1～2日）	住院第1～2日（术前准备）	住院第3日（手术日）	住院第4～6日（术后1～3日）	住院第7～10日（术后4～7日）	住院第11日（出院或转院日）
重点医嘱		□一级护理 □陪护 □防跌倒/坠床 □防误吸 □视频脑电图监测 □韦氏智力测试 □心脏彩超检查	□重症监护或一级护理 □禁食4～6h □心电监测 □吸氧 □抗癫痫药物治疗（持续静脉泵入） □其他药物治疗（抗感染、抗酸、营养支持及对症治疗） □PICC置管 □头部CT检查 □拔除尿管	□一级护理 □普食或胃管鼻饲流质 □陪护 □防跌倒/坠床 □防误吸 □药物治疗（抗感染、抗酸、营养支持及对症治疗） □抗癫痫药物治疗（静脉→静脉＋口服→口服） □伤口换药 □复查血液常规、肝肾功能、凝血功能 □MRI检查	□一级护理 □普食或胃管鼻饲流质 □陪护 □防跌倒/坠床 □防误吸 □药物治疗 □伤口处理	□出院医嘱
专科护理		□入院专科评估 □安全护理：防走失、防误吸、防外伤 □做好心理护理及人文关怀 □术前准备 □病情监测 □遵医嘱用药控制癫痫发作	□病情监测（意识、瞳孔、生命体征、四肢肌力、语言能力评估，及早发现癫痫发作征兆） □保持呼吸道通畅，预防误吸 □遵医嘱落实抗癫痫药物治疗 □做好PICC置管的宣教与护理 □防止意外拔管	□病情监测（意识、瞳孔、生命体征、四肢肌力、语言能力评估，及早发现癫痫发作征兆） □饮食、体位、疼痛、呼吸道、肢体活动管理及康复指导 □对症处理 □并发症预防	□病情监测 □饮食、体位、疼痛、呼吸道、肢体活动管理及康复效果评价 □对症处理 □并发症预防效果评价	□出院指导 □家居康复指导
个案管理	□收集患儿癫痫家族史、患儿发育史、其母怀孕及生产史 □协助办理预住院手续	□评估患儿生长发育状况、家庭及社会支持能力、家属治疗期望值 □完成术前健康教育计划制订 □协助家属理解手术	□床旁评估患儿病情 □制订患儿体位、早期活动、疼痛管理、气道护理及饮食营养计划	□床旁评估患儿病情 □术后健康指导 □实施康复计划	□床旁评估患儿病情 □术后健康指导及康复效果评价 □制订出院计划 □联系下转医院	□出院照护需求评估 □出院随访计划制订 □居家康复计划制订 □落实下转医院转诊流程

续表

项目＼时间	院前管理：院前（1～2日）	院中管理：住院第1～2日（术前准备）	住院第3日（手术日）	住院第4～6日（术后1～3日）	住院第7～10日（术后4～7日）	住院第11日（出院或转院日）
嘱患儿及家属配合事项	□完成入院前准备 □办理预住院手续	□完成术前检查 □配合术前宣教 □完成术前准备	□配合术后治疗 □配合病情观察与处理 □配合术后早期康复计划落实	□配合护士监测生命体征、意识、瞳孔、肢体活动、伤口敷料等情况 □告知医护不适及异常感受 □配合治疗 □接受健康教育及康复指导	□配合治疗、护理 □及时报告不适 □根据病情进行康复锻炼 □自动体位 □普通饮食 □配合护士晨晚间护理	□配合伤口拆线及注意事项宣教 □配合功能锻炼

附表 5-20-2　小儿癫痫手术全病程管理路径——院后管理

项目＼时间	院后管理：短期随访（出院后1～30日）	中期随访（出院后31～90日）	长期随访（出院后91～365日）
主要诊疗		□颅脑MRI平扫＋增强 □血常规、肝肾功能及丙戊酸钠血药浓度检查，指导后期治疗 □脑电图视频监测 □评估患儿生长、发育情况 □评估神经功能恢复状态 □指导语言、肢体功能康复治疗及训练 □指导复诊（出院3个月）	□颅脑MRI平扫＋增强 □视频脑电图监测 □血常规、肝肾功能及丙戊酸钠血药浓度检查，指导后期治疗 □完成患儿健康状态、生长发育情况、智力情况、学习情况、精细动作，以及生理、心理、社会适应能力评估 □指导复诊（出院9个月）
专科护理	□出院一周内电话随访 □异常情况及不适症状评估（包括癫痫发作、头痛、呕吐、手术伤口异常） □家居饮食、活动与休息、抗癫痫药物服用指导 □患儿家居语言、肢体功能康复训练指导 □家属心理指导		
个案管理	□出院14天电话随访 □接受家属居家护理问题咨询 □癫痫科普软文及视频推送 □并发症护理指导 □数据归集 □下转医院信息反馈	□术后85天电话随访及提醒复查 □接受家属家居康复问题咨询 □癫痫科普知识健康教育效果评价 □并发症护理指导 □数据归集	□术后5个月、8个月、11个月电话随访 □出院265天提醒复诊 □接受家属家居康复问题咨询 □评估患儿生长发育情况、智力情况、学习情况、精细动作，以及生理、心理、社会适应能力 □归集随访数据
嘱患儿及家属配合事项	□报告自身不适 □进行居家康复训练 □服用抗癫痫药物 □接受健康教育及康复指导 □家属反馈下级医院治疗情况	□出院3个月医院面诊 □完成颅脑MRI平扫＋增强 □完成脑电图视频监测 □完成血常规、肝肾功能及丙戊酸钠血药浓度检查 □配合语言、肢体功能康复训练	□出院9个月医院面诊 □完成颅脑MRI平扫＋增强 □完成脑电图视频监测 □完成血常规、肝肾功能及丙戊酸钠血药浓度检查 □配合语言、肢体功能康复训练 □配合生长发育、智力、学习能力、精细动作等评估

第二十一节 小儿脑积水

一、概述

脑积水是指因脑脊液分泌过多、吸收不足或循环障碍所导致的脑脊液在脑室系统和/或蛛网膜下腔内异常积聚，并持续增长致其扩大的一类疾病，常伴有颅内压升高及一系列症状。任何年龄段均可发病，以婴幼儿最为多见。早期CT表现为脑室系统进行性扩张和/或蛛网膜下腔扩张。其典型症状为头痛、下肢无力、起步或步态站立不稳、尿失禁、共济失调、反应迟钝、进行性自主语言、躯体活动减少，可行腰穿辅助确诊。中度与重度脑积水通过CT扫描可发现脑室普遍扩张，见图5-21-1。未经治疗的脑积水，也可因脑室系统进行性扩大，继发脑组织萎缩变性，虽有20%可以停止发展，但是约半数患儿一年半内死亡。脑积水患者神经功能障碍程度与脑积水导致的脑萎缩严重程度呈正相关，应积极采取措施诊治。婴幼儿脑积水临床特征介绍如下。

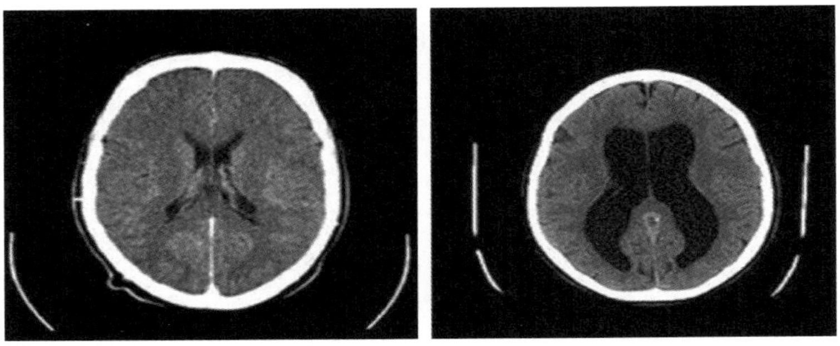

(a) 正常脑室　　(b) 脑积水

图5-21-1　正常脑室和脑积水的CT表现

（一）临床表现

（1）头围增大　婴儿出生后数周或数月内头颅进行性增大，前囟扩大和张力增高，竖抱患儿且患儿安静时，囟门仍呈膨隆状而不凹陷。头颅与躯干的生长比例失调，如头颅过大过重而无法抬头，头颅与脸面不相称，头大面小，前额突出，下颌尖细，颅骨菲薄，同时还伴有浅静脉怒张，头皮有光泽。

（2）颅内压力增高　最常见症状为呕吐。由于婴儿尚不会说话，常以抓头、摇头、哭叫等表示头部的不适和疼痛，病情加重时可出现嗜睡或昏睡。

（3）破罐音　对脑积水患儿进行头部叩诊时（额颞顶叶交界处），其声如同叩破罐或熟透的西瓜。

（4）"落日目"现象　脑积水的进一步发展压迫中脑顶盖部或由于脑干的轴性移位，产生类似帕里诺（Parinaud）眼肌麻痹综合征，即上凝视麻痹，使婴儿的眼球不能上视，出现所谓的"落日目"征。

（5）头颅透照性　重度脑积水若脑组织（皮质、白质）厚度不足1cm时，用强光手电筒直接接触头皮，如透照有亮度则为阳性，如正常脑组织则为阴性（无亮度）。

（6）视盘萎缩　婴幼儿脑积水以原发性视神经萎缩较多见，即使有颅内压增高也看不到视盘水肿。

（7）神经功能失调　第Ⅵ对脑神经的麻痹常使婴儿的眼球不能外展。由于脑室系统的进行性扩大，使多数病例出现明显的脑萎缩，早期尚能保持完善的神经功能，晚期则可出现锥体束征、痉挛性瘫痪、去大脑强直等，智力发展也明显比同龄的正常婴儿差。

（8）其他　脑积水患儿常伴有其他畸形，如脊柱裂、眼球内斜（展神经麻痹所致）、双下肢肌张力增高、膝腱反射亢进、发育迟缓或伴有严重营养不良。

（二）治疗方法

1. 非手术治疗

利尿和脱水治疗，经前囟或腰椎反复穿刺、腰大池引流放液，适用于早期或病情较轻且发展缓慢者，目的在于减少脑脊液的分泌或促进机体的水分排出。

2. 手术治疗

（1）阻塞性脑积水　室间孔穿通术、导水管重建术、第四脑室囊肿造瘘术、脑室内肿瘤切除术、第三脑室底造瘘术、枕大孔减压术等。

（2）交通性脑积水　侧脑室脉络丛切除或电灼术。

（3）脑脊液分流术。

本节内容以脑室-腹腔分流术为例。

二、出院标准

（1）标准住院日　7天。

（2）出院标准　切口愈合良好；无感染（颅内、腹腔）；无需住院处理的并发症和/或合并症；复查头部CT显示分流效果满意。

三、全病程管理路径

（一）院前管理（入院前准备1~2日）

1. 主要诊疗

门诊就诊，了解患儿现病史、既往史、用药史等。完成头部CT、MRI检查，完成三大常规、凝血功能、电解质、肝肾功能、血型、输血前四项、腹部B超、心电图及胸部X线片（必要时胸部CT）检查，排除新型冠状病毒感染。手术适应证：脑室内压力较高（超过250mmH_2O）或经非手术治疗失败的病例。严重脑积水（如头围超过50cm，大脑皮质萎缩，厚度在1cm以下），已合并有严重功能障碍及畸形者，也可以进行手术治疗，但手术疗效不佳。对于适合手术患儿，开住院证，院前预约床位。

2. 个案管理

收集患者个案信息，包括患儿母亲怀孕年龄，患儿年龄，出生体重，是否早产，患儿是顺产还是剖宫产，母亲怀孕期接触史，患儿家族史。协助办理预住院手续。

3. 嘱患儿及家属配合事项

完成术前常规血液化验、腹部B超、心电图、胸部X线片、头颅CT、头颅MRI检查。

（二）院中管理

1. 住院第1日（入院当日）

（1）主要诊疗　主管医生询问患儿病史：是否出现刻板、反应迟钝、言语含糊不清、步态不稳等表现。当有颅内高压症状时，有无头痛、呕吐、易激动等表现。通过CT检查了解脑室大小（脑室是否扩大）与脑室周围水肿情况。通过MRI了解脑积水引起的原因，必要时需完成腰椎穿刺、颅骨X线检查，测量小儿头围，分析院前检查结果。完成入院记录、首次病志。上级医师查房与术前评估，初步确定手术日期和手术方式。观察患儿病情变化，对症治疗。

（2）重点医嘱

① 长期医嘱　普食或流质饮食，二级护理，陪护。

② 临时医嘱　必要时腰椎穿刺检查；早产儿进行心脏彩超等检查。

（3）专科护理　完成入院评估，包括：患儿出生基本信息（包括患儿母亲怀孕年龄，患儿年龄，出生体重，是否早产，患儿是顺产还是剖宫产，母亲怀孕期接触史，患儿家族史）；患儿的临床表现（颅内压力增高的主要表现是呕吐，尚不会说话的婴儿，常以抓头、摇头、哭叫等表示头部的不适和疼痛，伴有易激动、反应迟钝、步态不稳、意识障碍等）。步态不稳者重点预防跌倒/坠床。陪护，按照医嘱执行二级护理，观察患儿病情变化，落实晨晚间护理、患儿安全管理、家属心理护理。

（4）个案管理、嘱患儿配合事项　详见本章第二十节“小儿癫痫”。

2. 住院第2日（手术前1日）

（1）主要诊疗　上级医师查房，MDT团队（主刀医生、主管医生、麻醉师、手术室护士、营养师、康复师、药师、个案管理师、护士长、责任护士、必要时其他专科医生）根据患儿病情讨论手术方案脑室-腹腔分流术。向患儿家属交代手术必要性。手术风险有：分流管腹腔端阻塞、腹腔感染、腹腔囊肿（或假性囊肿）、肠粘连引起肠梗阻、腹腔脑脊液囊肿形成、腹水、肠扭转和肠绞窄，以及分流管端移动等。向患者和家属交代围手术期注意事项。签署手术同意书、输血同意书。准备术后头颅CT复查单。

（2）重点医嘱

① 长期医嘱　普食或流质饮食，二级护理，陪护。

② 临时医嘱　全麻下行脑室-腹腔分流术，术前禁食、禁饮，术前1天按要求备头皮及胸腹部皮肤，交叉配血，术中静滴抗生素，术后复查头颅CT、血常规及电解质，其他特殊医嘱。

（3）用药指导　对患者术前、术后的用药（如甘露醇、抗生素等）进行指导，保证患儿用药安全。接受医生用药咨询。

（4）专科护理、个案管理、嘱患儿配合事项　详见本章第二十节“小儿癫痫”。

3. 住院第3日（手术当日）

（1）主要诊疗　核对患者基本信息及手术部位、手术方式，实施手术，全麻成功后，患儿取仰卧位。右侧垫肩，头左偏70°。常规消毒铺单。发迹后25cm，靠近中线以L形切开头皮，翻向外下。于额角穿刺点钻孔。在剑突下二横指处正中切开膜壁约35cm。显露腹膜，切开腹膜并经此切口以脑室腹腔分流通条做一皮下隧道，预备置管。以脑室端分流管穿刺脑室，见有脑脊液流出后拔除针芯继续置入至5.0cm。连接好分流管各部，并证实其工作正常后，将膜腔段置入膜腔内。缝合伤口。常规消毒包扎。术中予以万古霉素生理盐水浸泡所有分流管部件。术后行头颅CT正位和胸腹部X线检查，判断有无颅内出血及脑脊液分流效果。麻醉清醒后，观察神志、瞳孔、生命体征变化，评估腹部肠蠕动恢复情况。完成手术记录及术后病程记录。

（2）重点医嘱

① 长期医嘱　神经外科全麻术后护理常规，重症监护或一级护理，平卧，禁食、禁饮至肠蠕动恢复，即出现肛门排气（通常术后 24h）。氧气吸入，心电监测，血氧饱和度监测，护胃、止血、抗炎及营养支持治疗，肌力下降或活动障碍者注意翻身以预防压力性损伤。

② 临时医嘱　术前 0.5h 静滴万古霉素，查血常规、电解质、凝血常规、肝肾功能等。头颅 CT 和胸腹部 X 线检查，必要时脱水、止呕对症处理。其他特殊医嘱。

（3）专科护理

① 常规护理　监测患儿意识、瞳孔、生命体征、肢体活动、血氧饱和度、肠蠕动恢复情况；麻醉清醒后 4～6h，评估患儿有无颅内高压症状（头痛、呕吐等）及神经功能定位体征；患儿肠蠕动恢复（排气排便，通常术后 24h）后进食流质，忌食产气胀气食物（如牛奶等）。指导患儿家属如何按压分流阀（时间间隔、如何用力和每次按压次数）。记录分流后头颅 CT 和胸腹部 X 线，以便将来比较。

② 并发症预防

a. 颅内出血　是术后最常见、最危险的并发症，常发生于术后 24～72h，必须密切监测病情变化。

b. 堵管　严密监测患儿神志、瞳孔，监测是否出现颅内高压症状，有调压阀者查看性能是否正常，有异常及时报告医生。

c. 感染　严格无菌操作，遵医嘱使用抗生素，严密监测患儿体温，必要时抽血或抽取脑脊液进行化验。感染是脑脊液分流术最重要的阻塞原因之一，发病率比较高，后果严重。一旦出现脑室炎，死亡率高达 30%～40%。即使感染得到控制，日后仍可能遗有癫痫、认知障碍和精神运动性障碍等。选择既敏感又易透过血-脑脊液屏障的抗生素，于术前半小时足量静脉注入，以期待术中保持有效的血药浓度和组织浓度，手术后继续应用同种抗生素 1～2 周，可以降低手术后感染风险。手术安排在手术间 1 个工作日的前面，并应减少手术室人员的数目与流动。

（4）个案管理、嘱患儿配合事项　详见本章第二十节“小儿癫痫”。

4. 住院 4～5 日（术后 1～2 日）

（1）主要诊疗　上级医师查房，评估患儿意识、瞳孔、生命体征、伤口、分流是否合适等情况。检查血液指标（包括血常规、电解质、肝肾功能等），结合结果对症处理。有发热、脑膜刺激征阳性者，可行储液囊抽液化验检查，必要时调整抗生素用药频次或更改敏感抗生素。注意保持呼吸道通畅。完成常规病历书写。应在出现肠鸣音后再进食（通常至少 24h）。分流后拍头颅 CT 和胸腹部 X 线，以便将来比较。指导如何按压分流阀（时间间隔、如何用力和每次按压次数），24h 内拔除导尿管。

（2）重点医嘱

① 长期医嘱　一级护理，普食或胃管鼻饲流质，氧气吸入，心电监测，抬高床头 15°～30°，护胃抗酸治疗（预防应激性溃疡），抗菌药物应用，静脉营养药物应用。有肢体功能障碍者，被动活动肢体，注意翻身，防止压力性损伤。

② 临时医嘱　伤口换药，护脑、脱水、止呕对症处理，维持电解质及出入量平衡。

（3）专科护理　密切观察患儿意识、瞳孔、生命体征及肢体活动情况。观察患儿原有的症状是否改善：前囟张力是否降低，头痛症状是否缓解等。另还需观察调压阀及按压泵功能是否正常，患者是否出现腹痛腹胀等异常情况。出现病情变化及时报告医生。拔除尿管，关注患者自行排尿情况。对肢体功能障碍患儿进行肢体运动锻炼指导，定时翻身。对头痛、呕吐等情况予以对症处理并完成护理记录。落实体位护理、晨晚间护理、生活护理、心理护理。

（4）个案管理、嘱患儿配合事项　详见本章第二十节“小儿癫痫”。

5. 住院 6～7 日（术后 3～4 日/出院日）

（1）主要诊疗　上级医师查房，评估手术伤口愈合情况，观察患儿意识、瞳孔、生命体征、肢体活动等病情变化，必要时复查头部 CT。出院指征：切口愈合良好；无感染（颅内、腹腔）；无需住院处理的并发症和/或合并症；复查头部 CT 显示分流效果满意。开具出院医嘱，完成出院记录，向患儿及家属交代出院后注意事项：头部伤口术后 7～9 天拆线，腹部伤口术后 10～14 天拆线，复诊时间地点及项目。出现头痛、呕吐、意识障碍、分流管外露等异常情况需及时就医。开具出院诊断证明书，签署出院告知书，打印病历首页，完成出院病历书写。

（2）重点医嘱

① 长期医嘱　一级护理，普食，神经外科护理常规，今日结账出院。

② 临时医嘱　伤口换药，必要时复查头部 CT 等。

（3）专科护理　观察患儿意识、瞳孔、生命体征及肢体活动情况，病情变化时及时报告医生。落实饮食指导、体位护理、活动管理、伤口护理，观察用药不良反应。出院带药（必要时抗癫痫药物，如左乙拉西坦、丙戊酸钠等）服用方法及注意事项宣教。指导患儿家属办理出院手续，指导复诊与就医。

（4）个案管理、嘱患儿配合事项　详见本章第二十节“小儿癫痫”。

（三）院后管理

1. 短期随访（出院后 1～30 日）

（1）专科护理（1～7 日）

评估患儿家居环境，照护人员情况。评估患儿是否发生癫痫、肢体活动情况、有无意识障碍与走路不稳等情况，警惕分流管引流不畅。指导居家饮食、活动与休息、遵医嘱服药。评估调压泵是否出现按压不回弹或者无法按压的情况，若出现或者患儿出现颅内高压症状或意识改变，应立即前往医院就医，行 MRI 检查，由医生判断是否需要重新调整压力。如患儿出现发热、腹痛等情况，需警惕是否存在感染。

（2）个案管理（8～30 日）　出院 14 天、30 天电话随访，推送脑积水健康宣教知识，了解患儿家居康复情况，接受家属问题咨询，指导家属对患儿进行肢体功能康复锻炼，记录随访情况。

2. 中期随访（出院后 31～90 日）

（1）个案管理　出院 85 天提醒复诊，评价患儿肢体功能康复效果，记录随访情况。

（2）重点诊疗　头部 CT 检查，评估引流管功能情况，注意分流管远端的长度、有无堵管，检查有无感染等并发症。分析患者检查报告，了解患儿手术效果，评估神经功能恢复状态，调查患儿分流术后生活质量，指导后期治疗。接受疾病问题咨询，指导康复治疗及训练。指导术后第3个月医院复诊。

3. 长期随访（出院91～365日）

（1）个案管理 出院265天提醒复诊，出院5个月、8个月、11个月电话随访，评价患儿肢体功能康复效果、生长发育状况，记录随访情况。

（2）重点诊疗 完成头部CT、头颅X线平片、头颅透光试验，评估分流管是否通畅，是否存在感染等并发症。按需调压，评估患儿生长发育情况，进行智力测定，测量头围，调查分流术后生活质量，完成心理评估。分析患儿检查报告，了解患儿手术效果。指导术后第9个月医院复诊。

（四）家居康复指引

1. 饮食

进食高蛋白（鱼、肉、鸡蛋等）食物，避免产气食物及饮料，不宜饮用含糖饮料（如可乐、雪碧等），避免食用过硬、不易咬碎或易致误咽的食物。

2. 并发症观察

（1）分流系统阻塞

① 脑室管堵塞的原因 a. 凝血块和脑组织碎块阻塞脑室管；b. 脑室管与阀的失连接，即当阀与脑室管没有被接牢时，脑室管可与阀分离而致分流系统不通畅；c. 脑室缩小，脑室管远端嵌入脑室壁或插入脑白质中。

② 远端管阻塞的原因 a. 管与阀的失连接；b. 分流管材料因置入时间过久会不规则变细并会折断。

临床表现为：患儿出现分流之前一样的刻板、反应迟钝、言语含糊不清、步态不稳等，当颅内压增高到一定程度时，出现头痛、呕吐、易激动等表现。

（2）裂原脑室综合征（slit ventricle syndrome，SVS） 是分流过度的主要并发症。SVS多发生在分流术后数年（平均4.5～6.5年），少数情况下发生于蛛网膜囊肿切除术后。当脑脊液大量引流后，脑室变小，引起分流管的脑室端发生功能性堵塞。SVS的患者主要表现为头痛、恶心呕吐、意识障碍、癫痫发作等，尚有个例报道以嗜睡、呼吸窘迫以及眼部症状起病。影像学表现主要以脑室缩小为特征。出现以上两种情况需及时到医院就诊。

（3）癫痫 脑室-腹腔分流术后第1年内癫痫发生率约为5.5%，3年后降为约1.1%。因脑脊液分流手术可能造成皮质损伤而引起癫痫。若有癫痫发作征象，应及时报告医生并行对症处理。发作时将患儿平放在床上，头偏向一侧，必要时使用毛巾或儿童牙棒，防止舌咬伤。注意保持呼吸道通畅，并观察癫痫发作的类型、持续时间及伴随症状等。

（4）皮肤破溃 特别是早产儿，可能与头颅大、脑积水造成头皮薄、局部受压致压迫性溃疡有关；也可能与患儿对硅化分流管产生过敏反应有关。应避免患儿抓挠局部皮肤，以防发生头皮感染。

（陈咏华　李　芬　赵　杰）

附表 5-21-1 小儿脑积水脑室-腹腔分流术全病程管理路径——院前及院中管理

项目＼时间	院前管理	院中管理				
	院前（1～2 日）	住院第 1～2 日（术前准备）	住院第 3 日（手术日）	住院第 4～5 日（术后 1～2 日）	住院第 6～7 日（术后 3～4 日）	住院第 7 日（出院或转院日）
主要诊疗	□门诊预约挂号 □采集病史（癫痫发作史、用药史等） □完成三大常规、肝肾功能及凝血功能检查 □完成腹部 B 超、心电图、胸部 X 线片检查 □完成 CT、MRI 检查 □术前麻醉风险评估及准备 □办理预住院	□采集病史（患儿头围，颅内高压表现，如呕吐、意识障碍、少动等） □患儿生长发育评估 □患儿韦氏智力评估 □完善眼底检查 □早产患儿，防止肺部感染 □确定手术方案 □交代手术风险（颅内出血、感染、术后癫痫大发作、分流管堵塞等） □完成术前准备	□手术方式：脑室-腹腔分流术 □头部 CT 检查 □交代家属术后注意事项	□严密观察病情变化（意识、瞳孔、生命体征、肢体活动、有无腹痛腹胀），警惕颅内出血及癫痫大发作与持续状态 □保持呼吸道通畅 □癫痫发作的控制和预防 □对症处理 □保持分流管通畅、压力正常 □抗感染、抗酸、营养支持治疗 □肺部感染的预防与处理 □术后 MRI 复查	□病情监测（体温、颅内高压症状、腹痛、腹胀等） □对症处理 □根据患儿病情调节颅内压力 □早期康复指导 □复查头颅 CT □抗感染治疗 □血常规、脑脊液检查	□评估颅内压力 □交代出院注意事项 □完成出院记录
重点医嘱		□一级护理 □陪护 □防跌倒/坠床 □防误吸 □韦氏智力测试 □早产儿行心脏彩超检查	□一级护理 □禁食 □心电监测 □吸氧 □抗感染药物治疗（万古霉素，Q8h，持续静脉泵入） □其他药物治疗（抗癫痫、抗酸、营养支持及对症治疗） □PICC 置管 □头部 CT 检查 □拔除尿管	□一级护理 □流质饮食 □陪护 □防跌倒/坠床 □防误吸 □药物治疗（抗感染、抗癫痫、抗酸、营养支持及对症治疗） □复查血液常规、肝肾功能、凝血功能 □MRI 检查	□一级护理 □普食 □陪护 □防跌倒/坠床 □防误吸 □药物治疗（抗感染、抗癫痫、抗酸、营养支持及对症治疗） □血常规、脑脊液检查	□出院医嘱
专科护理		□入院专科评估 □安全护理：防走失、防误吸、防跌倒 □做好家属心理护理 □完成术前准备 □病情监测（患儿头围，颅内高压表现，如呕吐、意识障碍、少动等） □遵医嘱对症治疗	□病情监测（意识、瞳孔、生命体征、肢体活动、有无腹痛腹胀） □保持呼吸道通畅，预防误吸 □遵医嘱观察脑室调压泵的压力 □做好 PICC 置管的宣教与护理 □防止意外拔管	□病情监测（意识、瞳孔、生命体征、肢体活动，以及有无腹痛、腹胀、呕吐、意识障碍、少动等） □评估有无分流管堵塞引起颅内压增高 □饮食、体位、疼痛、呼吸道、肢体活动管理及康复指导 □对症处理 □并发症预防	□病情监测（体温、颅内高压症状） □饮食、体位、疼痛、呼吸道、肢体活动管理及康复效果评价 □对症处理 □并发症预防效果评价	□出院指导 □家居康复指导

续表

时间 / 项目	院前管理	院中管理				
	院前（1～2 日）	住院第 1～2 日（术前准备）	住院第 3 日（手术日）	住院第 4～5 日（术后 1～2 日）	住院第 6～7 日（术后 3～4 日）	住院第 7 日（出院或转院日）
个案管理	□收集患儿信息：母亲怀孕年龄，患儿年龄，出生体重，是否早产，患儿是顺产还是剖宫产，母亲怀孕期接触史，患儿家族史 □协助办理预住院手续	□评估患儿生长发育状况、家庭社会支持能力、家属治疗期望值 □完成术前健康教育计划制订 □协助家属理解手术	□床旁评估患儿病情 □制订患者体位、早期活动、疼痛管理、气道护理及饮食营养计划	□床旁评估患儿病情 □术后健康指导 □实施康复计划	□床旁评估患儿病情 □术后健康指导及康复效果评价 □制订出院计划 □联系下转医院	□出院照护需求评估 □出院随访计划制订 □居家康复计划制订 □落实下转医院转诊流程
嘱患儿及家属配合事项	□完成入院前准备 □办理预住院手续	□完成术前检查 □配合术前宣教 □完成术前准备	□配合术后治疗 □配合病情观察与处理 □配合术后早期康复计划落实	□配合护士监测生命体征、意识、瞳孔、肢体活动等情况 □告知医护不适及异常感受 □配合治疗 □接受健康教育及康复指导	□配合治疗、护理 □及时报告不适 □根据病情进行康复锻炼 □自动体位 □普通饮食 □配合晨晚间护理	□接受分流管调压泵注意事项宣教 □配合功能锻炼

附表 5-21-2　小儿脑积水脑室-腹腔分流术全病程管理路径——院后管理

时间 / 项目	院后管理		
	短期随访（出院后 1～30 日）	中期随访（出院后 31～90 日）	长期随访（出院后 91～365 日）
主要诊疗		□头部 CT 检查，评估引流管功能情况 □评估分流管远端的长度、有无堵管，检查有无感染等并发症 □指导后期治疗 □评估患儿生长发育情况 □评估神经功能恢复状态 □指导语言、肢体功能康复治疗及训练 □指导复诊（出院 3 个月）	□头部 CT、头颅 X 线平片检查 □评估分流管是否通畅，检查有无感染 □测量患儿头围 □健康状态，如生长发育情况、智力情况、学习情况等评估 □指导复诊（出院 9 个月）
专科护理	□出院一周内电话随访，异常情况及不适症状评估（是否发生癫痫，有无意识障碍、走路不稳、发热、腹痛等） □家居饮食、活动与休息、抗癫痫药物服用指导 □患儿家居语言、肢体功能康复训练指导 □家属心理指导 □评估调压泵是否出现按压不回弹或者无法按压的情况		

续表

项目＼时间	院后管理		
	短期随访（出院后1～30日）	中期随访（出院后31～90日）	长期随访（出院后91～365日）
个案管理	□出院14天、30天电话随访 □接受家属居家护理问题咨询 □脑积水科普软文及视频推送 □并发症护理指导 □数据归集 □下转医院信息反馈	□出院85天电话随访及提醒复诊 □接受家属家居康复问题咨询 □脑积水科普知识健康教育效果评价 □并发症护理指导 □数据归集	□出院5个月、8个月、11个月电话随访，出院265天复诊提醒 □接受家属家居康复问题咨询 □评估患儿生长发育情况、智力情况、学习情况，以及生理、心理、社会适应能力 □归集随访数据
嘱患儿及家属配合事项	□报告自身不适 □进行居家康复 □接受健康教育及康复指导 □家属反馈下级医院治疗情况	□出院3个月医院面诊 □完成头部CT检查 □配合语言、肢体功能康复训练	□出院9个月医院面诊 □完成头部CT、头颅X线平片检查 □配合语言、肢体功能康复训练 □配合评估生长发育、智力、学习能力等

第二十二节　三叉神经痛

一、概述

三叉神经痛又名痛性抽搐，是最常见的脑神经疾病，是指局限在三叉神经支配区内的一种反复发作的短暂性阵发性剧痛。该疾病分为原发性三叉神经痛（又称特发性三叉神经痛）和继发性三叉神经痛（又称症状性三叉神经痛），没有传染性和遗传性。原发性三叉神经痛是临床上最常见的类型，病因尚未完全明了，目前较公认的发病机制是由多种原因引起的血管搏动性压迫所致，多见于40岁以上的患者。治疗原则一般先选择药物治疗，无效或失效时选用手术治疗。继发性三叉神经痛有明确病因，如肿瘤等压迫或刺激三叉神经而引起面痛，治疗以去除肿瘤等病因为原则，多见于40岁以下的患者。见图5-22-1～图5-22-3。

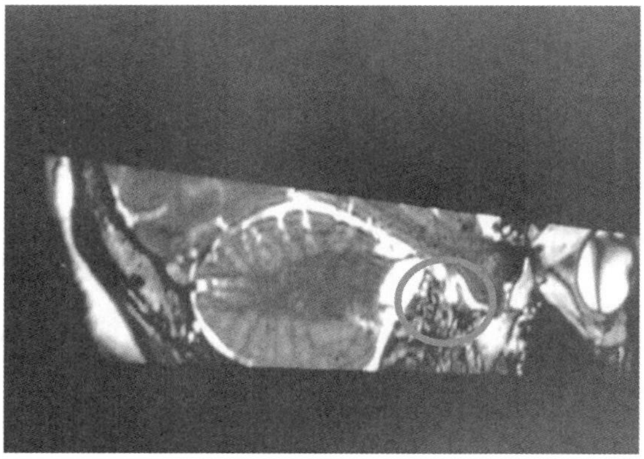

图5-22-1　MRI显示三叉神经受压（矢状位）

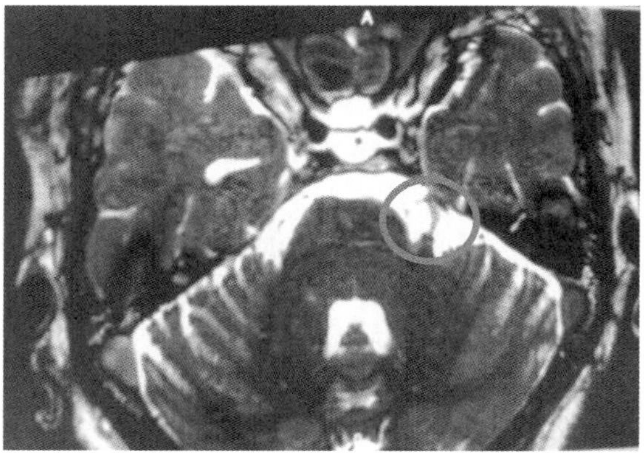

图5-22-2　MRI显示三叉神经受压（横断位）

二、出院标准

（1）标准住院日　7天。

（2）出院标准　切口愈合良好；无颅内感染；复查头部CT显示局部粘连压迫解除，三叉神经痛症状明显缓解。

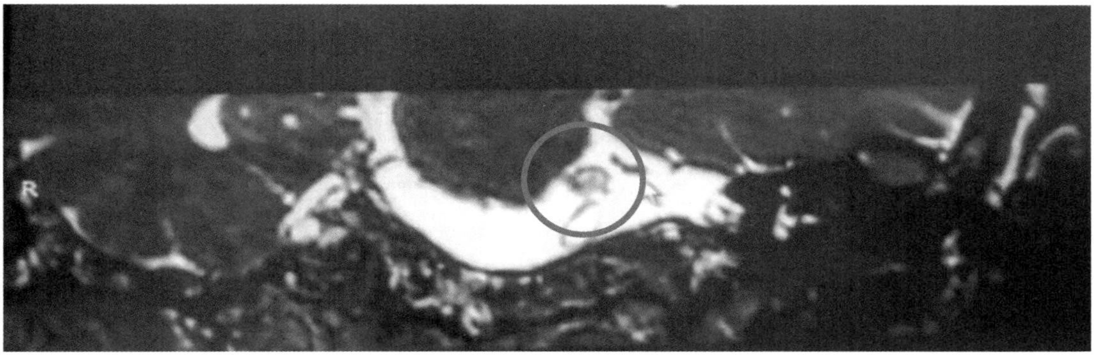

图 5-22-3　MRI 示三叉神经受压（冠状位）

三、全病程管理路径

（一）院前管理（入院前准备 1~2 日）

1. 主要诊疗

门诊就诊，评估患者面痛的发生部位、扩散范围，让患者描述疼痛的性质、持续时间、疼痛的诱发原因、触发点，分析颅底 CT、MRI 检查结果。完成三大常规、凝血功能、肝肾功能、腹部 B 超、心电图及胸部 X 线片检查。

三叉神经痛的手术适应证：①药物或经皮穿刺治疗失败的病例；②不能接受其他方法治疗后出现的面部麻木的病例；③三叉神经第一支疼痛的病例；④患者一般状况较好，无严重器质性病变，能耐受手术；⑤排除多发性硬化或脑桥小脑角肿瘤等病变。无手术禁忌证患者，完成麻醉前风险评估，预约床位，办理预住院手续。

2. 个案管理

收集患者个案信息，采集患者用药史、既往史、现病史。适合手术者，协助患者办理预住院手续。

3. 嘱患者配合事项

完成术前常规血液化验及检查，预约床位，办理预住院手续。

（二）院中管理

1. 住院第 1 日（入院当日）

（1）主要诊疗　主管医生询问患者病史及进行专科体格检查。三叉神经痛患者有典型的病史和症状，典型的三叉神经痛具有下列特点：阵发性、周期性、单侧性发作；短暂缓解；剧烈的疼痛每次发作时间由数秒钟到几分钟；呈电灼、针刺、刀割、撕裂样痛。常伴面部肌抽搐，口角牵向一侧，间歇期如常人。睡眠时发作较少，但严重者可通宵发作，不能入眠或痛醒。发病早期，发作次数较少，间歇期较长，以后逐渐加重，发作频繁，甚至数分钟发作一次。每次发作期可持续数周至数月，缓解期可由数天至数年不定。

完善专科头部磁共振平扫＋三叉神经颅内成像。进行疼痛、焦虑/抑郁评估。有烟酒嗜好或既往有高血压、糖尿病、慢性支气管疾病患者需要行肺功能或心脏彩超检查。必要时，申请 MDT 会诊。积极治疗基础疾病。上级医师查房与术前评估，初步确定手术日期和手术方式，观察患者病情变化。对症治疗。完成入院记录、首次病志。

（2）重点医嘱

① 长期医嘱　普食、糖尿病饮食或低盐低脂饮食，二级护理，基础疾病药物治疗。

② 临时医嘱　专科头部磁共振平扫＋三叉神经颅内成像。必要时，60 岁以上患者及高危人群，进行血脂、血液黏稠度、下肢深静脉及颈动脉 B 超、视力、视野、肺功能、心脏彩超等检查。

（3）专科护理　完成入院评估及健康宣教。评估三叉神经痛典型的症状与体征。疼痛最常见于下颌支和上颌支，病侧三叉神经分布区常有触发点，如上下唇、鼻翼、口角、门齿、犬齿、齿根、颊、舌等，稍加触动即可引起疼痛发作；饮水、刷牙、洗脸和剃须等也可诱发，严重者影响正常生活，患者常不敢进食、大声说话，甚至洗脸。评估患者基本信息、既往史、用药史，遵照医嘱执行二级护理，观察患者病情变化，遵医嘱执行基础疾病药物治疗。完成患者卫生处置，落实晨晚间护理、患者安全管理、心理护理。对疼痛影响睡眠者，予以对症处理。

（4）个案管理

① 采集患者信息，评估患者对疾病认知情况、情绪、心理状况及社会支持能力，对患者进行安全宣教及心理指导。

② 评估疼痛程度、是否影响睡眠。减少或避免噪声，嘱患者保持大便通畅，减少或避免咳嗽、屏气、大幅度转头、突然的体位改变，可以通过听收音机、聊天、看电视等分散注意力。早期预防性服用镇痛药。

（5）嘱患者配合事项　配合入院评估及宣教；配合询问病史（既往史、用药情况），配合专科体格检查及疾病资料收集；继续既往基础疾病用药治疗，普通饮食或遵医嘱补充营养制剂，正常活动。

2. 住院第 2 日（手术前 1 日）

（1）主要诊疗　上级医师查房，MDT 团队（科主任、主刀医生、主管医生、麻醉师、手术室护士、营养师、康复师、药师、个案管理师、护士长、责任护士、必要时其他专科医生）根据患者病情确定手术方案为显微血管减压术。

向患者和家属交代手术必要性：①镇痛效果明显且不易复发；②手术创伤小且安全，能为体质衰弱的疼痛患者所接受；③手术破坏正常功能（如肢体运动、感觉、精神活动、排尿排便等）的可能性低至最小程度；④手术后无异常感觉及中枢性疾病发生。

向患者和家属交代手术风险：部分患者受血性脑脊液刺激或对 Teflon 棉或其他材料有排异反应，术后会出现发热、头痛、颈项强直等情况，需要行腰椎穿刺；少数患者显微血管减压术后原有疼痛不一定立刻消失，有可能恢复一段时间后逐渐减轻或消失。

签署手术同意书、输血同意书。准备术后 CT、MRI 复查单。麻醉医师与手术室护士术前访视，向患者及家属交代术中麻醉风险及注意事项，签署麻醉知情同意书、麻醉药品使用知情同意书。

（2）重点医嘱

① 长期医嘱　普食、糖尿病饮食或低盐低脂饮食，二级护理，既往基础疾病用药治疗。

② 临时医嘱　全麻下行显微血管减压术，术前禁食 6～8h，禁饮 2～4h，术前 30min 局部备头皮，交叉配血，术中静滴抗生素，行神经功能电生理监测，术后复查 CT，其他特殊医嘱。

（3）用药指导　对患者三叉神经痛的治疗用药（卡马西平、奥卡西平、巴氯芬、拉莫三嗪），以及术中预防性应用抗生素、止血药、补液营养治疗及合并症的用药（合并脑水肿用糖皮质激素、脱水药，合并癫痫后抗癫痫药物调整；合并感染后抗菌药物调整）进行指导，保证患者用药安全。接受医生用药咨询。

（4）专科护理、个案管理、嘱患者配合事项 详见本章第十节“听神经瘤”。

3. 住院第3日（手术当日）

（1）主要诊疗 核对患者基本信息及手术部位、手术方式，实施手术。在全麻插管下行三叉神经显微血管减压术（右侧/左侧），留置导尿管，全麻后（左侧/右侧）卧位，头圈固定，取耳后直切口，切口采用枕下乙状窦后入路，游离骨瓣开颅，“弧”形切开硬脑膜，释放脑脊液，彻底暴露三叉神经和周围责任血管，对三叉神经进行全程探查，找到责任血管后，将责任血管分开后垫以 Teflon 棉，使三叉神经得到充分减压。麻醉清醒后，评估神经系统功能（三叉神经及后组脑神经功能）、听力情况及三叉神经疼痛缓解情况。观察神志、瞳孔、生命体征变化。术后行 CT 检查，判断有无颅内出血及脑组织肿胀程度。完成手术记录及术后病程记录。

（2）重点医嘱

① 长期医嘱 神经外科全麻术后护理常规，重症监护或一级护理，氧气吸入，心电监测，去枕平卧 6h，抗酸、止血、止吐、抗炎及营养支持治疗，预防性镇痛。眼睑闭合不全者，滴眼药水、涂眼膏保护角膜。

② 临时医嘱 术前 0.5h 用抗菌药物，查血常规、凝血四项、电解质、血气分析等。行头颅 CT 检查排除颅内出血、脑水肿，必要时脱水、止呕对症处理。

（3）专科护理 常规护理及护理重点详见本章第十节“听神经瘤”。

并发症预防护理内容介绍如下。

① 脑脊液漏 由于手术中开放乳突气房，术后有可能出现脑脊液渗漏，如发现外耳道、鼻腔溢液，口咽腔有咸味液体流下，需警惕脑脊液渗漏的发生。术中需尽量对硬脑膜进行水密缝合；如有需要，可选用人工硬脑膜修补硬膜，并应用钛板修补缺损的颅骨。防止颅内感染。

② 面部麻木 对照镜子观察自己完成皱眉、上抬前额、闭眼、露齿、鼓腮、吹哨等动作时，双侧颜面是否对称，进行自我按摩，进行表情动作训练。勿用冷水洗脸，避免面部直接吹风，可用生姜末局部敷贴（30min）或用温湿毛巾热敷面瘫侧（2～3 次/天），温度要＜50℃。加强口腔护理，保持口腔清洁，随时清除口角分泌物，防止口腔感染。术后需要常规服用神经细胞营养药（如尼莫地平、复方丹参滴丸、复合维生素 B、三磷腺苷）1～3 个月，以促进神经功能恢复。

③ 听力障碍 护士与患者交谈时应尽量靠近患者，并站在健侧，必要时重复谈话内容，耐心听取患者的诉说，鼓励患者恢复日常活动与社会交往。

（4）个案管理、嘱患者配合 详见本章第十节“听神经瘤”。

4. 住院 4~6 日（术后 1~3 日）

（1）主要诊疗 上级医师查房，评估患者意识、瞳孔、生命体征、伤口等情况。检查血液指标（包括血常规、电解质、凝血常规等），结合结果对症处理。有发热、脑膜刺激征阳性者，需行腰椎穿刺术；有脑脊液漏者需平卧 1 周，必要时行腰椎置管术脑脊液持续引流，调整抗生素用药频次或更改敏感抗生素。注意保持呼吸道通畅，鼓励患者早期下床活动，6h 内拔除导尿管。＞60 岁患者，加强患侧眼球湿润，必要时复查头部 CT、MRI。

（2）重点医嘱

① 长期医嘱 一级护理，普食，氧气吸入，心电监测，机械辅助排痰，抬高床头 15°～30°，平卧位（术后有脑脊液漏者平卧 1 周），气压治疗，控制血压和血糖，抗酸治疗（预防应激性溃疡），抗菌药物应用，神经细胞营养药物应用。有眼睑闭合不全者，予以滴眼药水、

涂眼膏保护角膜。

② 临时医嘱　头部换药，必要时行腰椎穿刺术，脱水、止呕对症处理，维持出入量平衡。

（3）专科护理　密切观察患者意识、瞳孔、生命体征及肢体活动情况，重点监测呼吸频率及节律、血氧饱和度情况，指导患者正确咳嗽、咳痰，出现病情变化及时报告医生。意识清醒者，术后第一天早餐流质，中餐半流质或软食，晚餐恢复至普通饮食，以清淡为主。观察头部敷料有无松脱及伤口渗血、渗液。拔除尿管，关注患者自行排尿情况。指导并协助患者早期下床活动。对头痛、呕吐、眼睑闭合不全、脑脊液漏等情况予以对症处理并完成护理记录。落实体位护理、晨晚间护理、生活护理、心理护理。

（4）个案管理、嘱患者配合事项　详见本章第十节“听神经瘤”。

5. 住院 7 日（出院日）

（1）主要诊疗　上级医师查房，评估伤口愈合情况及有无手术并发症。出院指征：切口愈合良好，患者术后恢复好，无头痛、发热。开具出院医嘱，完成出院记录。向患者及家属交代出院后注意事项：患者术后患侧面部可能仍有轻微疼痛，不作为继续住院治疗的原因，需要继续服用镇痛药物，术区皮肤麻木考虑为术后反应；可能出现患侧口唇部的疱疹，给予对症治疗，不影响出院时间，术后需要常规服用神经细胞营养药；出现头痛、呕吐、意识障碍、伤口渗液、伤口流脓、脑脊液漏等异常情况需紧急就诊。签署出院告知书，开具出院诊断证明书，打印病历首页。

（2）重点医嘱　常用口服用药有尼莫地平、复方丹参滴丸、复合维生素 B、三磷腺苷。出院 1 个月、3 个月各复诊一次。

（3）专科护理、个案管理、嘱患者配合事项　详见本章第十节“听神经瘤”。

（三）院后管理

1. 短期随访（出院后 1～30 日）

（1）专科护理（1～7 日）

了解患者头痛的部位、性质，初步判断是伤口疼痛还是颅内高压性疼痛或低颅压性头痛。指导居家饮食、活动与休息、遵医嘱服药。评估头部伤口是否完全拆线，有无伤口发痒、发红、流脓、破溃出血、皮下积液等。

（2）个案管理（8～30 日）　出院 14 天电话随访，推送三叉神经痛健康软文，评估患者疼痛，接受患者问题咨询，归集随访资料。

（3）主要诊疗　术后 1 个月分析患者检查报告，了解患者手术效果，评估神经功能恢复状态，指导后期治疗。

2. 中期随访（出院后 31～90 日）

（1）个案管理　出院 85 天提醒复诊，评估患者饮食、运动、药物、心理康复依从性及效果，评估患者疼痛，归集随访数据。

（2）主要诊疗　颅脑 CT、MRI 平扫；神经功能评估：三叉神经颅内成像。调查患者健康状况及术后生活质量，完成患者心理状态评估。接受疾病问题咨询，指导并发症康复治疗及训练。

（四）家居康复指引

1. 伤口

头部伤口拆线后 48～72h 可拆除头部敷料，外出时可戴帽子保护伤口。拆线后 3～5 天，伤口完全愈合即可洗头。避免直接用手抓挠伤口，防止伤口破溃出血，以免造成感染。伤口出现发红、发痒、流脓、破溃、渗血/渗液，及时咨询医生，必要时到医院就诊。

2. 疼痛

严重的持续性疼痛伴有呕吐、意识障碍时，及时就医。余见本节住院第 1 日个案管理之②。

3. 眼睑保护

眼睑闭合不全时，用眼罩保护患侧眼球或用蝶形胶布将上、下眼睑黏合在一起。白天按时用氯霉素眼药水滴眼，睡前予以四环素或金霉素眼膏涂于上、下眼睑之间，保护角膜。减少用眼和户外活动，外出时戴墨镜保护，防止暴露性角膜炎。对照镜子观察自己完成皱眉、上抬前额、闭眼、露齿、鼓腮、吹哨等动作时，双侧颜面是否对称，进行自我按摩，进行表情动作训练。勿用冷水洗脸，避免面部直接吹风，可用生姜末局部敷贴（30min）或用温湿毛巾热敷面瘫侧（2～3 次/天），温度要＜50℃。加强口腔护理，保持口腔清洁，随时清除口角分泌物，防止口腔感染。配合物理和药物治疗，以促进神经功能恢复。

4. 脑脊液漏

卧床休息，床头抬高 15°～30°；耳漏时头偏向患则，借重力使脑组织贴近硬脑膜漏孔处，促使漏口粘连封闭，维持到脑脊液漏停止后 3～5 天。每 4～6h 测量 1 次体温，禁忌做耳鼻道填塞、冲洗、滴药。脑脊液漏卧床时间超过 1 周未愈，需汇报给主管医生，防止颅内感染。

（陈咏华　李　超　赵　杰）

附表 5-22-1　三叉神经痛全病程管理路径——院前及院中管理

时间 / 项目	院前管理	院中管理				
	入院前准备 1～2 天	住院第 1 天（入院日）	住院第 2 天（手术前 1 天）	住院第 3 天（手术日）	住院第 4～6 天（术后 1～3 天）	住院第 7 天（出院日）
专科诊疗	□排除新冠肺炎病史 □完成三大常规、肝肾功能、凝血功能、腹部 B 超、心电图、胸片检查 □完成头部 MRI、颅底 CT 检查 □手术麻醉风险评估 □办理预住院手续	□采集病史（三叉神经痛特点：阵发性、周期性、单侧性发作；短暂缓解；疼痛呈电灼、针刺、刀割、撕裂样痛；持续几秒至几分钟） □专科体查（疼痛触发点：上下唇、鼻翼、口角、门齿、犬齿、齿根、颊、舌等） □三叉神经颅内成像检查 □脑干诱发电位、肌电图检查 □基础疾病相关检查与会诊	□分析检查结果 □确定手术方案 □手术风险谈话（术后并发症：眼睑闭合不全、脑脊液漏、疼痛加剧） □多学科术前讨论	□手术方式：三叉神经显微血管减压术	□三叉神经功能障碍评估与处理 □脑脊液漏处理 □发热处理 □伤口评估及处理 □术后 MRI 复查 □面神经及后组脑神经功能损伤者服用神经细胞营养药（尼莫地平、复方丹参滴丸、复合维生素 B、三磷腺苷四联口服） □肺部感染的预防与处理 □眼睑闭合不全者，防止角膜溃疡	□出院标准评估：切口愈合良好，患者术后恢复好，无头痛、发热，无脑脊液漏等并发症 □交代出院注意事项 □办理出院手续

续表

时间 项目	院前管理	院中管理				
	入院前准备 1～2天	住院第1天 （入院日）	住院第2天 （手术前1天）	住院第3天 （手术日）	住院第4～6天 （术后1～3天）	住院第7天 （出院日）
重点医嘱		□一级护理 □普通饮食、糖尿病饮食或其他 □相关检查（脑干诱发电位、肌电图） □三叉神经颅内成像检查 □基础疾病治疗	□一级护理 □禁食、禁饮4～6h □局部手术备皮 □生命体征监测 □根据病情下达相应医嘱 □基础疾病治疗	□一级护理 □禁食、禁饮4～6h □心电监测 □吸氧 □预防性使用镇痛药物 □吞咽、面神经功能评定 □抗炎、止呕、抗酸、神经营养药物、营养支持治疗 □对症治疗 □CT检查 □术后24h拔除尿管	□一级护理 □普食或糖尿病饮食 □吞咽、面神经功能评定及训练 □药物治疗（抗炎、止呕、抗酸、神经营养支持治疗） □伤口处理 □预防跌倒、深静脉血栓 □生命体征监测，Q4h □防止误吸 □MRI复查 □预防性使用镇痛药物	□出院医嘱
专科护理		□入院评估及宣教 □预防跌倒/坠床宣教 □密切观察意识、瞳孔及生命体征变化 □专科检查注意事项宣教 □完善术前准备	□局部手术切口备皮 □禁食、禁饮宣教 □气道风险评估及肺部康复训练指导 □心理指导	□重点病情监测（意识、瞳孔、生命体征、血氧饱和度） □吞咽、面神经功能评定及记录 □保持呼吸道通畅，预防误吸 □术后4～6h进食流质 □面部感觉评估	□病情监测（意识、瞳孔、生命体征、血氧饱和度） □保持呼吸道通畅 □吞咽、面神经功能评定及训练 □ERAS早期康复指导（饮食营养、管道、运动、并发症预防等） □面部感觉评估	□出院流程指导 □家居康复指导 □家居随访指导
个案管理	□收集患者详细信息	□评估患者心理状况及社会支持能力 □健康宣教 □制订术前照护计划	□制订患者术后体位、早期活动计划 □疼痛管理 □制订气道康复及饮食营养计划	□患者病情评估 □健康指导	□实施早期康复计划 □制订出院计划	□出院照护需求评估 □制订出院随访计划 □制订居家康复计划
嘱患者配合事项	□入院前准备 □办理预住院手续	□配合术前病情评估 □接受术前健康宣教 □完成术前准备	□配合术前谈话 □及时报告不适	□配合专科诊疗、护理 □及时报告不适	□配合ERAS早期康复措施落实 □及时报告不适	□办理出院手续

附表 5-22-2　三叉神经痛全病程管理路径——院后管理

项目 \ 时间	院后管理	
	短期随访 （出院后 1～30 日）	中期随访 （出院后 31～90 日）
主要诊疗	□了解手术效果 □评估神经功能恢复状态 □指导后期治疗	□颅脑 MRI 平扫＋三叉神经颅内成像 □神经功能评估（面神经功能：常态、闭眼、示齿、鼓腮、吹口哨、皱额、皱眉、微笑，有无眼干、少泪或多泪） □分析患者检查报告，指导后期治疗 □调查患者健康状况及术后生活质量 □接受疾病问题咨询
专科护理	□出院一周内电话随访 □伤口愈合情况评估 □家居饮食、活动与休息、服药、观察指导 □心理指导 □患者吞咽、面神经功能训练指导 □家居防跌倒宣教	
个案管理	□出院 14 天电话随访 □回答患者咨询问题 □三叉神经痛家居健康教育软文及视频推送 □并发症护理指导 □回访数据归集 □信息反馈（向专科团队反馈患者听力、面神经功能、吞咽功能恢复情况） □居家服用镇痛药物依从性评估	□出院 85 天电话随访及复诊提醒 □了解患者居家康复效果及并发症护理 □出院 3 个月电话随访 □接受患者疾病相关问题咨询 □患者听力、面神经功能、吞咽功能恢复情况反馈 □调查患者健康状况及术后生活质量，完成患者心理状态评估 □随访数据归集
嘱患者配合事项	□报告自身不适（伤口情况、疼痛、脑脊液漏、眼睑闭合不全等） □进行居家康复 □接受三叉神经疼相关知识健康教育 □进行吞咽功能及面神经功能康复训练 □出院 1 个月医院面诊	□出院 3 个月医院面诊 □完成头部 MRI 检查＋三叉神经颅内成像 □配合完成生活质量调查、心理评估 □学习三叉神经痛健康教育知识及视频 □进行吞咽功能及面神经功能康复训练

第二十三节　面肌痉挛

一、概述

面肌痉挛又称为面部抽搐，主要表现为一侧面部不自主抽搐。抽搐呈阵发性发作且不规则，程度不等，可因疲倦、精神紧张、情绪激动和自主运动而加重，是一种临床常见的进展缓慢的周围神经疾病。多在中年以后发病，女性多见。治疗方法主要包括药物、肉毒素注射、外科手术三种。目前国内外应用最广泛也最有效的手术方式为显微血管减压术，显微血管减压术是针对病因进行治疗的方法，即在显微镜下将压迫血管与面神经垫隔开。主要适用于应用口服药物或注射肉毒素治疗疗效差或者无效的面肌痉挛患者、抽搐症状严重的患者以及手术意愿强烈的面肌痉挛患者。见图 5-23-1～图 5-23-3。面肌痉挛强度分级参考 Cohen 痉挛强度分级，见表 5-23-1。

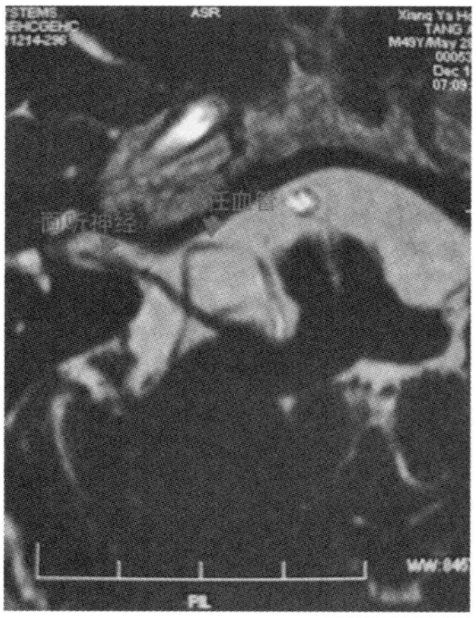

图 5-23-1 术前 MRI

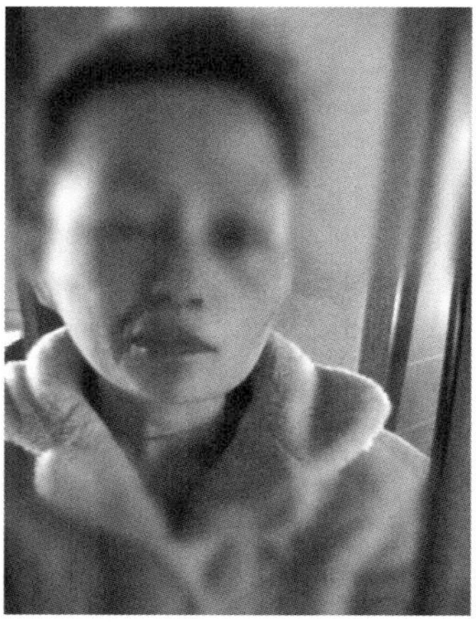

图 5-23-2 术前照片

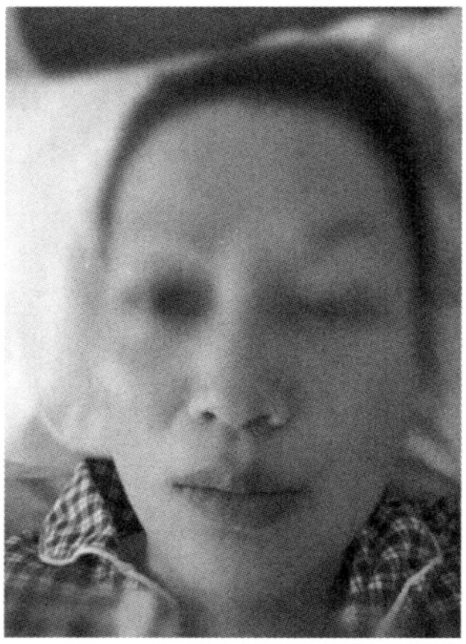

图 5-23-3 术后照片

表 5-23-1 Cohen 痉挛强度分级

分级	痉挛强度
0 级	无痉挛
1 级	外部刺激引起瞬目增多或面肌轻度颤动
2 级	眼睑、面肌自发轻微颤动，无功能障碍
3 级	痉挛明显，有轻微功能障碍
4 级	严重痉挛和功能障碍，患者因不能持续睁眼而不能看书，独自行走困难

二、出院标准

（1）标准住院日　7 天。

（2）出院标准　伤口无红肿、渗血、渗液、流脓；体温正常，无肺部感染、脑脊液漏等并发症。

三、全病程管理路径

（一）院前管理（入院前准备 1～2 日）

1. 主要诊疗

门诊就诊，入院前采集用药史、既往史、现病史，了解患者面肌痉挛发病时间、频率、发作程度、诱发因素等。完成 CT、MRI、三大常规、凝血功能、肝肾功能、心电图及胸部 X 线片检查，排除新型冠状病毒等传染病感染。评估患者有无手术禁忌证，完成麻醉前风险评估，预约床位，办理预住院手续。

2. 个案管理

收集患者个案信息，采集患者用药史、既往史、现病史。评估患者有无手术禁忌证，适合手术者，协助患者办理预住院手续。

3. 嘱患者配合事项

配合院前完成手术及麻醉风险评估，完成术前常规血液化验及检查，预约床位，办理预住院手续。

（二）院中管理

1. 住院第 1 日（入院当日）

（1）主要诊疗

① 常规工作　主管医生询问患者病史及进行专科体格检查，完成入院记录、首次病志，分析三大常规、凝血功能、肝肾功能、心电图、胸部 X 线片、CT、MRI 检查报告。有烟酒嗜好或既往有高血压、糖尿病、慢性支气管疾病属于麻醉高危风险者，需要行肺功能、心脏彩超检查。必要时，申请 MDT 会诊。上级医师查房与术前评估，初步确定手术日期和手术方式，完成上级医师查房记录。积极治疗基础疾病，观察患者病情变化。对症治疗。

② 重点诊疗　完成面肌痉挛强度（详见表 5-23-1）、营养状态、呼吸功能、焦虑/抑郁评估。术前存在营养不良者，给予口服营养制剂或静脉营养治疗，以达到目标摄入量；予以心理支持；糖尿病患者，应控制血糖（血糖＜16.6mmol/L），方可进行手术。

（2）重点医嘱

① 长期医嘱　普食（糖尿病患者糖尿病饮食、高血压患者低盐低脂饮食），二级护理，基础疾病药物治疗，Cohen 痉挛强度为 4 级者预防跌倒。

② 临时医嘱　60 岁以上患者及高危人群，进行血脂、血液黏稠度、下肢深静脉及颈动脉 B 超、视力、视野、肺功能、心脏彩超等检查。

（3）专科护理

① 常规护理　完成入院评估及健康宣教。了解患者基本信息、主诉、现病史、既往史；评估存在或潜在的护理风险。介绍病室环境，病房设施和设备，医院住院制度、安全制度、陪护与探视制度等。建立入院护理病历，执行二级护理，观察患者病情变化，遵医嘱执行基础疾病药物治疗，落实抑郁患者的“三防”护理。完成患者卫生处置，指导患者更换病服。落实晨晚间护理、患者安全管理、心理护理、面部保暖指导。

② 护理重点　了解 Cohen 痉挛强度、表现及伴随症状，了解疼痛程度、表现及伴随症状。进行营养风险筛查，测量身高、体重，了解患者食欲、饮食习惯、有无进食困难，并予以进食指导，防止误吸。指导患者戒烟酒，以及训练深呼吸、咳嗽、床上排便。完成 ADL 评估、疼痛评估、跌倒评估，跌倒高危患者，应加强巡视，班班交接，保持地面无水渍、障碍物，病室及活动区域灯光充足，指导患者正确使用呼叫铃，并放于患者触手可及的位置。应指导患者变换体位时速度缓慢，由卧位变为站位时，遵循“三部曲”，即平卧 30s、坐起 30s、站立 30s 再行走。一旦发现患者跌倒，应立即通知医生，评估患者病情，遵医嘱完善相关检查，给予对症处理。

（4）个案管理　采集患者信息，评估患者对疾病认知情况、情绪、心理状况及社会支持能力，了解医保、商业保险等医疗费用支付方式。了解 Cohen 痉挛强度，4 级患者防跌倒。落实进食安全宣教及心理指导。

（5）嘱患者配合事项　配合测量生命体征、身高、体重，配合入院评估及宣教；配合医生询问现病史、既往史、用药情况，配合专科体格检查及疾病资料收集；在护士协助与指导下自理日常生活。既往基础疾病者，遵医嘱用药，普通饮食或遵医嘱补充营养制剂，进食应缓慢。活动时预防跌倒，面部避免冷风刺激，保持心境平和。

2. 住院第 2 日（手术前 1 日）

（1）主要诊疗

① 常规工作　上级医师查房，根据患者病情确定手术方案，向患者和家属交代手术必

要性；术前风险再评估，MDT团队（科主任、主刀医生、主管医生、麻醉师、手术室护士、营养师、康复师、药师、个案管理师、护士长、责任护士、必要时其他专科医生）术前讨论与小结，向患者和家属交代围手术期注意事项；签署手术同意书、输血同意书、签字授权委托书、自费项目协议书；准备病理学检查单及术后头颅CT、MRI复查单。

② 重点诊疗　麻醉医师与手术室护士术前访视，进行麻醉与术中压力性损伤、深静脉血栓等风险评估，组织MDT术前讨论，对于存在营养不良者，继续给予口服营养制剂或静脉营养治疗，以达到目标摄入量。向患者及家属告知麻醉注意事项并签署麻醉知情同意书、麻醉药品使用知情同意书。

（2）重点医嘱

① 长期医嘱　普食或治疗饮食，二级护理，既往基础疾病用药治疗。

② 临时医嘱　全麻下行面神经显微血管减压术，术前禁食6～8h，禁饮2～4h，术前1天局部备头皮，术中静滴抗生素，行神经功能电生理监测，术后复查头颅CT及MRI等特殊医嘱。

（3）专科护理

① 常规护理　术前准备宣教，包括备皮、术前禁食及禁饮时间、告知麻醉访视、签字事宜。指导患者术前沐浴、更换病服，以及术后患者用物准备，指导保持充足睡眠，防止感冒。完成晨晚间护理、安全管理、心理护理。

② 护理重点　参与患者术前讨论，落实防跌倒及“三防”护理、进食指导、心理护理；指导禁烟酒，以及训练深呼吸、咳嗽、床上排便；肺功能异常者，指导爬楼梯、吹气球等肺功能锻炼。

（4）个案管理　协助患者及家属理解手术及治疗方案，制订术前照护管理（健康教育）计划，汇总营养师、药师、康复师、麻醉师术前讨论意见，向患者及家属做好解释与宣教，制订患者术后康复计划。

（5）嘱患者配合事项　配合完善术前相关化验、检查；接受面肌痉挛疾病知识、手术前准备（配合完成局部备头皮，术前禁食6～8h，禁饮2～4h，观看手术室宣教视频）宣教；配合医师完成手术谈话，术前签字；配合个案管理师完成康复计划解释与宣教；正常活动。

3. 住院第3日（手术当日）

（1）主要诊疗

① 常规工作　核对患者基本信息及手术部位、手术方式，向患者及家属交代手术过程，实施手术，完成手术记录及术后病程记录。术后行头颅CT检查，判断有无颅内出血。观察神志、瞳孔、生命体征变化。

② 重点诊疗　在全麻插管下行面神经显微血管减压术。患者取侧卧位，全身麻醉后，留置导尿管，头圈固定，取耳后直切口，采用枕下乙状窦后入路，游离骨瓣开颅，“弧”形切开硬脑膜，释放脑脊液，彻底暴露面神经和周围责任血管，对面神经进行全程探查，找到责任血管，将责任血管分开后垫以Teflon棉，使面神经得到充分减压。

（2）重点医嘱

① 长期医嘱　神经外科全麻术后护理常规，一级护理，禁食、禁饮4～6h。氧气吸入，心电监测，控制血压和血糖，抗酸、止吐、护脑、抗炎及营养支持治疗，预防性镇痛。

② 临时医嘱　术前0.5小时应用抗菌药物，查血常规、凝血四项、电解质、血气分析等。复查头颅CT排除颅内出血，密切关注患者生命体征、神志及瞳孔变化。其他特殊

医嘱。

（3）专科护理

① 常规护理　手术前核对患者身份信息与手术标识，去除患者首饰物品交由家属保管，核对病历、影像学资料及术中带药，填写手术交接单，与手术室工作人员交接患者。手术后床旁交接患者病情及用物。了解患者手术方式、手术体位、手术时间、术中出血量等；了解麻醉方式、术中麻醉情况、患者麻醉复苏状态、有无麻醉后反应，必要时查血气分析；观察全身皮肤有无压力性损伤；评估日常生活能力、VTE、跌倒/坠床风险；评估输液管路是否通畅，了解术中输液量、药物名称及药物的作用。落实生活护理及心理护理。

② 护理重点　观察并评估面肌痉挛改善情况并询问患者的主观感受、心理状态等，监测患者意识、瞳孔、生命体征、肢体活动、血氧饱和度情况；麻醉清醒后 4～6h，评估患者有无颅内高压症状、有无听力障碍、有无脑脊液漏及面神经功能改善情况；患者无呕吐，即可进行吞咽功能障碍筛查，无吞咽障碍者，4h 后可饮水，6h 后进食清流质。

③ 并发症预防

a. 颅内出血　面肌痉挛术后患者发生颅内出血的概率较低。但是，颅内出血是术后最危险的并发症，常发生于术后 24～72h，必须密切监测病情变化。

b. 误吸　及时清除口腔内分泌物；患者呕吐时，头偏向一侧，防止呕吐物、口腔分泌物吸入气道。评估吞咽功能时，禁止用牛奶、鸡汤、肉汤等含脂质物质，防止吸入性肺炎发生。

（4）个案管理　评估患者身体、情绪、认知、心理和社会支持状态，根据病情制订早期康复计划，见表 5-23-2。

表 5-23-2　面肌痉挛早期康复计划

时间	体位	早期活动	疼痛管理	气道管理	饮食营养
手术当天	麻醉清醒前去枕平卧，麻醉清醒后，生命体征平稳者头部抬高 15°～30°，严禁坐位和站立	每 2h 翻身、活动肢体 1 次，踝泵运动每天 3 次	疼痛评分控制在 0～3 分	按需吸氧，清醒患者，行呼吸功能锻炼，10 次/h	无呕吐者 4h 后饮水，6h 后进食清流质
术后第 1 天	头部抬高 30°或在患者耐受情况下取坐位	病情允许情况下，指导并协助患者离床活动，预防跌倒	保证活动量，睡眠至少 6h	呼吸功能锻炼，10 次/h；有效咳嗽，至少 2 次/日；雾化吸入，3 次/日	遵医嘱由流质、半流质、软食逐渐过渡到普通饮食
术后 2～7 天	主动体位	下床活动	睡眠至少 6h	呼吸功能锻炼，有效咳嗽	少食多餐

（5）嘱患者配合事项　卧床休息，配合吸氧，进行心电监测，配合监测意识、瞳孔、生命体征、肢体活动等情况，随时向医护人员报告身体不适。

4. 住院 4～6 日（术后 1～3 日）

（1）主要诊疗

① 常规工作　上级医师查房，评估患者意识、瞳孔、生命体征、伤口等情况。完成常规病历书写。

② 重点诊疗　鼓励患者早期下床活动，24h 内拔除导尿管，＞60 岁患者，使用分级加压弹力袜＋间歇充气加压泵预防血栓，复查 CT，评估面肌痉挛改善效果。

（2）重点医嘱

① 长期医嘱　一级护理，普食或流质，基础疾病药物治疗，控制血压和血糖，抗菌药物应用。

② 临时医嘱　头部换药，必要时使用镇痛药物。

（3）专科护理

① 常规护理　密切观察患者意识、瞳孔、生命体征、肢体活动及面部痉挛改善情况，出现病情变化及时报告医生。观察头部敷料有无松脱及伤口渗血、渗液。遵医嘱拔除尿管，关注患者自行排尿情况。指导并协助患者下床静坐、离床活动。对头痛、呕吐等情况予以对症处理并完成护理记录。落实晨晚间护理、生活护理、心理护理。

② 护理重点　监测病情变化，关注患者的主观感受及心理活动，及时予以心理疏导，指导患者正确咳嗽和进行踝泵运动，指导并协助下床活动，防止跌倒。

（4）个案管理　评估患者病情及配合情况，制订术后照护管理（健康教育）计划，了解并发症预防及健康宣教落实效果，指导患者配合并发症防范（跌倒/坠床、深静脉血栓、肺部感染等），给予患者心理指导，评估患者身体、情绪、认知、心理和社会支持状态并针对性地进行健康教育，监测并管理住院时长，评价患者对康复计划内容掌握情况及康复计划的实施效果，拟定出院时间、出院准备计划，进行出院前患者及家属沟通。

（5）嘱患者配合事项　配合病情监测、医师查房及诊疗，在护士指导及协助下下床活动，注意循序渐进，防止跌倒。根据病情逐渐由流食过渡至普食，遵守探视及陪伴制度，接受出院前康复宣教及出院注意事项指导。

5. 住院 7 日（出院日）

（1）主要诊疗

① 常规工作　上级医师查房，评估伤口愈合情况及有无手术并发症。开具出院医嘱，完成出院记录。向患者及家属交代出院后注意事项、复诊时间地点及项目。交代出现头痛、呕吐、意识障碍、伤口感染等异常情况时的紧急处理方法。开具出院诊断证明书，签署出院告知书，完成出院病历书写。

② 重点诊疗　评估出院指征，指导术后 7～9 天拆线，切开愈合良好，无需住院处理的并发症和/或合并症，即可出院。

（2）重点医嘱　出院医嘱：出院带药及用药指导，复诊指导。

（3）专科护理

① 常规护理　出院带药服用方法及注意事项宣教。完成患者出院满意度调查，指导患者办理出院手续，指导复诊与就医。

② 护理重点　出院指导及家居康复指导，面部保暖及避免冷风等刺激，建立健康的生活方式等。

（4）个案管理　签署健康管理知情同意书，评估出院照护需求（交通、照护需求），制订出院随访计划、出院复诊计划、出院照护路径（转诊/就医、远程健康管理、居家随访、居家自护），必要时组织康复师及社工制订患者居家康复计划。

（5）嘱患者配合事项　配合出院告知谈话，出院签字，接受出院宣教，办理出院手续，熟悉出院带药服用方法及注意事项，掌握居家康复方法，了解复查程序，填写出院满意度调查表。

（三）院后管理——居家随访

1. 短期随访（出院后 1～30 日）

（1）专科护理（1～7 日） 家居适应评估：评估患者家居环境，照护人员情况（照护人数，有无照护技能、照护意愿），家居康复情况。了解患者面部痉挛改善情况，有无头痛及伤口疼痛。指导居家饮食、活动与休息、遵医嘱服药。询问有无伤口红肿、渗血、渗液、皮下积液等。给予心理指导及异常情况就医指导。

（2）个案管理（8～30 日） 对下转患者接收转诊机构信息进行反馈。出院家居康复患者，电话随访，出院 14 天推送面肌痉挛健康宣教知识，接受问题咨询，落实康复训练、面部保暖、心理调适等健康教育，归集随访数据。

2. 中期随访（出院后 31～90 日）

（1）个案管理 出院 85 天提醒复诊，推送面肌痉挛健康科普视频，接受问题咨询，进行建立健康生活方式等健康教育，归集随访数据。

（2）诊疗措施

① 常规检查 颅脑 MRI 平扫，面神经功能评估（常态、闭眼、示齿、鼓腮、吹口哨、皱额、皱眉、微笑，有无眼干、少泪或多泪等），面肌痉挛术后生活质量调查，心理评估。

② 重点诊疗 分析患者检查报告，评估神经功能恢复状态，指导后期治疗。了解患者家居康复情况及术后生活质量，完成心理状态评估。接受疾病问题咨询，指导康复治疗及训练。

（四）家居康复指引

1. 饮食

进食高热量、高蛋白（鱼、肉、鸡蛋、牛奶、豆奶等）、富含纤维素（韭菜、芹菜等）、富含维生素（新鲜蔬菜、水果）营养丰富的食物。每天饮水约 2500mL，不宜饮用含糖饮料（如可乐、雪碧等）。忌食高脂肪、辛辣刺激食物，戒烟酒。少油少盐，成人每天摄入烹调油 25～30g（2～3 汤匙），食盐用量不超过 6g，防止便秘。

2. 防跌倒

家居环境适宜：地面清洁、干燥，房间内光线充足，无障碍物，避免碰撞，防止摔伤，患者裤腿不要盖过足背，穿防滑鞋，防止跌倒；由卧位变为站位时，遵循“三部曲”，即平卧 30s、坐起 30s、站立 30s 再行走。一旦出现头晕、恶心、出冷汗、眼前发黑等症状，立即卧床休息，避免意外情况发生，不吸烟，不饮酒，不熬夜，避免面部受冷风及机械刺激。

3. 面瘫

表现为口角歪斜以及抬眉、闭眼、鼓腮困难，一般会逐渐减轻，多于 3～6 个月内完全恢复。眼睑不能完全闭合（少见）者避免到风沙大的地方活动，注意戴墨镜防护，防止暴露性角膜炎。

4. 延迟治愈

表现为术后面部仍有抽动，程度时轻时重，时有时无，一般在 3～6 个月后逐渐停止，也有少数患者症状维持在 1 年以上，半年后仍抽搐者需门诊复查。

5. 脑脊液漏观察

卧床休息，床头抬高 15°～30°；耳漏时头偏向患则，借重力使脑组织贴近硬脑膜漏孔处，促使漏口粘连封闭，维持到脑脊液漏停止后 3～5 天。每 4～6h 测量 1 次体温，禁忌做耳鼻道填塞、冲洗、滴药。脑脊液漏卧床时间超过 1 周未愈，需汇报给主管医生，防止颅内感染。

（陈咏华　戴思斯　赵　杰）

附表 5-23-1　面肌痉挛全病程管理路径——院前及院中管理

时间 项目	院前管理	院中管理				
	入院前准备 1～2 天	住院第 1 天 （入院日）	住院第 2 天 （手术前 1 天）	住院第 3 天 （手术日）	住院第 4～6 天 （术后 1～3 天）	住院第 7 天 （出院日）
专科诊疗	□排除新冠肺炎病史 □完成三大常规、肝肾功能、凝血功能、腹部 B 超、心电图、胸片检查 □完成头部 MRI、颅底 CT 检查 □手术麻醉风险评估 □办理预住院	□采集病史（面肌痉挛发病时间、频率、发作程度、诱发因素评估） □专科体查（面神经功能分级） □脑干诱发电位、肌电图检查 □基础疾病相关检查与会诊	□分析检查结果 □确定手术方案 □手术风险谈话（术后并发症：面神经功能障碍、脑脊液漏、延迟治愈） □多学科术前讨论	□手术方式：面肌痉挛显微血管减压术	□面神经功能障碍评估与处理 □脑脊液漏处理 □发热处理 □伤口评估与处理 □术后 MRI 复查 □面神经及后组脑神经功能损伤者服用神经细胞营养药物（尼莫地平、复方丹参滴丸、复合维生素 B、三磷腺苷四联口服） □肺部感染的预防与处理 □眼睑闭合不全者，防止角膜溃疡	□出院标准评估：切口愈合良好，患者术后恢复好，无头痛、发热、脑脊液漏等并发症 □交代出院注意事项 □办理出院手续
重点医嘱		□一级护理 □普通饮食、糖尿病饮食或其他 □相关检查（脑干诱发电位、肌电图） □基础疾病治疗	□一级护理 □禁食、禁饮 4～6h □局部手术备皮 □生命体征监测 □根据病情下达相应医嘱 □基础疾病治疗	□一级护理 □禁食、禁饮 4～6h □心电监测 □吸氧 □预防性使用镇痛药物 □吞咽、面神经功能评定 □抗炎、止呕、抗酸、神经营养药物、营养支持治疗 □对症治疗 □CT 检查 □24h 拔除尿管	□一级护理 □普食或糖尿病饮食 □吞咽、面神经功能评定及训练 □药物治疗（抗炎、止呕、抗酸、神经营养支持治疗） □伤口处理 □防跌倒 □生命体征监测，Q4h □防止误吸 □MRI 复查 □预防性使用镇痛药物	□出院医嘱

续表

项目＼时间	院前管理	院中管理				
	入院前准备1～2天	住院第1天（入院日）	住院第2天（手术前1天）	住院第3天（手术日）	住院第4～6天（术后1～3天）	住院第7天（出院日）
专科护理		□入院评估及宣教 □预防跌倒/坠床宣教 □密切观察意识、瞳孔及生命体征变化 □专科检查注意事项宣教 □完善术前准备	□局部手术切口备皮 □禁食、禁饮4～6h □气道风险评估及肺部康复训练指导 □心理指导	□重点病情监测（意识、瞳孔、生命体征、血氧饱和度） □吞咽、面神经功能评定及记录 □保持呼吸道通畅，预防误吸 □术后4～6h进食流质	□病情监测（意识、瞳孔、生命体征、血氧饱和度） □保持呼吸道通畅 □吞咽、面神经功能评定及训练 □ERAS早期康复指导（饮食营养、管道、运动、并发症预防等）	□出院流程指导 □家居康复指导 □家居随访指导
个案管理	□收集患者详细信息	□评估患者心理状况及社会支持能力 □健康宣教 □制订术前照护计划	□制订患者术后体位、早期活动计划 □疼痛管理 □制订气道康复及饮食营养计划	□患者病情评估 □健康指导	□实施早期康复计划 □制订出院计划	□出院照护需求评估 □制订出院随访计划 □制订居家康复计划
嘱患者配合事项	□入院前准备 □办理预住院手续	□配术前病情评估 □接受术前健康宣教 □完成术前准备	□配术前谈话 □及时报告不适	□配合专科诊疗、护理 □及时报告不适	□配合ERAS早期康复措施落实 □及时报告不适	□办理出院手续

附表 5-23-2 面肌痉挛全病程管理路径——院后管理

项目＼时间	院后管理	
	短期随访（出院后1～30日）	中期随访（出院后31～90日）
主要诊疗		□颅脑MRI平扫 □神经功能评估（面神经功能：常态、闭眼、示齿、鼓腮、吹口哨、皱额、皱眉、微笑，有无眼干、少泪或多泪） □分析患者检查报告，指导后期治疗 □调查患者健康状况及术后生活质量 □接受疾病问题咨询
专科护理	□出院一周内电话随访 □伤口愈合情况评估 □家居饮食、活动与休息、服药、观察指导 □心理指导 □患者吞咽、面神经功能训练指导 □家居防跌倒宣教	

续表

时间 项目	院后管理	
	短期随访 （出院后 1～30 日）	中期随访 （出院后 31～90 日）
个案管理	□出院 14 天、30 天电话回访 □回答患者咨询问题 □面肌痉挛家居健康教育软文及视频推送 □并发症护理指导 □回访数据归集 □信息反馈（向专科团队反馈患者面神经功能、吞咽功能恢复情况） □居家服用镇痛药物依从性评估	□出院 85 天电话随访及复诊提醒 □了解患者居家康复效果及并发症护理 □接受患者疾病相关问题咨询 □患者面神经功能、吞咽功能恢复情况反馈 □调查患者健康状况及术后生活质量，完成患者心理状态评估 □随访数据归集
嘱患者 配合事项	□报告自身不适（伤口情况、疼痛、脑脊液漏、眼睑闭合不全等） □进行居家康复 □接受面肌痉挛相关知识健康教育 □进行吞咽功能及面神经功能康复训练	□出院 3 个月医院面诊 □完成头部 MRI 检查 □配合完成生活质量调查、心理评估 □学习面肌痉挛健康教育知识及视频 □进行吞咽功能及面神经功能康复训练

第二十四节　小脑扁桃体下疝畸形

一、概述

小脑扁桃体下疝畸形即 Chiari 畸形（Chiari malformation，CM），为常见的先天性发育异常，是由于胚胎发育异常，使小脑扁桃体下部下降至枕骨大孔以下、颈椎管内所致的，严重者部分延髓下段、第四脑室下部下蚓部也下疝入椎管内。常合并有脊髓空洞，也可引起脑脊液循环受阻导致脑积水。

根据疝入程度和临床表现，通常将 CM 分为四型。

（1）Ⅰ型 CM　最常见，成人多见，常于 20～30 岁以后发病，较轻，主要特征为：①原发性小脑扁桃体下降至上颈段椎管；②常合并枕颈区骨结构畸形；③无脑脊膜膨出；④单侧小脑扁桃体下端疝入枕骨大孔平面 5mm 以上，或双侧 3mm 以上，而延髓和第四脑室位置正常。

（2）Ⅱ型 CM　多见于儿童，在Ⅰ型基础上，有延髓、脑桥下部向下移位，第四脑室下移延长，大多数患者合并脊髓空洞和脑积水。

（3）Ⅲ型 CM　小脑、延髓及第四脑室疝入枕部或膨出的上颈段的硬膜囊中，多见于新生儿及婴儿，出生后很少存活。

（4）Ⅳ型 CM　表现为严重小脑发育不全，颅后窝充满脑脊液，但不向下膨出，多于婴儿期发病。

在此基础上，近年来分出 0 型和 1.5 型两个新的亚型。

（5）0 型 CM　小脑下疝很少（＜3mm）或没有，但因脑脊液流经颅颈交界处受阻而对颅颈减压术有反应，也被认为是间歇性小脑下疝。

（6）1.5 型 CM　较为复杂，有小脑扁桃体下疝，且伴有脑干延长和向下移位，在形态学和解剖学上与Ⅰ型 CM 相似，但行颅后窝减压术不容易成功，通常表现为脊髓空洞症的持续存在。

CM 常见的临床表现主要是颈周疼痛、低位脑神经功能障碍、感觉障碍、运动障碍、步态不稳、视物模糊、眩晕、耳鸣等脑干、小脑和脊髓受压表现和脑脊液循环异常表现。目前基本通过磁共振成像技术（MRI）来诊断CM，将枕大孔前缘中点与后缘中点连成直线，小脑扁桃体下疝超过此线一定程度，且小脑扁桃体下端的形状由圆弧形变成楔形，即可诊断（见图5-24-1）。目前，CM的发病机制仍不清楚，诊断及治疗也无统一标准。手术治疗的目的包括缓解脑干压迫和脑神经功能紊乱，恢复枕骨大孔区正常的脑脊液动力学并保持硬膜的密闭性，缩小由CM引起的脊髓空洞。

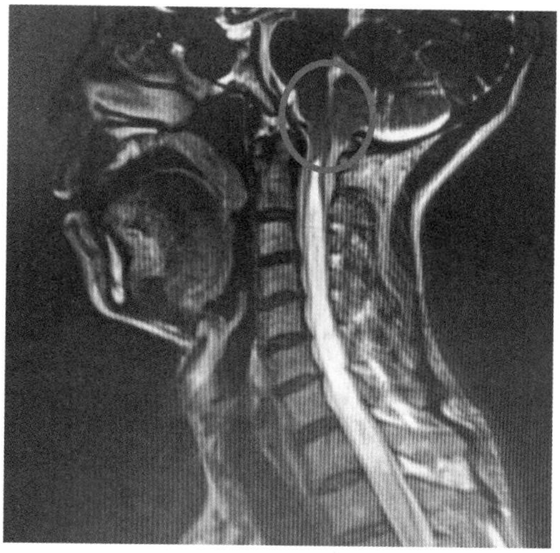
图5-24-1 Chiari畸形并脊髓空洞MRI（T1）

二、出院标准

（1）标准住院日　7天。

（2）出院标准　伤口愈合良好，无伤口及颅内感染；无脑脊液漏；无术区明显出血、严重水肿；脊柱稳定性良好。

三、全病程管理路径

（一）院前管理（预住院1~2日）

1. 主要诊疗

① 常规工作　评估患者主诉、现病史，开具术前检查单，包括MRI头颈段脊柱脊髓平扫＋增强检查，以诊断CM及疝入程度；X线片，可用来评估术前颅颈交界区的稳定性；CT，可辅助进行术前多参数重建和三维体绘制；脑脊液动态成像技术，可以对颅颈交界处和颈椎的脑脊液动力学进行分析。完成入院常规抽血检查。

② 诊疗重点　经专科门诊确定需手术治疗，且无手术禁忌证者，进行简单的手术及麻醉风险评估，宣教手术前注意事项，如保暖、禁服抗凝剂、加强营养等。

2. 个案管理

收录患者个案信息，采集患者相关病史，协助患者完成术前相关检查，必要时指导患者进行门诊MDT会诊。协助办理床位预约及预住院手续。

3. 嘱患者配合事项

配合医护人员及个案管理师完成入院前评估，办理床位预约及预住院手续。

（二）院中管理

1. 住院第1日（术前1日）

（1）主要诊疗

① 常规工作　责任医生和护士详细了解患者病史，进行详尽的专科体查，评估患者是否存在脑干、小脑和脊髓受压导致的压迫症状。如脑干和低位脑神经受压时产生颈枕疼痛、肩部疼痛、面部麻木、角膜反射迟钝、声音嘶哑、咽反射迟钝等症状；脊髓损害以肩胛区痛觉分离型感觉障碍（痛觉、温度觉减退或消失，深感觉存在）、偏瘫、四肢瘫痪及肌萎缩为主；小脑受损表现为步态不稳、共济失调、眼球震颤等。评估患者是否存在脊髓空洞等导致

的脑脊液循环异常的表现，如枕部头痛，呈沉重压榨感，向头顶和眼后或颈肩部放散，或呈跳痛，在身体用力时、Valsalva 动作（令患者行强力闭呼动作，即深吸气后紧闭声门，再用力做呼气动作）和突然改变姿势时加重；部分患者存在眼部症状，如眶后疼痛、眼前漂浮物、畏光、视物模糊、复视和视野缺失。查看分析已完成的检查检验报告，医生、护士、个案管理师、营养师、麻醉师团队共同讨论制订手术方案，初步确定手术日期和手术方式，进行术前谈话，完成相关文书记录及知情同意签字，必要时邀请律师参与高风险谈话。

② 诊疗重点　麻醉医师与手术室护士术前访视，进行麻醉、术中压力性损伤、深静脉血栓等风险评估。组织 MDT 术前讨论，对于存在营养不良者，继续给予口服营养制剂或静脉营养治疗，以达到目标摄入量。向患者及家属交代麻醉注意事项并签署麻醉知情同意书、麻醉药品使用知情同意书。

（2）重点医嘱

① 长期医嘱　二级护理，普通饮食，必要时特殊饮食及对症治疗。

② 临时医嘱　手术医嘱，术前禁食 6～8h，禁饮 2～4h（患者术前 3～4h 口服 400mL 清流质，手术前监测快速血糖），必要时局部备皮，交叉配血，术中静滴抗生素，术中行神经功能电生理监测，术后复查 CT 及 MRI。

（3）专科护理

① 常规护理　完成入院评估及健康宣教。详细询问病史，完成护理体格检查，评估患者日常生活活动能力，评估患者安全风险，如跌倒、压力性损伤、深静脉血栓、误吸、气道等风险。协助患者熟悉病室环境，宣教住院制度和风险预防措施，寻求护患共同参与患者风险管理。按照护理级别观察患者病情变化。完成患者卫生处置，指导患者更换病服。落实晨晚间护理、患者安全管理、心理护理。参与手术计划的制订，落实术前准备。

② 护理重点

a. 正确评估患者感觉、运动功能。

（a）感觉功能检查。浅感觉检查包括痛觉检查（用棉签尾端轻刺患者皮肤）、触觉检查（用棉签头轻划患者皮肤）、温度觉检查（用盛有冷水和热水的试管或玻璃容器接触患者皮肤），比较各区域的感觉差异。深感觉检查包括关节运动觉检查（嘱患者闭目，上下摇动其足趾或手指，让患者判断运动方向）、位置觉检查（嘱患者闭目，移动患者肢体至特定姿势，嘱患者说出或用对侧模仿）、振动觉检查（将振动的音叉置于肢体末端，嘱患者说出部位）。复合感觉检查包括皮肤定位觉检查（检查者用手指轻触皮肤某处，让患者用手指出被触位置）、两点辨别觉检查（用棉签头或叩诊锤两尖端同时轻触患者皮肤，记录患者闭目时将两接触点感觉为一点的最小距离）、实体辨别觉检查（患者闭目时感觉手中物品）和体表图形觉检查（患者闭目，检查者在其皮肤上画几何图形或数字，嘱患者辨别）。

（b）运动功能检查。包括肌力、肌张力检查（具体量表见第六章第一节）。

（c）病理反射。主要检查巴宾斯基征（患者仰卧，检查者持钝尖物自足底外侧从后向前快速轻划至小趾根部，再转向拇趾侧，结果判断见图 5-24-2）。

b. 多形式及使用 Teach-back 技巧进行术前宣教，告知手术计划、禁食禁饮方案，主动关心患者帮助缓解紧张情绪。指导患者戒烟酒，根据高颈段特点进行呼吸功能训练。

（a）缩唇呼吸：用鼻子吸气，保持 3s，吹蜡烛动作缓慢吐气，使呼气与吸气时间比大约为 2∶1，可将一张面巾纸放在距嘴巴 10cm 的位置，吹气时把面巾纸吹动起来。

（b）腹式呼吸：将一只手放于胸口，一只手放于腹部，利用鼻子吸气，将腹部缓缓隆起，再进行缩唇呼吸。

（c）呼吸与动作相结合：伸展身体时吸气，屈曲身体时可进行呼气。

（d）简易呼吸训练器训练。

评估肺功能，肺功能异常者，可进行爬楼梯、吹气球等肺功能锻炼，及药物雾化治疗。术前使用日本骨科协会评估治疗分数即颈椎 JOA 评分进行功能性障碍评分。

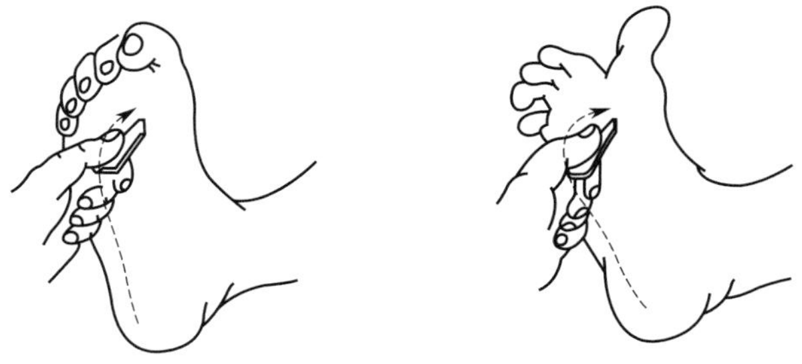

(a) 反射阴性　　(b) 反射阳性

图 5-24-2　巴宾斯基征

（4）个案管理　收录患者个案信息，参与协助手术计划的制订及落实，制订及落实患者术前照护管理（健康教育）计划及围手术期康复计划。协助患者及家属理解手术及治疗方案，了解患者心理状况及社会支持能力，必要时整合社会资源为患者提供帮助。

（5）用药指导　为临床医生提供用药咨询，对患者用药进行安全用药管理，保证患者用药安全。该类患者围手术期用药：如第一代头孢菌素、酚磺乙胺、维生素 K_1 等止血药、补液及营养药物。合并感染时针对不同部位或病原体特点对症治疗。

（6）嘱患者配合事项　按计划完成各项术前准备，积极增强体质，促进身体达到最佳状态；保持心理积极正向；配合医生、护士、麻醉师、营养师、个案管理师的详细评估和干预；确实理解手术风险及手术配合，完成相关文书的签字。

2. 住院第 2 日（手术日）

（1）主要诊疗

① 常规工作　手术交接，实施手术。术后即时行 CT 检查，判断颅内出血及术区脑组织水肿程度。密切观察患者病情变化，术后监测患者生命体征、神志、瞳孔，评估神经系统功能改善情况。

② 重点诊疗　患者取俯卧位，枕下中线入路，CM 的手术方式在不断发展中，已由单一手术方式转变为多种术式的联合应用，如颅后窝减压术、硬膜修补扩大成形术、小脑扁桃体切除术等术式联合应用，可以在术中保留蛛网膜的完整性，尽可能地减少手术对患者的创伤，以缩短手术时间和减少术中出血量；术中神经电生理监测可帮助医生在手术中对神经系统进行保护；术中尽量分离肌肉等软组织，利用自然间隙，减少电刀应用，减少热辐射及创伤；拉钩不要过度牵拉，定时放松，减少组织受压时间；注意硬膜保护，防止脑脊液漏；术后不放置引流管，麻醉清醒后评估患者脑干压迫症状（感觉、运动、平衡功能、面神经及后组脑神经功能）及脑脊液循环异常表现（视物模糊、复视、眩晕、耳鸣）。对患者进行颈椎功能障碍评分。

（2）重点医嘱

① 长期医嘱　神经外科全麻术后护理常规，重症监护或一级护理，6h 禁食，2h 禁饮。中心给氧、雾化吸入、心电监测、口腔护理、会阴护理、导管护理、气压治疗，麻醉清醒后抬高床头 15°～30°，轴线翻身（见图 5-24-3），药物治疗包括预防性使用抗生素、激素、镇

痛药、护胃药、营养神经药、营养药等。

② 临时医嘱　术中使用抗生素，术后查血常规、凝血四项、肝肾功能、电解质等。行头颈部 CT 排除术区出血及严重水肿，对症处理。

（3）专科护理

① 常规护理　完善术前准备，与手术室工作人员交接患者及用物，送患者至手术室。手术后与主管医生、手术室护士、麻醉师共同交接患者及用物，了解患者术中情况，如手术方式、麻醉方式、术中出血情况、麻醉复苏情况等，详细检查患者皮肤及术中可能出现的损伤，重点评估患者病情，确定护理重点，完善护理记录，向患者及家属做好术后护理宣教，指导患者共同参与患者病情的观察。

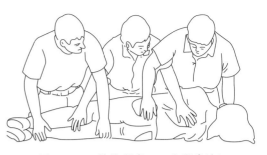

图 5-24-3　轴线翻身（三人翻身法）

② 护理重点

a. 因需保持颈椎稳定性，通常采用四人搬运法（见图 5-24-4）过床，即一人站在床头托住患者头、颈部，一人站在床尾托住患者双腿，两人分别拖住肩背部和臀部，若患者体重较大则可借助床单，四人同时发力将患者抬起，轻稳放置于病床中央，切勿拖动防止皮肤损伤。条件允许可采用过床易过床（见图 5-24-5）。

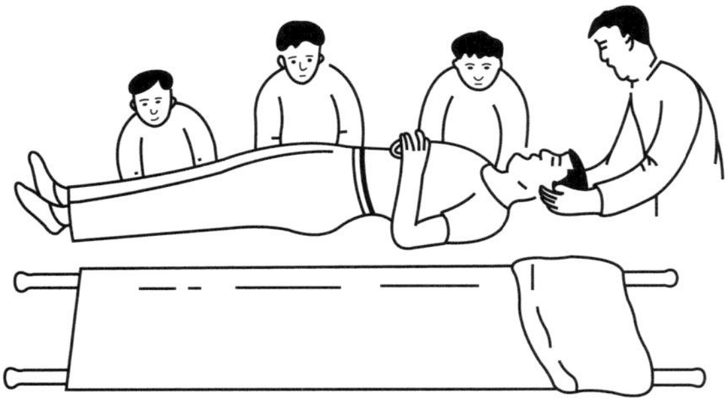

图 5-24-4　四人搬运法

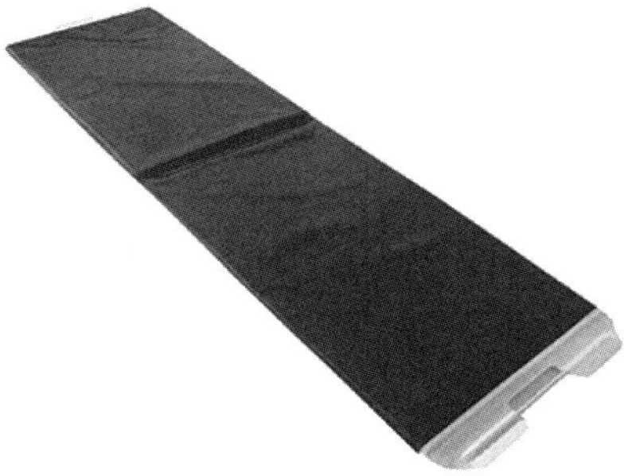

图 5-24-5　过床易

b. 注意采用轴线翻身法查看患者皮肤情况，特别关注手术体位可能影响的身体受压部位，侧俯卧位和俯卧位通常受压的部位包括面颊、耳郭、肩峰、髂前上棘、肋缘突出部、膝前部、足尖等处。

c. 遵医嘱监测患者意识、瞳孔、生命体征、肢体活动、血氧饱和度情况；麻醉清醒后可立即评估患者感觉功能、运动功能、神经系统定位体征等，特别关注术前存在的功能障碍是否得到改善。

d. 麻醉清醒后 4～6h，评估患者肠蠕动情况，若无呕吐，即可进行吞咽功能障碍筛查，无吞咽障碍者，最早 4h 后可饮水，6h 后进食清流质。

③ 并发症预防

a. 呼吸异常　为高颈段手术后最严重的并发症，护士需密切观察患者呼吸频率、深浅度、节律以及血氧饱和度的变化，警惕高颈段手术后，影响呼吸中枢或/与影响了支配呼吸肌的神经。应注意：床旁备呼吸机及气管切开包；呼吸困难时予以持续吸氧改善缺氧，及时查动脉血气分析，警惕呼吸衰竭；呼吸困难严重导致 $SpO_2<90\%$ 时，及时给予气管切开辅助呼吸；加强呼吸道管理，及时吸痰，保持呼吸道通畅。

b. 脊髓血肿、水肿 密切观察患者，手术后四肢肌力减退，要警惕因为手术后血肿或者水肿压迫脊髓而导致感觉异常、活动障碍、大小便失禁等情况，应立即通知医生行影像学检查以进一步帮助判断，根据检查结果，及时处理，阻止病情进展。

（4）嘱患者配合事项 配合医护人员进行病情评估；病情允许的情况下遵医嘱进行床上活动，多翻身，进行肢体活动防止血栓发生；了解自身身体情况，如有感觉、运动障碍的出现及加重、呼吸抑制等病情变化的表现，应立即告知医护人员。

3. 住院第 3~6 日（手术后 1~4 日）

（1）主要诊疗

① 常规工作 密切观察患者生命体征、神志、瞳孔、神经系统功能、伤口、导管等情况，重点关注呼吸情况，保持呼吸道通畅。行相关检查检验（如血常规、电解质、凝血常规、CRP 等），了解患者生理状态。积极对症处理相关症状（如疼痛、发热等），减轻患者痛苦。动态关注伤口愈合情况，检查有无皮下积液或切口渗液，及时换药，保持敷料干净干燥。有发热、脑膜刺激征阳性者，需行腰椎穿刺术；有脑脊液漏者需平卧一周，可行腰椎置管术持续引流脑脊液减轻压力促进伤口愈合，必要时行硬膜修补术。常规经静脉输注或口服使用营养神经类药物，促进神经功能恢复。必要时复查头部 CT 了解术区血肿及水肿情况，常规术后 2 天行 MRI 检查了解手术切除程度，制订下一步治疗方案。完成相关文书记录。

② 重点诊疗

a. 早期进食，结合肠蠕动评估及吞咽功能评估，最早术后 4h 可饮水，6h 后进食清流质，术后第一天即可过渡到普通饮食。多进食高蛋白食物，补充维生素及纤维素，防止便秘。如有后组脑神经损伤，出现咳嗽无力、吞咽功能Ⅲ级及以上时，需留置胃管。

b. 尽早拔除导管，术后最早 6h 最迟不超过 24h 拔除导尿管，尽量减少伤口引流管放置，留置伤口引流管不超过 48h。

c. 鼓励早期下床，带引流管患者进行早期床上康复运动，如主动及被动关节运动、拳泵运动、踝泵运动，加强翻身，抬高床头至坐起。未带引流管患者根据病情最早可于术后第一天在护士指导下遵循下床“三部曲”（半坐卧 5min—侧卧坐起 5min—床旁站立 5min，图 5-24-6）逐步适应下床活动，根据医生评估术中情况必要时遵医嘱带颈托（见图 5-24-7）维持颈椎稳定，患者在陪护扶助下下床静坐或活动。引流管拔除后应尽早进行下床训练。

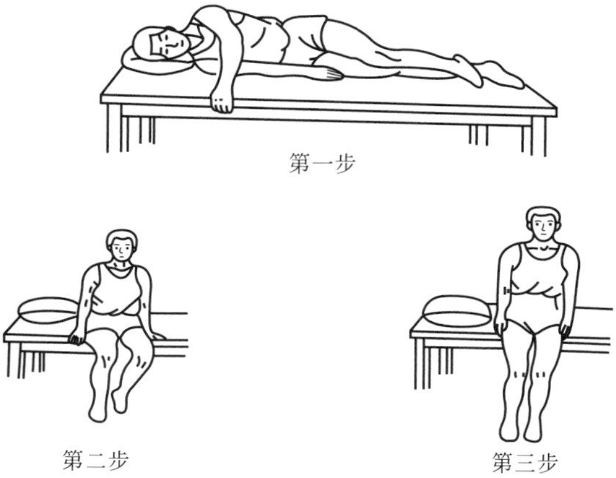

图 5-24-6 下床“三部曲”

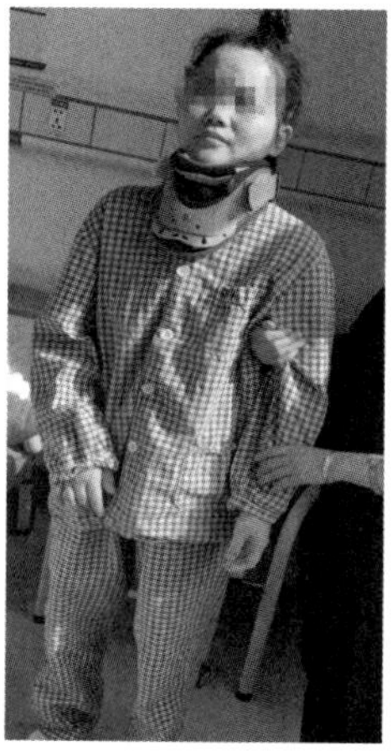

图 5-24-7 颈托佩戴

d. 术后返回病房立即进行血栓风险评分（具体方法见第六章第二节），中高风险患者使用间歇充气加压泵预防血栓。

e. 术后常规镇痛，通常使用喷他佐辛或地佐辛持续静脉泵入，减少疼痛应激，以防止因疼痛导致的患者活动减少。

f. 减少输液，如无特殊情况患者于术后 3 天停止输液。

（2）重点医嘱

① 长期医嘱 一级护理，普食或胃管鼻饲流质，中心吸氧，雾化吸入，心电监测（不超过 24h），定时监测神志、瞳孔及生命体征，抬高床头 15°～30°或低卧位（术后有脑脊液漏者抬高床头 10°～15°，卧床一周），气压治疗，药物治疗（抗生素、护胃药、神经细胞营养药物、静脉营养药等，必要时激素）。清理呼吸道低效的患者行机械辅助排痰。

② 临时医嘱 根据伤口情况及时更换敷料，必要时行腰椎穿刺术检查脑脊液生化和常规。异常情况对症处理。

（3）专科护理

① 常规护理 密切观察患者神志、瞳孔、生命体征，重点监测呼吸形态、肢体感觉、活动情况及下段脑神经功能表现，出现病情变化及时报告并处理。早期进食，术后第一天过渡到普食，予以饮食宣教。随时评估伤口敷料，及时发现脑脊液漏。行引流管护理，并遵医嘱及早拔除。指导并协助患者早期下床活动，防止深静脉血栓的发生。异常情况观察并遵医嘱对症处理。做好基础护理，防止护理并发症的发生。

② 护理重点

a. 指导患者正确咳嗽、咳痰、床上轴线翻身及体位排痰。若患者存在痰液增多则进行主动循环呼吸技术（active cycle of breathing technique，ACBT），ACBT 由呼吸控制（按自身速度和深度进行 2 次潮式呼吸）、胸廓扩张运动（深吸气后屏气 3s）及用力呼气这三个部分循环组成。

b. 根据病情及功能障碍评估情况，指导患者进行功能锻炼。患者在术后 12h 内（最早麻醉清醒后）开始接受每天 3～5 次的早期康复活动。Ⅰ级即留置伤口引流管，存在头痛等脑膜刺激征且疼痛＞4 分的患者，行床上活动：床头抬高＜30°，床上主动/被动活动关节，至少每 2h 轴线翻身 1 次。Ⅱ级即严重头痛（疼痛＞7 分）及严重头晕的患者，行床头抬高—半坐卧位—床上坐位训练，逐步适应头晕，促进早期下床。Ⅲ级即床上坐位无不良反应，但躯干力量＜3 级，或下肢肌力＜3 级的患者，行床边坐位训练。Ⅳ级即能床边坐位至少 3min 的患者，行床边站立训练。Ⅴ级即能完成床边站立至少 3min 的患者，行原地踏步训练。Ⅵ级即能完成原地踏步交替至少 10 次的患者，行室内步行训练。若患者在治疗过程中出现任何不良反应，或原症状加重则休息 3～5min 后继续尝试，尝试 3 次仍不能完成则 2 h 后再次评估，仍不能完成则延后至第 2 天。

（4）个案管理 个案管理师在患者回病房后即行早期评估，评估患者生理、心理、社会支持情况及配合程度，根据病情及个体需求制订个性化术后照护管理计划（见表 5-24-1），按照计划实施并督促相关人员落实，包括指导患者进行术后并发症的防范（跌倒/坠床、压力性损伤、深静脉血栓、肺部感染、误吸等），参与患者诊疗的每个阶段，了解诊疗计划和患者的需求，做好患者与医护人员之间沟通的桥梁，随时评价患者对康复计划内容掌握情况及医护康复计划的实施进度，必要时组织 MDT 团队对个案病例进行讨论，促进患者更快更好地康复。监测并管理住院时长。

表 5-24-1　患者术后照护管理计划

时间	体位	早期活动	疼痛管理	气道管理	饮食营养
手术日	麻醉清醒后抬高床头 15°～30°	至少每 2h 轴线翻身 1 次，指导患者进行拳泵、踝泵运动促进血液循环，活动障碍侧肢体嘱家属行被动运动	常规使用镇痛药物，疼痛评分控制在 4 分以下	常规中心吸氧，密切观察呼吸形态	麻醉清醒后 4h，评估患者肠蠕动、呕吐、吞咽功能，无异常者，最早 4h 后可饮水，6h 后进食清流质
手术后第 1～2 日	抬高床头 15°～30°	每 2h 轴线翻身 1 次，根据病情及耐受情况，指导早期下床活动；关注患者可能出现的眩晕、运动障碍、步态不稳等情况，下床时做好防跌倒宣教	按需镇痛，保证每日活动量，睡眠至少 6h	密切观察呼吸形态，清醒患者行呼吸功能锻炼	关注患者可能出现的吞咽功能障碍，指导进行吞咽功能训练
手术后 3～7 日	自动体位	下床活动，逐步增加活动量和活动难度。肢体功能障碍患者，常规进行肢体锻炼，至少 2 次/日	按需镇痛	呼吸功能锻炼 10 次/h；有效咳嗽，至少 2 次/日；雾化吸入，3 次/日	术后第一天即可过渡到普通饮食，吞咽障碍及意识障碍患者留置胃管，指导进食高蛋白、高纤维食物，少食多餐

（5）嘱患者配合事项　配合医护人员和家属，循序渐进完成早期下床训练，不高估自己能力，防止发生跌倒等不良事件；了解自己的病情，配合进行病情观察，如有不适立即报告医护人员；积极进行自理活动，少量多餐补充能量，加强体质，促进术区水肿消退和伤口愈合；遵医嘱服药，促进神经功能恢复。

4. 住院第 7 日（出院日）

（1）主要诊疗　评估伤口愈合情况及出院指征：伤口愈合良好，无伤口及颅内感染；无脑脊液漏；无术区明显出血、严重水肿；脊柱稳定性良好。达到出院指征者，开具出院医嘱，完成出院记录。进行出院宣教，交代出院后注意事项，重点在于出院后神经营养药物的服用，根据患者情况进行颈托固定，指导家居活动。

（2）重点医嘱　详见本章第十一节相关内容。

（3）专科护理　指导出院手续的办理流程，发放出院带药（常用口服药有博尔宁胶囊、艾地苯醌等）并宣教服用方法及注意事项。指导合理饮食营养及神经系统功能康复，防止不良事件的发生。征求患者意见和建议，进行患者满意度调查，提升服务质量。进行复诊与就医指导，嘱患者出现异常情况如严重疼痛、意识障碍、伤口渗液、伤口流脓、脑脊液漏等立即就诊。

（4）个案管理　宣传出院后随访计划及实施途径，进行出院照护需求评估，了解患者康复和照护需求，填写照护档案，必要时联系转诊。评估患者病情及意愿，根据出院照护路径（转诊/就医、远程健康管理、居家随访、居家自护），制定短期（3 个月）、中期（6 个月）、长期（12 个月）出院随访计划，包括复诊方案，组织主管医生、责任护士、康复师、营养师、药师等制订患者居家康复计划。

（5）嘱患者配合事项　配合办理出院手续，接受出院宣教，掌握服药医嘱、复诊方案及就医流程，填写出院满意度调查表。

（三）院后管理

由个案管理师组织主管医生、责任护士、营养师、康复师、药师，根据出院照护路径（转诊/就医、远程健康管理、居家随访、居家自护），制订短期（3个月）、中期（6个月）、长期（12个月）出院随访计划（见表5-24-2）。随访形式包括电话回访、线上咨询、门诊复查三种形式。具体随访方案包括：①院后5天、15天、45天、90天完成4次电话回访，了解患者居家适应情况，远程评估疼痛、饮食、服药、伤口、休息与活动情况，评估康复锻炼依从性及康复效果，并进行相应指导；②根据复诊方案，提前开具复查医嘱，预约主管医生完成面诊；③告知患者病检结果及后续治疗计划，为有进一步治疗需求的患者做好再入院治疗方案；④配合远程用药指导方案，为患者提供药品寄送；⑤7×24h为患者提供线上咨询；⑥微信公众号定期推送健康宣教内容；⑦对于有需求的患者联络合作下级医疗机构对患者进行上门服务，或联合下级医疗机构进行远程专家会诊。

表5-24-2 患者随访计划

出院时间	随访形式	随访重点
1～30天	电话回访、线上咨询、门诊复查	家居适应情况评估，疼痛评估，饮食、服药、伤口护理、活动与休息、心理指导，伤口愈合情况评估。特别关注颈托佩戴的注意事项，是否存在不良反应。评估肢体、吞咽功能康复锻炼依从性及效果。告知患者病检结果及后续治疗计划。指导并发症护理
31～90天	电话回访、线上咨询、门诊复查	复查手术效果，评估下段脑神经功能、脑脊液循环等恢复状态，了解家居康复效果
91～365天	线上咨询、门诊复查	健康状态，以及生理、心理、社会适应能力评估及指导，并发症恢复评估

1. 主要诊疗

① 常规检查　常规术后第一年，每3个月复查1次（分别为3个月、6个月、9个月、12个月），第二年每半年复查1次（6个月、12个月），第三年每年门诊复查1次。行头颈部MRI平扫＋增强，评估神经系统功能（如感觉、运动、低位脑神经功能等）恢复状态，评估患者远期生活质量。

② 重点诊疗　分析患者检查报告，了解患者手术效果，评估神经功能恢复状态，指导进一步治疗。手术后患者佩戴颈托3个月，注意皮肤压力性损伤的发生，复查需了解肿瘤切除后脊柱、脊髓情况以及病椎节段的稳定性、内固定位置、植骨融合情况等。接受线上咨询，提供诊疗意见，必要时远程会诊。

2. 专科护理

责任护士于5天内完成电话回访，了解患者院后康复路径（转诊或居家照护），评估患者家居环境是否存在风险，了解社会支持情况、照护人员情况（照护人数，有无照护技能、照护意愿）。了解患者是否存在并发症等不适，判断是否需要就诊，给予相应健康指导。

3. 个案管理

个案管理师于出院后15天、45天、90天进行3次电话回访，了解康复情况及患者需求，调动社会资源帮助患者提高康复依从性。对于转诊患者，与下转接收医疗机构保持联系，及时向主管医生反馈信息，必要时组织远程会诊。根据复诊计划提醒复诊，预约医生和复查内容，帮助患者快速完成复诊。随时接受线上咨询，提供远程指导，在线发布相关健康宣教资料，进行个案档案整理。

（四）家居康复指引

1. 正确佩戴颈托

颈托佩戴3个月，应注意：①原则上卧位佩戴，卧位摘除；②佩戴颈托的松紧度以能放入一指为宜，过紧会造成呼吸困难，过松会起不到对颈椎的固定作用；③观察下颌及喉结处有无皮肤压迫，避免皮肤磨损，如患者的喉结较大，可在颈托的前片喉结处垫一块小毛巾，以防压伤皮肤；④佩戴期间应每天清洁支具佩戴处的皮肤；⑤在佩戴颈托的早期，应注意及时纠正患者的不正确站立和走路姿势。对于已经存在了脊髓功能障碍的患者，推荐进行进一步专科的康复治疗。

2. 疼痛处理

疼痛与神经根受压、手术伤口有关，可协助患者采取舒适的体位并评估患者疼痛的程度；口服镇痛药对症治疗并观察患者用药后的效果及不良反应，做好患者的心理安抚；翻身时动作轻柔，保持轴线，不牵扯伤口，降低患者不适感。

3. 受伤风险

与感觉异常、运动障碍有关。感觉麻木或感觉消失的肢体，应注意防止冻伤、烫伤。睡觉时保持患者的头部、颈部、躯干在同一水平位，轴线翻身，注意颈部不能过伸过屈，防止脊椎错位或脱位，以免加重脊髓损伤。

（王滨琳　刘　庆）

附表 5-24-1　小脑扁桃体下疝畸形全病程管理路径——院前及院中管理

时间 项目	院前管理	院中管理			
	入院前 （预住院）	住院第1日 （术前1天）	住院第2日 （手术日）	住院第3～6日 （术后1～4天）	住院第7日 （出院日）
主要诊疗	□简易病情评估 □对症处理 □完成头颈段脊柱脊髓MRI、CT、X线检查 □入院常规全套化验 □术前风险评估及准备 □高血压、糖尿病等须有效控制 □办理预住院手续	□采集详细病史 □详细专科检查：评估脑干、小脑和脊髓受压情况及脑脊液循环异常的表现 □确定手术方案 □术前谈话及宣教 □完善术前准备 □术区备皮	□手术：颅后窝减压术、硬膜修补扩大成形术、小脑扁桃体切除术 □复查CT □病情监测，重点监测呼吸形态及神经系统功能情况	□持续监测患者意识、瞳孔、生命体征等情况 □评估患者神经功能恢复情况 □根据功能情况请康复科会诊，行早期康复训练 □对症处理 □伤口处理 □MRI复查	□评估伤口情况 □评估出院指征：伤口愈合良好，无伤口及颅内感染；无脑脊液漏；无术区明显出血、严重水肿；脊柱稳定性良好 □交代出院注意事项 □完成出院记录
重点医嘱		□头颈部MRI、CT检查 □手术医嘱 □术前禁食6～8h，禁饮2～4h	□头颈部CT检查 □术后常规医嘱 □一级护理 □术后6h禁食，2h禁饮 □抬高床头，轴线翻身 □对症治疗	□病情监测 □抬高床头15°～30°或低卧位 □药物治疗：抗生素、护胃药、神经细胞营养药物、静脉营养药等，必要时激素 □伤口换药 □复查血液、CT	□出院医嘱

续表

项目＼时间	院前管理	院中管理			
	入院前（预住院）	住院第1日（术前1天）	住院第2日（手术日）	住院第3～6日（术后1～4天）	住院第7日（出院日）
专科护理		□入院评估：评估患者感觉、运动功能 □健康宣教 □术前准备及宣教 □呼吸功能训练：缩唇呼吸、有效咳嗽、肺功能锻炼 □完善相关文书记录	□完成手术交接 □病情监测：意识、瞳孔、生命体征、肢体活动、血氧饱和度情况，及患者感觉功能、运动功能、神经系统定位体征等 □管道护理：尿管、伤口引流管 □并发症预防：呼吸异常，脊髓血肿、水肿 □评估吞咽功能情况 □保持呼吸道通畅	□病情监测：神志、瞳孔、生命体征，重点监测呼吸形态、肢体感觉、活动情况及下段脑神经功能表现 □饮食指导，评估吞咽功能 □早期拔管 □指导术后第一天早期活动 □指导颈托佩戴 □对症处理 □保持呼吸道通畅，必要时机械辅助排痰 □指导呼吸功能训练 □根据病情及功能障碍评估情况，指导进行功能锻炼	□出院指导 □异常情况就诊：严重疼痛、意识障碍、伤口渗液、伤口流脓、脑脊液漏等 □家居康复指导：颈托佩戴注意事项
个案管理	□收集患者个案信息	□参与手术计划的制订及落实 □制订患者术前照护管理计划及围手术期康复计划	□评估患者病情 □制订个性化术后照护管理计划 □必要时组织MDT团队制订个性化康复计划	□落实个性化术后照护管理计划 □实施康复计划	□协助办理出院，必要时联系转诊 □出院随访计划制订 □组织MDT团队制订居家康复计划
嘱患者配合事项	□完成入院前准备 □办理预住院	□完成术前检查 □配合术前宣教 □遵医嘱进行呼吸功能训练	□配合病情评估 □遵医嘱床上活动 □参与自身安全管理	□加强营养 □循序渐进完成早期下床训练 □配合病情观察，主动报告不适 □遵医嘱用药及配合康复训练	□办理出院手续 □了解就诊及复查流程 □掌握功能锻炼方法

附表 5-24-2 小脑扁桃体下疝畸形全病程管理路径——院后管理

项目＼时间	院后管理		
	短期随访（出院1～30天）	中期随访（出院31～90天）	长期随访（出院91～365天）
主要诊疗	□评估家居安全，重点评估防跌倒设施设备 □评估不良反应：伤口愈合不良、吞咽障碍 □督促遵医嘱用药 □评估颈托佩戴不良反应 □康复指导 □健康咨询	□出院3个月面诊复查 □头颈部MRI检查 □评估下段脑神经功能、脑脊液循环等恢复状态 □评估生活质量 □评估心理状态 □吞咽、肢体运动康复指导	□出院6个月、9个月、12个月面诊复查 □头颈部MRI检查 □评估吞咽功能、肢体功能情况 □评估社会适应情况，指导回归社会 □评估远期生活质量 □评估心理状态 □指导康复训练

续表

项目＼时间	院后管理		
	短期随访（出院1～30天）	中期随访（出院31～90天）	长期随访（出院91～365天）
重点医嘱		□复查头颈部MRI □必要时查血常规等	□复查头颈部MRI □必要时查血常规等
专科护理	□出院一周内电话随访 □问题咨询 □健康教育及效果评价 □并发症护理指导		
个案管理	□出院14天电话随访 □问题咨询 □健康教育及效果评价 □并发症护理指导 □下转医院信息反馈	□出院45天电话随访 □问题咨询 □健康教育及效果评价 □并发症护理指导 □出院85天复诊提醒	□出院5个月、8个月、11个月电话随访，及出院175、265、360天复诊提醒 □问题咨询 □评估患者恢复情况
嘱患者配合事项	□配合评估 □遵医嘱用药及康复训练	□配合评估 □遵医嘱用药及康复训练	□配合评估 □遵医嘱用药及康复训练

第二十五节 椎管肿瘤

一、概述

椎管肿瘤或脊髓肿瘤，是发生于脊髓本身及椎管内与脊髓邻近的组织（如脊髓、神经根、脊膜、脂肪组织、血管、先天性残留组织等部位）的原发性肿瘤或转移性肿瘤的总称。约占原发性中枢神经系统肿瘤的15%，可发生于任何年龄，以20～40岁多见，除脊膜瘤外，男性患者多于女性。按肿瘤与脊柱水平的关系可以将其分为颈段肿瘤、胸段肿瘤、腰段肿瘤及马尾肿瘤，以胸段肿瘤者最多，颈段及腰段肿瘤次之。

根据肿瘤与脊髓、硬脊膜的关系，依次将椎管肿瘤分为三类。

髓内肿瘤（见图5-25-1）：约占椎管肿瘤的25%，星形细胞瘤和室管膜瘤各占1/3，其他为海绵状血管畸形、皮样或表皮样囊肿、脂肪瘤、畸胎瘤等。

髓外硬脊膜下肿瘤（见图5-25-2）：约占椎管肿瘤的50%，绝大部分为良性肿瘤，最常见的为脊膜瘤、神经鞘瘤、神经纤维瘤，少见的为皮样囊肿、表皮样囊肿、畸胎瘤和由髓外向髓内侵入的脂肪瘤。

硬脊膜外肿瘤（见图5-25-3）：约占椎管肿瘤的25%，多为恶性肿瘤，起源于椎体或硬脊膜外组织，包括肉瘤、转移癌、侵入瘤和脂肪瘤，其他还有软骨瘤和椎体血管瘤。

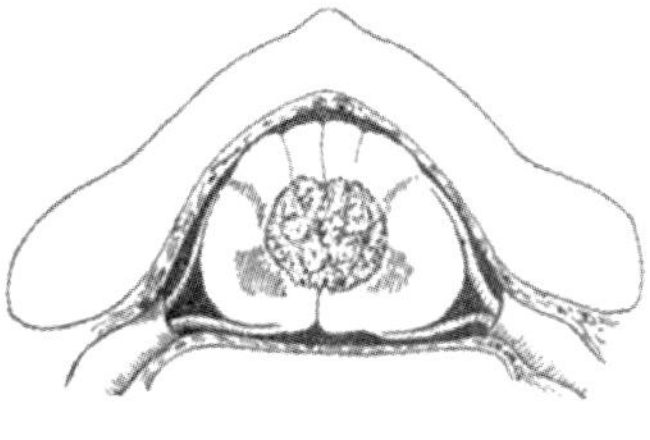
图5-25-1 髓内肿瘤

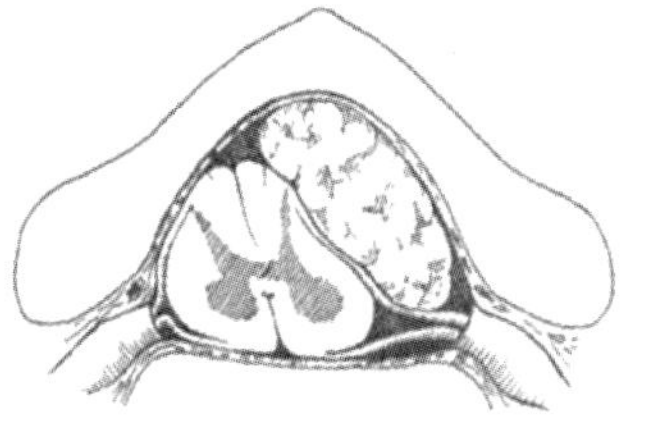
图5-25-2 髓外硬脊膜下肿瘤

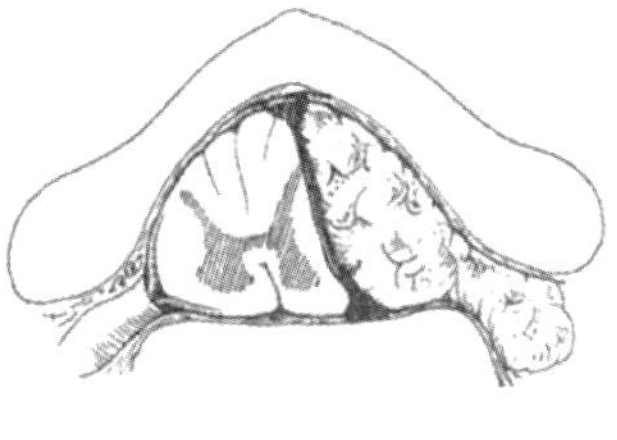
图5-25-3 硬脊膜外肿瘤

椎管肿瘤的病程可分为根性痛期、脊髓半侧损害期、不全截瘫期和截瘫期四个期。临床表现与肿瘤所在脊髓节段，肿瘤与脊髓、硬脊膜的关系，以及肿瘤性质相关。以感觉或运动功能障碍、自主神经功能改变等为主，疾病早期部分患者无明显症状甚至无症状，极易忽视导致延误就诊时间；随着疾病进展，肿瘤压迫脊髓或神经根，从而引起神经功能障碍、大小便障碍甚至截瘫等后果。

目前，主要通过磁共振成像技术（MRI）平扫＋增强来明确诊断（见图 5-25-4、图 5-25-5），辅以 X 线、CT 等。椎管肿瘤因大部分属于良性肿瘤，边界清楚，大多能全切，且大部分椎管内肿瘤对放化疗不敏感，所以手术治疗是首选。但当肿瘤全切难度大，会影响脊髓功能时，应在保护脊髓功能的前提下尽量切除肿瘤，解除压迫；后续治疗应该根据肿瘤切除程度以及术后肿瘤病理性质决定是否行放化疗。

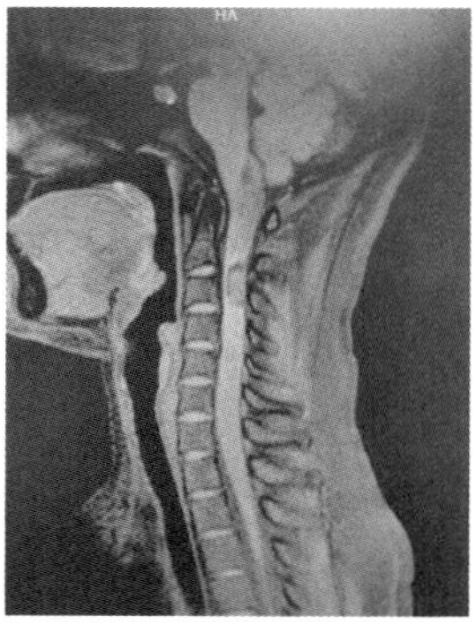

图 5-25-4　C2～3 脊膜瘤 MRI 矢状位

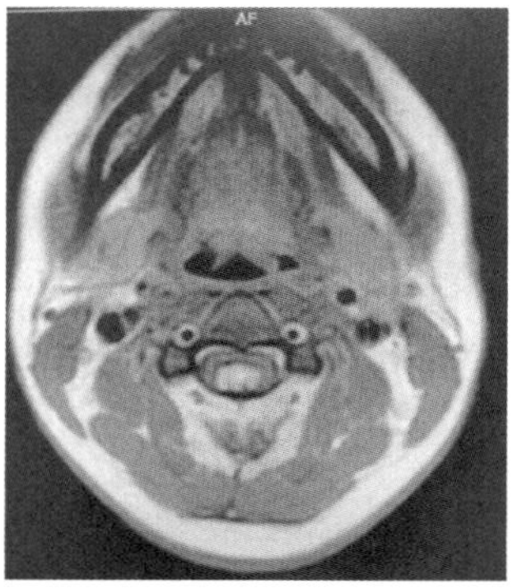

图 5-25-5　脊膜瘤 MRI 横断位

二、出院标准

（1）标准住院日　7 天。

（2）出院标准　伤口愈合良好，无伤口及颅内感染；无脑脊液漏；无术区明显出血、严重水肿；脊柱稳定性良好。

三、全病程管理路径

（一）院前管理（1～2日）

1. 主要诊疗

① 常规工作　经专科门诊确定需手术治疗，办理住院预约，院前准备询问病史，开具术前检查单，包括：MRI 平扫＋增强，可明确病变位置、病变和脊髓及脊柱的关系，病变有无其他影响脊柱稳定性的因素，有无合并椎间盘突出等退变性疾病的情况；脊椎 X 线平片，可见局限性椎弓根变形和骨质变薄，椎体后缘凹陷，椎弓根距离增宽，椎间孔扩大；CT 扫描，可见病变部位椎管扩大，椎体后缘受压破坏，椎管内软组织填充，可协助进行术前二维及三维重建，判断椎弓根螺钉的进钉点，精确计算进钉角度、长度；涉及 C1～2 节段病变的患者需加行颈部 CTA 检查；脊髓血管造影可排除脊髓动静脉畸形；必要时行腰椎穿刺。完成入院常规抽血检查。

② 诊疗重点　经专科门诊确定需手术治疗者，评估有无手术禁忌证，进行简单的手术及麻醉风险评估，宣教手术前注意事项，如保暖、禁服抗凝剂、加强营养等。

2. 个案管理、嘱患者配合事项

详见本章第二十四节“小脑扁桃体下疝畸形”。

（二）院中管理

1. 住院第1日（术前1日）

（1）主要诊疗

① 常规工作　详尽询问病史，进行全身和神经系统查体，评估患者的肌力、感觉、运动等，初步定位椎管内肿瘤所在脊髓节段。医生、护士、个案管理师、营养师、麻醉师团队共同讨论制订手术方案，除患者全身状况差或已有广泛转移外，应及早手术治疗。初步确定手术日期和手术方式，进行术前谈话，完成相关文书记录及知情同意签字，必要时邀请律师参与高风险谈话。

② 重点诊疗　进行详细而全面的神经系统体格检查。

a. 疼痛评估　评估患者是否存在神经根痛（患者呈持续性或间歇性、刀割样或针刺样疼痛，早期区域固定且沿神经根分布区域扩散，严重时发展至肢体麻木及锥体束征阳性，咳嗽、打喷嚏、用力排便时加重，有的患者出现特征性“夜间疼痛”或“平卧痛”）。

b. 感觉检查　检查患者是否存在感觉减退、麻木、蚁走感、束带感和感觉错误。

c. 运动检查　检查患者是否存在精细动作不能，肌力、肌张力异常，是否存在肌肉萎缩、震颤甚至截瘫。颈段肿瘤重点评估是否存在脊髓半切综合征（由脊髓病损等原因引起病损平面以下同侧肢体上运动神经元瘫，深感觉消失，精细触觉障碍，血管舒缩功能障碍，对侧肢体痛温觉消失，双侧触觉保留的临床综合征）。检查患者是否存在脊髓完全受压变现（感觉功能以及肌肉功能会完全丧失）。

d. 自主神经功能检查　体查或B超判断是否存在膀胱和直肠功能障碍（腰、骶节段的肿瘤使反射中枢受损，表现为尿潴留，膀胱过度充盈后尿失禁，应评估患者排尿异常的程度，采取措施促进患者排尿，必要时留置尿管，骶节以上脊髓受压时表现为便秘；骶节以下脊髓受压致肛门括约肌松弛，甚至大便失禁）。

e. 脑脊液循环功能检查　检查患者是否存在脊髓蛛网膜下腔出血征象及颅内压增高症状。

（2）重点医嘱　详见本章第二十四节“小脑扁桃体下疝畸形”。

（3）专科护理

① 常规护理　完成入院评估及健康宣教。详细询问病史，完成体格检查，评估患者日常生活活动能力，评估患者安全风险，如跌倒、压力性损伤、深静脉血栓、气道等风险。协助患者熟悉病室环境，宣教住院制度和风险预防措施，寻求护患共同参与患者风险管理。完善相关文书记录，按照护理级别观察患者病情变化。参与手术计划的制订，落实术前准备。

② 护理重点　正确评估患者感觉、运动功能，具体方法见本章第二十四节。多形式及使用Teach-back技巧进行术前宣教，告知手术计划、禁食禁饮方案，通过微信、视频、文字等方式向患者讲解椎管肿瘤切除术的相关知识，包括术后疼痛出现的原因、可能出现的并发症等。主动、积极地与患者沟通、交流，了解患者心理不良情绪出现的原因，护士根据患者文化程度、性格特征、理解能力、病情等展开个性化的心理疏导，积极向其介绍以往预后良好的椎管肿瘤切除术案例，增强其战胜疾病的信心和意志。指导患者戒烟酒，根据高颈段特点进行呼吸功能训练，具体方法见本章第二十四节。脊髓下段肿瘤患者行床上大小便训练。术前使用日本骨科协会评估治疗分数即颈椎JOA评分、腰椎JOA评分（见第六章第一节）进行功能性障碍评分。

（4）个案管理、嘱患者配合事项　详见本章第二十四节“小脑扁桃体下疝畸形”。

2. 住院第 2 日（手术日）

（1）主要诊疗

① 常规工作　手术交接，实施手术。术后及时行 CT 检查，判断术区组织水肿程度。密切观察患者病情变化，术后评估患者生命体征、神志、神经系统功能改善情况。

② 重点诊疗　患者取俯卧位，后正中入路，基于 Sina 的增强现实技术尽可能精确切口范围定位，并在体表做好手术切口范围标识。术中导航、C 型壁及 B 超辅助下精确定位手术切口，尽量避开神经纤维束，术中监测四肢运动诱发电位、体感诱发电位，结合肌电图，实时反映脊髓传导、神经功能变化，术前预估肿瘤难以切除或病灶难以辨认的均予术中磁共振成像检查，术中尽量避免损伤重要功能区。手术根据肿瘤位置调整目标：髓外良性肿瘤应达到全切除，神经功能恢复满意；分界清晰的髓内肿瘤（如室管膜瘤、星形细胞瘤）也可能全切肿瘤且保存脊髓功能；浸润性髓内肿瘤难以彻底手术切除，宜采取脊髓背束切开及椎管减压改善脊髓受压症状，并且在切除术后加以改良椎管扩大成形术或后路椎弓根螺钉固定术进行脊柱重建，以维持脊柱的稳定。

（2）重点医嘱

① 长期医嘱　神经外科全麻术后护理常规，重症监护或一级护理，常规 6h 禁食，2h 禁饮。中心给氧、雾化吸入、心电监测、口腔护理、会阴护理、导管护理、气压治疗，麻醉清醒后平卧硬板床，轴线翻身。药物治疗包括以下内容。

消炎药物：防止手术后伤口感染。

神经细胞营养药：神经细胞营养药主要是通过增强血管的张力，以增加血管流量，改善细胞代谢，还通过抗氧化作用促进神经细胞的功能恢复，常用药物有奥拉西坦、依达拉奉、三磷腺苷（ATP）片、胞磷胆碱、醒脑静等。

扩血管药物：通过直接作用于血管平滑肌和血管壁内的神经递质，使血管扩张，能明显降低缺血性神经损伤，常用药物为尼莫地平，途径为持续静脉泵入或口服，使用时注意关注血液灌注情况。

镇痛药：通过镇痛药的使用，将患者的疼痛评分控制在 4 分以下，防止因疼痛产生的应激状况及活动减少，常用镇痛药有地佐辛、喷他佐辛、曲马朵等。

激素类药物：主要作用是减轻手术后脊髓周围的水肿及炎症反应，常见药物有地塞米松、氢化可的松、甲泼尼龙等，使用激素类药物注意谨遵医嘱，防止反跳等不良反应。

其他：护胃、补液、静脉营养等药物。

② 临时医嘱　术中使用抗生素，术后查血常规、凝血四项、肝肾功能、电解质等。复查 CT 排除术区出血及严重水肿，对症处理。

（3）专科护理

① 护理重点

a. 因需保持脊椎稳定性，通常采用四人搬运法过床，条件允许可采用过床易过床。

b. 患者睡硬板床，以免脊椎不稳加重脊髓损伤。护士指导并协助患者轴线翻身，动作协调、轻柔，切忌拖拉等动作，以减轻患者疼痛感，避免出现继发性损伤。

c. 重点评估患者感觉功能、运动功能、自主神经功能、大小便情况等。

d. 患者麻醉清醒后 4～6h，需注意肠蠕动情况，无异常可早期进食、饮水，避免进食产气食物，防止腹胀。

e. 术后运动功能评估：肌力、肌张力、锥体束征、轻瘫试验。如术后出现运动及感觉功能障碍且逐渐加重，应考虑有脊髓水肿或硬脊膜外血肿的可能性。

② 肢体运动评估

a. Jackson 征　仰卧位双腿伸直，轻瘫侧下肢常呈外旋位。

b. 下肢轻瘫试验（Mingazini 试验）　仰卧位，双膝、髋关节均屈曲成直角，轻瘫侧小腿逐渐下落。

c. Barre 下肢第一试验　令患者俯卧，膝关节成直角，数秒钟后轻瘫侧下肢逐渐下落。

d. Barre 下肢第二试验　令患者俯卧，尽量屈曲膝部，并使足跟接近臀部，轻瘫侧踝部及足趾运动不全，使踝、趾关节不能用力跖屈。

③ 并发症预防

a. 术区出血　是术后早期最常见危及生命的并发症，常发生于术后 24～72h，护士需密切监测生命体征及病情改变，如肢体运动及感觉出现变化，可能是术区出血的重要指征，需特别引起关注，同时鼓励患者及家属共同参与患者病情观察。

b. 尿路感染　椎管手术患者因活动不便及功能障碍，可能需长期留置导尿管，极易发生尿路感染，术后回病房即开始行膀胱功能训练，间隔 2～3h 开放尿管，注意多饮水，保持局部清洁。

c. 关节畸形　肢体功能障碍的患者，注意保持肢体功能位置。患侧卧位：躯干略为后仰，背后和头部放一枕头固定，偏瘫侧肩关节向前平伸内旋，偏瘫侧上肢和躯干成 90°，肘关节尽量伸直，手掌向上，偏瘫侧下肢膝关节略为弯曲，髋关节伸直，健侧上肢放在身上或枕头上，健侧下肢保持踏步姿势，放在枕头上，膝关节和踝关节略微屈曲，见图 5-25-6；健侧卧位：头位固定与躯干呈直线，偏瘫侧肩关节向前平伸，上肢放枕头上和躯干约呈 100°角，下肢膝关节、髋关节略为弯曲，腿脚放在枕头上，健侧上肢放舒适位，见图 5-25-7；仰卧位：头部、双侧肩关节固定于枕头上，偏瘫侧上肢和躯干呈 45°角伸直，肘、腕、手指关节尽量伸直，偏瘫侧臀部和上肢固定于同一枕头上，见图 5-25-8。

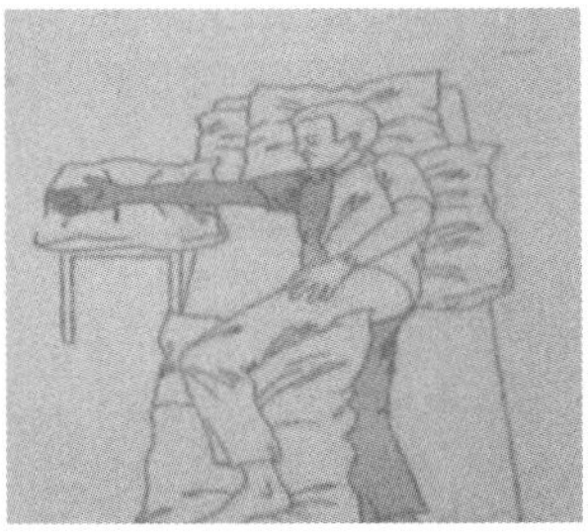

图 5-25-6　患侧卧位

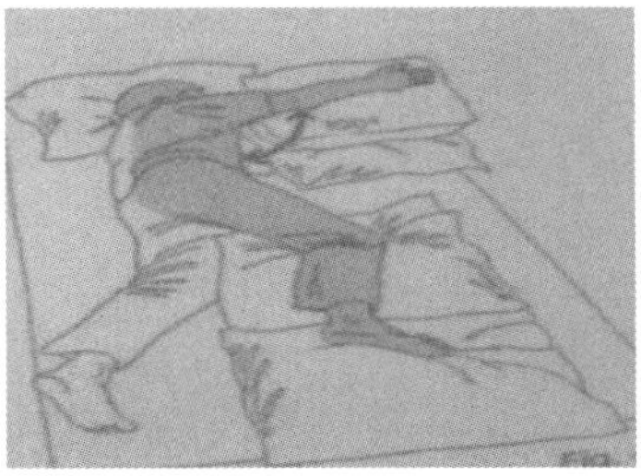

图 5-25-7　健侧卧位

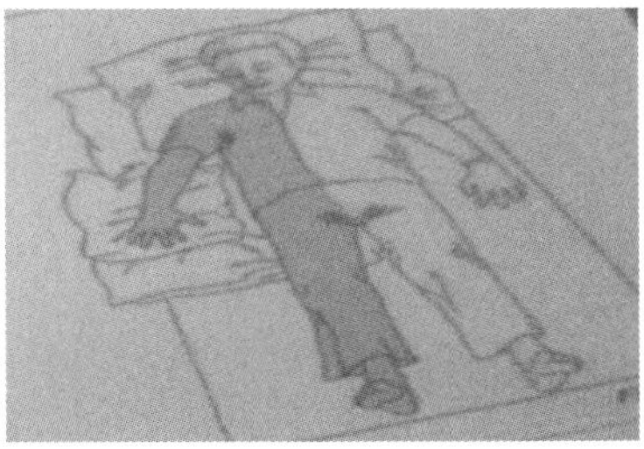

图 5-25-8　仰卧位

（4）嘱患者配合事项　配合病情评估；病情允许的情况下遵医嘱进行床上活动，多翻身，进行肢体活动防止血栓发生；了解自身身体情况，如有感觉、运动障碍加重应立即告知医护人员。

3. 住院第 3～6 日（手术后 1～4 日）

（1）主要诊疗

① 常规工作　密切观察患者病情变化及伤口、导管等情况，发现异常及时处理。常规经静脉输注或口服使用抗炎、营养、神经营养类药物，促进神经功能恢复。必要时复查头部 CT 了解术区血肿及水肿情况，常规术后 2 天行 MRI 检查了解手术切除程度，制订下一步治疗方案。

② 重点诊疗

a. 体位　平卧硬板床。

b. 活动　椎管术后第一天即可训练下床活动，根据手术方式和损伤程度，佩戴腰围。

c. 饮食　术后饮食以清淡、易消化为主，多吃水果、绿色蔬菜、粗粮等，禁食油腻、冰冷、刺激、辛辣的食物，戒烟戒酒，遵循细嚼慢咽、少量多餐的饮食原则。便秘的患者建议晨起空腹饮用温开水200～300mL，配合脐周按摩。

d. 疼痛管理　术后采用VAS量表评估疼痛感，＜4分时可指导其通过看电视、听音乐等方式转移注意力来缓解；对于≥4分的患者，遵医嘱给予镇痛药物，防止术后因疼痛导致的活动受限及睡眠不足，促进手术患者机体快速康复。

e. 压力性损伤预防　加强健康宣教，引起患者及家属的重视。调整饮食结构，加强营养，必要时加强静脉营养。对于体形消瘦及营养低下的高危压力性损伤患者，责任护士应提高警惕，严格交接班，加强对受压部位及骨突部位的观察。保持皮肤及床单位的干燥、洁净，防止皮肤过干。加强翻身，至少每2h更换体位1次。减少对皮肤的摩擦，摆放体位时要抬高悬空，不要拖、拉、拽等，可局部使用玉米淀粉（不用滑石粉）。肢体活动障碍及肌力下降需长期卧床的患者须垫气垫床。

f. 高压氧治疗　高压氧舱治疗的原理是将患者置于高压力、高浓度的氧舱中，使患者吸入高浓度的氧，从而提高患者的血氧张力，增加血氧含量，收缩血管，加速侧支循环的形成，以促进神经功能的恢复。椎管内肿瘤手术后留有神经功能障碍患者需先进行评估是否适合高压氧治疗。

（2）重点医嘱

① 长期医嘱　一级护理，普食，中心吸氧，雾化吸入，心电监测（不超过24h），定时监测神志及生命体征，平卧硬板床，气压治疗，药物治疗（抗生素、护胃药、神经细胞营养药物、静脉营养药等，必要时激素）。

② 临时医嘱　根据伤口情况及时更换敷料，对症处理。

（3）专科护理

① 常规护理　密切观察患者神志、生命体征，重点监测肢体感觉、运动、大小便情况，出现病情变化及时报告并处理。指导早期进食，术后第一天过渡到普食，予以饮食宣教。指导并协助患者保持肢体功能位，根据病情指导并协助患者早期下床活动训练。随时评估伤口敷料，做好异常情况观察和遵医嘱对症处理。做好基础护理，防止护理并发症的发生。

② 护理重点

a. 膀胱功能训练　术后第2天间隔3～4h开放尿管，如有尿意随时开放，促进早期拔管。拔管后尿潴留患者采用间歇导尿术以减少尿路感染的发生。清洁间歇导尿术（CIC）是指在清洁条件下，定时将尿管经尿道插入膀胱，规律排空尿液的方法，既排出了尿液，有效地保护了肾功能，又因不需要消毒操作及留置尿管，可帮助患者更好地回归社会。具体操作方法为：准备一根清洁的F14～16号尿管，尿管顶端涂抹液状石蜡润滑，患者或家属徒手将尿管经尿道插入膀胱，有尿液流出时继续插入1～2cm，将尿液排尽后缓慢拔除导尿管。

b. 便秘、胀气的护理　询问患者排便习惯和现状，术后出现便秘的患者，提供适合排便的环境，卧床患者无禁忌采用坐姿或尽早下床排便；口服缓泻药，可增加粪便中水分含量，加快肠蠕动，帮助导泻；使用缓泻药开塞露20mL塞肛，效果不佳者予以清洁灌肠排空大便；腹胀的患者用手沿结肠解剖位置自右向左环形按摩，可增加腹内压，促使腹内气体向下移动，若效果不佳，可留置肛管排气，时间不超过2h，以免影响肛门括约肌收缩。

③ 功能锻炼　根据病情及功能障碍评估情况，指导进行功能锻炼。

a. 术后维持肢体功能位置，预防关节畸形及足下垂。

b. 用温水浸浴四肢，水温不能超过 50℃，每天 2 次，每次 15～20min，可刺激肢体的感觉，清洁局部皮肤，促进血液循环，增强皮肤排泄功能，预防皮肤感染和压力性损伤等并发症。

c. 每日按摩患者四肢，每天按摩 2～3 次，每次 15～20min，由远心端向近心端按，遵循先轻后重、由浅及深、由慢而快的原则。

d. 病情稳定后及早进行主动和被动关节运动，做大小关节的屈伸活动、膝关节和髋关节的内旋和外展等被动活动，预防关节强直和肌肉萎缩（见图 5-25-9）。

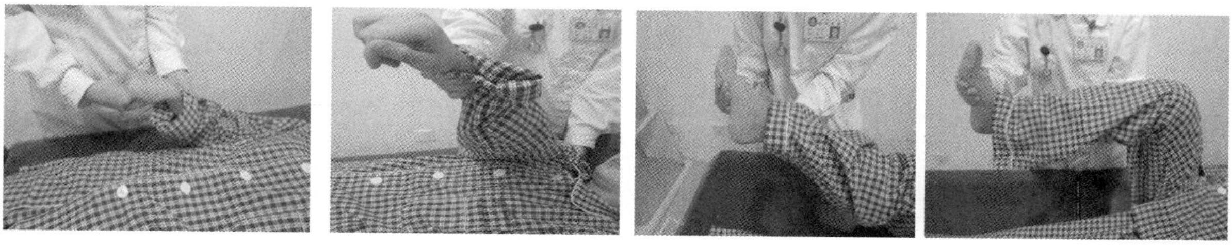

图 5-25-9　关节被动运动

e. 床上“桥式运动”为选择性髋伸展运动，包括双桥运动和单桥运动。双桥运动：患者仰卧，双腿屈曲，然后伸髋、抬臀，并保持（见图 5-25-10）；单桥运动：患者病腿屈曲，健腿伸直，然后伸髋、抬臀，并保持（见图 5-25-11）。训练时两腿之间可夹持枕头或其他物体。该运动可以控制下肢伸肌痉挛模式，并有利于提高骨盆对下肢的控制和协调能力，是成功站立和步行训练的基础。

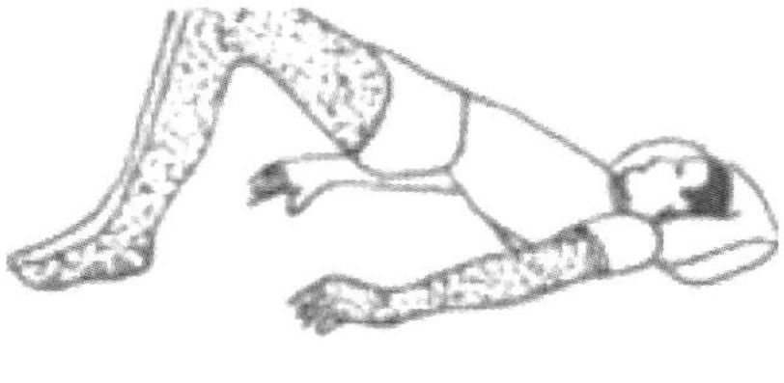

图 5-25-10　双桥运动

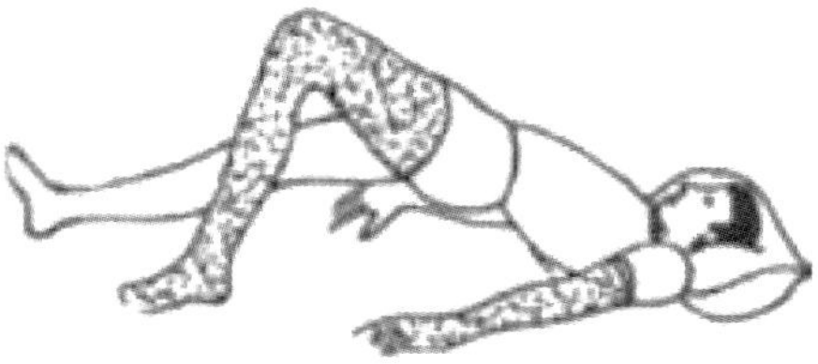

图 5-25-11　单桥运动

f. Bobath 握手。双手手指交叉，患指置于健指之上，充分利用健侧上肢的力量被动活动患肢，活动时肘关节要充分伸展（见图 5-25-12）。Bobath 握手在偏瘫早期有利于维持肩关节活动度，可防止关节挛缩和肩关节半脱位；在后期可抑制屈肌异常，防止手的屈曲畸形。此手势还可帮助偏瘫患者自行翻身坐起。

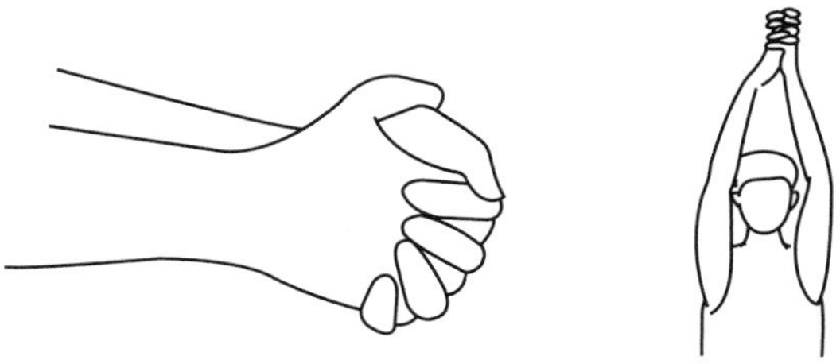

图 5-25-12　Bobath 握手

g. 日常生活动作训练，如穿衣、进食、抓物等精细动作训练，使患者出院后能适应个人生活、家庭生活、社会生活和工作的需要。

h. 支具康复。用训练支具如拐杖来练习站立和步行，另外也可配备一些助行器如轮椅等特殊工具，靠这些工具来补偿功能的不足。

i. 根据病情，可在家属或护士的协助下进行行走训练，遵循下床“五部曲”，即扶患者在床上坐起—床边坐位—床边站位—床周行走—室内行走—走廊行走，并注意循序渐进，不可操之过急，防止患者出现虚脱、摔倒等意外。

j. 对于感觉障碍患者，应避免使用冰袋及热水袋，防止冻伤及烫伤。

（4）个案管理、嘱患者配合事项　详见本章第二十四节“小脑扁桃体下疝畸形”。

4. 住院第 7 日（出院日）

（1）主要诊疗　评估伤口愈合情况。评估出院指征：伤口愈合良好，无伤口及颅内感染；无脑脊液漏；无术区明显出血、严重水肿；脊柱稳定性良好。进行出院宣教，开具出院医嘱，完成出院记录。协助需要进一步康复训练的患者转诊治疗，可至下级医院或专科医院进行康复训练及高压氧治疗。

（2）重点医嘱　详见本章第十一节相关内容。

（3）专科护理　指导出院手续的办理流程，完成出院宣教，包括用药指导、饮食营养、伤口护理及神经系统功能康复，确保患者清楚就诊的指征，防止不良事件的发生。

（4）个案管理　组织康复师、营养师、药师及社工评估患者功能情况，根据评估结果和患者需求，为患者推荐最佳的院后康复方案，协助肢体功能障碍的患者联系康复医院或康复病房进行康复训练，居家照护的患者需进行康复指导，确保患者掌握。

（5）嘱患者配合事项　配合办理出院手续，接受出院宣教，掌握服药医嘱、复诊方案及就医情景，保持功能恢复训练。如有不理解及时询问。填写出院满意度调查表。

（三）院后管理

由个案管理师组织主管医生、责任护士、营养师、康复师、药师及社工，根据出院照护路径（转诊/就医、远程健康管理、居家随访、居家自护），制订短期（1 个月）、中期（3 个月）、长期（12 个月）出院随访计划（见表 5-25-1）。余参见本章第二十四节的院后管理。

表 5-25-1　患者居家随访及计划

出院时间	随访形式	随访重点
1～30 天	电话回访、线上咨询、门诊复查	家居适应情况评估，自理能力缺陷的患者注意家居进行适应性改造。疼痛评估，饮食、服药、伤口护理、活动与休息、心理指导，伤口愈合情况、大小便情况、肢体活动及跌倒风险评估，康复锻炼方案、依从性及效果评估，告知患者病检结果及后续治疗计划，并发症护理指导
31～90 天	电话回访、线上咨询、门诊复查	复查手术效果，评估肢体功能的居家康复效果，有无跌倒等风险
91～365 天	线上咨询、门诊复查	健康状态，以及生理、心理、社会适应能力评估及指导，并发症恢复评估

（四）家居康复指引

1. 用药指导

糖皮质激素类药物（如氢化可的松、泼尼松、甲泼尼松等）服用过程中不可突然停药，要在医师的指导下减量、停药。患者术后留有神经功能损伤，导致运动功能障碍的，需服用促进神经细胞功能恢复药（包括尼莫地平片、三磷腺苷、复合维生素 B、复方丹参滴丸等），因为神经功能的恢复是一个缓慢的过程，服药的周期较长，一般为 6～12 个月，髓内病变导致的神经功能损伤，术后至少服药 1 年。

2. 伤口护理

椎管内肿瘤切除后，用可吸收的羊肠线进行美容缝合，不用拆线。一般情况下大多数患者在 2 周内伤口缝线可完全吸收，外露的线头自行脱落。但由于个体差异，有些患者伤口外露的线头迟迟不脱落，出现非炎症反应，表现为手术伤口红肿、无溢脓、患者不发热，此时请不要慌张，正确的做法是到当地医院或诊所请医师拆除线头，然后用络合碘消毒至红肿消退，保持伤口清洁干燥即可。

3. 康复训练

指导 2 周以后可根据自身情况行过伸训练（见图 5-25-13）。支具佩戴 3 个月，对于已经存在脊髓功能障碍的患者，推荐进行进一步专科的康复治疗。腰椎手术患者不能大幅度弯腰及抬重物。注意肢体功能康复，避医嘱规律服药。长期尿潴留的患者需要熟悉清洁间隙导尿的方法。

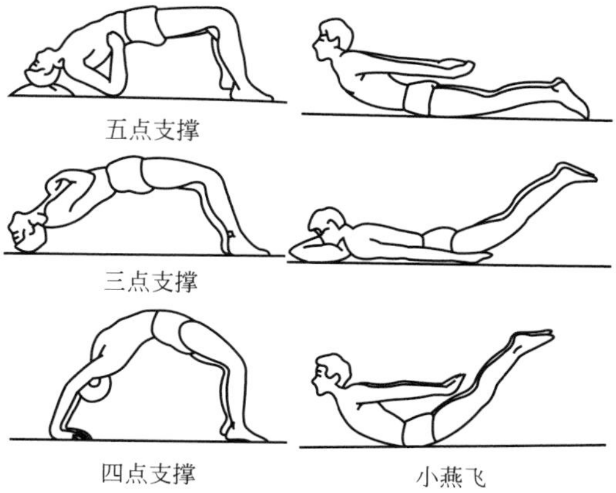

图 5-25-13　过伸训练

4. 就诊指导

肩颈痛、腰腿痛、呼吸困难，以及肢体运动、感觉功能和大小便功能障碍短期内迅速加重，或出现剧烈头痛、呕吐、寒战、高热、伤口溢脓、脑脊液漏等情况时应紧急就医。首先就诊脊柱脊髓神经外科，因疼痛、麻木、无力等都有可能是神经压迫等严重情况引起的，而神经压迫的原因可能包括术区出血、水肿严重、椎管肿瘤复发等。一旦延误治疗，有可能引起四肢瘫痪、大小便失禁等严重后果。出现以上症状切忌盲目进行按摩，应先排除神经压迫等严重情况后，再考虑选择按摩等对症治疗的手段。神经压迫症状早期表现非常轻微，如大便习惯改变（便秘），性功能障碍，持续存在的麻木等。

（王滨琳　刘　庆）

附表 5-25-1　椎管肿瘤全病程管理路径——院前及院中管理

时间 项目	院前管理	院中管理			
	入院前 （预住院）	住院第 1 日 （术前 1 天）	住院第 2 日 （手术日）	住院 3～6 日 （术后 1～5 天）	住院 7 日 （出院日）
主要诊疗	□简易病情评估 □对症处理 □完成脊柱 MRI、CT、X 线检查，C1～2 节段行颈部 CTA 检查，脊髓血管造影，必要时行腰椎穿刺 □入院常规全套化验 □术前风险评估及准备 □办理预住院	□采集详细病史 □详细神经系统体格检查，评估患者的感觉、运动、自主神经功能及脑脊液循环功能等，初步定位椎管内肿瘤所在脊髓节段 □确定手术方案 □术前谈话及宣教 □完善术前准备 □必要时术区备皮	□手术：椎管肿瘤切除术、改良椎管扩大成形术 □复查 CT □病情监测，评估患者生命体征、神志瞳孔、神经系统功能改善情况，高颈段术后患者密切注意呼吸情况	□持续病情监测 □评估患者神经功能恢复情况 □根据功能情况请康复科会诊，行早期康复训练 □对症处理 □伤口处理 □MRI 复查 □高压氧治疗	□评估伤口情况 □评估出院指征：伤口愈合良好，无伤口及颅内感染；无脑脊液漏；无术区明显出血、严重水肿；脊柱稳定性良好 □交代出院注意事项 □完成出院记录

续表

时间 项目	院前管理 入院前 （预住院）	院中管理 住院第1日 （术前1天）	住院第2日 （手术日）	住院3～6日 （术后1～5天）	住院7日 （出院日）
重点医嘱		□脊柱脊髓MRI、CT检查 □手术医嘱 □术前禁食6～8h，禁饮2～4h □骶尾部肿瘤常规进行肠道准备	□脊柱脊髓CT检查 □术后常规医嘱 □一级护理 □术后6h禁食，2h禁饮 □抬高床头，轴线翻身 □药物治疗：抗生素、神经细胞营养药物、扩血管药物、镇痛药、激素类药物 □对症治疗	□病情监测 □抬高床头15°～30°或半坐卧位 □伤口换药 □复查血液、CT	□出院医嘱
专科护理		□入院评估，评估患者感觉、运动功能、安全风险（特别是跌倒风险） □健康宣教 □术前准备及宣教 □呼吸功能训练：缩唇呼吸、有效咳嗽、肺功能锻炼 □脊髓下段肿瘤患者行床上大小便训练 □完善相关文书记录	□完成手术交接 □病情监测：生命体征及神经系统定位体征，颈段手术后需注意吞咽功能，胸段手术后需注意肠蠕动情况 □保持脊椎稳定性 □并发症预防：术区出血、尿路感染、关节畸形等	□病情监测：神志、瞳孔、生命体征、肢体感觉、运动等情况 □选择合适的护具，如颈托、胸围、腰围，术后第一天开始下床活动训练 □对症处理 □饮食以清淡、易消化为主，便秘患者予以对症处理 □膀胱功能训练 □指导肢体功能训练：维持肢体功能位，运动康复，日常生活动作训练，支具康复	□出院指导 □异常情况就诊，如出现肩颈痛、腰腿痛、呼吸困难，以及肢体运动功能、感觉功能和大小便功能障碍短期内迅速加重，或出现剧烈头痛、呕吐、寒战、高热、伤口溢脓、脑脊液漏等情况时应紧急就医 □家居康复指导
个案管理	□收集患者个案信息 □协助完成预住院	□参与手术计划的制订及落实 □制订患者术前照护管理计划及围手术期康复计划	□评估患者病情 □制订个性化术后照护管理计划 □必要时组织MDT团队制订个性化康复计划	□落实个性化术后照护管理计划 □实施康复计划	□协助办理出院，必要时联系转诊 □出院随访计划制订 □组织MDT团队制定居家康复计划
嘱患者配合事项	□完成入院前准备 □办理预住院	□完成术前检查 □配合术前宣教 □遵医嘱进行呼吸功能及大小便训练	□配合病情评估 □遵医嘱床上活动 □参与自身安全管理	□加强营养 □循序渐进完成早期下床训练 □配合病情观察，主动报告不适 □遵医嘱用药及配合康复训练	□办理出院手续 □了解就诊及复查流程 □掌握功能锻炼方法

附表 5-25-2　椎管肿瘤全病程管理路径——院后管理

时间 项目	院后管理		
	短期随访 （出院 1～30 天）	中期随访 （出院 31～90 天）	长期随访 （出院 91～365 天）
主要诊疗	□评估家居安全，重点评估防跌倒设施设备 □评估不良反应：伤口愈合不良、大小便异常、运动障碍等 □督促遵医嘱用药 □康复指导 □健康咨询	□出院 3 个月面诊复查 □脊柱脊髓 MRI 检查，了解病椎节段的稳定性 □评估肢体运动、感觉、大小便等恢复状态 □评估生活质量 □评估心理状态 □肢体运动康复指导	□出院 6 个月、9 个月、12 个月面诊复查 □脊柱脊髓 MRI 检查，了解是否复发等 □评估肢体运动、感觉、大小便等恢复状态 □评估社会适应情况，指导回归社会 □评估远期生活质量 □评估心理状态 □指导康复训练
重点医嘱		□复查脊柱脊髓 MRI □必要时查血常规等	□复查脊柱脊髓 MRI □必要时查血常规等
专科护理	□出院一周内电话随访 □问题咨询 □健康教育及效果评价 □并发症护理指导		
个案管理	□出院 14 天电话随访 □问题咨询 □健康教育及效果评价 □并发症护理指导 □下转医院信息反馈	□出院 45 天电话随访 □问题咨询 □健康教育及效果评价 □并发症护理指导 □出院 85 天复诊提醒	□出院 5 个月、8 个月、11 个月电话随访，出院 175 天、265 天、306 天复诊提醒 □问题咨询 □评估患者恢复情况
嘱患者配合事项	□配合评估 □遵医嘱用药及康复训练	□配合评估 □遵医嘱用药及康复训练	□配合评估 □遵医嘱用药及康复训练

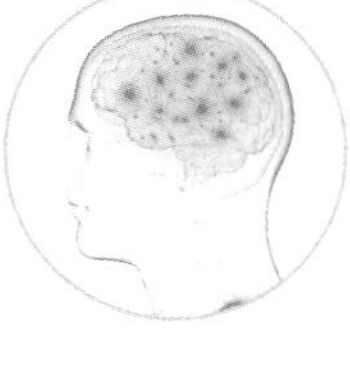

·第六章·

神经外科疾病院后常用评估

第一节　神经外科疾病专科病情评估

一、意识评估

意识是指个体对外界环境、自身状况以及它们相互联系的确认。意识活动包括觉醒和意识内容两方面。当上行网状激活系统和大脑皮质广泛损害时可导致不同程度觉醒水平的障碍，而意识内容变化则主要由大脑皮质病变造成。

1. 觉醒度分级

觉醒度的分级主要有传统意识分级（见表 6-1-1）和 GCS（Glasgow Coma Scale）评分（见表 6-1-2）两种方式。

表 6-1-1　传统意识分级

意识分级	表现形式
清楚	被检查者对自身及周围环境的认识能力良好,无时间、地点、人物定向障碍,能正确回答姓名、年龄、地点、时刻等问题
嗜睡	患者意识清醒程度降低较轻微,处于病理性睡眠状态,呼叫或推动患者肢体,患者可立即清醒,并能进行一些简短而正确的交谈或做一些简单的动作,但刺激停止后立刻入睡
昏睡	患者处于病理性睡眠状态,呼喊或推动患者肢体不能引起反应。用手指压迫患者眶上缘内侧时,患者面部肌肉(或针刺患者手足)可引起防御反射。不能正确进行一些简短的交谈或做一些简单的动作。此时,深反射亢进、震颤及不自主运动,角膜、睫毛等反射减弱,但对光反应仍存在
浅昏迷	患者随意运动丧失,呼之不应,对一般刺激全无反应,对强疼痛刺激如压眶、压甲根等有反应,浅反射(如腱反射、舌咽反射、角膜反射、瞳孔对光反应)存在,呼吸、脉搏无明显变化
深昏迷	患者对各种刺激均无反应,完全处于不动的姿势,角膜反射和瞳孔对光反应均消失,大小便失禁,呼吸不规则,血压下降,此时可有去大脑强直现象。后期患者肌肉松弛,眼球固定,瞳孔散大,濒临死亡

表 6-1-2　格拉斯哥（GCS）昏迷评分

睁眼(E)	语言(V)	运动(M)
4—自发睁眼	5—交谈正常	6—遵嘱动作
3—呼唤睁眼	4—言语错乱	5—刺痛定位
2—刺痛睁眼	3—胡言乱语	4—对刺痛屈曲
1—无睁眼	2—只能发音	3—异常屈曲(去皮质状态)
	1—无发音	2—异常伸展(去大脑状态)
		1—无反应

注：将三类得分相加，即得到 GCS 评分。最高 15 分，低于 8 分表示昏迷。注意：因插管气切无法发声的重度昏迷者会有 2T 的评分；应选评估的最好反应计分；运动评分左侧右侧可能不同，用较高的分数进行评分。

2. 意识内容改变

意识内容改变没有分级，主要包括以下几种特殊的意识状态：

（1）意识模糊（confusion） 指患者意识障碍的程度较嗜睡深，对外界刺激不能清晰地认识；空间和时间定向力障碍；理解力、判断力迟钝，或发生错误；记忆模糊，近记忆力更差；对现实环境的印象模糊不清，常有思维不连贯、思维活动迟钝等表现。

（2）谵妄（delirium） 是一种急性意识障碍，表现为定向障碍、错觉、幻觉、情绪不稳、行为紊乱、注意力涣散、言语增多、思维不连贯等，有时可有片段的妄想。症状常表现为日轻夜重的波动。患者多伴有觉醒—睡眠周期紊乱。由于受到错觉或幻觉的影响，患者可产生自伤或伤人的行为。可由多种原因引起，常见的有中毒、感染、外伤、严重代谢或营养障碍等。

（3）闭锁综合征（locked-in syndrome） 即去传出状态，主要见于脑干的血管病变。患者意识清醒，且由于其动眼神经与滑车神经的功能保留，故能眼球上下运动。但患者常因身体不能动，不能言语，被误认为昏迷。脑电图正常或轻度慢波有助于和真正的意识障碍相区别。

（4）去皮质强直（decorticate rigidity） 患者睁眼闭眼均无意识，对光反应、角膜反射存在，对外界刺激无意识反应，无自发言语及有目的动作，呈上肢屈曲、下肢伸直的姿势（图 6-1-1），常有病理征。保持觉醒—睡眠周期，可无意识地咀嚼和吞咽。见于缺氧性脑病、脑血管疾病及外伤导致的大脑皮质广泛损害。

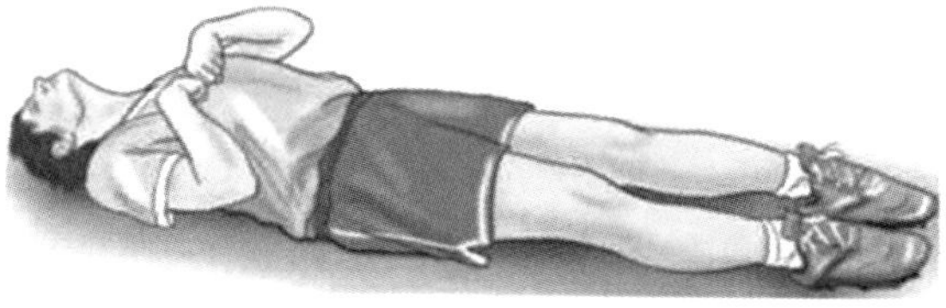

图 6-1-1 去皮质强直

（5）去大脑强直（decerebrate rigidity） 因病变损害上部脑干的功能所致，患者主要表现为四肢强直性伸展，上臂内收并旋内，前臂伸直并过分旋前，髋内收、内转，膝伸直，颈后仰呈角弓反张（图 6-1-2）。患者常呈深昏迷状态，伴有呼吸不规律及全身肌肉抽搐。常见于重症脑出血以及其他原因引起的严重脑干损伤等。

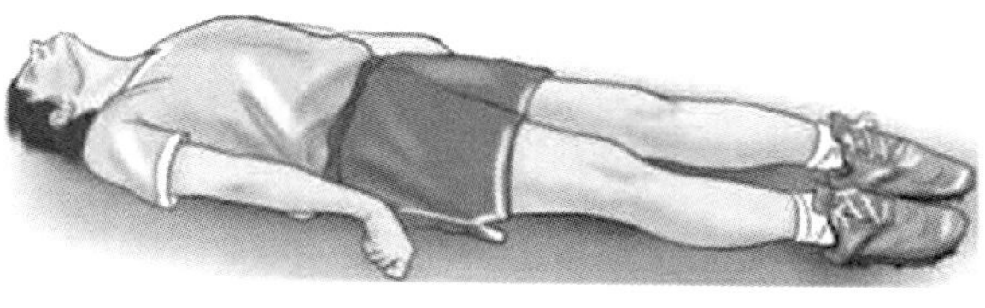

图 6-1-2 去大脑强直

3. 意识评估注意事项

① 检查前需先保持患者呼吸道通畅，及时吸痰。

② 检查时最好有家属陪同，考虑到可能出现的情绪或语言的问题，可让家属从旁协助检查；要有耐心，多次评估，防止刺激不足导致错误结果；注意患者保暖。

③ 拉好床栏，防止坠床。

二、肢体功能评估

肢体功能评估主要分为肌力、肌张力、关节活动度、协调和平衡功能评估四个部分。

1. 肌力评估

肌力是指肌肉收缩的力量，评估方法一般包括徒手肌力评分法（MMT）（见表 6-1-3）和器械评定两个类别。器械评定只适用于 3 级以上肌力的检查。

表 6-1-3 徒手肌力评分法（MMT）

分级/级	表现
5	能对抗的阻力与正常相应肌肉的相同(充分阻力),且能做全范围的活动
5－	能对抗较充分阻力稍小的阻力,活动范围 100％
4＋	能对抗比中等程度稍大的阻力,活动范围 100％
4	能对抗中等程度阻力,活动范围 100％
4－	能对抗比轻度稍大的阻力,活动范围 100％
3＋	能抗重力做全关节活动范围的活动,并能在运动末期对抗轻度的阻力
3	能抗重力运动且能完成 100％的范围,但不能对抗任何阻力
3－	能做抗重力运动,但活动范围＜100％而＞50％
2＋	能抗重力运动,但活动范围＜50％
2	不能抗重力,但在消除重力影响后,能做全关节活动范围的活动
2－	能在消除重力影响下活动,但活动范围＜100％而＞50％
1＋	触诊能发现有强力肌肉收缩,但不能引起任何关节活动
1	触诊能发现有肌肉收缩,但不能引起任何关节活动
0	无任何肌肉收缩迹象

2. 肌张力评估

肌张力是指肌肉组织在静息状态下的一种不随意的、持续的、微小的收缩，是被动活动肢体或按压肌肉时所感觉到的阻力。肌张力低下常见于小脑或锥体束的上运动神经元损害，如脊髓损伤的脊髓休克阶段或颅脑损伤、脑卒中早期，还可伴有肌力弱、瘫痪、低反射性和肌肉萎缩等表现。肌张力增高常表现为痉挛，由上运动神经元损伤所致，常见于脊髓损伤、脑外伤、去皮质强直和去大脑强直等（见表 6-1-4）。

表 6-1-4 肌张力评估

分级	表现
Ⅰ级	做被动牵张运动时,在全关节活动范围的后 1/4 处才出现抵抗和阻力
Ⅱ级	做被动牵张运动时,在全关节活动范围的 1/2 处即出现抵抗和阻力
Ⅲ级	做被动牵张运动时,在全关节活动范围的前 1/4 处就出现抵抗和阻力,且由于严重的痉挛,检查者不能完成全关节活动范围的被动运动

3. 关节活动度评估

关节活动度是指一个关节从起始端至终末端的运动范围（即运动弧）。关节活动度可以分为主动关节活动度和被动关节活动度。关节活动度影响常见于中枢神经系统病变所致的肌肉痉挛。

4. 协调与平衡评估

协调与平衡需要有功能完整的深感觉、前庭、小脑和锥体外系的参与。协调功能障碍即共济失调，常见于小脑、基底节、脊髓后索的病变。协调与平衡评估主要通过观察法、协调试验（站立、闭目站立、单脚站立、一字步等）、平衡试验（指鼻试验、对指试验、跟膝试验、轮替试验等）进行。

协调功能分级：

Ⅰ级：正常完成。

Ⅱ级：轻度残损，能完成活动，但较正常速度和技巧稍有差异。

Ⅲ级：中度残损，能完成活动，但动作慢、笨拙、明显不稳定。

Ⅳ级：重度残损，仅能启动动作，不能完成。

Ⅴ级：不能启动活动。

平衡功能分级：

Ⅰ级：能正确地完成活动。

Ⅱ级：能完成活动，仅需要较小的帮助来维持平衡。

Ⅲ级：能完成活动，但需要较大的帮助来维持平衡。

Ⅳ级：不能完成活动。

5. JOA 评分

此外，日本骨科协会评估治疗（Japanese Orthopaedic Association Scores，JOA 评分）常用于椎管手术后的功能评估。JOA 评分是由日本骨科协会针对颈椎病功能状态评估推出的评定方法，包括颈椎 JOA 评分和腰椎 JOA 评分。其中颈椎 JOA 评分包括上肢运动功能、下肢运动功能、感觉和膀胱功能四部分，总分 17 分（见表 6-1-5）。腰椎 JOA 评分包括主观症状（下腰痛、腿痛、步态和日常活动受限度）、临床体征（直腿抬高、感觉障碍、运动障碍和膀胱功能）两个部分，总分 29 分（见表 6-1-6）。分数越低表明功能障碍越明显。

表 6-1-5　颈椎 JOA 评分

<table>
<tr><th colspan="3">评价项目</th><th>评分</th></tr>
<tr><td rowspan="5">上肢运动功能</td><td colspan="2">自己不能持筷或勺进餐</td><td>0 分</td></tr>
<tr><td colspan="2">能持勺，但不能持筷</td><td>1 分</td></tr>
<tr><td colspan="2">虽手不灵活，但能持筷</td><td>2 分</td></tr>
<tr><td colspan="2">能持筷及进行一般家务劳动，但手笨拙</td><td>3 分</td></tr>
<tr><td colspan="2">正常</td><td>4 分</td></tr>
<tr><td rowspan="5">下肢运动功能</td><td colspan="2">不能行走</td><td>0 分</td></tr>
<tr><td colspan="2">即使在平地行走也需用支持物</td><td>1 分</td></tr>
<tr><td colspan="2">在平地行走可不用支持物，但上楼时需用</td><td>2 分</td></tr>
<tr><td colspan="2">平地或上楼行走不用支持物，但下肢不灵活</td><td>3 分</td></tr>
<tr><td colspan="2">正常</td><td>4 分</td></tr>
<tr><td rowspan="3">感觉</td><td rowspan="3">明显感觉障碍＝0；轻度感觉障碍＝1；正常＝2</td><td>上肢</td><td></td></tr>
<tr><td>下肢</td><td></td></tr>
<tr><td>躯干</td><td></td></tr>
<tr><td rowspan="4">膀胱功能</td><td colspan="2">尿潴留</td><td>0 分</td></tr>
<tr><td colspan="2">高度排尿困难，尿费力，尿失禁或淋漓</td><td>1 分</td></tr>
<tr><td colspan="2">轻度排尿困难，尿频，尿踌躇</td><td>2 分</td></tr>
<tr><td colspan="2">正常</td><td>3 分</td></tr>
<tr><td colspan="3">合计</td><td></td></tr>
</table>

注：治疗后颈椎功能改善率计算公式为（术后总分－术前总分）/（17－术前总分）×100%

表 6-1-6 腰椎 JOA 评分

<table>
<tr><th colspan="4">主观体征</th><th>分值/分</th><th colspan="2">客观体征</th><th>分值/分</th></tr>
<tr><td rowspan="4">下腰背痛</td><td colspan="3">无任何疼痛</td><td>3</td><td rowspan="3">直腿抬高试验(包括加强实验)</td><td>正常</td><td>2</td></tr>
<tr><td colspan="3">偶尔轻微疼痛</td><td>2</td><td>30°～70°</td><td>1</td></tr>
<tr><td colspan="3">频发的轻微疼痛或偶发严重疼痛</td><td>1</td><td><30°</td><td>0</td></tr>
<tr><td colspan="3">频发或持续的严重疼痛</td><td>0</td><td rowspan="3">感觉障碍</td><td>无</td><td>2</td></tr>
<tr><td rowspan="4">腿痛兼/或麻刺痛</td><td colspan="3">无任何疼痛</td><td>3</td><td>轻度障碍</td><td>1</td></tr>
<tr><td colspan="3">偶尔的轻微疼痛</td><td>2</td><td>明显障碍</td><td>0</td></tr>
<tr><td colspan="3">偶尔的轻微疼痛或偶发严重疼痛</td><td>1</td><td rowspan="3">运动障碍</td><td>正常(肌力 5 级)</td><td>2</td></tr>
<tr><td colspan="3">频发或持续的严重疼痛</td><td>0</td><td>轻度无力(肌力 4 级)</td><td>1</td></tr>
<tr><td rowspan="4">步态</td><td colspan="3">正常</td><td>3</td><td>明显无力(肌力 0-3 级)</td><td>0</td></tr>
<tr><td colspan="3">步行超过 500m,但感疼痛、麻木</td><td>2</td><td rowspan="3">膀胱功能</td><td>正常</td><td>0</td></tr>
<tr><td colspan="3">步行小于 500m,但感腿痛、麻木</td><td>1</td><td>轻度受限</td><td>−3</td></tr>
<tr><td colspan="3">步行小于 100m,但感腿痛、麻木</td><td>0</td><td>明显受限(尿潴留,尿失禁)</td><td>−6</td></tr>
<tr><td rowspan="8">日常活动受限度(ADL)</td><td>程度</td><td>严重</td><td>中度</td><td>无</td><td colspan="3" rowspan="8">注：</td></tr>
<tr><td>平卧翻身</td><td>0 分</td><td>1 分</td><td>2 分</td></tr>
<tr><td>站立</td><td>0 分</td><td>1 分</td><td>2 分</td></tr>
<tr><td>洗漱</td><td>0 分</td><td>1 分</td><td>2 分</td></tr>
<tr><td>前屈</td><td>0 分</td><td>1 分</td><td>2 分</td></tr>
<tr><td>坐 1h</td><td>0 分</td><td>1 分</td><td>2 分</td></tr>
<tr><td>举重物</td><td>0 分</td><td>1 分</td><td>2 分</td></tr>
<tr><td>行走</td><td>0 分</td><td>1 分</td><td>2 分</td></tr>
<tr><td colspan="4">合计 1：</td><td></td><td colspan="2">合计 2：</td><td></td></tr>
</table>

注：满分 29 分，分数越低提示功能障碍越明显。

治疗后腰椎功能改善指数＝治疗后评分－治疗前评分。

治疗后评分改善率＝[(治疗后评分－治疗前评分)/ 29－治疗前评分]×100%。

疗效判定标准：改善率为 100%时为治愈，改善率大于 60%为显效，25%～60%为有效，小于 25%为无效。

三、儿童神经运动发育评估

目前，儿童神经运动发育评估主要参考 Gesell 发育量表，该量表主要评价中枢神经系统的功能，识别神经肌肉或感觉系统功能，内容包括针对不同月龄小儿的适应行为、大运动行为、精细动作行为、语言行为和个人-社交行为。此表专业性很强，能较为准确地判断小儿的神经运动发育水平。测试需要专业儿科医生进行，并且家长陪同，测试时间约 40～90min。结合小儿神经发育阶段探索小儿的神经运动发育，检查方法见表 6-1-7。

表 6-1-7 小儿神经运动发育检查方法

功能	检查方法
嗅神经功能	可用母亲的化妆品气味分别检查两侧嗅觉，如改用其他不适气味则推开或躲闪
视神经功能	视力：新生儿对强光刺激有反应，可短时注视大的移动物体；3 月龄开始用双眼近视移动物体，并产生保护性眨眼反射；6 月龄可追物；1 岁出现会聚反射。 瞳孔：对光反应敏感。 视野：在小儿背面用小焦点光束从四个象限分别检查，以观察小儿反应，推断其视野情况。 眼底：在熟睡时检查
动眼神经、滑车神经、展神经功能	观察有无眼睑下垂和斜视以及眼球运动和瞳孔反射等，小儿都有远视和轻度斜视，6 岁以前儿童下斜视诊断时须慎重
三叉神经功能	切忌先检查痛觉，以免小儿反感，应按运动、触觉、痛觉顺序检查

续表

功能	检查方法
面神经功能	可根据小儿哭笑表情来判定运动情况。 舌前2/3味觉可用甜苦对比，观察小儿反应
听神经功能	蜗神经：需反复观测，新生儿对突然噪声的反应是惊跳或哭叫，3～4个月对母亲声音有期待反应，头能转向母亲发声一侧。 前庭神经：可以坐母亲膝上进行旋转椅检查来观察眼震
后组颅神经功能	舌咽神经和迷走神经：根据发音的改变、软腭反射和运动来判定。 副神经：头不能转向患侧，如双侧受损头不能保持直立位置，较大儿童可令其模仿医师耸肩以观察其斜方肌瘫痪情况。 舌下神经：通过吸吮动作观察舌的功能，婴幼儿自动伸舌或强迫患儿开口，借其哭叫时观察舌的运动
运动	6个月以前的婴儿可观察俯卧抬头情况，以及两足蹬力、两手强握反射和拥抱反射等，对比双侧肌力是否对称。6个月坐，8个月爬，12个月走，2岁能独立行走，4岁能独立上下楼梯。新生儿肌张力增高，随着随意运动的发展，则肌张力相应减低，使随意运动更加准确。婴儿不能配合肌张力检查，可通过窝角来判定，正常婴儿窝角为180°，小于180°提示肌张力增高，大于180°提示肌张力低下。婴幼儿无法检查共济运动，可通过和正常同龄儿比玩具的准确使用情况以及步态情况来推断
感觉	小儿痛刺激阈较成人高，因此对痛刺激反应比成人慢，而且对痛触觉定位精确度比成人差
反射	婴儿出生后浅反射引不出，4～6个月时可引出提睾反射，1岁左右出现腹壁反射。新生儿出生后即有吸吮反射和强握反射，3个月后强握反射消失，相继出现拥抱反射（Moros reflex），6个月后拥抱反射消失，则出现抬躯反射，正常婴儿可出现足跖反射阳性

四、吞咽功能评估

根据《中国吞咽障碍评估与治疗专家共识》（2017版），护士仅能进行吞咽功能的初步筛查，疑似问题应立即转介至康复师、营养师等专业技师进行下一步诊断。吞咽功能初筛的方法很多，这里介绍几种床旁常用的评估工具。

1. 洼田饮水试验

洼田饮水试验是由日本学者洼田俊夫提出的评定吞咽障碍的试验方法，分级明确清楚，操作简单，被临床广泛应用。该评估局限性在于需要患者意识清楚并能够按照指令完成试验。为了避免增加患者痛苦，一般结合改良饮水试验进行。操作时，患者尽量取端坐、中立位，头前倾，微低头，第一步先嘱其做空吞咽，观察是否有吞咽动作；如无异常则进行第二步，评估员从患者健侧用小勺喂1～2mL温开水，嘱其吞下；如无异常则进行第三步，嘱患者自己拿杯子一口喝下30mL温开水，观察所需时间和呛咳情况。结果判定为：5s内一次喝下且无呛咳为Ⅰ级；5s以上一次喝下，或分2次咽下无呛咳为Ⅱ级；发生呛咳则为Ⅲ～Ⅴ级，提示患者存在吞咽障碍。

2. 进食评估问卷调查工具-10（eating assessment tool-10, EAT-10)

EAT-10是由Belafsky等人于2008年研发的筛查工具，有助于识别误吸的征兆、隐性误吸以及异常吞咽的体征，因为简单易行、信度高，已在全世界范围内推广使用，并被纳入2017版《中国吞咽障碍评估与治疗专家共识》。该工具由10项吞咽障碍相关问题组成，每一题都由患者根据自身感受到的严重程度（0没有，1轻度，2中度，3重度，4严重，总分40分）进行主观回答，如果出现单项评分超过1分，即进行吞咽功能动态评定及干预。

EAT-10：

（1）我的吞咽问题已经使我体重减轻；

（2）我的吞咽问题已经影响到我在外就餐；

（3）吞咽液体费力；

（4）吞咽固体费力；

（5）吞咽药片（丸）费力；

（6）吞咽有疼痛；

（7）我的吞咽问题影响到我享用食物的快感；

（8）我吞咽时有食物卡在喉咙里；

（9）我吃东西有时会咳嗽；

（10）我吞咽时感到紧张。

3. Gugging 吞咽功能评估量表（Gugging Swallowing Screen， GUSS）

GUSS 是通过间接吞咽试验、直接吞咽试验来全面评估患者对各种性状食物的吞咽情况，并进行打分。进一步检查指造影或喉镜检查。评分为 20 分视为吞咽功能正常，15～19 分视为轻度吞咽障碍，10～14 分视为中度吞咽障碍，≤10 分视为重度吞咽障碍（见表 6-1-8）。

表 6-1-8 Gugging 吞咽功能评估量表

第一步：初步检查/间接吞咽测试（患者取坐位，或至少抬高床头 60°）			
		是/分	否/分
患者是否有能力保持 15min 注意力		1	0
主动咳嗽/清嗓两次		1	0
吞口水	成功吞咽	1	0
	流口水	0	1
	声音改变（嘶哑、过水声、含糊、微弱）	0	1
1～4 分：进一步检查；5 分：进入第二步			

第二步：直接吞咽测试（材料：水、茶匙、食物增稠剂、面包）				
按顺序给予食物：		糊状食物（1/3～1/2 勺布丁类食物）	液体食物（按顺序给予 3mL、5mL、10mL、20mL、50mL 水）	固体食物（小片面包，重复 5 次）
吞咽	不能	0 分	0 分	0 分
	延迟（>2s，固体>10s）	1 分	1 分	1 分
	成功吞咽	2 分	2 分	2 分
咳嗽（不自主）：吞咽时、吞咽后、3min 后	是	0 分	0 分	0 分
	否	1 分	1 分	1 分
流口水	是	0 分	0 分	0 分
	否	1 分	1 分	1 分
声音改变（吞咽前后发“O”音）	是	0 分	0 分	0 分
	否	1 分	1 分	1 分
		1～4 分：进一步检查；5 分：进行液体测试	1～4 分：进一步检查；5 分：进行固体测试	1～4 分：进一步检查；5 分：正常
总计得分（间接和直接吞咽测试）：				

4. V-VST（容积黏度吞咽测试）评估

V-VST 评估是一种可以在床边进行的吞咽功能筛查方法，用于鉴别吞咽的安全性和有效性，也是一种敏感鉴别方法，可确定患者有无误吸和营养不良风险。该量表通过给予患者不同稠度（糖浆稠度、水、布丁状稠度、蛋羹/蜂蜜稠度）及容积（5mL、10mL、20mL）的液体，来评估吞咽的安全性（咳嗽、音质改变、血氧饱和度下降）和有效性（唇部闭合、口腔残留、分次吞咽、咽部残留）。患者可安全吞咽，但有效性受损，这可能危及患者的营养和补水状况，护士可建议患者选择最低稠度和最高容积的液体，安全性受损则提示该患者可能已经发生误吸。

五、面神经功能分级

面神经功能分级方法是由 House 于 1983 年提出的一种主观综合分级法，后经 Brackmann 的修改，于 1985 年正式发表了 House-Brackmann 分级法。该分级法在第五届国际面神经外科专题研讨会上被推荐，亦被美国耳鼻咽喉头颈外科学会面神经疾病委员会采纳为分级标准，得到了国际上多数人的认同。该分级法包括了对静态功能、动态功能以及继发性损害的全面评估，简单易行，但限制在于各级别之间的区别很难评估，结果比较主观。House-Brackmann 标准分为Ⅰ～Ⅵ六个级别（见表 6-1-9）。

表 6-1-9　House-Brackmann 标准

分级	表现
Ⅰ级	正常，各区面肌运动正常
Ⅱ级	轻度功能异常，大体：仔细检查时有轻度的面肌无力，可有非常轻的联带运动。静止状态：面部对称，肌张力正常。运动：额部正常，稍用力闭眼完全，口角轻度不对称
Ⅲ级	中度功能异常，大体：明显的面肌无力，但无面部变形，联带运动明显或半面痉挛。静止状态：面部对称，肌张力正常。运动：额部减弱，用力后闭眼完全，口角用最大力后轻度不对称
Ⅳ级	中重度功能异常，大体：明显的面肌无力和/或面部变形。静止状态：面部对称，肌张力正常。运动：额部无，闭眼不完全，口角用最大力后不对称
Ⅴ级	重度功能异常，大体：仅有几乎不能察觉的面部运动。静止状态：面部不对称。运动：额部无，闭眼不完全，口角轻微运动
Ⅵ级	完全麻痹，无运动

六、听力分级

听力分级采用美国耳鼻咽喉头颈外科学会（AAO-HNS）的听力分级法，根据纯音平均听阈（PTA）和言语识别率（SDS）进行术前、术后听力评估（表 6-1-10、图 6-1-3）。听力水平 C 级及以上为术后听力保留，听力 B 级及以上为术后听力良好。

表 6-1-10　AAO-HNS 听力评估分级

级别	听力情况	评估指标
A 级	听力良好	PTA≤30dB，SDS≥70％
B 级	有实用听力	PTA≤50dB，SDS≥50％
C 级	有可测听力	PTA＞50dB，SDS≥50％
D 级	无可测听力	SDS＜50％

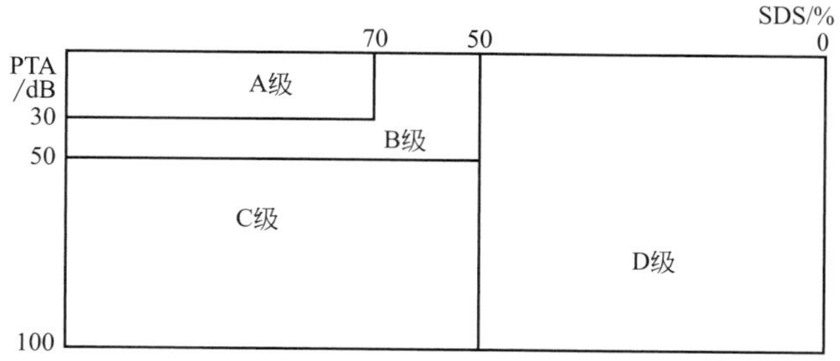

图 6-1-3　AAO-HNS 听力评估分级

七、脑神经功能评估

脑神经共有 12 对，根据其核团在脑干中的上下顺序命名与编号。它们服务于多种功能，并主要提供头部的运动及感觉神经支配。单神经疾病的累及情况取决于受累的神经通路位置及其病因学，体征及症状因受累神经的不同而存在差异（见表 6-1-11）。

表 6-1-11 脑神经功能评估表

序号	名称	功能障碍表现	功能常用评估方法
Ⅰ	嗅神经	嗅觉减退或消失。可见于颅前窝骨折、颅底脑膜炎、前额底肿瘤（如嗅沟脑膜瘤）、鞍上肿瘤。 幻嗅。常为颞叶肿瘤或癫痫的先兆	① 病史询问。 ② 气味鉴别试验：让患者闭眼，压住其一侧鼻孔，用挥发性的物质（如樟脑、香油或香烟、牙膏、香皂）对比测试。 ③ 嗅觉诱发电位检测
Ⅱ	视神经	视力障碍。可见于脑外伤、视神经炎等。 视野缺损。可见于鞍区肿瘤压迫	① 视力检查。视力表：远视力表（5m）、近视力表（30cm）；数指：能看清为止，记录距离；指动：能看清为止，记录距离；光感。 ② 视野检查。 ③眼底检查。 ④瞳孔检查
Ⅲ、Ⅳ、Ⅵ	动眼神经、滑车神、展神经	眼球运动障碍、复视	眼球运动床边测试：患者被要求保持其头部静止，眼球追随检查者的食指移动；检查者慢慢移动手指，在眼球同一水平向上、向下并从一侧向另一侧移动，观察患者眼球运动
Ⅴ	三叉神经	感觉缺失、神经性疼痛或咀嚼肌无力	① 面部感觉测试：触觉、痛觉、温度觉。 ② 目测咬肌和颞肌的收缩。 ③ 颌反射测试：在患者嘴巴微张的情况下，以向下方向轻拍唇部下方下颌骨。咬肌会使下颌骨向上移动 ④ 角膜反射：可用细棉签毛（传入神经-三叉神经、传出神经-面神经）进行测试，生理状态下可引出同侧及对侧眨眼反应
Ⅶ	面神经	面神经麻痹	面神经功能评估（见第二章第一节）
Ⅷ	前庭蜗神经	听力下降、耳鸣及眩晕	① 听力检查。 ② 前庭功能检查：询问患者有无眩晕、夜行困难；观察患者有无眼球震颤等
Ⅸ～Ⅻ	舌咽神经、迷走神经、副神经、舌下神经	吞咽障碍、声音嘶哑、呼吸困难	① 吞咽功能评估。 ② 发声检查。 ③ 咽反射、悬雍垂及颚弓对称性。 ④ 观察患者耸肩、转头、伸舌动作

八、蛛网膜下腔出血（SAH）分级

目前对 SAH 患者的临床评估系统主要有 Hunt-Hess 分级、GCS、WFNS-SAH、PAASH、改良 Fisher 分级。

Hunt -Hess 分级由 Teasdale 和 Jennett 于 1974 年创建，分为 5 个等级水平，若有严重全身性疾患，如高血压病、糖尿病、严重动脉硬化、慢性肺病及动脉造影发现严重血管痉挛，相应级别提升一级。该评分系统主要用于评估头部外伤和自发性脑内出血患者的意识水平，是判断病情轻重及预后的重要工具，简单有效，但对动脉瘤性蛛网膜下腔出血（aSAH）患者神经功能的评估有其局限性。

Hunt-Hess 分级：

Ⅰ级：无症状或轻微头痛/颈项强直。

Ⅰa 级：仅有固定的神经功能缺损。

Ⅱ级：中度或重度头痛/颈项强直。

Ⅲ级：轻度局灶性功能缺损，嗜睡/精神错乱。

Ⅳ级：昏迷/中度或重度偏瘫，早期去大脑强直。

Ⅴ级：深昏迷，去大脑强直，濒死状态。

因为普遍认为 aSAH 患者预后最重要因素是意识水平，因此格拉斯哥昏迷量表（GCS）被认为与 aSAH 患者生存质量的关联性最强，且在观察期内具有良好的重复一致性。WFNS-SAH 和 PAASH 都是基于 GCS 结果进行分级的，对患者的预后也有重要的参考价值。

WFNS-SAH 分级由世界神经外科医师联盟（WFNS）委员会于 1988 年提出，被公认为是简单、可靠、有效的 SAH 临床分级量表，可用于观察 SAH 患者的病情变化预测预后，也可用于标准化 SAH 的临床评估，结果判断为级别越高，病情越重。WFNS-SAH 分级：

Ⅰ级：GCS 评分 15 分，无运动障碍。

Ⅱ级：GCS 评分 13～14 分，无运动障碍。

Ⅲ级：GCS 评分 13～14 分，有运动障碍。

Ⅳ级：GCS 评分 7～12 分，有运动障碍。

Ⅴ级：GCS 评分 3～6 分，有运动障碍。

PAASH（Prognosis on Admission of Aneurysmal Subarachnoid Hemorrhage）由 Takagi 等人于 1999 年研究设计，仅使用 GCS 来预测 aSAH 患者的预后。

Ⅰ级：GCS 评分 15 分。

Ⅱ级：GCS 评分 11～14 分。

Ⅲ级：GCS 评分 8～10 分。

Ⅳ级：GCS 评分 4～7 分。

Ⅴ级：GCS 评分 3 分。

改良 Fisher 分级是于 2001 年提出的基于 CT 的 Fisher 分级的改良版，用于评估蛛网膜下腔出血（SAH）后脑血管痉挛（CVS）风险，分级越高，发生 CVS 的风险越大。

Ⅰ级：少量或薄层 SAH，不伴双侧脑室内出血。

Ⅱ级：少量或薄层 SAH，伴双侧脑室内出血。

Ⅲ级：蛛网膜下腔出血量大（蛛网膜下腔某池或侧裂中血凝块厚度至少＞5mm），不伴双侧脑室内出血。

Ⅳ级：蛛网膜下腔出血量大，伴双侧脑室内出血。

九、垂体瘤侵袭性分级

垂体瘤侵袭性分级主要通过 MRI 来判断，最常用的分级标准为 Knosp 垂体腺瘤五级分类法及 Hardy-Wilson 分级分期。

Knosp 垂体腺瘤五级分类法（见表 6-1-12）由维也纳 AKH 医学中心 Knosp 教授创立，对垂体瘤的治疗和预后有重要指导意义。采用测量海绵窦冠状位 MRI 上垂体腺瘤与颈内动脉海绵窦段（C4）及床突上段（C2）血管管径的连线，来判断垂体腺瘤与海绵窦的关系，Ⅲ～Ⅳ级可以诊断为侵袭性垂体瘤（IPA）。

Hardy-Wilson 分级分期是肿瘤向鞍膈或鞍底、上下生长的分级，可全面评估肿瘤的侵袭性，但对海绵窦的侵袭性描述较为简单，Ⅲ～Ⅴ级或 C、D、E 期的肿瘤归为侵袭性腺瘤。

Ⅰ级：肿瘤直径在 10cm 内，全部位于鞍内。

Ⅱ级：肿瘤向鞍上扩展，达到 10cm，充填了鞍上池的结构。

Ⅲ级：肿瘤向鞍上扩展，达到 10～20cm，充填了第三脑室。

Ⅳ级：肿瘤向鞍上扩展，达到 20～30cm，充填了全部的第三脑室前部。

Ⅴ级：肿瘤向鞍上扩展至 30cm 以上，达到了侧脑室的室间孔。

A 级：肿瘤向鞍上发展，呈双侧对称性生长，仅累及鞍上池。

B 级：肿瘤向上突起至第三脑室水平。

C 级：肿瘤占据整个第三脑室前部。

D 级：肿瘤双侧不对称生长，主要向鞍上硬膜外生长。

E 级：肿瘤累及鞍旁硬膜外、海绵窦区。

表 6-1-12　Knosp 垂体腺瘤五级分类法

分级	描述	示意图
0 级	海绵窦形态正常，有海绵窦静脉丛的强化，肿瘤未超过 C2～C4 血管管径的内切连线	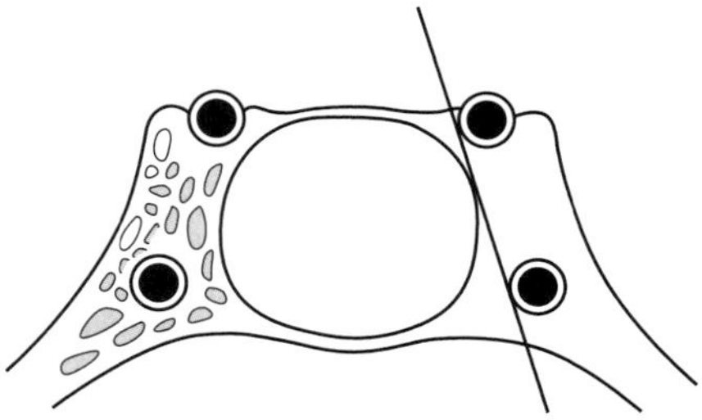
1 级	肿瘤超过 C2～C4 血管管径的内切连线，但没有超过 C2～C4 血管管径的中心连线，海绵窦内侧部静脉丛消失	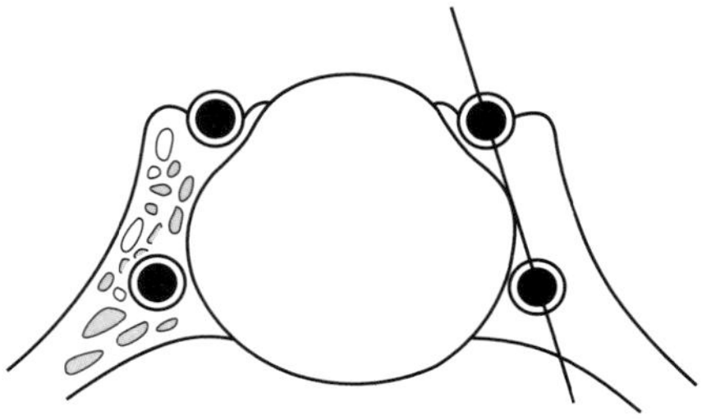
2 级	肿瘤超过 C2～C4 血管管径的中心连线，但没有超过 C2～C4 血管管径的外切连线，可致海绵窦上部或下部静脉丛消失	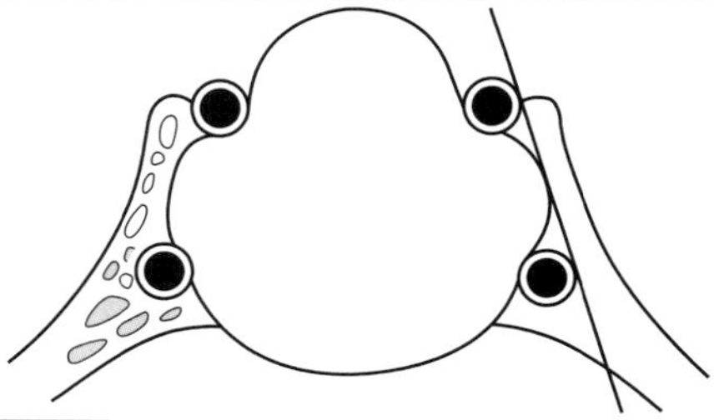
3 级	肿瘤超过 C2～C4 血管管径的外切连线，海绵窦内侧、上部和/或下部静脉丛消失，其外侧静脉丛也可消失	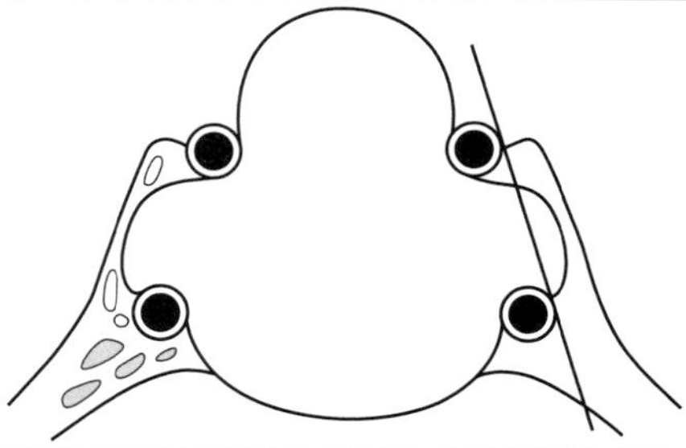
4 级	海绵窦段颈内动脉被完全包裹，导致内径狭窄，各部静脉丛消失，海绵窦的上壁和外壁呈球形向外扩展突出	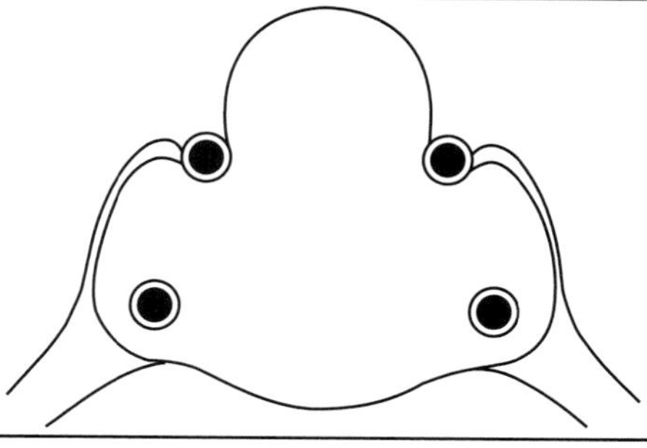

十、脑膜瘤切除分级

脑膜瘤起源于蛛网膜内皮细胞，少数起源于脉络丛组织，占颅内肿瘤的13.4%～19.2%，发病率仅次于胶质细胞瘤。常见于大脑凸面、矢状窦旁和大脑镰旁，其次为蝶骨嵴、鞍结节、鞍旁、嗅沟、小脑幕、颅后窝及脑室内。外科手术为脑膜瘤首选的治疗方法，病灶尽量全切除可减少复发。国际上脑膜瘤切除的分级多采用Simpson分级：

Ⅰ级：肿瘤全切除并切除肿瘤累及的硬膜和颅骨。

Ⅱ级：肿瘤全切除并用激光或电灼肿瘤附着硬膜。

Ⅲ级：肿瘤全切除，肿瘤附着的硬膜未处理。

Ⅳ级：肿瘤部分切除。

Ⅴ级：单纯肿瘤减压或活检。

通过临床发现，Ⅰ级切除的脑膜瘤也可以复发，近年来很多学者通过临床和基础观察提出了Simpson 0级切除的概念，也就是切除受累硬膜周围2cm的正常硬膜，一些临床研究证实了0级切除可以减少脑膜瘤的复发。

（王滨琳）

第二节　神经外科患者术后生活质量评估

一、垂体瘤术后鼻部症状评分

1. VAS症状评估量表

包括患者鼻塞、流涕、头昏头痛、嗅觉减退、鼻痒、喷嚏6个症状的整体不适。采用10分制评分，0分表示无不适，10分表示有严重的不适，临床医生向患者解释如何将鼻部症状量化为0～10分，患者根据自身对症状轻重的感受在0～10分选出与症状程度相匹配的分值。当VAS评分>5分，则表示患者的生活质量受到明显影响。术后6个月及1年，通过电话和门诊随访，对患者整体不适及各症状进行VAS评分，从而进行疗效评估。意义如下：①病情完全控制，即症状完全消退，VAS整体评分为0分；②病情部分控制，即症状明显改善但未完全消退，术后VAS整体评分减少3分或以上；③病情未控制，即症状无改善或无明显改善，各项评分与治疗前无差异。

2. 鼻炎VAS评分

请根据最近1周的症状表现，用垂直竖线在以下各症状对应的标尺上标出该症状所得分数。标尺分数从0到100，分数分别是0、10、20、30、40、50、60、70、80、90、100，11个分值。“0”代表没有此种症状，“100”代表此种症状最重，从0到100症状依次加重。评分表主要评价指标包括：4个鼻部症状（鼻塞、鼻痒、喷嚏、流涕）；4个眼部症状（眼痒、流泪、眼红肿、眼痛）。

二、神经外科患者服药依从性评估

Morisky用药依从性问卷——MMAS-8：

1. 您是否有时忘记服药？

□是　　　□否

2. 在过去的2周内，是否有一天或几天您忘记服药？

□是　　　　□否

3. 治疗期间，当您觉得症状加重或出现其他症状时您是否未告知医生而自行减少药量或停止服药？

□是　　　　□否

4. 当您外出旅行或长时间离家时，您是否有时忘记随身携带药物？

□是　　　　□否

5. 昨天您服药了吗？

□是　　　　□否

6. 当您觉得自己的疾病已经得到控制时，您是否停止过服药？

□是　　　　□否

7. 您是否觉得要坚持治疗计划有困难？

□是　　　　□否

8. 您觉得要记住按时按量服药很难吗？

□从不　□偶尔　□有时　□经常　□所有时间

问卷内容说明：1～7 题的备选答案为“是”“否”，答“是”记 0 分，答“否”记 1 分，其中第 5 题反向计分；第 8 题备选答案为“从不”“偶尔”“有时”“经常”“所有时间”，分别记 1 分、0.75 分、0.50 分、0.25 分和 0 分。量表满分为 8 分，得分＜6 分为依从性差，得分 6～8 分（不包括 8 分）为依从性中等，得分 8 分为依从性好。

三、垂体性糖尿病相关量表

1. 糖尿病患者特异性生存质量测评量表

糖尿病患者特异性生存质量测评量表（Diabetes Specific Quality of Life Scale，DSQL），含生理、心理、社会关系、治疗 4 个维度，27 个条目（见表 6-2-1）。①生理功能（12 个条目），用于了解糖尿病引起的躯体不适情况、疾病对感官功能和智力的影响、糖尿病并发症的影响；②心理/精神（8 个条目），用于了解糖尿病对患者心理总的影响、患者的不良心理问题以及对治疗疾病的信心；③社会关系（4 个条目），用于了解糖尿病对患者人际关系的损害程度，对经济、社会和家庭地位的影响；④治疗方面（3 个条目），用于了解患者对治疗的满意度、药物不良反应的影响以及患者低血糖和饮食控制的发生情况。

表 6-2-1 糖尿病患者生存质量特异性量表

填表说明：表里的每个问题都询问的是患者最近 2 周的亲身感受。					
条目	1 分	2 分	3 分	4 分	5 分
1. 糖尿病对生理功能的影响					
总的来讲，糖尿病对您的健康损害有多大	根本没损害	有点损害	有损害（中度）	很损害	极度损害
您经常有皮肤瘙痒、肢体麻木、疼痛等身体不舒适的感觉吗	根本没有	偶有	有（约一半时间）	经常有	总是有
身体不舒适的感觉对您的生活有多大干扰	根本没干扰	有点干扰	有干扰（中度）	很干扰	极干扰
您是否感觉看东西越来越困难	根本没有	偶尔有	有（约一半时间）	经常有	总是有
视力下降对您的日常生活有多大影响	根本没影响	有点影响	有影响（中度）	很影响	极影响
您是否感觉听清别人讲话越来越困难	根本没有	偶尔有	有（约一半时间）	经常有	总是有

续表

听力下降对您的日常生活有多大影响	根本没影响	有点影响	有影响（中度）	很影响	极影响
您是否常感到胸痛、胸闷和心悸	根本没有	偶尔有	有（约一半时间）	经常有	总是有
您是否感到皮肤和脚很容易感染	根本不	偶尔有	有（约一半时间）	经常有	总是有
皮肤和脚的感染对您的生活有多大影响	根本没影响	有点影响	有影响（中度）	很影响	极影响
您是否觉得对外界事物的反应能力下降了	根本没下降	有点下降	下降了（中度）	下降很大	下降极大
您是否感觉饥饿	根本没有	偶尔有	有（约一半时间）	经常有	总是有
2. 心理/精神维度					
糖尿病经常给您的日常生活带来麻烦和不便吗	根本没有	偶尔有	有（约一半时间）	经常有	总是有
您是否经常想糖尿病对您意味着什么	根本没有	偶尔有	有（约一半时间）	经常有	总是有
您是否担忧您会突然死掉	根本不担忧	偶尔担忧	担忧（约一半时间）	经常担忧	总是担忧
饮食控制是否使您感到烦恼	根本没烦恼	偶尔烦恼	烦恼（约一半时间）	经常烦恼	总是烦恼
定期自测尿糖或到医院检查血糖使您感到麻烦吗	根本不感到	偶尔感到	感到（约一半时间）	经常感到	总是感到
您是否因为糖尿病而感到紧张或局促不安	根本没有	有点	有（约一半时间）	经常有	总是有
您对您目前的治疗效果满意吗	极满意	很满意	满意（中度）	很不满意	极不满意
您是否相信您能战胜疾病的困扰	根本不相信	有点相信	相信（中度）	很相信	极相信
3. 社会关系维度					
总的来讲，糖尿病对您的人际关系是否有损害	根本没损害	有点损害	有损害（中度）	很损害	极度损害
您是否感到因为患有糖尿病而被人嫌弃	根本没有	有点	有（约一半时间）	经常有	总是有
糖尿病对您在家里或单位里的地位和作用有影响吗	根本没影响	有点影响	有影响（中度）	很影响	极影响
您经常和周围的病友交流有关糖尿病的体验、问题和知识吗	根本不交流	偶尔交流	交流（约一半时间）	较常交流	一直交流
4. 治疗维度					
您服药后是否有过敏、恶心等药物不良反应	根本没有	偶尔有	有（约一半时间）	经常有	总是有
您是否有心悸、头昏和出虚汗等低血糖反应	根本没有	偶尔有	有（约一半时间）	经常有	总是有
饮食控制对您的生活方式或生活习惯有多大限制	根本没限制	有点限制	有限制（中度）	很限制	极限制

注：每个条目采用线性评分方法（1～5分），4个维度单项及总的生存质量的满分分别是60分、40分、20分、15分，总分135分，分数越低，生存质量越好；得分越高，受疾病的影响越大，生活质量越差。由于4个维度所含有子题数不同，不能直接用其均数和标准差进行比较。因此，以维度分值和子题数的比值来比较各功能维度的情况，比值越高，其功能越差。

2. 修订版糖尿病患者特异性生存质量测评量表

共46个条目，包括满意程度、影响程度、忧虑程度Ⅰ（与社会、家庭或职业有关的忧虑程度）、忧虑程度Ⅱ（与疾病有关的忧虑程度）4个领域，每个领域若干问题（见表6-2-2）。可用于描述糖尿病患者生存质量状况，评价干预效果，评价糖尿病患者治疗与花费效益等。

表 6-2-2　修订版糖尿病患者特异性生存质量测评量表

1. 满意程度	非常满意 1 分	满意 2 分	一般 3 分	不满意 4 分	非常不满意 5 分
您对医生控制您的病情所花的时间满意吗					
您对常规的体格检查所花的时间满意吗					
您对医生确定您的血糖水平所花的时间满意吗					
您对您目前接受的治疗措施满意吗					
您对自己受限制性的饮食满意吗					
您对自己患糖尿病后给家庭带来的经济负担满意吗					
您对自己关于糖尿病知识的了解程度满意吗					
您对自己的睡眠状况满意吗					
您对自己的社会关系和得到的友爱满意吗					
您对自己的性生活满意吗					
您对自己的工作、学业和家庭生活满意吗					
您对自己的体型满意吗					
您对自己每天能够用于锻炼身体的时间满意吗					
您对自己的业余生活满意吗					
总的来说，您对自己的生活感到满意吗					
2. 影响程度	从来没有 1 分	很少有 2 分	偶尔有 3 分	经常有 4 分	一直有 5 分
您患糖尿病后经常对不得不接受治疗感到痛苦吗					
您经常对在公共场合下不得不谈及您的病情而感到尴尬吗					
您经常有心慌、出虚汗、头昏、颤抖等低血糖反应吗					
您经常感到身体不舒服吗					
您经常觉得自己患糖尿病后给您的家庭生活带来麻烦吗					
您经常晚上睡眠不好吗					
您经常感到糖尿病限制了您的社会交往和友谊吗					
您经常自我感觉良好吗					
您经常感到自己的饮食受到限制吗					
您患糖尿病后性生活经常受影响吗					
您患糖尿病后常被人劝阻不要骑车或从事打字员之类的工作吗					
您患糖尿病后身体锻炼经常受到影响吗					
您患糖尿病后经常无力承担家庭义务吗					
您经常向别人解释糖尿病的危害吗					
您患糖尿病后业余活动经常受到影响吗					
您经常向别人诉说自己的病情吗					
您患糖尿病后经常被别人取笑吗					
您患糖尿病后经常感觉自己去洗手间的次数比别人多吗					
您经常发现自己隐瞒病情而去吃一些自己不应该吃的东西吗					
您经常隐瞒自己一直有胰岛素副反应的事实吗					

续表

3. 忧虑程度Ⅰ	从不担心	很少担心	偶尔担心	经常担心	总是担心
	1分	2分	3分	4分	5分
您患糖尿病后经常为将来的婚姻状况感到忧虑吗					
您患糖尿病后经常为孩子的将来感到忧虑吗					
您患糖尿病后经常为以后可能找不到理想的工作感到忧虑吗					
您患糖尿病后经常为以后可能得不到养老金或离退休金感到忧虑吗					
您患糖尿病后经常为以后能否完成自己的继续教育感到忧虑吗					
您患糖尿病后经常为将来可能会失业感到忧虑吗					
您患糖尿病后经常为将来可能不能外出旅游感到忧虑吗					
4. 忧虑程度Ⅱ	从不担心	很少担心	偶尔担心	经常担心	总是担心
	1分	2分	3分	4分	5分
您患糖尿病后经常为将来可能会昏厥感到忧虑吗					
您患糖尿病后经常为自己的体型与别人不同感到忧虑吗					
您患糖尿病后经常为自己可能会发生并发症感到忧虑吗					
您患糖尿病后经常为有人不愿意和您一起外出感到忧虑吗					

注：每道题根据满意程度评为1～5分，5分表示影响很大、从不满意。因此，得分越低说明生存质量越高，得分越高表示生存质量越差。

3. 糖尿病家居管理“五驾马车”（教育、饮食、运动、口服降糖药、血糖监测）

（1）糖尿病患者饮食

① 健康饮食推荐　每天主食250g左右，粗细搭配，全谷物、杂豆类应占主食摄入量的1/3；每天1个鸡蛋，300g液态奶或者相当量的奶制品，100g左右的瘦肉、鱼虾蟹贝及禽类和适量豆制品；每日蔬菜500g左右，深色蔬菜占1/2以上，绿叶菜不少于50g；少油少盐，成人每天摄入烹调油25～30g（约2～3汤匙），食盐用量不超过6g；先吃蔬菜再吃肉类，最后吃主食。

② 如何进食水果　空腹血糖≤7mmol/L，餐后血糖≤10mmol/L，可食用水果；以苹果、梨、橘子、西瓜、猕猴桃、枇杷、柚子、火龙果等为宜；苹果、梨、桃每天200g左右，西瓜500g左右；两餐之间食用；适量减少下一餐主食或适量运动。血糖不佳时，吃黄瓜、番茄。

③ 可否吃“无糖食品”　“无糖食品”实质上只是未添加“蔗糖”，但是食品的原料大多是粮食，如“无糖饼干”含碳水化合物（即糖类），仍然会影响血糖，因此不能随意多吃。

④ 可否吃土豆、芋头、红薯、淮山、南瓜等　此类食物主要成分是淀粉，进食这些食物时，需减少部分主食，如米饭、面条或馒头等。注意不是等量交换（如200g鲜玉米/100g土豆＝25g大米）。

⑤ 如何吃坚果类食物　花生、瓜子、核桃、开心果等坚果类食物脂肪含量高，不建议

多吃。

⑥ 如何饮酒　女性每次不超过 15g，男性每次不超过 25g，建议每周饮酒不超过 2 次，15g 酒精相当于 350mL 啤酒、150mL 葡萄酒、45mL 蒸馏酒等。注意不要空腹饮酒，饮酒时需进食主食。

⑦ 如何应对饥饿　适当进食富含纤维素的蔬菜，如芹菜、韭菜、白菜等，饥饿时选择黄瓜或番茄等食物。

⑧ 可否吃稀饭　稀饭升血糖较快，不建议食用大量稀饭，喜欢喝稀饭的患者，可以喝杂粮粥，且不宜太烂，注意干稀搭配，如杂粮粥配水煮鸡蛋。

⑨ 糖尿病患者一日三餐举例　早餐：纯牛奶 250mL＋水煮鸡蛋 1 个＋包子/馒头/花卷/玉米 1 个；或者面条 75g（生重）＋瘦肉 50g＋鸡蛋 1 个＋蔬菜；或者水饺 6～8 个；或者馄饨 1 小碗。中餐：米饭 1 平碗（约 100g 米）＋芹菜炒肉＋白菜。晚餐：米饭 1 小碗，清蒸鱼，生菜。

（2）糖尿病患者运动

① 运动原则　运动应在医务人员指导下进行，可采取有氧运动或抗阻运动，量力而行，循序渐进，持之以恒。

② 运动类型　有氧运动：散步、慢跑、骑车、打球、打太极拳、跳舞、游泳等。抗阻运动：哑铃、弹力带等。

③ 运动时间　饭后 1h 左右较适宜，每次 30～60min，每周 3～5 次，每周≥150min。如无禁忌证，每周最好进行 2～3 次抗阻运动（两次锻炼间隔时间≥48h），锻炼肌肉力量和耐力。锻炼部位应包括上肢、下肢、躯干等主要肌肉群，训练强度为中等。

④ 运动强度　中等强度运动：感觉周身发热、微微出汗；能说话，但不能唱歌；呼吸稍快，但没有气喘吁吁；运动时心率（次/min）不超过 170－年龄。

⑤ 注意事项　衣着、鞋袜舒适；准备水、含糖食物和救助卡，可结伴而行；运动后注意检查足部；血糖≥16.7mol/L、反复发生低血糖或血糖波动较大、合并严重急慢性并发症的患者不适合运动；视网膜病变患者应避免举重、头部向下等用力活动。

（3）糖尿病患者口服降糖药物（见表 6-2-3）

表 6-2-3　糖尿病患者口服降糖药物

药物种类	代表药物	主要作用机制	主要不良反应	服用方法
双胍类	二甲双胍	减少肝脏葡萄糖的输出	胃肠道反应	餐中或餐后服用
磺脲类	格列本脲，格列吡嗪，格列齐特，格列喹酮，格列美脲	直接刺激胰岛 B 细胞分泌胰岛素	低血糖，体重增加	餐前 30min 服用
格列奈类	那格列奈，米格列奈，瑞格列奈	直接刺激胰岛 B 细胞分泌胰岛素	低血糖，体重增加	餐前服药
α-糖苷酶抑制剂	阿卡波糖，伏格列波糖	延缓碳水化合物在肠道内的吸收	胃肠道反应，如腹胀、排气等	进餐时整片吞服或与前几口食物一起咀嚼服用
噻唑烷二酮类（TZDs）	米格列醇，罗格列酮，吡格列酮	改善胰岛素抵抗	体重增加和水肿，绝经后妇女服用该类药物骨折和骨质疏松症风险增加	不受进食影响

续表

药物种类	代表药物	主要作用机制	主要不良反应	服用方法
DPP-4 抑制剂	西格列汀，沙格列汀，维格列汀，利格列汀，阿格列汀	减少体内 GLP-1 的快速降解，增加内源性 GLP-1 浓度，从而促进胰岛 B 细胞分泌胰岛素，抑制 A 细胞不适当分泌胰升糖素	鼻咽炎，头痛，上呼吸道感染等	不受进食影响
SGLT-2 抑制剂	达格列净	减少肾小管对葡萄糖的重吸收，增加肾脏葡萄糖的排出	泌尿生殖系统感染，罕见的不良反应包括酮症酸中毒	不受进食影响

（4）糖尿病患者居家胰岛素笔皮下注射

① 用物准备　胰岛素注射笔、胰岛素笔芯、一次性使用针头、75%医用乙醇、无菌棉签、硬纸盒或空矿泉水瓶。

② 注意事项　正在使用的胰岛素可在 30℃以下的室温下保存，但保存时间不得超过一个月，且应避免在阳光照射、暖气片或潮湿的环境中保存；未开封的胰岛素于 2～8℃冰箱内冷藏，在有效期内可以使用。核对胰岛素的剂型和剂量；消毒注射部位，待干，针头一次性使用。胰岛素的注射部位包括上臂外侧、大腿前侧及外侧、臀部、腹部（避开硬结、瘢痕，脐周 5cm 以内）；规律更换注射部位，每次注射点间隔 1cm 以上；使用 4mm 针头可垂直进针，使用长度＞4mm 的笔用针头，需使用 2～3 个手指捏起皮肤或倾斜进针避免肌内注射。速效胰岛素类似物（门冬胰岛素、赖脯胰岛素、谷赖胰岛素等）或预混胰岛素类似物（门冬胰岛素 30、赖脯胰岛素 25/50 等）注射后可立即进餐；短效胰岛素（普通胰岛素）及预混人胰岛素（预混胰岛素 30、精蛋白锌人胰岛素 30 等）注射后 30min 左右进餐，中效及长效胰岛素类似物（甘精胰岛素、地特胰岛素等）每天固定同一时间注射，进餐时间不受影响。外出时，应随身携带，不要放在车内或行李箱内，避免光照和过热，避免冷冻和剧烈震荡。

③ 胰岛素注射针头选择和使用　4mm 针头是成人和儿童最安全的注射笔用针头；对于肥胖患者，5mm 针头也可以接受；针头应一次性使用，重复使用针头会导致注射疼痛、针头漏液、针头折断或堵塞，造成局部感染、脂肪增生或硬结。正常体重成人使用 4mm 针头，无需捏皮，垂直进针；幼童和非常瘦的成人使用 4mm 针头，需捏皮垂直注射；成人若使用≥6mm 针头，儿童若使用≥5mm 针头，均应捏皮垂直注射或与皮肤表面呈 45°进针。

④ 胰岛素注射捏皮技术　用拇指、食指和中指捏起皮肤；与皮肤表面呈 90°进针；缓慢注射，注射完毕后针头在皮肤停留 10s；垂直拔出针头；松开皮肤。

⑤ 注射部位

a. 腹部　脐周 2.5cm 以外，最低肋缘下 1cm，耻骨联合以上约 1cm。应避免以脐部为圆心，在半径 2.5cm 的圆形区域内注射。可在肚脐两侧 2 个或 3 个手指以外约一个手掌宽的范围内注射。

b. 臀部　臀部外上侧。

c. 大腿　大腿前外侧上 1/3。

d. 上臂　上臂外侧中 1/3。

⑥ 胰岛素注射部位轮换　每次注射前都应检查注射部位，尤其是对已经出现皮下脂肪增生的患者。推荐方法：不仅需要视诊而且需要触诊。正常皮肤能被紧紧地捏在一起，而发

生硬结的皮肤却不能。轮换包括不同注射部位之间和同一注射部位内的轮换；在同一部位注射时，连续两次注射应间隔至少1cm（约一个成人手指的宽度），以避免重复组织创伤。腹部轮换：可在脐周2.5cm（或3个手指）以外向左或向右画3条或4条横线，依次注射。大腿轮换：可在大腿前外侧画3条或4条横线，依次注射。

⑦ 胰岛素注射副作用　低血糖、皮下脂肪增生、皮下脂肪萎缩、疼痛、出血和淤血、视力减退、体重增加等。

⑧ 如何减轻疼痛　使用较短较细的针头；针头一次性使用；待酒精干后注射；避开体毛根部。

（5）糖尿病患者家居快速血糖监测

① 用物准备　快速血糖仪、血糖试纸、一次性采血针（个人可使用采血笔和采血针）、75%医用乙醇、无菌棉签、笔和血糖登记单、硬纸盒或空矿泉水瓶等。

② 注意事项　空腹是指至少8h没有进食能量；餐后2h是指从进食第一口食物后的2h；随机是指任何时候，跟进食无关。注意血糖仪开机是否正常；试纸有无受潮、污染；血糖仪和试纸是否为同一品牌；试纸的有效期；血糖仪设置的号码是否和试纸批号一致（免条码仪器除外）。血糖仪和试纸应保存在干燥、避光的地方。采血量要足够，血量不足时，不可挤压，可将手下垂摆动或用温水洗手，重新采血。采血部位一般为手指两侧，应轮换采血部位，感染、水肿的部位不宜采血。更换新的试纸时应调整血糖仪代码或者插入新的校正条进行校正。当血糖仪出现“LO”或“HI”时，表示血糖过低或过高，超出了血糖仪的检测范围，需要抽静脉血化验。正确记录血糖结果，包括日期、时间、血糖值及与进餐的关系（餐前、餐后或随机）等。消毒棉签、污染试纸和采血针等医疗废弃物放入硬纸盒或空矿泉水瓶内。

③ 血糖监测时间及频次建议　餐前血糖：空腹血糖较高，或有低血糖风险时（老年人、血糖控制较好者）需监测。餐后2h血糖：空腹血糖已获良好控制，但HbA1c（糖化血红蛋白）仍不能达标者；需要了解饮食和运动对血糖影响者需监测。睡前血糖：注射胰岛素患者，特别是晚餐前注射胰岛素患者需监测。夜间血糖：经治疗血糖已接近达标，但空腹血糖仍高者；或疑有夜间低血糖者需监测。其他：出现低血糖症状时应及时监测血糖，剧烈运动前后宜监测血糖。如表6-2-4所列为中国指南血糖监测建议。

表6-2-4　中国指南血糖监测建议

治疗方案	未达标	已达标
胰岛素治疗	≥5次/天	2～4次/天
非胰岛素治疗	每周3天，5～7次/天	每周3天，2次/天

不同治疗方案患者血糖监测频率分别见表6-2-5～表6-2-8。

多次胰岛素治疗：未达标时，每日监测5～7次；达标后，每日监测2～4次（见表6-2-5）。

表6-2-5　多次胰岛素治疗患者血糖监测频率

血糖监测	空腹	早餐后	午餐前	午餐后	晚餐前	晚餐后	睡前
未达标	√	√	√	√	√	√	√
已达标	√				√	√	√

每日两次预混胰岛素治疗：达标前每周监测3天空腹血糖和晚餐前血糖，每2周复诊1次，复诊前1天加测5点血糖谱；达标后每周监测血糖3次，即空腹、晚餐前、晚餐后，每

月复诊1次，复诊前1天加测5点血糖谱（见表6-2-6）。

表6-2-6　每日两次预混胰岛素治疗患者血糖监测频率

血糖监测	空腹	早餐后	午餐前	午餐后	晚餐前	晚餐后	睡前
未达标							
每周3天	√				√		
复诊前1天	√	√		√	√	√	
已达标							
每周3次	√				√	√	
复诊前1天	√	√		√	√	√	

使用基础胰岛素（甘精或地特胰岛素）治疗：达标前每周监测3天空腹血糖，每两周复诊1次，复诊前1天加测5点血糖谱；达标后每周监测3次血糖，即空腹、早餐后和晚餐后，每月复诊1次，复诊前1天加测5点血糖谱（见表6-2-7）。

表6-2-7　使用基础胰岛素（甘精或地特胰岛素）治疗患者血糖监测频率

血糖监测	空腹	早餐后	午餐前	午餐后	晚餐前	晚餐后	睡前
未达标							
每周3天	√						
复诊前一天	√	√		√	√	√	
已达标							
每周3次	√	√				√	
复诊前一天	√	√		√	√	√	

非胰岛素治疗：一周3天，分别配对监测早餐、午餐和晚餐前后的血糖水平，未达标患者每月4周连续进行餐时配对监测，已达标患者可以每月选1周进行餐时配对监测（表6-2-8）。

表6-2-8　非胰岛素治疗患者血糖监测频率

时间	空腹	早餐后	午餐前	午餐后	晚餐前	晚餐后	睡前
星期一	√	√					
星期二							
星期三			√	√			
星期四							
星期五							
星期六					√	√	
星期天							

血糖控制的目标见表6-2-9。

表6-2-9　血糖控制的目标

项目	严格	一般	宽松
空腹或餐前血糖/(mmol/L)	4.4～6.1	6.2～7.8	7.9～10.0
餐后2h或随机血糖/(mmol/L)	6.1～7.8	7.9～10.0	7.9～13.9

注：垂体瘤切除手术后血糖控制在一般范围即可；老年患者合并多种慢性疾病的，血糖控制适当放宽松。

（6）糖尿病患者低血糖防治

① 定义　糖尿病患者血糖低于≤3.9mmol/L。

② 表现　交感神经症状：头昏、眼花、心慌、饥饿、焦虑、发抖、冷汗、乏力。中枢神经症状：抽搐、嗜睡、意识丧失、昏迷甚至死亡。

③ 低血糖原因　主食过少，进餐延迟，空腹饮酒；运动过量或运动前没有加餐；用药剂量过大或用药时间错误；肾功能下降，腹泻，呕吐等。假性低血糖原因：血糖监测时，血

标本过少，试纸过期，血糖仪没有校准。

④ 预防措施

a. 正确服用口服降糖药　磺脲类餐前30min服用，格列奈类进餐前服用，双胍类餐中或餐后服用，α-葡萄糖苷酶抑制剂进餐前整片吞服或与前几口食物一起咀嚼服用，DPP-4抑制剂餐前餐后服用均可。

b. 正确注射胰岛素　正确的剂型、剂量、注射方法及注射时间。速效胰岛素类似物（门冬胰岛素、赖脯胰岛素、谷赖胰岛素等）或预混胰岛素类似物（门冬胰岛素30、赖脯胰岛素25/50等）进餐前注射；短效胰岛素（普通胰岛素）及预混人胰岛素（预混胰岛素30、精蛋白锌人胰岛素30等）进餐前30min左右注射；中效及长效胰岛素类似物（甘精胰岛素、地特胰岛素等）每天固定同一时间注射，进餐时间不受影响。

c. 健康饮食　服用降糖药或注射胰岛素后按时进食，每餐进食同样数量的碳水化合物，食欲欠佳时报告医生，遵医嘱调整药物剂量或者暂时停用降糖药，必要时待患者进食后根据进食数量决定胰岛素的剂量，不要空腹饮酒。

d. 适当运动　每天规律运动，运动量增加时可适当加餐，如补充15g碳水化合物（1杯牛奶、3～5片饼干或3～5颗糖果等），外出活动时随身携带含糖食物。

e. 监测血糖　每天监测4～7次血糖（包括夜间），静脉应用胰岛素者需增加监测频次，感觉不舒服时随时监测。

f. 健康教育　告知患者低血糖的表现，如头昏、心慌、乏力、饥饿、出冷汗、手抖、视物模糊、反应迟钝等；部分老年糖尿病患者，低血糖症状不典型，需加强血糖监测。随身携带含糖食物以备低血糖时急用。随身携带急救卡片（注明姓名、电话、诊断、用药等），发生严重低血糖时能在最短时间内得到诊断和治疗。

⑤ 处理措施　“吃15等15”。出现低血糖症状时，立即休息，监测血糖，当血糖≤3.9mol/L而患者又清醒时，根据15～20g含糖食物图示选择含15g碳水化合物的相应数量的食物。15g的糖相当于：2～5个葡萄糖片（要根据厂家的标识）、半杯橘子汁、一大汤勺的蜂蜜或玉米汁、一杯脱脂牛奶、一汤匙白糖、5颗上好佳硬糖、2片奥利奥夹心、4片旺旺雪饼、8片旺旺仙贝等。注意：服用α-葡萄糖苷酶抑制剂的患者如果发现低血糖，治疗时需使用葡萄糖或蜂蜜，食用蔗糖或淀粉类食物纠正低血糖的效果差。15min后复测血糖，血糖恢复正常且症状较之前缓解者，嘱其休息片刻。如症状未缓解，血糖仍≤3.9mmol/L，再次予以15g的葡萄糖或其他无脂的碳水化合物口服。15min后再复测血糖，血糖在3.9mmol/L以上，但距离下次就餐时间在1h以上时，给予含淀粉或蛋白质的食物。

如患者昏迷，立即监测血糖，送医院静脉注射50%葡萄糖针20～40mL，停止正在静脉及皮下使用的胰岛素，15min后再复测血糖，仍≤3.9mmol/L的，继续予以50%葡萄糖针60mL静推，低血糖仍未纠正，予以5%或10%葡萄糖液静脉滴注，或加用糖皮质激素，每15min监测一次血糖，直到患者血糖恢复正常。患者症状缓解后与患者一起分析低血糖的原因。

（7）糖尿病患者需定期检查的项目及频次　见表6-2-10。

表6-2-10　糖尿病患者需定期检查的项目及频次

序号	检查项目	检查频次
1	体重	1次/3个月
2	腰围	1次/3个月
3	血压	1次/3个月

续表

序号	检查项目	检查频次
4	尿常规	1次/3个月
5	足(足背动脉搏动)	1次/3个月
6	神经病变相关检查	1次/3个月
7	糖化血红蛋白	未达标:1次/3个月。已达标:1次/6个月
8	血脂	1次/年
9	尿白蛋白	1次/年
10	肾功能	1次/年
11	肝功能	1次/年
12	促甲状腺激素	1次/年
13	心电图	1次/年
14	视力及眼底	1次/年

四、神经外科患者术后生活质量评估

见表6-2-11～表6-2-16。

表6-2-11　美国国立卫生院神经功能缺损评分(NIHSS)

1a. 意识水平：对气管插管、语言障碍、气管创伤及绷带包扎等患者，检查者须选择1个反应。只在患者对有害刺激无反应时(不是反射)才记录3分		
清醒	反应灵敏	0分
嗜睡	轻微刺激能唤醒，可回答问题，执行指令	1分
昏睡或反应迟钝	需反复刺激、强烈或疼痛刺激才有非刻板的反应	2分
昏迷	仅有反射性活动或自发性反应或完全无反应、软瘫、无反射	3分
得分		
1b. 意识水平提问：提问月份、年龄，仅对初次回答评分，可书面回答		
	两项均正确	0分
	一项正确或非失语所致，如气管创伤等原因不能完成者	1分
	两项均不正确或失语和昏迷者不能理解问题	2分
得分		
1c. 意识水平指令：睁闭眼；非瘫痪侧握拳松开。若双手不能检查，用另一个指令(伸舌)。仅对最初的反应评分，有明确努力但未完成也给评分。若对指令无反应，用动作示意，然后记录评分。对创伤、截肢或其他生理缺陷者，应给予一个适宜的指令		
	两项均正确	0分
	一项正确	1分
	两项均不正确	2分
得分		
2. 凝视：只测试水平眼球运动。对随意或反射性眼球运动记分。对眼球创伤、绷带包扎、盲人或有视觉或视野疾病的患者，由检查者选择一种反射性运动来测试。建立与眼球的联系，然后从一侧向另一侧运动，偶尔能发现凝视麻痹		
程度分级	正常	0分
	部分凝视麻痹(单眼或双眼凝视异常，但无强迫凝视或完全凝视麻痹)；孤立的周围性眼肌麻痹	1分
	强迫凝视或完全凝视麻痹(不能被头眼反射克服)	2分
得分		
3. 视野：若能看到侧面的手指，记录正常，若单眼盲或眼球摘除，检查另一只眼。		
程度分级	无视野缺损	0分
	明确的非对称盲(包括象限盲)或部分偏盲或濒临死亡	1分
	完全偏盲	2分
	双侧偏盲(包括皮质盲)或任何原因的全盲	3分
得分		

续表

4. 面瘫		
程度分级	正常	0 分
	轻微(微笑时鼻唇沟变平,不对称)	1 分
	部分(下面部完全或几乎完全瘫痪)	2 分
	完全(单或双侧瘫痪,上下面部缺乏运动)	3 分
得分		
5. 上肢运动:置肢体于合适的位置:坐位平举 90°,卧位上抬 45°,掌心向下。要求坚持 10s。对失语者用语言或动作鼓励,不用有害刺激。评定者可以抬起患者的上肢到要求的位置,鼓励患者坚持。依次检查每个肢体		
程度分级	无落下,置肢体于 90°(或 45°)坚持 10s	0 分
	能抬起但不能坚持 10s,下落时不撞击床或其他支持物	1 分
	试图抵抗重力,但不能维持坐位 90°或仰位 45°	2 分
	不能抵抗重力,肢体快速下落	3 分
	无运动	4 分
	截肢或关节融合:解释 5a 左上肢 5b 右上肢	9 分
得分		
6. 下肢运动:下肢卧位抬高 30°,坚持 5s;对失语者用语言或动作鼓励,不用有害刺激。评定者可以抬起患者下肢到要求的位置,鼓励患者坚持		
程度分级	无下落,于要求位置坚持 5s	0 分
	5s 末下落,不撞击床	1 分
	5s 内下落到床上,可部分抵抗重力	2 分
	立即下落到床上,不可抵抗重力	3 分
	无运动	4 分
	截肢或关节融合,6a 左下肢。6b 右下肢	9 分
得分		
7. 肢体共济失调:目的是发现一侧小脑病变。检查时睁眼,若有视力障碍,应确保检查在无视野缺损中进行。进行双侧指鼻试验、跟膝胫试验。若患者不能理解或肢体瘫痪不记分。盲人用伸展的上肢摸鼻		
程度分级	无共济失调	0 分
	一个肢体有	1 分
	两个肢体有,共济失调在:右上肢 1=有,2=无	2 分
	截肢或关节融合,左上肢 1=有,2=无	9 分
	截肢或关节融合,右上肢 1=有,2=无	9 分
	截肢或关节融合,左下肢 1=有,2=无	9 分
	截肢或关节融合,右下肢 1=有,2=无	9 分
得分		
8. 感觉:检查对针刺的感觉和表情,或意识障碍及失语者对有害刺激的躲避。只对与脑卒中有关的感觉缺失评分。偏身感觉丧失者需要精确检查,应测试身体多处部位:上肢(不包括手)、下肢、躯干、面部。		
程度分级	正常	0 分
	轻—中度感觉障碍,(患者感觉针刺不尖锐或迟钝,或针刺缺失但有触觉)	1 分
	重度—完全感觉缺失(面部、上肢、下肢无触觉)或昏迷患者(1a=3)	2 分
得分		
9. 语言:命名、阅读测试。若视觉缺损干扰测试,可让患者识别放在手上的物品,重复和发音。气管插管者手写回答		
程度分级	正常	0 分
	轻—中度失语:流利程度和理解能力部分下降,但表达无明显受限	1 分
	严重失语,交流是通过患者破碎的语言	2 分
	不能说话或完全失语;无语言或听力理解能力;昏迷患者(1a=3)	3 分
得分		

续表

10. 构音障碍：读或重复表上的单词，若患者有严重的失语，评估自发语言时发音的清晰度。若患者气管插管或因其他物理障碍不能讲话，记 9 分，同时注明原因。不要告诉患者为什么做测试		
程度分级	正常	0 分
	轻—中度，至少有些发音不清，虽有困难但能被理解	1 分
	言语不清，不能被理解，或失音	2 分
	气管插管或其他物理障碍 解释：	9 分
11. 忽视：若患者严重视觉缺失影响双侧视觉的同时检查，皮肤刺激正常，则记分为正常。若患者失语，但确实表现为双侧的注意，记分正常。通过检验患者对左右侧同时发生的皮肤感觉和视觉刺激的识别能力来判断患者是否有忽视		
程度分级	正常	0 分
	视、触、听、空间觉或个人的忽视；或对一种感觉的双侧同时刺激忽视	1 分
	严重的偏侧忽视或一种以上的偏侧忽视；不认识自己的手，只能对一侧空间定位	2 分
得分		
总得分		

表 6-2-12　健康状况简易调查表（SF-36）

请您仔细阅读并回答每一个问题，在最符合您情况的选项划“√”。

1. 总体来讲，您的健康状况是：

1 分＝非常好　2 分＝很好　3 分＝好　4 分＝一般　5 分＝差

2. 跟 1 年以前比您觉得自己的健康状况是：

1 分＝比 1 年前好多了　2 分＝比 1 年前好一些　3 分＝跟 1 年前差不多

4 分＝比 1 年前差一些　5 分＝比 1 年前差多了

3. 以下这些问题都和日常活动有关。请您想一想，您的健康状况是否限制了这些活动？如果有限制，程度如何？

编号	内容	受很大影响（1 分）	受到一些影响（2 分）	完全不受影响（3 分）
3.1	重体力活动。如跑步、举重、其他剧烈运动等			
3.2	适度的活动。如移动一张桌子、扫地、打太极拳、做简单体操等			
3.3	手提日用品。如买菜、购物等			
3.4	上几层楼梯			
3.5	上一层楼梯			
3.6	弯腰、屈膝、下蹲			
3.7	步行 1500m 以上的路程			
3.8	步行 1000m 的路程			
3.9	步行 100m 的路程			
3.10	自己洗澡、穿衣			

4. 在过去 4 周里，您的工作和日常活动有无因为身体健康的原因而出现以下这些问题？

编号	内容	是(1 分)	否(2 分)
4.1	减少了工作或其他活动时间		
4.2	本来想要做的事情只能完成一部分		
4.3	想要干的工作或活动种类受到限制		
4.4	完成工作或其他活动困难增多(比如需要额外的努力)		

5. 在过去 4 周里，您的工作和日常活动有无因为情绪的原因（如压抑或忧虑）而出现以下这些问题？

编号	内容	是(1 分)	否(2 分)
5.1	减少了工作或活动时间		
5.2	本来想要做的事情只能完成一部分		
5.3	干事情不如平时仔细		

续表

6. 在过去4周里，您的健康或情绪不好在多大程度上影响了您与家人、朋友、邻居或集体的正常社会交往？

1分＝完全没有影响 2分＝有一点影响 3分＝中等影响 4分＝影响很大 5分＝影响非常大

7. 在过去4周里，您有身体疼痛吗？

1分＝完全没有疼痛 2分＝有一点疼痛 3分＝中等疼痛 4分＝严重疼痛 5分＝很严重疼痛

8. 在过去4周里，您的身体疼痛影响了您的工作和家务吗？

1分＝完全没有影响 2分＝有一点影响 3分＝中等影响 4分＝影响很大 5分＝影响非常大

9. 以下这些问题是关于过去1个月里您自己的感觉，对每一条问题所说的事情，您的情况是什么样的？

编号	内容	所有时间（1分）	绝大部分时间（2分）	大部分时间（3分）	有时（4分）	很少时间（5分）	从来没有（6分）
9.1	您觉得生活充实						
9.2	您是一个敏感的人						
9.3	您的情绪非常不好，什么事都不能使您高兴起来						
9.4	您的心里很平静						
9.5	您做事精力充沛						
9.6	您的情绪低落						
9.7	您觉得筋疲力尽						
9.8	您是个快乐的人						
9.9	您感觉厌烦						

10. 不健康是否影响了您的社会活动（如走亲访友）？

1分＝所有的时间 2分＝大部分时间 3分＝比较多时间 4分＝一部分时间 5分＝小部分时间 6分＝没有这种感觉

11. 请看下列每一条问题，哪一种答案最符合您的情况？

编号	内容	完全符合（1分）	基本符合（2分）	不能肯定（3分）	基本不符合（4分）	绝对不符合（5分）
11.1	我好像比别人容易生病					
11.2	我跟周围人一样健康					
11.3	我认为我的健康状况在变坏					
11.4	我的健康状况非常好					

注：1. 本调查表了解您过去一年内健康状态的总体变化的评价。记录您的自我感觉和从事日常生活的情况。请按照说明回答每个问题。如果您对问题不能做出肯定的回答，请按照您的理解选择最合适的答案。

2. SF－36量表包括36个条目，可归纳为8个分量表。分量表及各条目积分越高，则表示健康状况越佳。标准积分＝（原始积分－该条目最低分值）×100/（该条目最高分值－该条目最低分值）。

表 6-2-13 社会影响量表

填表说明：以下是您患病的感受，请在符合您的情况下画“√”。

条目	患病感受	极为同意（1分）	同意（2分）	不同意（3分）	极不同意（4分）
1	这个病带来的经济困难影响了我的自我感受				
2	这个病已经影响了我的工作				
3	我的上级或同事因为我的病而歧视我				
4	这个病带来的经济困难影响了我的人际关系				
5	有些人认为我的工作能力不如从前了				
6	我感觉我不如从前那样受人尊敬了				

续表

条目	患病感受	极为同意（1分）	同意（2分）	不同意（3分）	极不同意（4分）
7	我觉得自己不是一个健康的人了				
8	我感觉别人因担心和我接触会受到感染				
9	我感觉别人会因为我的病而回避我				
10	我感觉有亲属因为我的病而排斥我				
11	我觉得别人认为我生病应该怪我自己				
12	我不想让周围的人知道我有这个病				
13	我担心有人会未经我的允许告知他人我的病				
14	我觉得我需要为自己的病保密				
15	我感觉有些朋友因为我的病而回避我				
16	与从前相比，我更需要确定别人是否关心我				
17	我感觉自己比从前更孤单了				
18	因为我的病，在与他人的交往中，我感受到了不平等				
19	我觉得我会得病至少有部分原因该怪我自己				
20	与从前相比，我感觉我的能力下降了				
21	因为我的病，我遇到过一些令我尴尬的事情				
22	因为我的病，在我旁边的人似乎感到紧张和不舒服				
23	因为我的病，我有时候觉得自己很没用				
24	我外表上的改变影响了我与他人的交往				

注：1. 社会影响量表共4个维度，分别为社会排斥、经济歧视、内在羞耻感、社会隔离，共24个条目。

2. 总分24～96分，条目均分1～1.99为低水平，2～2.99为中等水平，3～4为高水平，得分越高说明患者的病耻感水平越高。

表 6-2-14　焦虑自评量表（SAS）

条目	内容	表示没有或很少时间有	有时有	大部分时间有	绝大部分或全部时间都有
1	我觉得比平常容易紧张和着急（焦虑）	1分	2分	3分	4分
2	我无缘无故地感到害怕（害怕）	1分	2分	3分	4分
3	我容易心里烦乱或觉得惊恐（惊恐）	1分	2分	3分	4分
4	我觉得我可能将要发疯（发疯感）	1分	2分	3分	4分
5*	我觉得一切都很好，也不会发生什么不幸（不幸预感）	4分	3分	2分	1分
6	我手脚发抖打战（手足颤抖）	1分	2分	3分	4分
7	我因为头痛、颈痛和背痛而苦恼（躯体疼痛）	1分	2分	3分	4分
8	我感觉容易衰弱和疲乏（乏力）	1分	2分	3分	4分
9*	我觉得心平气和，并且容易安静坐着（静坐不能）	4分	3分	2分	1分
10	我觉得心跳很快（心悸）	1分	2分	3分	4分
11	我因为一阵阵头晕而苦恼（头昏）	1分	2分	3分	4分
12	我有晕倒发作或觉得要晕倒似的（晕厥感）	1分	2分	3分	4分
13*	我呼气吸气都感到很容易（呼吸困难）	4分	3分	2分	1分
14	我手脚麻木和刺痛（手足刺痛）	1分	2分	3分	4分
15	我因为胃痛和消化不良而苦恼（胃痛或消化不良）	1分	2分	3分	4分
16	我常常要小便（尿意频数）	1分	2分	3分	4分
17*	我的手常常是干燥温暖的（多汗）	4分	3分	2分	1分
18	我脸红发热（面部潮红）	1分	2分	3分	4分
19*	我容易入睡并且一夜睡得很好（睡眠障碍）	4分	3分	2分	1分
20	我做噩梦（噩梦）	1分	2分	3分	4分

注：1. 焦虑自评量表（Self-Rating Anxiety Scale，SAS）是一种分析病人主观症状的相当简便的临床工具。适用于具有焦虑症状的成年人，具有广泛的应用性。SAS能够较好地反映有焦虑倾向的精神病求助者的主观感受。

2. 将20个项目的各个得分相加，即得粗分；用粗分乘以1.25以后取整数部分，就得到标准分，SAS标准分的分界值为50分，其中50～59分为轻度焦虑，60～69分为中度焦虑，70分以上为重度焦虑。

表 6-2-15 抑郁自评量表（SDS）

条目	问题	没有或很少时间有	小部分时间	大部分时间	绝大部分或全部时间
1	我觉得闷闷不乐，情绪低沉	1分	2分	3分	4分
2	我觉得不安而平静不下来	4分	3分	2分	1分
3	我一阵阵地哭出来或是想哭	1分	2分	3分	4分
4	我晚上睡眠不好	1分	2分	3分	4分
5	我比平常容易激动	4分	3分	2分	1分
6	我认为如果我死了别人会生活得更好些	4分	3分	2分	1分
7	我发觉我的体重在下降	1分	2分	3分	4分
8	我有便秘的苦恼	1分	2分	3分	4分
9	我心跳比平时快	1分	2分	3分	4分
10	我无缘无故感到疲乏	1分	2分	3分	4分
11	我的头脑和平时一样清楚	4分	3分	2分	1分
12	我觉得经常做的事情并没有困难	4分	3分	2分	1分
13	我觉得一天之中早晨最好	1分	2分	3分	4分
14	我对将来抱有希望	4分	3分	2分	1分
15	我吃的和平时一样多	1分	2分	3分	4分
16	我觉得做出决定是容易的	4分	3分	2分	1分
17	我觉得自己是个有用的人，有人需要我	4分	3分	2分	1分
18	我的生活过得很有意思	4分	3分	2分	1分
19	我与异性接触时和以往一样感到愉快	1分	2分	3分	4分
20	平常感兴趣的事我仍然照样感兴趣	4分	3分	2分	1分

注：1. 请仔细阅读每一条，每一条文字后有四个格，分别表示：A—没有或很少时间有（过去一周内，出现这类情况的日子不超过一天）；B—小部分时间（过去一周内，有1～2天有过这类情况）；C—相当多时间（过去一周内，有3～4天有过这类情况）；D—绝大部分或全部时间（过去一周内，有5～7天有过这类情况）。

2. 抑郁自评量表由20道题组成，包含：精神病性情感症状（2个项目）；躯体性障碍（8个项目）；精神运动性障碍（2个项目）；抑郁的心理障碍（8个项目）。应根据自己一周之内的感觉来回答，因为是自我评价，不要别人参加评价，也不用别人提醒。标准分为总粗分乘以1.25后所得的整数部分，SDS总粗分的正常上限为41分，分值越低状态越好。我国以SDS标准分≥50为有抑郁症状。

表 6-2-16 ZUNG 氏抑郁量表

条目	内容	从无	有时	经常	持续
1	我感到情绪沮丧，郁闷	1分	2分	3分	4分
2*	我感到早晨心情最好	4分	3分	2分	1分
3	我要哭或想哭	1分	2分	3分	4分
4	我夜间睡眠不好	1分	2分	3分	4分
5*	我吃饭像平时一样多	4分	3分	2分	1分
6*	我的性功能正常	4分	3分	2分	1分
7	我感到体重减轻	1分	2分	3分	4分
8	我为便秘烦恼	1分	2分	3分	4分
9	我的心跳比平时快	1分	2分	3分	4分
10	我无故感到疲劳	1分	2分	3分	4分
11*	我的头脑像往常一样清楚	4分	3分	2分	1分
12*	我做事情像平时一样不感到困难	4分	3分	2分	1分
13	我坐卧不安，难以保持平静	1分	2分	3分	4分
14*	我对未来感到有希望	4分	3分	2分	1分

续表

条目	内容	从无	有时	经常	持续
15	我比平时更容易激怒	1分	2分	3分	4分
16*	我觉得决定什么事很容易	4分	3分	2分	1分
17*	我感到自己是有用的和不可缺少的人	4分	3分	2分	1分
18*	我的生活很有意义	4分	3分	2分	1分
19	假若我死了别人会过得更好	1分	2分	3分	4分
20*	我仍旧喜爱自己平时喜爱的东西	4分	3分	2分	1分

注：1. 请根据您近一周的感觉来进行评分，数字的顺序依次为从无、有时、经常、持续。

2. 将20个项目的各个得分相加，即得粗分。标准分等于粗分乘以1.25后的整数部分。总粗分的正常上限为41分，标准总分为53分。抑郁严重度＝各条目累计分/80，0.5以下者为无抑郁；0.5～0.59为轻微至轻度抑郁；0.6～0.69为中至重度抑郁；0.7以上为重度抑郁。

（唐运姣　陈　华）

参考文献

［1］ 中国医师协会脑胶质瘤专业委员会．中国神经外科术后加速康复外科（ERAS）专家共识［J］．中华神经外科杂志，2020，36（10）：973-983.

［2］ 中华医学会神经外科学分会，中国神经外科重症管理协作组．中国神经外科重症管理专家共识（2020版）［J］．2020，100（19）：1443-1458.

［3］ 王乙锠，张妙，何百祥．CHIARI畸形的研究进展［J］．西安交通大学学报（医学版），2021，42（04）：491-496.

［4］ Hersh D S，Groves M L，Boop F A. Management of chiari malformations：opinions from different centers—a review［J］. Child's Nervous System，2019，35（10）：1869-1873.

［5］ 黄维，胡喻，刘家刚，等．基于加速康复外科的早期康复活动对CHIARI畸形患者的疗效观察［J］．四川医学，2021，42（07）：717-721.

［6］ 中华医学会神经外科学分会，中国神经外科重症管理协作组．慢性硬膜下血肿药物治疗专家共识［J］．中华医学杂志，2020，100（8）：566-572.

［7］ 刘坤，马海春．动画视频在动脉瘤患者术前访视中的应用［J］．护理实践与研究，2019，16（12）：127-128.

［8］ 赵瑞英，张玉芳．早期康复训练对颅脑外伤患者术后康复情况、运动能力及生活质量的影响研究［J］．国际护理学杂志，2019，38（18）：3007-3009.

［9］ 中华医学会神经外科学分会，中国神经外科重症管理协作组．中国重型颅脑创伤早期康复管理专家共识（2017）［J］．中华医学杂志，2017，97（21）：1615-1623.

［10］ 丁燕晶，李金庭，叶嘉辉，等．经颅多普勒无创颅内压监测技术在颅脑损伤患者中的应用研究［J］．中国医药科学，2018，8（09）：106-108.

［11］ 徐燕，曹艳佩，任学芳，等．神经外科患者术后谵妄非药物预防的循证护理实践［J］．复旦学报（医学版），2021，48（6）：803-809.

［12］ 彭晓艳，张娟，任艳蕊．脑卒中偏瘫患者居家康复护理研究进展［J］．当代护士（下旬刊），2018，25（01）：9-12.

［13］ 中华医学会神经外科学分会，中国医师协会急诊医师分会，中华医学会神经病学分会脑血管病学组，等．高血压性脑出血中国多学科诊治指南［J］．中国急救医学，2020，40（8）：689-702.

［14］ 聂惠婷，贾英．健康教育路径在颅内动脉瘤介入手术患者中的应用效果评价［J］．中华现代护理杂志，2020，26（2）：261-264.

［15］ 徐燕，任学芳，金煜峰等．颅内动脉瘤患者自我管理课程的设置及应用效果［J］．护理学杂志，2018，33（15）：71-73.

［16］ 肖美丽，晏春丽，刘丹，等．颅内动脉瘤介入术后患者基于遗忘曲线的延续护理［J］．护理学杂志，2019，34（17）：83-85.

［17］ 卢美观，沈素娟．综合护理干预在脑血管畸形介入栓塞治疗中的应用［J］．心血管病防治知识，2020，10（3）：89-90.

［18］ 孙晓非，甄子俊．儿童髓母细胞瘤多学科诊疗专家共识（2017版）［J］．中国小儿血液与肿瘤杂志，2018，23（04）：169-174.

［19］ 王长青．加速康复外科理念在神经外科择期手术患者中的应用效果评价［J］．中国实用医药，2020，15（11）：186-188.

［20］ 赵彬芳，贺世明，王元，等．加速康复外科在颅脑肿瘤病人围术期护理中的应用［J］．护理研究，2018，32（19）：3132-3134.

［21］ 陈凛，陈亚进，董海龙，等．加速康复外科中国专家共识及路径管理指南（2018版）［J］．中国实用外科杂志，2018，38（01）：1-20.

［22］ 倪鑫．儿童髓母细胞瘤诊疗规范（2021版）［J］．全科医学临床与教育，2021，19（07）：581-584.

［23］ 徐斌，顾宇翔．烟雾病和烟雾综合征诊断与治疗中国专家共识：2017［J］．中华神经外科杂志，2017，33（06）：541-547.

［24］ Tobert D G，Glotzbecker M P，Hresko M T，et al. Efficacy of intraoperativeneurophysiologic monitoring for pediatric cervical spine surgery［J］. Spine，2017，42（13）：974-978.

［25］ 毛云，刘新龙．基于容积-黏度吞咽试验的喂养管理对脑出血吞咽功能障碍患者进食安全的影响［J］．全科医学临床与教育，2020，18（4）：331-334.

［26］ 王艳艳，梁智跃．丙戊酸钠、左乙拉西坦联合醒脑静治疗老年脑卒中后癫痫的效果及对患者血清 TNF-A，NSE，MMP-9 水平的影响［J］．中国医学创新，2020，17（26）：39-42.
［27］ 胡苗苗，吕璐璐，李梅，等．血管瘤型脑膜瘤的 MRI 表现与病理特征［J］，医学影像学杂志，2017，27（12）：2265-2268.
［28］ 中华人民共和国国家卫生健康委员会．儿童颅咽管瘤诊疗规范［J］．全科医学临床与教育，2021，19（8）：676-679.
［29］ 苗玉麟．儿童颅咽管瘤术后内分泌评估及激素替代治疗［J］．中国实用儿科杂志，2020，35（6）：446-450.
［30］ 魏宜功．颅咽管瘤的诊治现状［J］．中国临床神经外科杂志，2021，25（12）：890-893.
［31］ 许士海，单爱军，王进．中枢性发热的治疗与护理研究进展［J］．中外医学研究，2018，16（3）：173-175.
［32］ 马顺昌，李晓燕，孙时斌，等．AANS/CNS《成人脑转移瘤治疗的循证医学指南（2019）》解读［J］．中华神经外科杂志，2020，36（09）：869-873.
［33］ 中国医师协会肿瘤医师分会，中国医疗保健国际交流促进会肿瘤内科分会．肺癌脑转移中国治疗指南（2021 年版）［J］．中华肿瘤杂志，2021，43（03）：269-281.
［34］ 许中华，唐炎燊，严耀华．微血管减压术治疗面肌痉挛临床分析［J］．中国现代神经疾病杂志，2018，18（10）：754-757.
［35］ 卢光，朱宏伟，张宇清，等．面肌痉挛显微血管减压术后远期疗效及影响因素分析［J］．中国微侵袭神经外科杂志，2014，19（4）：160-162.
［36］ 马静，高若妍，孙洪涛．临床路径指导下显微血管减压术治疗面肌痉挛的围术期护理［J］．重庆医学，2021，50（20）：3597-3600.
［37］ 王芳，马婷，韩慧敏．面肌痉挛的临床研究进展［J］．中国当代医药，2016，23（3）：19-21.
［38］ 黄铿伟，孙光裕，陈杰湘．加巴喷丁与卡马西平治疗原发性三叉神经痛对照研究［J］．中国实用神经疾病杂志，2012，15（4）：3.
［39］ 朱宏伟，李勇杰，胡永生，等．显微外科手术治疗三叉神经痛 169 例临床研究［J］．立体定向和功能性神经外科杂志，2004，17（1）：22-25.
［40］ 端木建华，段德义，种衍军，等．原发性三叉神经痛微血管减压术的疗效分析［J］．中国神经精神疾病杂志，2005，31（3）：196-197.
［41］ 姜晓东，张剑宁，李明，等．三叉神经痛微血管减压梳理术随访疗效分析［J］．中华神经外科疾病研究杂志，2009，8（3）：210-213.
［42］ 赵丽，武雨寒，王彦刚．三叉神经痛［J］．中华神经外科疾病研究杂志，2004，3（4）：379-381.
［43］ 高乃康，王光英，李明洙，等．微血管减压术治疗原发性三叉神经痛无效的原因分析［J］．中国微侵袭神经外科杂志，2006，11（6）：2.
［44］ 赵继宗．神经外科学［M］．4 版．北京：人民卫生出版社，2019.
［45］ 张力伟．临床路径释义：神经外科分册［M］．北京：协和医科大学出版社，2015.
［46］ 林志雄，张旺明．神经外科医师查房手册［M］．北京：化学工业出版社，2018.
［47］ 吴鹏飞，官彦雷，陈玲等．神经外科专科医师必修手术［M］．沈阳：辽宁科学技术出版社，2018.
［48］ 李乐之．路潜．外科护理学［M］．6 版．北京：人民卫生出版社，2017.
［49］ 赵玉沛，陈孝平．外科学［M］．3 版．北京：人民卫生出版社，2015.
［50］ 王忠诚．脑干肿物及其治疗［M］．北京：中国科学技术出版社，2004.
［51］ 周良辅．现代神经外科学［M］．2 版．上海：人民卫生出版社，2014.
［52］ 陶子荣，唐云红，范艳竹，等．神经外科专科护理［M］．北京：化学工业出版社，2021.
［53］ 王忠诚，张玉琪．神经外科学［M］．武汉：湖北科学技术出版社，2016.
［54］ 中国临床肿瘤学会（CSCO）．中枢神经系统转移性肿瘤诊疗指南［M］．北京：人民卫生出版社，2021.
［55］ 中国临床肿瘤学会（CSCO）．恶性肿瘤患者营养治疗指南［M］．北京：人民卫生出版社，2021.
［56］ 郭瑶．椎管内肿瘤术后神经功能预后影响因素分析［D］．南昌：南昌大学，2021.